▶ 国家卫生和计划生育委员会"十二五"规划教材
▶ 全国高等医药教材建设研究会规划教材
▶ 全国高等学校医药学成人学历教育规划教材
▶ 供临床、预防、口腔、护理、检验、影像等专业用

全科医学概论

第3版

主　编　王家骥

副主编　初　炜　佟　赤

主　审　梁万年

编　委　（以姓氏笔画为序）

王　爽（中国医科大学附属第一医院）　　王家骥（广州医科大学）

方小衡（广东药学院）　　　　　　　　　齐宝宁（陕西中医学院）

孙　宏（哈尔滨医科大学）　　　　　　　李　虹（暨南大学华侨医院）

佟　赤（中国医科大学）　　　　　　　　初　炜（大连医科大学）

吴　江（广东医学院附属西乡医院）　　　林城标（香港大学深圳医院）

金昌洙（滨州医学院）　　　　　　　　　周　萍（哈尔滨医科大学附属第二医院）

周志衡（广州医科大学）　　　　　　　　梁龙彦（大庆医学高等专科学校）

蔡飞跃（香港大学深圳医院）　　　　　　廖利平（深圳市卫生和人口计划生育委员会）

编写秘书　周志衡（广州医科大学）

人民卫生出版社

图书在版编目（CIP）数据

全科医学概论 / 王家骥主编. —3 版. —北京：人民卫生
出版社，2014

ISBN 978-7-117-18441-0

Ⅰ. ①全… Ⅱ. ①王… Ⅲ. ①临床医学－成人高等教
育－教材 Ⅳ. ①R4

中国版本图书馆 CIP 数据核字（2013）第 284909 号

人卫社官网　www.pmph.com	出版物查询，在线购书
人卫医学网　www.ipmph.com	医学考试辅导，医学数据库服务，医学教育资源，大众健康资讯

全科医学概论
第 3 版

主　　编：王家骥

出版发行：人民卫生出版社（中继线 010-59780011）

地　　址：北京市朝阳区潘家园南里 19 号

邮　　编：100021

E - mail：pmph @ pmph.com

购书热线：010-59787592　010-59787584　010-65264830

印　　刷：北京市安泰印刷厂

经　　销：新华书店

开　　本：787×1092　1/16　　印张：21

字　　数：524 千字

版　　次：2000 年 10 月第 1 版　　2014 年 1 月第 3 版
　　　　　2017 年 1 月第 3 版第 4 次印刷（总第 16 次印刷）

标准书号：ISBN 978-7-117-18441-0/R · 18442

定　　价：40.00 元

全国高等学校医药学成人学历教育规划教材第三轮
修订说明

随着我国医疗卫生体制改革和医学教育改革的深入推进，我国高等学校医药学成人学历教育迎来了前所未有的发展和机遇，为了顺应新形势、应对新挑战和满足人才培养新要求，医药学成人学历教育的教学管理、教学内容、教学方法和考核方式等方面都展开了全方位的改革，形成了具有中国特色的教学模式。为了适应高等学校医药学成人学历教育的发展，推进高等学校医药学成人学历教育的专业课程体系及教材体系的改革和创新，探索医药学成人学历教育教材建设新模式，全国高等医药教材建设研究会、人民卫生出版社决定启动全国高等学校医药学成人学历教育规划教材第三轮的修订工作，在长达2年多的全国调研、全面总结前两轮教材建设的经验和不足的基础上，于2012年5月25~26日在北京召开了全国高等学校医药学成人学历教育教学研讨会暨第三届全国高等学校医药学成人学历教育规划教材评审委员会成立大会，就我国医药学成人学历教育的现状、特点、发展趋势以及教材修订的原则要求等重要问题进行了探讨并达成共识。2012年8月22~23日全国高等医药教材建设研究会在北京召开了第三轮全国高等学校医药学成人学历教育规划教材主编人会议，正式启动教材的修订工作。

本次修订和编写的特点如下：

1. 坚持国家级规划教材顶层设计、全程规划、全程质控和"三基、五性、三特定"的编写原则。

2. 教材体现了成人学历教育的专业培养目标和专业特点。坚持了医药学成人学历教育的非零起点性、学历需求性、职业需求性、模式多样性的特点，教材的编写贴近了成人学历教育的教学实际，适应了成人学历教育的社会需要，满足了成人学历教育的岗位胜任力需求，达到了教师好教、学生好学、实践好用的"三好"教材目标。

3. 本轮教材的修订从内容和形式上创新了教材的编写，加入"学习目标"、"学习小结"、"复习题"三个模块，提倡各教材根据其内容特点加入"问题与思考"、"理论与实践"、"相关链接"三类文本框，精心编排，突出基础知识、新知识、实用性知识的有效组合，加入案例突出临床技能的培养等。

本次修订医药学成人学历教育规划教材临床医学专业专科起点升本科教材30种，将于2013年9月陆续出版。

全国高等学校医药学成人学历教育规划教材临床医学专业

教材目录

教材名称	主编	教材名称	主编
1. 人体解剖学	黄文华　徐　飞	16. 传染病学	李　刚
2. 生理学	管茶香　武宇明	17. 医学心理学与精神病学	马存根
3. 病理学	唐建武	18. 医用化学	陈莲惠
4. 生物化学	林德馨	19. 医学遗传学	傅松滨
5. 病原生物学	景　涛　吴移谋	20. 预防医学	肖　荣
6. 医学免疫学	沈关心　赵富玺	21. 医学文献检索	赵玉虹
7. 药理学	刘克辛	22. 全科医学概论	王家骥
8. 病理生理学	王学江　姜志胜	23. 卫生法学概论	樊立华
9. 诊断学	郑长青	24. 医学计算机应用	胡志敏
10. 医学影像学	郑可国　朱向明	25. 皮肤性病学	邓丹琪
11. 内科学	周宪梁　杨　涛	26. 急诊医学	黄子通
12. 外科学	白　波　吴德全	27. 循证医学	杨克虎
13. 妇产科学	王建六　漆洪波	28. 组织学与胚胎学	郝立宏
14. 儿科学	薛辛东　赵晓东	29. 临床医学概要	闻德亮
15. 神经病学	肖　波	30. 医学伦理学	戴万津

　　注：1～17为临床医学专业专科起点升本科主干课程教材，18～30为临床医学、护理学、药学、预防医学、口腔医学和检验医学专业专科、专科起点升本科共用教材或选用教材。

第三届全国高等学校医药学成人学历教育规划教材
评审委员会名单

前　言

加强基层医疗卫生工作是我国医药卫生事业改革与发展的重点，是提高基本医疗卫生服务公平性、可及性的基本途径；医疗卫生人才是决定基层医疗卫生服务水平、能否实现"保基本、强基层、建机制"的关键。当前我国基层医疗卫生人才队伍建设相对滞后，合格的全科医师数量严重不足，已成为制约我国社区卫生服务可持续发展的瓶颈。

为加强基层卫生人才培养，贯彻落实国务院《关于建立全科医生制度的指导意见》（国发〔2011〕23号）和《以全科医生为重点的基层医疗卫生队伍建设规划》（发改社会〔2010〕561号）文件精神，提升基层在岗医师的学历层次，鼓励基层在岗医师通过参加成人高等教育提升学历层次，以现代医学技术发展中的新知识和新技能为主要内容，加强全科医师经常性、针对性和实用性强的继续医学教育。立足当前，多渠道为基层培养大批"下得去、留得住、用得好"的合格全科医师，满足现阶段基层对全科医师的急需。全国高等医药教材建设研究会组织编写全国高等学校医药学成人学历教育规划教材（专升本）《全科医学概论》。在编写过程中力求贯彻本轮成人学历教育教材要从体系到内容充分体现改革与创新，充分体现医药学成人学历教育特点（非零起点性、学历需求性、职业需求性、模式多样性），进一步简化内容、突出重点、压缩字数；加强理论应用于实践的能力训练；注意与职称考试相接轨等编写要求。

本书共分十二章，第一～十一章紧密围绕我国社区卫生服务发展对防治结合型全科医学人才的要求，采取以案例为引导，理论联系实际，阐述了全科医学与全科医疗的概念与特征，以人为中心、家庭为单位、社区为范围的健康服务，全科医疗中的临床思维、人际沟通及其技巧、预防保健服务、健康管理服务以及卫生服务管理等基本知识；并且，首次在全科医学概论教材中聘请具有基层医疗卫生工作经验的专家尝试撰写了全科医疗中的中医"治未病"、康复服务等；第十二章着重介绍了全科医疗中的基本实践技能操作，包括全科医师的接诊方式与技巧、以家庭为单位的健康照顾相关技能、社区诊断技术、慢性病健康管理、双向转诊原则及其操作方式以及全科医疗中常见症状的临床诊断与处理等，突出了全科医疗的实用性、应用性，凸显了成人学历教育中的实践能力训练特色。

本书可作为高等医学院校成人本（专）科生和临床医学（全科方向）专业学位研究生教材以及社区卫生服务机构专业技术人员工作参考书。

　　本书在编写过程中引用了部分专家的案例和书稿内容，并得到兄弟院校同道们的热忱关心与支持，在此，一并表示诚挚的感谢。

　　由于作者水平及经验有限，书中难免存在疏漏和不足之处，热切希望相关专家学者、师生不吝指正。

编　者

2013 年 8 月

目　录

第 一 章
绪　论

学习目标

1. 掌握　全科医学、全科医疗、全科医师的概念，全科医疗的原则与特征；全科医师在医疗卫生服务体系中的角色与作用，全科医师应具备的能力。
2. 了解　全科医学的产生与发展过程，全科医学与其他学科的关系。

案例分析

　　李先生定居澳大利亚20多年，他说澳洲的全科医师让他赞赏，平时有头痛、发热时常去找他的全科医师，医师常常能给他提供好的建议。来澳洲后在医师帮助下戒了烟，酒也很少饮用，有空常进行快步走，近年膝关节有时疼痛，医师建议他改成多做慢速度的游泳。全科医师诊所就在他家附近，步行10分钟就到了，今年70岁的他看上去仍然精神矍铄，1个月前的一次上腹痛把他吓着了。当时李先生肚脐以上部位持续疼痛，在夜间痛醒后，他立刻联系全科医师威廉，威廉与他是20多年的老朋友，深知李先生平时体质不错，便仔细询问起病情况，检查了腹部，并引导他回忆，了解到前一天晚上与老同学在中餐馆聚会饮用了较多的酒，吃了多年没吃的红烧肉，回到家带着醉意很快入睡，半夜痛醒。威廉医师为他做了心电图，排除了心脏情况，考虑他是急腹症，不能排除急性胰腺炎，立刻联系了一家公立医院的胃肠外科专家，并写了转诊信接受住院治疗，经转诊医师检查李先生确实得了急性胰腺炎。5天后李先生顺利出院，继续由威廉医师照顾他的健康状况，包括检测血糖看是否继发了糖尿病，调整饮食，等等。定期随访1个月后李先生完全康复，仍然喜欢自己的运动项目——慢速游泳。另外，李先生的老伴、儿子、儿媳、孙子也都常去威廉医师处就诊，他们说威廉医师就是他们的家庭医师。

　　分析：称职的全科医师专业、热情、充满爱心，服务态度好，并且了解社区情况，和您就像朋友一样，帮您预防疾病，及时处理常见病、多发病，根据您的需要提供个性化、综合、连续的健康照顾，维护您和家人的健康，及时识别急危重症，协调医疗资源为您服务，是您的健康"守门人"。

第一节 全科医学

一、全科医学的基本概念

（一）定义

全科医学（general practice）又称家庭医学（family medicine），不同的国家及地区可能有不同的理解。澳大利亚皇家全科医师协会（RACGP）的定义是："全科医学是卫生服务系统的一个组成部分，它整合了现代生物医学、心理学、社会学对健康的理解，向个体、家庭和社区提供最初、连续、综合、协调的医疗照顾。"美国家庭医师协会（AAFP）将家庭医学定义为："家庭医学是为个人和家庭提供持续、综合、卫生保健的医学专业。广义上它是集成了生物、临床和行为科学的专业学科。全科医学的范围包含了各年龄、性别以及各个器官系统和各种疾病。"世界家庭医师组织欧洲分会（WONCA EUROPE）2011年的定义："全科医学/家庭医学是一门专业、科学学科，是具有特有的教育内容、研究领域、以证据为基础的临床实践活动，是面向基层医疗保健的临床专业。"世界家庭医师组织欧洲分会同时指出了全科医学的12个特征和全科医师应该具有的能力：①通常为卫生服务系统的首诊医师，服务不受时间、地点、性别、年龄和疾病种类的限制；②能在患者需要时，通过与基层医疗机构其他专业技术人员协调合作，或与其他专科专家协作，帮助患者有效利用其他卫生资源；③能提供以人为中心，面向个人、家庭和社区提供负责式的照顾服务；④能促进或激励患者的自我管理；⑤有独特的咨询方法，通过医患之间的有效沟通建立长期的关系；⑥能根据患者的需要，提供长期的连续性服务；⑦能根据各种常见疾病在社区的患病率和发病率做出防治决策；⑧能同时管理患者的急性和慢性疾病；⑨能在早期管理处于未分化阶段的可能需要紧急干预的疾病；⑩通过适当和有效的干预促进居民健康和福祉；⑪能对社区居民的健康承担具体的责任；⑫能从躯体、心理、社会、文化和生存空间等多角度应对健康问题。

全科医学在我国起步较晚，我国有学者定义全科医学为："是一门面向个人、家庭与社区，整合了临床医学、预防医学、康复医学以及人文社会科学相关内容于一体的综合性医学专业学科。"

全科医学是一门具有整体医学观和方法论，强调以人为中心、以家庭为单位、以社区为基础的，提供连续性、综合性、以预防为导向的基层医疗保健学科。它将个体保健和群体（社区）保健融为一体，重视全人照顾，弥补了高度专科化临床医学的不足，真正实现了医学模式的转变。全科医学服务范围涵盖了所有年龄、性别、各器官或系统、各种常见疾病，是一门广度上的专科，不同于其他临床医学是一门深度上的专科。

（二）主要研究内容

1. 通过社区卫生诊断评价个体及社区群体的健康需求，掌握社区人群的总体健康状况、规律及其特征，在此基础上制订有针对性的解决社区人群主要健康问题的计划，以满足个人、家庭和社区人群的身心健康需求。

2. 分析与研究生物、心理、社会、环境等各种因素对社区居民健康、疾病和死亡的影响，发掘并利用各种可利用的家庭与社区卫生资源，预防或减少疾病的发生与发展。

3．研究如何通过健康教育与健康促进等综合措施动员社区人群积极参与公共卫生与预防保健，提高患者及社区人群的自我保健意识与自我保健能力，提高公民的健康素养及行为干预效果，进一步提高社区居民的健康水平，达到维护和促进健康的目的。

4．研究社区妇女、儿童、老年人、残疾人等特殊人群的卫生保健需求、特点、方法与技能等，提出合理的、有针对性的卫生保健策略。

5．研究全科医师的临床工作特点、内容和方法，提高全科医师对社区常见病、多发病和慢性病的诊疗水平，提高开展健康促进、社区预防与保健、临床和社区康复服务的综合素质，提高全科医师对常见疾病的识别能力与鉴别诊断能力。

6．研究全科医疗服务模式、内容、服务绩效及效益、质量保证体系以及服务管理工作的评估方法、内容、指标体系和标准等。

7．研究和解决社区常见健康问题所需的知识、技能与态度。

8．研究全科医学人才的培养、使用、评价、考核与配置等。

二、全科医学发展简史

（一）发展分期及大事记

1．通科医师时代　18 世纪初至中期，欧洲出现少数经过正规训练且以行医为终身职业的医师。19 世纪初，英国 *Lancet* 杂志首次将具有多种技能的医师命名为通科医师（general practitioners，GPs）。

2．专科医疗兴起和通科医疗的衰落　第二次世界大战后，科技的快速发展促进了生物医学研究的进一步深入，医学向技术化、专科化方向突飞猛进，专科医疗成为医学的主导。通科医师受到社会冷落，数量逐渐减少，通科医疗逐渐衰落。

3．全科医学的产生　20 世纪 50 年代后期，人口老龄化、慢性病和退行性疾病患病率快速上升导致疾病谱和死因谱的变化以及医学模式的转变。由于医院的专科越分越细，医师很少能主动走出医院去家庭访视和照护患者，使得医疗服务的方便性、可及性、连续性和综合性受到了极大的挑战。

专科服务越来越显得机械化、单一化和失人性化，高技术的专科服务逐渐显现出局限性和片面性。同时，专科医师越来越细化的专业分工难以综合应对人类天人合一的环境、心理、社会、预防保健、康复、家庭等所需的综合性健康照护问题。能在基层提供全面、综合性医疗保健照护的通科医师又重新为社会所重视，人们开始呼唤通科医疗的回归。

4．全科医学的发展　20 世纪 60 年代后期，英国、美国、加拿大、澳大利亚等国相继建立了全科医师学会（学院）。20 世纪六七十年代，美、加两国又将该学会改名为家庭医师学会，并且将通科医师改称为"家庭医师"（family physician），将他们提供的服务称为"家庭医疗"（family practice），将指导其实践的基础理论知识学科称为"家庭医学"（family medicine）。1969 年，美国家庭医疗专科委员会（American Board of Family Practice，ABFP）创立，家庭医学正式成为美国第 20 个临床医学专科委员会，标志着家庭 / 全科医疗专业学科的诞生，这是全科医学学科建设的一个里程碑。2005 年更名为美国家庭医学专科委员会（The American Board of Family Medicine，ABFM）。随后，美国、英国和加拿大等国建立了相应的全科医学住院医师培训制度，新型的全科医师必须经过 3～4 年住院医师规范化培训，全科医学在世界范围内蓬勃发展起来。

为与历史上曾有的通科医师加以区别，北美（美国、加拿大等）、日本等多数国家和中国香港特别行政区及中国台湾省将通科医师改称为"家庭医师"，将通科医疗改称为"家庭医疗"，进一步强调家庭和个人与健康之间的关系以及全科医疗以家庭为单位的服务特点。而英国和英联邦等国家仍沿用"通科医师"的称谓。

1972 年，世界家庭医师组织（World Organization of Family Doctors，WONCA）在澳大利亚墨尔本正式成立，是全世界全科 / 家庭医师的学术组织，是世界卫生组织（WHO）在社区卫生方面的高级顾问与工作伙伴。1993 年 11 月中华医学会全科医学分会成立，标志着我国全科医学学科的诞生。1994 年中华医学会全科医学分会成为其正式团体会员。截止到 2007 年 7 月，WONCA 已有 119 个成员组织，遍布全球 99 个国家。WHO 和 WONCA 指出，在 21 世纪，全科医师与专科医师的比例至少应达到 1:1，即平均每 2000 人口应有一名全科医师，以满足社区居民对基层卫生保健的需求。因此，加快发展全科医学，大力培养全科医师已成为各国发展基层医疗保健的重要任务之一。

（二）产生和发展的基础

全科医学的产生与发展不是偶然的，而是特定历史条件下的必然产物，是医学科学和经济社会发展的必然。

1. 人口迅速增长和老龄化进程加快　第二次世界大战后，人民生活水平不断提高，世界人口从 1950 年的 25 亿激增到 2009 年的 68 亿。卫生服务供需之间出现尖锐的矛盾，并已成为危害公众健康的重要问题。

在世界人口迅速增长的同时，老龄化问题日趋严重并已成为当今全球重大社会问题，诸如营养与保健、福利与保障等。由于老年人患病率高、行动不便、经济来源有限等客观原因，急切要求改变卫生服务模式，使其就近能够得到预防、保健、医疗和康复等一体化的卫生服务。

2. 疾病谱和死因谱变化　20 世纪初期，世界各国的疾病谱和死因谱前几位均为传染病、寄生虫病、感染性疾病以及营养不良等，而至 20 世纪 80 年代，心脑血管疾病、恶性肿瘤等慢性非传染性疾病以及意外死亡逐步成为前几位死因，由慢性病造成的疾病负担不断增加。各种慢性非传染性疾病的病因和发病机制复杂，病程漫长，常涉及身体的多个器官、系统，且缺乏特异性的治疗手段。对付这类疾病必须改变卫生服务模式，建立基于社区的防治结合型主动服务模式，从改变不良行为生活方式、调整心理压力、消除环境和社会致病因素等方面着手，需要人性化、综合性、持续性的长期基层医疗卫生保健服务，促使社会对全科医师的价值再思考，重新呼唤发展全科医学。

3. 医学模式转变和健康概念扩展　从医学历史看，生物医学模式对现代医学的发展产生过很大的影响，使人们从生物学观点认清了疾病与健康的关系，但该模式导致医师仅注重生理或身体本身的疾病，而忽略了患者是一个具有心理活动的社会人，医师的思维局限于"治病不治人"阶段，仅强调用药物或手术来消除疾病，未能考虑患者是生活在特定的环境下，具有一定的社会关系和心理状态，这些因素可制约人类的生理功能。生物 - 心理 - 社会医学模式充分地将人类的疾病与环境、心理、社会等因素之间的相互联系与作用考虑在内，使人们更全面地认识健康与疾病的问题，健康的内涵不再仅局限于"无病"或"无虚弱的状态"，而被赋予更多的人文和社会内涵。1948 年 WHO 明确指出："健康不仅是没有疾病和虚弱，而是身体、精神的健康和社会适应的完好状态"。"医学以促进人类健康为目标"的理念催生了全科医学，并得到飞速发展。

4. 卫生经济学压力和卫生改革的需要 20 世纪 60 年代以来，由于医疗服务的高度专科化和高新技术的过度使用，世界各国普遍面临医疗费用高涨的压力，且卫生资源分布严重不均衡，85% 以上被用于危重患者，仅有少部分用于成本效益好的基层卫生和公共卫生服务。尤其在我国，70% 左右人口在农村，但拥有的卫生资源仅占总数的 20%；在城市，卫生资源过分向大医院集中，基层医院和社区卫生服务机构人、财、物等卫生资源相当匮乏，迫切需要从卫生服务体系、服务模式等根本问题上深化卫生改革，寻求新的突破。

（三）我国全科医学事业的发展

1. 引入 1986—1988 年间，时任 WONCA 主席 Rajakumar 博士和李仲贤医师（Peter Lee）多次访问北京，建议中国发展全科医学。1989 年原首都医学院成立了国内第一个全科医学培训机构——全科医师培训中心，同年 11 月，在众多国际友人帮助下，在北京召开了第一届国际全科医学学术会议，促进了全科医学概念在国内的传播，对我国全科医学的发展起到了重要的推动作用。1993 年 11 月，中华医学会全科医学分会在北京正式成立，标志着我国全科医学学科的诞生。

2. 发展 1997 年《中共中央、国务院关于卫生改革与发展的决定》作出要加快发展全科医学，大力培养全科医师，使社区居民都能够拥有自己的全科医师的重要决策。2006 年《国务院关于发展城市社区卫生服务的指导意见》明确提出"加强高等医学院校的全科医学、社区护理学科教育"。同年人事部、卫生部、教育部等五部委联合颁发的《关于加强城市社区卫生人才队伍建设的指导意见》还指出："有条件的医学院校要成立全科医学/家庭医学系、社区护理学系，将该类学科纳入学校重点建设学科整体规划之中"，"高等医学院校要创造条件积极探索全科医学研究生教育，有条件的高等学校要举办全科医学研究生学位教育"。2011 年 7 月 1 日国务院下发了《关于建立全科医生制度的指导意见》。这些文件为我国新时期全科医学的发展指明了方向。

在各级政府领导和关怀下，全国绝大多数省（市、区）成立了全科医学分会。《中国全科医学》、《中华全科医师杂志》、《全科医学临床与教育》分别于 1998 年、2002 年和 2003 年创刊。2003 年 WONCA 在北京召开了第 13 届亚太地区会议，同年，中国医师协会全科医学分会成立，全科医师有了自己的服务、协调、自律、维权、监督、管理的行业组织。2000 年、2002 年、2006 年和 2008 年分别在我国澳门、昆明、北京和台北召开了海峡两岸四地（中国内地、中国台湾省、中国香港特别行政区、中国澳门特别行政区）全科医学学术会议，进一步加强了两岸四地全科医学与家庭医学界的学术交流。

3. 全科医学教育 我国的全科医学教育培训从 20 世纪 80 年代末开始试点，1999 年首届全国全科医学教育工作会议的召开，标志着我国全科医学教育工作的全面启动。经过十几年的发展，目前已初步建立了适合我国国情的全科医学教育体系，包括高等医药院校在校医学生的全科医学学历教育、规范化培训、转岗培训、继续医学教育等。

在制度建设方面，卫生部已组织并下发了一系列全科医学教育的文件和标准，2000 年卫生部颁发了《关于发展全科医学教育的意见》、《全科医师规范化培训试行办法》和《全科医师规范化培训大纲（试行）》，2010 年国家发展和改革委员会、卫生部等六部委联合颁布了《以全科医生为重点的基层医疗卫生队伍建设规划》等系列文件，明确提出了我国全科医学教育的发展目标。2011 年 7 月国务院下发的《关于建立全科医生制度的指导意见》,全面阐述了要充分认识建立全科医师制度的重要性和必要性;建立全科医师制度的指导思想、基本原则和总体目标;逐步建立统一规范的全科医师培养制度;近期多渠道培养合格的全科医师;改革全科医师执业方式;建立全科医师的激励机制、相关保障措施;积极稳妥地推进全科医师制度建设。为我国全科医学的发展提供了政策依据和组织保证。

在组织建设方面,一些省(市)相继成立了以卫生厅(局)或分管厅(局)长为组长的全科医学教育工作领导小组;在网络建设方面,形成了以国家培训中心为龙头,省培训中心为骨干的全科医学培训网络。此外,各省(市)积极开展师资队伍以及临床 / 社区实践教学基地的建设工作,原卫生部和教育部组织专家编写出版了供本(专)科生使用的全科医学相关教材和全科医学培训规划教材,国内一些医药院校相继建立了全科医学学院(系)或研究所,同时正在积极探索适合我国国情的全科医学本科及研究生学历教育,为我国的全科医学教育的探索与发展提供了宝贵的经验。

虽然我国全科医学的发展取得了一定的成绩,但由于我国与发达国家在观念、教育体制以及卫生服务模式等方面存在着很大的差别,全科医学的发展仍面临不少困惑和挑战。随着居民健康保健需求的增加以及我国医药卫生体制改革的全面推进,迫切需要具备社区综合防治能力的全科医学人才充实到社区卫生服务队伍中去,为全科医学提供了良好的发展机遇和广阔的应用空间。

三、全科医学与相关学科的关系

(一)全科医学与社区医学的关系

全科医学与社区医学有着极为密切的联系。两者均立足于社区,改善和促进社区人群的健康是两者共同的目标,全科医师是执行社区医学任务的骨干和带头人。全科医学与社区医学也有异同点,全科医学属于临床二级学科,其研究内容和目标主要以全科医疗照顾为主,同时将个体和群体的卫生保健融为一体,而社区医学属于社会学及预防医学相融合的二级学科,其研究内容和目标主要以社区人群健康照顾为重心。

(二)全科医学与社会医学的关系

全科医学与社会医学联系紧密。第一,全科医学吸收社会医学的研究成果,以生物 - 心理 - 社会医学模式作为认识和解决健康问题的指导思想;第二,全科医师在服务过程中也强调大卫生观,倡导全社会共同参与提高社区居民的健康水平;第三,全科医学是基于社区的医疗卫生照顾,重视经济、文化等社会因素对居民健康的影响,全科医疗服务的发展扩大了社会医学的应用范围并丰富了其内涵。

(三)全科医学与社区卫生服务的关系

社区卫生服务是在政府领导、社区参与、上级卫生机构指导下,以基层卫生机构为主体,全科医师为骨干,合理使用社区资源和适宜技术,以人的健康为中心、家庭为单位、社区为范围、需求为导向,以妇女、儿童、老年人、慢性患者、残疾人等为重点,以解决社区主要卫生问题、满足基本卫生服务需求为目的,融预防、医疗、保健、康复、健康教育、计划生育技术服务等为一体的,有效、经济、方便、综合、连续的基层卫生服务。社区卫生服务是全科医学的最佳实践场所,全科医学对社区卫生服务的发展具有重要指导作用。同时,社区卫生服务的发展也会进一步丰富全科医学的内涵。近年来,我国将发展社区卫生服务作为深化医药卫生体制改革,有效解决居民"看病难、看病贵"问题的重要举措。为促进我国社区卫生服务的可持续、深入发展,必须大力发展全科医学,培养合格的高素质全科医师。

(四)全科医学与公共卫生的关系

全科医学与公共卫生的联系紧密。全科医学强调以社区人群整体健康维护与促进为方向的长期负责式照顾,以预防为导向、利用各种卫生资源解决居民健康问题,注重提高社区全体居民的参与意识,促进其自我保健意识与能力的提高,将预防、医疗、康复与健康促进有机结合,使个体保健和社区群体保健融为一体。社区卫生服务机构等属于公共卫生组织,是国家公共卫生体系的重要组成部分。

(五)全科医学与中医学的关系

全科医学与中医学有很多相似之处。其一,都强调整体思维观念,认为人与环境是相互协调的统一整体,人本身也是一个整体;其二,提倡预防为主的观点,治未病;其三,提倡自我保健。全科医师学习中医学相关知识,有利于在开展社区卫生服务过程中充分发挥我国传统中医学的优势。中医师是全科医疗团队的重要成员。

四、学习全科医学的意义

1. 医学生学习全科医学可以了解现代医学发展的成果在基层医疗保健中的作用及其在维护个人、家庭和社区居民健康中的作用,为将来成为合格的全科医师奠定基础。

2. 全科医学是全科医师执业所必需的专业知识,是为社区、个人及其家庭提供连续性、综合性、协调性、个体化和人性化的医疗保健服务时所运用的知识、技能和态度。学习全科医学知识与技能有利于在基层社区卫生服务实践中更好地体现全科医学的原则与特征。

3. 医学生学习全科医学有利于医学生了解全科医学专业的主要研究内容、工作特征等,为专科医师与全科医师的合作与协调、及时实施有效的双向转诊、长期维护患者的健康,确保患者获得连续、高效的医疗及健康管理服务。

4. 学习全科医学,对推进我国医药卫生体制改革、落实"保基本、强基层、建机制"战略,解决人民群众健康保健需求等具有深远的意义。

相关链接

学习全科医学要善于利用最新循证医学证据和全科医学相关资料,现提供一些常用网站供进一步学习时参考:

世界家庭医师组织网站 http://www.globalfamilydoctor.com/

美国国家医学图书馆 www.nlm.nih.gov/

澳大利亚皇家全科学会网站 http://www.racgp.org.au/

医景 http://www.medscape.com/

第二节 全科医疗

一、全科医疗的定义

全科医疗（general practice，GP）是将全科医学理论应用于患者、家庭和社区照顾，为个人、家庭、社区提供持续性、综合性、协调性、可及性的一种基层医疗卫生保健服务，又称家庭医疗（family practice）。全科医疗已成为现阶段世界各国公认的最佳基层医疗服务模式。

二、全科医疗的基本原则与特征

1. 首诊医疗保健（first contact） 全科/家庭医疗是大多数公众接触卫生保健系统的第一个环节，是整个卫生保健系统的门户和基础，是公众最常利用的医疗卫生保健服务，能够解决居民80%~90%的健康问题，也称首诊服务（first contact）。全科医疗能以相对简便、经济且有效的手段解决社区居民大多数健康问题，对超出全科医师执业能力范围的，需要及时将患者转诊到上级医疗卫生服务机构或其他专科，因此全科医疗也是医疗保健系统转诊流程的起始环节。

2. 个性化照顾（personalized care） 也称为人格化照顾或全人的照顾（whole-person care）或以人为中心的照顾（person centered care）。每个人的认知水平、需求以及所处的环境背景等均不相同，即使患同种疾病需要的关怀和支持也不会完全相同。全科医疗需将患者看作有感情和个性的人，不仅要重视疾病照顾减轻疾病痛苦，还要综合考虑患者的服务期望、年龄、性别、种族、遗传、环境、生活习惯等因素对疾病的影响，以及患者在生理、心理和社会等层面的需求。以便有针对性地对患者进行个体化、人性化的预防和治疗建议。

在全科医疗服务过程中，全科医师还需要对患者做耐心的解释和教育，让患者了解自己的健康问题，充分调动其主观能动性，使个人及家庭成员承担起健康的责任，积极参与自身健康的维护和改善过程，建立患者参与健康干预决策与管理过程的新型医患关系。

3. 可及性照顾（accessible care） 全科医疗目标之一是为居民提供方便、及时的、可及性照顾。具体体现在：①全科医疗机构在地理上接近居民；②全科医疗服务在硬件环境、服务内容、服务时间、服务质量、服务价格等方面都需兼顾社区居民的可及性，使所有社区居民都能享受到全科医疗服务。

4. 连续性照顾（continuity of care） 连续性照顾是全科医疗区别于其他专科医疗的核心特征。全科医疗的连续性照顾主要体现在：①是对人的整个生命周期（从出生到死亡的全过程）提供照顾；②对人的各个健康阶段包括健康-疾病-康复提供照顾，从健康教育与健康促进、危险因素的筛查与控制到疾病的早、中、晚期开展持续性的健康管理；③无论服务对象处于何时何地，全科医疗都负有照顾的责任，如在患者出差期间，全科医师可能通过电话咨询等方式对其进行服务和指导。全科医师作为患者的责任医师，提供"无缝式"的服务。在将患者转诊到其他专科医师或住院治疗之后，全科医师也应该对患者进行跟踪，并掌握其诊疗和预后情况，以便在患者出院之后对其进行康复性治疗和随访管理等。

5. 以团队为基础的综合性照顾（comprehensive care） 全科医疗提供的是"全方位"、"立体性"的综合性服务（图 1-1），目标是维护和改善个体及群体的健康水平，非单纯治疗疾病。主要表现在：①在服务对象方面，不分年龄、性别和疾患种类；②在服务内容方面，包括治疗、预防、康复、保健、健康教育与健康促进等多个领域；③在服务范围方面，涵盖了个人、家庭和社区；④在服务层次方面，涵盖了生理、心理、社会及环境等多个层面；⑤在解决问题的范围方面，包括临床健康问题的处理以及周期性健康检查、优生优育咨询、计划免疫、心理咨询等预防保健在内的所有健康问题；⑥在服务手段方面，引导患者利用一切对解决健康问题有效的服务方式或卫生资源，具体包括现代医学、传统医学或替代医学等。

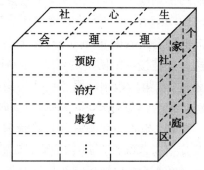

图 1-1 全科医疗综合性照顾服务模型

要完成以上服务内容仅靠全科医师个人是不可能完成的。通常需要采用团队合作的工作方式（team work），团队人员可包括全科医师、社区护理师、中医师、临床心理医师、康复治疗师、营养师、药师以及社会工作者或义工以及社区自愿者等。

6. 协调性照顾（coordination of care） 全科医疗提供的是负责任的基层卫生服务，不仅要尽力为患者解决 80% 以上的常见健康问题，而且当遇见超出自己或全科医疗机构能力的健康问题时，也应该提供协调性照顾（coordinated care），帮助联系会诊及转诊等服务。因此，全科医师需要了解并掌握社区内外的各种资源，如各级医疗卫生服务机构的分布及诊疗专长、各系统或专科专家或卫生专业技术人员名单及联系方式等，当患者及其家庭需要时，他们可以通过会诊、转诊等方式，及时而方便地给患者提供进一步的专科化的医疗、社区护理等方面的帮助。必要时可为"特殊"患者联系有效的社区支持，如志愿者队伍、托幼托养机构、护工队伍等社会性组织。

7. 以家庭为单位的照顾 家庭是全科医疗的服务对象和重要服务场所，也是全科医师可利用的资源，这也是很多国家和地区将全科医疗称为家庭医疗的原因之一。全科医师在为居民提供服务的过程中，除了要考虑患者本人的生理、心理等因素之外，还应考虑到家庭因素对健康的影响：①家庭结构与功能会直接或间接影响家庭成员的健康状况，当家庭出现角色冲突、沟通不畅时可导致家庭功能障碍或出现危机，进一步对家庭所有成员的健康产生不良影响；②家庭生活周期所处的不同阶段面临的主要问题不同，如果处理不当，可能会对家庭成员的健康造成较大影响。开展以家庭为照顾单位的照顾，有利于全科医师寻找真正的病因如遗传因素、不良的行为生活方式以及环境等，采取正确的治疗手段。全科医师应积极主动通过家庭访视、家庭病床、家庭咨询、家庭治疗等方式和手段，积极为患者及其家庭提供保健服务。

8. 以社区为范围的照顾 社区是全科医疗的实施阵地，也是全科医疗存在和发展的基础，因此全科医师应立足社区开展医疗与卫生保健服务。全科医疗服务应以社区居民需求为导向，在全面掌握了社区自然和社会环境、居民健康状况、行为和生活方式等方面特征的基础上去解决和处理居民的健康问题。此外，全科医师在对个体的处理和治疗过程中也可发现需要干预和防控的群体性问题。全科医师在服务过程中，应重视社区环境、健康行为等因素对社区居民健康的影响，应将服务范围由狭小的专科临床医疗扩大到社区全人群的健康照顾及健康管理。

9. 以预防为导向的照顾 全科医疗的宗旨是维护和促进社区全体居民的健康水平。以预防为导向的服务模式是全科医疗区别于临床医疗的主要特征之一，一般临床医疗主要提供诊断和治疗服务。而全科医疗还关注"未患病"阶段,即在健康向疾病转化的过程中以及疾病的早期就主动提供照顾,全科医疗的服务人群除了患者之外,还包括健康人群和高危人群。因此,全科医师在为患者提供疾病诊疗服务的同时,应更加注重对疾病的预防,即以预防为导向的服务(prevention-oriented care)。全科医疗提供的预防服务涵盖了第一、第二、第三级预防。如在慢性病防治过程中,全科医师提供的第一级预防服务包括健康教育、健康促进、计划免疫等;第二级预防服务包括疾病筛查、个案发现、早期诊断等;第三级预防服务包括与专科医疗配合,积极防治并发症,康复训练指导、促进患者早日回归社会等。

10. 患者自我激励和自我管理(patient self-empowerment and self-management) 在全科医疗日常连续性照顾中应强化对患者的机会性教育,鼓励患者自我激励和自我管理自己的健康,如通过组建糖尿病等慢性病病友活动之家等措施促进患者主动承担对自身健康的责任,协同全科医师一起促进自身的健康。如慢性病危险因素及自身病情的自我监测、控制和评估,简单了解药物作用及副作用,加强对药物以及医嘱的依从性,掌握行为矫正的基本技能(合理选择食物实现平衡膳食、适时和适量开展体育锻炼的能力、戒烟限酒、减重和缓减压力的技能等),寻求有益的健康知识,做到早期择机就医以及合理利用各种卫生资源,通过随访及咨询不断增强患者的自信心和战胜疾病的勇气与毅力。

11. 循证实践(evidence-based practice) 具有典范的基层医疗保健(primary care)和全科医疗服务应该是基于循证医学实践。全科医疗中应尽量提供有循证医学证据的治疗和保健方法。全科医师必须整合不同类型的证据,根据逻辑判断、临床直觉和患者的健康知识背景、家庭和社区情况等作出最佳的决策。

12. 以生物-心理-社会医学模式(biopsychosocial medical model)为理论基础 全科医学是伴随着生物-心理-社会医学模式的确立而发展起来的。生物-心理-社会医学模式不仅是全科医疗的理论基础,也是全科医师认识和解决患者健康问题的世界观与方法论,见图1-2。

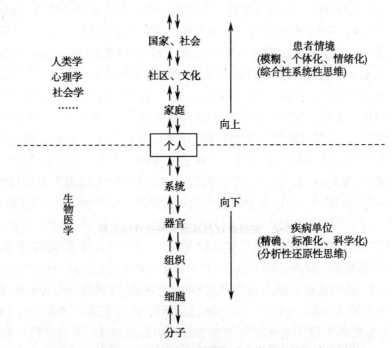

图1-2 生物-心理-社会医学模式对人类健康的系统认识

全科医疗以其特有的整体思维理论来认识健康问题，要求全科医师在对待患者健康问题时，应从患者所处的社会、家庭背景及心理状态出发，在全面了解患者临床资料的基础上，综合分析个体 - 家庭 - 社区、生物 - 心理 - 社会因素对患者的影响，据此作出明确的综合诊断。如慢性非传染性疾病的发生和进展大多是多因多果模式，应综合考虑患者的生物因素（如高血压家族史）、心理因素（如抑郁、压力大）和社会因素（如找工作受挫、婚姻失败等）来判断疾病出现的原因。全科医疗制订的治疗和康复方案不仅包括传统的药物、手术治疗等方式，还包括饮食、运动、心理指导等，为患者提供全方位的治疗和康复方案，全面提高患者的自我保健意识和能力。

三、全科医疗与其他专科医疗的区别与联系

（一）全科医疗与专科医疗的区别

1. 服务宗旨与责任 专科医疗主要负责疾病产生后的诊治，其工作遵循"科学"模式，强调根除或治愈疾病，也被称为治愈医学（cure medicine）。全科医疗负责健康时期、疾病早期的筛检、多数疾病的早期与中期照顾，乃至经专科诊疗后无法治愈的各种疾病的长期照顾，关注的重点是人而不仅仅是病，无论服务对象有无疾病（disease，生物医学疾病）或病患（illness，有心理症状或不适）或患病（sickness，社会学角度疾病）都要为其提供综合连续性照顾，充分体现了医学的科学性和艺术性，其工作遵循"照顾"模式，故也称为照顾医学（care medicine），见表 1-1。

表 1-1 专科医疗与全科医疗在哲学上的区别

类别	专科医疗	全科医疗
模式	"科学"模式	"照顾"模式
价值	科学性	科学性 + 艺术性 + 公益性
证据	科研结果	科研结果 + 顾客体验
方法	还原分析	整体综合（还原基础上）

2. 服务内容与方式 专科医疗处于卫生服务金字塔的顶部，处理的疾病大多为生物医学上的急危重症或疑难病症或需住院诊疗的疾病，常常需依赖高新技术和昂贵的医疗资源进行处理。全科医疗处于金字塔的底层，处理的大多为常见或多发的健康问题，需充分利用社区和家庭卫生资源，以低廉的成本维护社区 80% 左右居民的健康问题，或需长期连续性实施健康管理的慢性疾患及其导致的功能性问题。其服务方式通过全科医疗服务团队进行全方位长期负责式的管理照顾，见表 1-2。

表 1-2 全科医疗与其他专科医疗的区别

类别	全科医疗	专科医疗
服务人口	较稳定（1：1500～1：2500）	流动性大（1：5 万～1：50 万）
照顾范畴	宽广（涉及生物 - 心理 - 社会多方面），健康"守门人"	窄（某系统 / 器官 / 细胞），全科医疗难以处理的疾病
疾患类型	常见健康问题，且未分化疾病为主	危急疑难重症为主
技术 / 药物	采用基本适宜技术与基本药物	依靠高新技术以及相对昂贵的药物

续表

类别	全科医疗	专科医疗
服务费用	相对低廉	相对高昂
服务内容	集防治保康教于一体的综合性服务	分科医疗为主的专科服务
接触患者形式	多为首诊	非首诊
对卫生资源的管理	协调各种卫生资源	管理本专科的资源
服务组织形式	依靠全科医师服务团队以社区门诊服务为主，兼顾居家及社区长期协调式照顾	主要依赖医师个人，多数以门急诊和住院服务为主
照顾责任	长期负责式照顾	大多为间断性服务
医患关系	以人为中心，居民主动参与配合，关系密切、平等的伙伴关系	以医师为中心，患者被动服从，联系松散、患者配合医师或垄断式关系
服务模式/宗旨	以保护和促进人群健康为中心的防治结合型主动服务模式	以疾病为中心的以诊疗为主的被动服务模式

（二）全科医疗与专科医疗的联系

全科医疗与专科医疗是一种各司其职、互补互利式关系，表现为：

1. 各司其职 大医院的专科医疗不再需要处理一般常见病和多发病的门诊服务，可将精力集中于疑难问题的诊治、住院诊疗和高新医学科技研究以及教育与培训；基层机构的全科医疗则应全力投入社区人群的基本医疗与预防保健服务。

2. 互补互利 全科医疗和专科医疗间建立双向转诊以及信息网络共享关系，这种互补互利关系可保证服务对象获得有效、方便、及时与适当的服务；同时，可以加强全科医师和专科医师在信息收集、病情监测、疾病系统管理和行为指导、新技术适宜利用、医学研究等各方面的积极合作与配合，从而全面改善医疗服务质量并提高医疗服务的成本效率。

第三节 全 科 医 师

一、全科医师的基本概念

（一）定义

由于各国医疗卫生服务发展状况不同，因此对全科医师的定义也不统一。我国国务院下发的《关于建立全科医生制度的指导意见》（国发〔2011〕23号）中对全科医师明确定义：全科医生/医师（general practitioner，GP）是综合程度较高的医学人才，主要在基层承担预防保健、常见病多发病诊疗和转诊、患者康复和慢性病管理、健康管理等一体化服务，被称为居民健康的"守门人"。由于全科医师在提供服务过程中，非常重视"家庭"这一要素，同时为了区别旧时的通科医师，因此美国、加拿大等国也称为家庭医生（family doctor）或家庭医师（family physician）。

美国家庭医师学会对家庭医师的定义是："家庭医师是经过家庭医疗这种范围宽广的医学专业教育训练的医师。家庭医师具有独特的态度、技能和知识，使其具有资格向家庭内每个成员提供持续性与综合性的医疗照顾、健康维持和预防服务，无论其性别、年龄或健康问题的类型（生物、行为或社会的）。并且是社区居民所有健康相关事务的组织者，包括适当地利用顾问医师、卫生服务机构以及社区资源。"

2000 年 Olesen 等在《英国医学杂志》中把全科医师定义为"全科医师是经过培训的医学专业人员，能在医疗体系的前线，对患者可能有的任何健康问题进行最初的处置并提供照顾。全科医师照顾社区每位居民，无论是否患病以及患病的类型和社会特征，并充分利用社区医疗保健系统中各种可利用的资源使患者得到照护。"

（二）角色和任务

1. 角色

（1）对医疗保健系统和保险体系

1）诊疗者与守门人：全科医师是居民健康的守门人，是医保费用的守门人，也是社会医药卫生总费用的守门人。①全科医师是医疗保健系统中的"首诊医师"，负责常见健康问题的基本医疗保健和健康管理，包括疾病的干预、早期发现、康复与终末期服务；提供门诊、家庭及部分患者的住院诊疗服务。②对于医疗保险体系而言，全科医师需向医疗保险系统注册，取得"守门人"资格，严格依据各项保险规章及制度、秉持公平公正和成本-效果原则从事医疗保健活动。将大多数患者的健康问题解决在社区，对少数需要专科医疗者提供会诊与双向转诊服务。

当今，全世界各国政府要求医疗卫生既要省钱，又要提高效率。全科医师在社会医药卫生总费用控制中的守门人作用及价值已在全球许多国家得到充分体现：如英国采用加强全科医师的职业技能培训以及操守与诚信服务教育，利用政府主导的市场机制将医疗费用交由社区诊所的全科医师合理使用与控制，费用控制情况与全科医师的实际收益直接相关；制订了全国性的诊疗规范和临床路径，且医师必须按照此规范执业行为；节约了医疗卫生资源；医药分开，避免了滥开药、大处方等。其全民健康服务（National Health Service，NHS）为居住在英国的全体居民提供由生到死、全面、免费的医疗服务，其支出占 GDP 比重仅为美国的一半，被称为全世界最经济的医疗体系和英国政府在 20 世纪的最大业绩，较好地解决了人人享有卫生保健服务以及医疗费用增长过快的问题，解决了过度医疗和不合理用药的弊端，尤其值得我国借鉴。

2）团队管理者和教育者：全科医师是全科服务团队中的骨干和领导核心，需负责管理好团队中的人、财、物、信息，协调医护、医患以及社区各方面的关系。需利用各种机会和形式，对服务对象（包括健康人、高危人群和患者）开展科学性和有针对性的健康教育活动，逐步戒除不良的行为与生活方式，促进健康生活方式的形成，并进行教育效果评估。

（2）对患者及家庭：①临床医师角色：负责常见病、多发病和诊断明确慢性病的持续性照顾与健康管理；②健康管理者及代理人：全科医师负责居民（包括疾患人群、健康人群和亚健康人群）健康的全面监护，通过对个体和群体健康进行全面的监测、分析、评估，早期发现并干预健康危险因素；努力调动个体和群体及整个社区的积极性，有效地利用有限的资源来达到最大的健康效果，并作为患者及其家庭的健康代理人，维护当事人的健康权益；③健康咨询者与教育者：全科医师在日常门诊服务、家庭访视、社区义诊等活动过程中，对患者以及家属提供与健康和疾病相关问题的咨询服务，主动提供耐心的咨询服务，针对服务对象的健康问题提供个性化的保健指导，包括合理膳食、运动指导、消除不良习惯及生活方式等，逐步增强居民的自我保健意识和自我保健能力；④患者的朋友及卫生服务协调者：全科医师为辖区居民提供长期负责式的服务，主动为服务对象着想，成为居民的朋友，必要时为其提供协调性服务，包括动用各类医疗保健资源和社会资源，与专科医疗建立有效的双向转诊关系等。

（3）对社会：①社区／家庭成员：全科医师常常是社区及家庭的成员之一，更容易与社区及家庭建立起亲密无间的人际关系，通过主动参与社区和家庭组织的各项健康促进活动，推动和谐健康社区的建立和维护；②社区健康组织与监测者：全科医师通过动员和组织社区各方面的积极因素，协助建立与管理社区健康网络，促进健康促进组织的建立以及公共卫生政策的出台；在服务过程中完善居民健康档案及各类档案资料，开展电子信息化管理，协助做好疾病监测和卫生统计工作，更有利于做好社区健康促进、疾病预防和健康管理工作。

2. 任务 不同国家对全科医师的任务要求有所不同。我国的全科医师及其所在的社区卫生服务机构承担了基本医疗服务和基本公共卫生服务，全科医师及其团队必须履行基本医疗和基本公共卫生两大职能。在我国，一名合格的全科医师应该能够胜任以下工作：

（1）一般常见病、多发病诊疗和诊断明确的慢性病治疗及管理。

（2）急、危、重症患者的院前急救、转诊和出院后管理。

（3）社区居民健康档案及社区卫生服务信息系统的建立与管理。

（4）高危人群和常见慢性病的筛查，实施高危人群和重点慢性病病例管理。

（5）家庭出诊、家庭护理、家庭病床等家庭医疗及保健服务。

（6）开展包括妇女、儿童、老年人、残疾人等在内的社区重点人群保健。

（7）结合日常诊疗服务普及卫生保健常识，实施重点人群及重点场所健康教育，帮助居民逐步形成有利于维护和增进健康的行为生活方式。

（8）实施精神病社区管理，为社区居民提供心理健康指导。

（9）病后及残疾人的社区康复。

（10）实施社区适宜的中医养生保健及中医药服务。

（11）计划生育技术咨询指导。

（12）实施疫情报告和监测，协助开展常见传染病以及地方病、寄生虫病的预防控制，实施预防接种，协助处置辖区内的突发公共卫生事件等。

二、全科医师的素质要求

1. 强烈的人文情感 全科医师必须具有良好的医德、高度的同情心和责任感，在为服务对象解决健康问题的同时，使其获得更多的健康知识、心理知识，并同时获得心理的慰藉和改善，患者可以从其言行中感受到全科医师对人类和社会生活的热爱以及对健康事业的奉献精神。具有强烈的人文情感是做好一名全科医师的基本前提。

2. 良好的协调管理才能 全科医师应能协调街道办事处或居委会或乡镇村、专科医疗部门、医疗保险等相关部门做好居民或村民的健康照顾。同时进行业务、人事和经济等方面的管理。这要求全科医师必须具有足够的自信心、自控力和决断力，敢于承担责任、控制局面。要有良好的协调意识、合作精神和灵活性，以促进全科医疗工作的有效开展。

3. 执着的科学精神与自我发展能力 科学严谨的工作态度是全科医师应具备的关键素质之一。全科医师应能熟练使用计算机进行文献检索，开展与全科医疗工作相关的科研和教学工作，具备撰写论文的能力。全科医师应该注重学习现代医学科学技术发展中的新理论、新知识、新技术和新方法，实现与时俱进。全科医师应该不断完善自己，提高自身应对各种挑战和困难的能力。

4. 良好的人际沟通能力 全科医师应该具备良好的人际沟通能力，以获得居民的信任以及各相关机构与部门的支持。全科医师应该具备的人际沟通能力具体包括：①人际沟通中常用语言交流技能和非语言交流技能、教育患者的技巧，与儿童、老年人、癌症患者、临终患者等特殊群体的交流技巧；②与患者家属的交流技巧；③与街道办事处、居委会、上级医疗机构及其他部门和人员的沟通能力等。

三、全科医师与专科医师的区别

全科医师与专科医师的区别见表1-3。

表1-3 全科医师与其他专科医师的区别

对比项目	全科医师	专科医师
培训内容	临床、预防、康复以及人文等相关知识、技能与态度	相应的专科深度训练
服务范围	宽（生物 - 心理 - 社会）	窄（某系统 / 器官 / 细胞）
疾患类型	常见健康问题（多数处于早期未分化阶段）、隐蔽且多发的慢性病为主	疑难或罕见问题（多数已分化）
服务技术	基本技术和情感，不昂贵	高新技术，昂贵
服务方法	综合	分科
服务责任	持续性	间断性
服务态度	以健康为中心，全面健康管理 以人为中心，患者共同参与	以疾病为中心，救死扶伤 以医师为中心，患者被动服从
医患关系	相对固定	不固定
服务地点	社区为主	医院为主
服务内容	防治保康计教六位一体	医疗为主
思维及处理策略	从问题出发，不仅缓解症状或治愈疾病，更着重预防干预、满足患者需求，充分利用家庭及社会资源	从疾病出发，确定疾病种类、缓解症状或治愈疾病

四、全科医师培养

（一）职业前教育及职业化教育

在全科医学发展程度高的国家与地区，都已经建立起了规范的全科医师培养体系。在美国、德国和英国及澳大利亚等国要成为一名合格的全科医师，从高中算起一般要经历长达10年以上的学习和培训时间。

以美国为例，美国学生高中毕业后要先完成4年理工类本科学习，才能报考医学院校。医学院为4年制。如要做家庭医师，还要再经过为期3年的住院医师培训，并需通过美国家庭医师专业委员会（ABFM）的考核才能得到该委员会的认证书，获得家庭医师行医执照。该认证书有效7年，每7年再重新考一次，一直到退休为止。同时每年都要进修学习，积累一定的学分，维持行医执照。

美国家庭医师学会（AAFP）要求各个住院医师训练单位在能力、服务态度、知识范畴、技能和实施几方面针对家庭医学学科范畴实行严格的训练标准。3年家庭医学住院医师训练中要进行几乎所有其他专业的训练,通常包括:大内科、内科专科,包括心血管、消化、呼吸、传染病、神经内科、内分泌、皮肤科等;普外科及其他外科专科,如骨科、运动医学、泌尿科、耳鼻喉科、眼科、创伤、外科门诊等;儿科,包括新生儿、婴幼儿、学龄期及青少年健康等;妇产科,妇女健康;精神病,心理学;其他专业,包括急诊医学、重症监护等等。

近年来我国的全科医学得到了迅速发展,原卫生部 2000 年 1 月 31 日发布了《关于发展全科医学教育的意见》,提出"……发展全科医学教育,培养从事社区卫生服务工作的全科医师等有关专业卫生技术和管理人员,是改革卫生服务体系,发展社区卫生服务的需要;是满足人民群众日益增长的卫生服务需求,是提高人民健康水平的需要;是建立基本医疗保障制度的需要;是改革医学教育,适应卫生工作发展的需要。"

国务院 2011 年 7 月 1 日发布了《国务院关于建立全科医生制度的指导意见》,全文共分 8 个部分:充分认识建立全科医师制度的重要性和必要性;建立全科医师制度的指导思想、基本原则和总体目标;逐步建立统一规范的全科医师培养制度;近期多渠道培养合格的全科医师;改革全科医师执业方式;建立全科医师的激励机制、相关保障措施;积极稳妥地推进全科医师制度建设。

1. 逐步建立统一规范的全科医师培养制度　将全科医师培养逐步规范为"5+3"模式,即先接受 5 年的临床医学(含中医学)本科教育,再接受 3 年的全科医师规范化培养。在过渡期内,3 年的全科医师规范化培养可以实行"毕业后规范化培训"和"临床医学研究生教育"两种方式。

2. 统一全科医师规范化培养方法和内容　全科医师规范化培养以提高临床和公共卫生实践能力为主,在国家认定的全科医师规范化培养基地进行,实行导师制和学分制管理。参加培养人员在培养基地临床各科及公共卫生、社区实践平台逐科(平台)轮转。在临床培养基地规定科室轮转培训时间原则上不少于 2 年,并需安排一定时间在基层实践基地和专业公共卫生机构进行服务锻炼。经培养基地按照国家标准组织考核,达到病种、病例数和临床基本能力、基本公共卫生实践能力及职业素质要求并取得规定学分者,可取得全科医师规范化培养合格证书。

3. 统一全科医师的执业准入条件　在全科医师规范化培养阶段,参加培养人员在导师指导下可从事医学诊查、疾病调查、医学处置等临床工作和参加医院值班,并可按规定参加国家医师资格考试。注册全科医师必须经过 3 年全科医师规范化培养取得合格证书,并通过国家医师资格考试取得医师资格。

4. 统一全科医学专业学位授予标准　具有 5 年制临床医学本科及以上学历者参加全科医师规范化培养合格后,符合国家学位要求的授予临床医学(全科方向)相应专业学位。

5. 改革临床医学(全科方向)专业学位研究生教育　新招收的临床医学专业学位研究生(全科方向)要按照全科医师规范化培养的要求进行培养。要适应全科医师岗位需求,进一步加强临床医学研究生培养能力建设,逐步扩大全科方向的临床医学专业学位研究生招生规模。

并指出要规范参加全科医师规范化培养人员管理,完善临床医学基础教育,加强全科医师的继续教育,大力开展基层在岗医师转岗培训,强化定向培养全科医师的技能培训。提升基层在岗医师的学历层次,鼓励医院医师到基层服务。

(二)持续职业发展(continuing professional developent,CPD)

取得全科医师执业资格之后,仍需要参加继续医学教育(continuing medical education,

CME)，很多国家将此称为持续职业发展。对于全科医师而言，继续医学教育是被动的，主要侧重于全科医学临床知识和技能的培训；而持续职业发展是主动的，内容扩展到多学科领域，包括管理科学、社会科学和个人技能等更广泛的范畴。全科医师的持续职业发展是实现终生学习（lifelong learning）的过程，它是全科医学人才队伍建设的一个重要组成部分，应通过各种主动参与式持续职业发展活动，来促进知识、技能、态度、行为和才智的发展，不断提高全科医学服务的质量和安全。

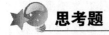 **学习小结**

1. 全科医学是一门面向个人、家庭与社区，整合了临床医学、预防医学、康复医学以及人文社会科学相关内容于一体的综合性医学专业学科。全科医学是一门具有整体医学观和方法论，强调以人为中心、以家庭为单位、以社区为基础的，提供连续性、综合性、以预防为导向的基层医疗保健学科。

2. 全科医疗是全科医师应用全科医学的理论和方法为患者、家庭和社区提供卫生保健服务的实践活动。其特征和原则是：①首诊医疗保健；②个性化照顾；③可及性照顾；④连续性照顾；⑤以团队为基础的综合性照顾；⑥协调性服务；⑦以家庭为单位的照顾；⑧以社区为基础的照顾；⑨以预防为导向的照顾；⑩患者自我激励和自我管理；⑪循证实践；⑫以生物 - 心理 - 社会医学模式为理论基础。

3. 全科医师是综合程度较高的医学人才，主要在基层承担预防保健、常见病多发病诊疗和转诊、患者康复和慢性病管理、健康管理等一体化服务，被称为居民健康的"守门人"。

（王家骥　林城标）

思考题

1. 全科医学的定义是什么？
2. 全科医疗的特征和原则是什么？
3. 全科医师的角色和任务是什么？
4. 全科医师在我国卫生保健系统中起什么作用？
5. 在中国要成为一名全科医师需要什么条件？
6. 全科医学的发展如何与国际和国情相结合？

第 二 章

以人为中心的健康服务

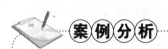

学习目标

1. 掌握　全科医疗以人为中心的照顾服务模式、以人为中心的健康照顾的基本原则、全科医师应诊中的四项主要任务。

2. 熟悉　慢性病管理中的医疗保健与自我管理的实施,如何在全科诊疗中了解患者的ICE。

3. 了解　如何开展以患者为中心的全科医疗、生物医学模式的优势与缺陷;慢性病医疗保健和自我管理概念框架。

案例分析

患者女性,56岁,退休职工。高血压史5年,服络活喜(苯磺酸氨氯地平)及β受体阻滞剂降压治疗,不规律服药,血压控制在150/90mmHg左右。近3个月来反复出现心前区不适,胸闷、气短。到当地三甲医院诊治,心电图提示ST段水平下移0.1mV,T波倒置,提示心肌供血不足。心脏专科医师诊断为"冠心病",给予硝酸酯类药物及抗凝治疗,病情未见好转。近月胸闷发作次数增多,血压上升,常常达到170/100mmHg。医师建议入院行冠脉造影检查,并需使用三种降压药联合降压治疗,如果冠脉狭窄严重需要安装支架。患者担心病情及经济负担,睡眠及食欲欠佳,心情沉重,烦躁不安,血压高达200/120mmHg左右。患者求助全科医师,全科医师通过详细询问发病诱因、发病时的情况以及血压控制的情况,了解到患者因其丈夫一年前出差外地猝死而悲伤过度,一直与丈夫原单位因赔偿问题打官司,唯一的儿子又在外地工作,自觉孤单、无助,出现入睡困难。全科医师耐心听她诉说并给予心理辅导,对她的遭遇表示同情和理解,鼓励其积极参加老年中心的活动,走出家门,多与人交往。同时建议她儿子常回家探望母亲,多打电话回家。同时指导患者用药,要求其遵医嘱服药,并用抗抑郁药物治疗。1个月后,患者胸闷发作次数明显减少,血压控制在正常范围,情绪稳定,睡眠、食欲都得到改善。

分析:从上述案例不难发现专科医师与全科医师在处理问题上有明显不同之处。全科医师除了关注患者的症状、病情变化,还关注到患者丈夫意外身亡是发病诱因,悲伤无助的背景资料。专科医师并没有认真细致地倾听患者的诉说,没有了解患者本身以外的其他原因。从病例中，我们看到两种不同的服务模式。全科医师采用以患者为中心的临床方法，首先理解患者，然后理解疾病，治疗疾病，最终服务于患者，满足患者的需要。而专科医师不是在理解患者的基础上去解决患者的问题，往往脱离了患病的人及其完整的背景。同一个患者，同样的诊断，同样的处理共识；但采用不同的处理方式，会给患者带来不同的感受和不同的治疗效果。

第一节　两种不同模式的照顾

一、以疾病为中心的照顾模式

以疾病为中心的照顾模式（disease centered model）是大多数医师观察处理医学问题的基本思维模式，是自然科学和技术飞速发展而形成的。以疾病为中心的照顾模式是将每一种疾病通过在器官、组织或细胞甚至分子水平上找到可以测量的形态学或化学改变来确定生物或理化的特定病因，设法通过精密的技术测量到这些改变，用来解释患者的症状或体征，并且能够找到治疗的手段来恢复患者的健康，有效地控制生物因素造成的人类疾病。以疾病为中心与现代科学技术相结合，发展出各种高科技的诊断、治疗预防手段，是科学研究和治疗疑难疾病必须依靠的方法。

以疾病为中心的照顾模式的特点是：①以生物学为基础，具有客观性和科学性，理论方法简单、直观、易于掌握；②可以得到科学方法确认，如活检、尸体解剖、实验室检查和影像学等；③结果证明是有效的，能根除或治愈越来越多的、原来是致命的疾病，并成功地控制了许多还不能治愈的疾病。例如，通过头颅 CT 发现大脑的病变，尤其是对脑出血和脑梗死的诊断很有帮助。

但以疾病为中心的照顾模式存在很多不足和缺陷：①它过分强调寻找病因，忽视患者需要；②医患关系疏远、患者依从性降低，医师思维的局限和封闭；③忽视了预防的作用。

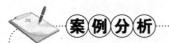

案例分析

男性患者，45 岁。近 1 个月因反复头痛来社区卫生服务中心就诊。曾到三甲医院神经科诊治，头颅 CT、经颅多普勒检查没发现异常，症状未见缓解。全科医师了解到患者头痛发作与情绪有关，最近夫妻感情出现问题，常争吵，易激动，每次在争吵后都出现头痛。头痛部位以头颈后背为甚，呈钝痛，持续数小时，休息后缓解。近来工作压力加大，常常加班到深夜。平时血压稍偏高，未引起注意。体形肥胖，血脂稍偏高，有高血压家族史。全科医师要求患者在头痛发作时测量血压。几天后，患者告知头痛发作时血压超过 150/95mmHg，经休息或调整情绪后血压慢慢恢复正常。全科医师为他作出诊断：①高血压性头痛；②原发性高血压（Ⅰ级，中危）；③高脂血症；④夫妻关系紧张。

分析：以人为中心的照顾模式下全科医师除了要分析病因，还要考虑生活因素、家庭背景等因素诱发血压波动,血压升高引起高血压性头痛。通过动态血压监测证实患者患有原发性高血压,给予降压治疗和心理辅导症状缓解。以疾病为中心的模式下医师只需关注患者的"头痛"而忽视了工作压力大、夫妻关系紧张是"高血压性头痛"的诱发因素。

二、以人为中心的照顾模式

(一)以人为中心的照顾模式是历史发展的必然

不同的医学模式反映了不同历史阶段医学发展的特征、水平、趋向和目标。历史上,自然哲学的医学模式取代了神灵主义的医学模式,后被机械唯物论的医学模式所代替。随着现代科技的发展,医学模式转向以疾病为中心的生物医学模式。

随着生物医学防治手段及公共卫生的普及和传染病被控制,营养缺乏症被纠正,科技的进步、经济的发展、人口老龄化的出现,使慢性非传染性疾病成为健康的主要杀手。社会变革、快节奏的生活方式,身心疾病快速增加成为疾病和要求诊治的主要原因,不良生活方式和行为疾病成为人类健康的突出问题。交通事故、公害、自杀、吸毒、饮食过度、酗酒、犯罪率升高和"家庭瓦解",是许多心因性疾病的心理社会因素。因此,对患者和疾病的关注重点又回到了以人为中心的照顾模式上来。要把人作为生态系统的组成部分,从生物、心理、社会的水平来综合考查人类的健康和疾病,采取综合的措施来防治疾病,增进人类健康。

(二)以人为中心的生物 – 心理 – 社会医学模式的优势

以人为中心的生物 - 心理 - 社会医学模式的优势表现为:①它是以疾病为中心的生物医学模式的补充和发展,而不是替代。要求医师关注患者,强调健康、疾病与人的关系。②重视研究疾病对患者生活的影响,消除生物医学模式下的身心疾病。对健康的理解有了正确的认识,认为健康与疾病是同时共存于人体。③对健康有了更完整的定义,认为健康不但是没有身体的疾病和缺陷,还要有完好的生理、心理状态和社会适应能力。④以人为中心的生物 - 心理 - 社会医学模式把生物学预防和医学预防扩大到社会预防和心理预防。

相关链接

1993 年国家卫生服务总调查显示,城市居民慢性非传染性疾病现患病率高达 28.6%,比 1985 年增加了 13.90%;农村高达 13%,比 1985 年增加了 44.44%。1998 年我国城乡居民传染病死亡率已经由 1957 年的 127.8/10 万下降到 4.6/10 万,但恶性肿瘤、心脏病和脑血管病死亡分别由 37.2/10 万、47.6/10 万和 39.3/10 万上升到 147.2/10 万、114.8/10 万和 149.5/10 万。当前心血管和 COPD 死亡分别成为我国城市和农村居民的第一位死因,恶性肿瘤占第二位,心血管病死亡已经超过日本、法国、瑞士、比利时等发达国家。据全国疾病死因监测数据,1993 年恶性肿瘤死亡占 21.75%,脑血管病死亡占 21.35%,心血管病死亡占 14.72%,以恶性肿瘤、心脑血管疾病、糖尿病等为主的慢性非传染性病死亡,占死亡总数的 70% 以上。1998 年恶性肿瘤、心血管疾病、COPD 等慢性非传染性疾病死亡占我国城市居民死因的 77%,农村居民的 71%,显然,慢性非传染性疾病已经成为我国的主要死亡原因。

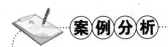

　　一位 44 岁的广东中年男性，某公司总经理。吸烟史 20 年，1 包 / 日。检查结果是：身高 173cm，体重 84kg，体重指数 >25kg/m²，血压 160/100mmHg，总胆固醇 7.0mmol/L，三酰甘油 2.5mmol/L，低密度脂蛋白 5.6mmol/L，空腹血糖 8.0mmol/L，餐后 2 小时血糖 14.0mmol/L。医师告诉他已经患了糖尿病、高血压，血脂也不正常。但该患者认为自己吃得下、睡得着、能工作，也没有口渴、多尿、消瘦、乏力等情况，没有什么病。以下是他们的对话：

　　医师：这次体检结果表明您既有高血压、糖尿病，又有高血脂、肥胖，应该好好治疗。

　　患者：我没有觉得什么不舒服，既然查出来有病，那就吃药吧。

　　医师：药物治疗是必要的，但更重要的是需要改变一下您的生活方式，要多活动，控制饮食。饮食不要吃得太咸，要戒烟，生活起居要正常。

　　患者：这个很困难，我出门开汽车，平时工作很紧张，哪有时间锻炼身体。我做这个工作应酬是免不了的，戒烟、酒更不可能，每天晚上都要到深更半夜才能睡觉，我是身不由己。

　　医师：我很理解您的处境和心情。您是否能把应酬放在中午，吸烟量减少一半，晚餐后步行半小时，吃得淡一些，再给您一些药物服用。好吧，让我计算一下您的食谱。

　　患者：那我就根据您的医嘱开始治疗吧。

　　分析：患者错误地认为自己吃得下、睡得着、能工作，也没有口渴、多尿、消瘦、乏力等情况，没有什么大病。患者平时工作忙，根本不了解高血压、高血糖、高脂血症、肥胖对人体的危害，没有意识到疾病的严重性。因此，没有就医的行为。通过对患者的健康教育和干预，患者意识到不良生活习惯使自己患高血压，不改变生活习惯，病情会加重并难以控制。医师告诉患者高血压、糖尿病的危害很大，会产生心、脑、肾等并发症，如能按时服药，采取保健措施（低盐、控制体重、戒烟、降脂），能阻止疾病的进展。只有当患者认识到疾病的危害，才会就医和遵医嘱治疗。如果患者认为自己身体健康，不需要治疗，就不会改变生活方式。

第二节　以人为中心的照顾

一、两种不同模式下的健康观

（一）患者的宏观世界和微观世界

　　1. **两种医学模式对患者的定位**　以疾病为中心的生物医学模式，患者被看作一件待修理的机器，疾病是机器上损坏的零件，医师是负责修理各种零部件的工程师。以人为中心的生物 - 心理 - 社会医学模式把患者看作一个统一的整体，是以整体健康作为医疗的目标，把健康问题放在社会系统中去理解，包括生理、心理和社会需求。

　　2. **患者的社会定位**　患者不仅是患某种疾病的人，还包括有健康问题需要医务人员帮助的社会成员。人有自然性和社会性两个方面,这些自然物质构成人的微观世界。人的微观世界是采用自然科学的方法加以研究、量化和精确测定的。人存在社会中有其特定的背景,人的特定的背景和各种关系构成了人的宏观世界,是属于心理学、社会学、经济学、伦理学、法学和人类学等许多社会科学的研究范畴,是一个复杂的、多元的、难以量化的世界。患者的宏观世界和微观世界见图2-1。

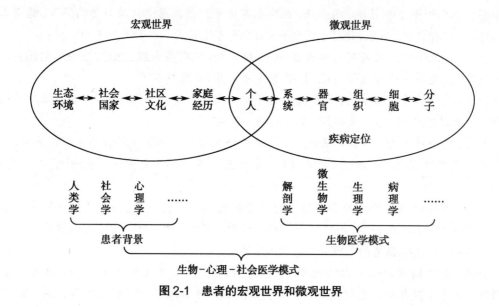

图 2-1　患者的宏观世界和微观世界

人存在于自然环境和社会环境所组成的生态系统之中,处于宏观世界和微观世界的焦点。人的生命是一个开放的系统,个体处于这个系统的中间层次。人有共同的自然性和社会性规律,但又有其独特的个性,这是人的宏观世界和微观世界共同作用所产生的。

宏观世界(magnificent world)与微观世界相互联系、相互作用,任何世界中的变化都会对人的健康产生重大的影响。以人为中心的生物 - 心理 - 社会医学模式认为在这个系统中是一个互为因果、协调制约的关系。系统通过与周围环境(宏观世界)的相互作用以及系统内部(微观世界)的调控能力解决健康问题。恢复健康不是恢复到患病前的状态,而是一种与病前不同的系统的协调。患者精神和躯体是不可分割的整体,是生命活动中互相依赖、互相影响的两个方面。作为全科医师只有全面了解患者的生理、心理和社会特征,才能对患者的健康问题作出正确的评价,制订出有针对性的处理方案,给患者提供以人为中心的健康照顾。

(二)健康信念模型

健康信念模型(health belief model)是目前普遍用来解释健康人群寻求避免患病方式的社会心理学方法,它主要涉及就医、遵医行为的必要性及可能性。健康信念已被证明在人们是否会采取预防措施中起着十分重要的作用。

健康模型的两个重要变量是:对疾病威胁的感受(易感性、敏感性)及对保健行为带来利益的认识。这两个因素受修正因素(人口学、社会心理学、结构变量及他人行动提示)的影响。健康信念模型的基本假设是某疾病威胁大,采取就医行为的效益高,即个人主动就医的可能性增大,反之主动前来就医的可能性小。因此,全科医师必须了解患者对自身健康的关心程度及其对有关疾病严重性和易感性等问题的认识程度,在卫生服务过程中开展有针对性的健康教育,不断提高服务对象的健康信念和健康素养。

1．关系到患者是否会主动采取医疗或预防保健措施 一名子宫内膜癌患者,如果开始意识到阴道不规则出血可能是子宫内膜癌的表现并会产生严重后果,她就会因为这个症状而就诊。

2．保健行为取得的成效可进一步促进患者提高认识 患者如果认识到高血压、高血糖、高胆固醇和高三酰甘油血症等能够通过饮食控制、加强运动和降低体重,改变生活方式可以从中获益,他就会主动采取健康保护行动,防止病情进一步发展。

3．有利于激发患者采取行动 当患者了解到疾病的危害性,并且自己完全有能力通过改变生活方式和配合药物治疗来控制血压、血糖、血脂等,会更加激发患者自己采取某项预防保健行动或自己采取行动的可能性。

4．可成为患者将思想转化为实际行动的触发因素 某患者有高血压多年,尽管知道高血压的危害,但一直没有进行治疗,血压160/100mmHg。一天他的朋友因高血压脑出血死亡,对他触动很大,前来就诊治疗高血压。另外,媒体的宣传、医师的告诫、亲友的帮助、他人的建议等都是行动的触发因素,如图2-2。

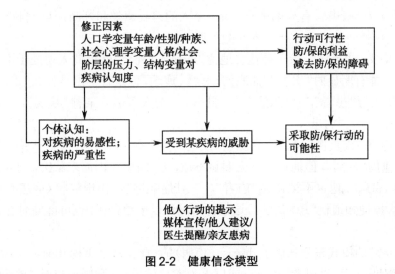

图2-2 健康信念模型

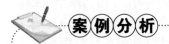 案例分析

女性患者,34岁。妊娠6周出现小量阴道流血前来求诊。患者为高龄孕妇,迫切希望做母亲。既往有习惯性流产4次。全科医师了解到导致患者习惯性流产的原因是子宫内口松弛后,便要求患者卧床休息,禁止体力劳动,避免屏气、提举重物、用力大便等使腹压增高,而且在其怀孕期间密切关注和照顾,患者终于成为一名母亲。

分析:如果全科医师没有详细了解病情,没有注意到患者流产的原因、做母亲的心愿、负重因素等情况,再次流产的可能性极大。这位孕妇的治疗能够成功应归功于以人为中心的健康照顾。

二、以人为中心的健康照顾基本原则

（一）进入患者的世界，用患者的眼光看待疾病

以人为中心照顾的基本点是医师进入患者的世界，并用患者的眼光看待疾病。而以疾病为中心的照顾是医师试图把患者的疾患拿到自己的世界中，并用病理学的框架去解释患者的疾患。如果全科医师不了解患者的个性、背景和关系，就无法完整地认识患者、无法全面了解和理解患者的健康问题，更不要说能为患者解决问题了。传统的以疾病为中心漠视了患者的需求和期望，往往导致医疗活动的失败。全科医师采取以人为中心的健康照顾的态度，通过对话和交流，了解背景，使处理决策更加科学合理、贴近患者的实际需求。

（二）全科医师的"患者"范畴

现代医学、心理学和医学社会学等学科将与疾病有关的"疾病""病患"和"患病"这三个概念区分出来，从不同角度来描述健康问题。

Disease，中文为"疾病"，医学术语，是指可以判明的人体生物学上的异常情况，可以从体格检查、化验或其他特殊检查加以确定，是专科医师关注的对象。

Illness，中文为"病患"，有病的感觉，指一个人的自我感觉和判断，认为自己有病，可能确实有病，也可仅仅是一种心理或社会方面的失调。

Sickness，中文为"患病"，指一种社会地位，即他人（社会）知道此人现处于不健康状态。

常有患者可能有明显的"病患"，如胸闷、心悸、疲乏，但是查不出是什么"疾病"，当他告诉别人，别人就视他为"患者"，即"患病"了。同样，一个人可能有某种"疾病"，如乳腺癌，但在早期并没有不适，既无"病患"，也未就医，别人不知情，因此别人不知道她"患病"，一旦病情进展，出现症状（病患）而就医，确诊为乳腺癌（疾病），那么她就"患病"了。一位早期肝癌患者，可以说是有严重的"疾病"，但他自己并无明显不适，无"病患"，因而未就医，别人也不知情，就没有人知道他"患病"，他也不被视为"患者"。一旦癌症进展，出现症状（病患）而就医确诊为肝癌（疾病），大家便知道他"患病"了。这三种情况可以单独存在，也可能同时存在，或是交替存在。

"疾病为中心"的模式充分强调了 disease（疾病）的地位，却不重视 illness（病患）和 sickness（患病）这两种情况。而"以患者为中心（或以人为本）"的模式，则强调要对三者同等对待。

全科医师要具备三种眼光，用显微镜检查患者身体器官上可能的病灶、用肉眼审视眼前的患者并了解其患病的体验、用望远镜观察患者的身后以了解其社会背景情况（图 2-3）。全科医师在诊疗过程中必须体现高度科学性和艺术性的负责式的服务，才能使服务对象满意。

（三）理解患者的角色和行为

患者角色（sick role）是指人处于疾病状态，有求医行为和治疗行为的社会角色。不是所有生病的人都是患者，也并非所有患者都是生病的。有一些生物学上称为"疾病"或异常的情况，如疣、癣、色素痣等，通常这些人不被称为"患者"。相反，一个"诈病的人"因为各种原因装病，到医院看病或住院，尽管他不存在生物学意义上的疾病，但他仍被统计为患者。如一工人前来看病，称经常头晕，其实他没有任何疾病，目的是为了调换工种，但他在医院已经是患者了。再如一个正常产妇住院分娩，她所经历的只是一个生理过程，但同样作为患者进行照顾。

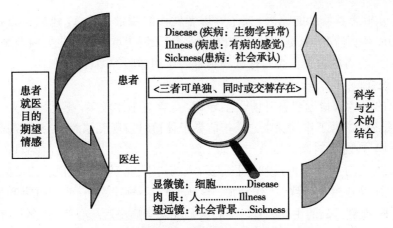

图2-3 全科医师的三种眼光和患者的三种需求

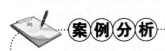

男性患者,52岁,教授。因"头痛、头晕10天"求助于全科医师。体检血压190/110mmHg。患者1年前已确诊为原发性高血压,先后多次到当地大医院诊治,用过多种降压药物治疗,血压一直不稳定。有糖尿病史2年,口服二甲双胍治疗,血糖控制正常水平。但近日血糖出现波动,空腹血糖8.0mmol/L。

第三节 全科医师的临床判断

一、全科医师应诊中的四项主要任务

针对以上案例全科医师应如何开展应诊?面对就诊的患者,全科医师应诊的主要任务应体现在以下四个方面,见图2-4。

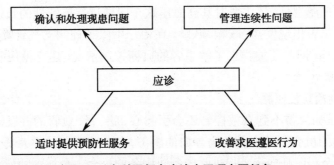

图2-4 全科医师在应诊中四项主要任务

(一)确认并处理现患问题

确认和处理现患问题是临床医师应诊时的主要任务。全科医师处理患者问题时要在详细采集病史后再分析患者就诊的原因,要了解患者就诊的背景是什么,包括与患者密切相关的人格、个人经历、经济情况、家庭和社会支持等因素,了解患者存在的主要问题是什么、患者对医师期望是什么、患者的健康信念是什么和患者的患病体验等多种问题。

患者的背景资料:

1. 案例中的患者因最近要晋升博士生导师,竞争对手比较多,感觉压力大。他主持的课题也没能顺利结题,常常工作到深夜。一年前妻子体检时发现乳腺癌,化疗后身体比较虚弱。

2. 患者虽然是教授,对高血压有一定的了解,但妻子病后生活主要由保姆负责,无法解决低盐饮食的问题。由于工作繁忙,没时间到医院取药,因此服药断断续续。患者因头晕、头痛而就诊,症状是由于血压过高所致,工作紧张、压力过大、不规律服药、食盐过多和担忧妻子的病情等是造成血压、血糖升高的主要因素。全科医师在采集病史后从心理、社会多角度、多层面解剖和分析患者就诊的原因(图2-5),以便全方位地对患者目前存在的问题进行关怀和照顾。通过全面解析病因,明确高血压、糖尿病的诊断,在此基础上全科医师与患者和家属沟通协商处理计划与原则,争取患者的主动配合与支持,鼓励其承担自我管理的责任,共同制订处理方案。

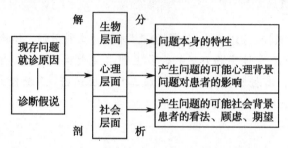

图2-5　生物-心理-社会医学模式对现患问题的确认

(二)对慢性问题进行连续性管理

高血压、糖尿病等是慢性疾病,在调整生活方式的同时应注意遵医嘱规范化服药,以控制病情发展和并发症的发生。全科医师应诊时除处理患者的现患问题之外,还应对连续性问题进行长期管理。与患者商讨制订长期管理目标,指导患者改变生活方式,遵医嘱服药,定期随访血糖、血压,定期进行糖尿病并发症和高血压靶器官损害的筛查等。

如一位患感冒的中年患者来就诊,全科医师需要考虑他是否患有高血压、糖尿病等,如果在两次随访中均发现血压升高并确诊为原发性高血压,就需要长期的非药物或药物治疗以控制血压。除了要处理感冒外,还需要对其高血压这个问题进行连续性的长期管理。一位有糖尿病史的支气管炎患者出现发热、咳嗽、咳痰,在治疗中除了控制支气管炎症,给予抗感染和止咳化痰等处理之外,同时还要详细了解患者的血糖控制情况,建立糖尿病档案并与患者商讨制订长期管理目标。

(三)适时提供预防性照顾

糖尿病、高血压如果得不到有效控制还会引起心、脑、肾、血管的并发症。全科医师应利用各种与患者接触的机会实施以预防为导向的服务,其中患者就诊是最好的时机。因此,患者每一次应诊都是全科医师向患者提供临床预防服务的机会。全科医师应该在处理现患问题的同时,根据三级预防的要求适时地向患者以及家属,尤其是易患某种疾病的高危人群开展健康教育,提供预防保健服务,不断地提高患者以及家属的自我保健意识与能力。一般说来,应诊时这种服务常常会受到患者以及家属的欢迎且患者及家属乐意接受。

（四）改善患者的求医遵医行为

患者如何适当利用医疗保健服务和提高对医嘱的依从性，即遵医行为。主要包括：

1. 改善患者的求医行为 全科医师的一项重要任务是如何让患者知道什么情况下应该及时就医，什么情况下可以暂缓就医，什么情况下应该利用哪种层次及类型的医师和医疗机构，使其对自身的保健能力和需求有一个正确而全面的理解，从而能主动与医师配合，使医疗保健服务达到最佳效果。正确的遵医行为既可以避免患者对医疗服务资源的不必要利用而造成浪费，也可以避免患者有病不医而延误病情。

2. 改善患者的遵医行为 遵医行为是指患者遵照医师的指点及处方进行规范治疗的行为，是患者医疗行为中最重要的方面之一，常常决定着疾病的疗效和转归。全科医师应主动对每位患者及家庭的遵医行为进行追踪管理。

当一个稳定性心绞痛患者前来就诊时，全科医师应利用就诊机会对患者进行健康教育，告知患者如何改变不良的行为与生活方式包括饮食控制、减轻体重和适当运动、规律服药、定期随诊等，防止心肌梗死以及其他心血管事件的发生。如果出现持续的心前区疼痛含服硝酸甘油不能缓解时，应该立即到上级医院急诊。平时病情稳定时要定期到社区卫生服务中心定期复诊。

二、全科医疗的问诊方式

全科医师在问诊过程中通常采用开放式问诊与封闭式问诊相结合的问诊方式，以全面获得有效的信息资料，为制订以人为中心的综合处理计划提供依据。开放式问诊和封闭式问诊方法在收集患者信息时可得到完全不同的效果（具体内容详见第十二章接诊方式）。

三、慢性病的管理与 COOP/WONCA 功能状态量表

（一）慢性病管理中的医疗保健与自我管理实施

慢性病是社区常见问题，是一种长期存在的疾病状态，表现为渐进性的器官损害及功能减退。全科医师应对社区最常见的慢性病实施医疗、预防保健与自我管理的有机结合，将对慢性病患者的长期负责式照顾纳入慢性病管理（chronic disease management）各环节之中，使患者的身心达到尽可能好的最佳功能状态，已成为全科医师的重要工作内容和追求目标，充分显示了全科医疗的特色。它不仅仅强调对疾病的临床治愈，更强调对患者情景包括人口因素、生活状态、生活态度和健康信念模式的全方位把握；在采用传统医疗治疗措施的同时，强调了咨询与患者沟通交流等干预措施的作用，突出了全科医师在疾病诊疗中的解释指导作用和医患互动作用，要高度重视患者的自我管理，发挥患者以及家属在慢性病长期管理中的主体和协同作用（表 2-1）。

（二）COOP/WONCA 功能状态量表

为了衡量患者的健康或功能状态，使医疗照顾更为完善、有效，1987 年至 1988 年世界家庭医师学会（WONCA）分类委员会和科研委员会合作，在美国 Dartmouth 医学院研制的 COOP 量表的基础上形成了 COOP/WONCA 功能状态量表，该量表从 7 个维度对患者在过去的 2 周（其中疼痛为过去 4 周内）的功能进行评价（表 2-2）。

表 2-1　全科医师对慢性病患者实施的医疗保健与自我管理

比较	患者情景	照顾方式	结果
传统的专科医疗	关注临床生理状态为主（患某种疾病以及疾病的严重程度等）	强调医疗干预作用（以药物、手术以及具体的治疗方法为主）	改善临床症状为主、减轻疾病的严重程度及死亡
以患者为中心的全科医疗	**兼顾人口学**（年龄、性别、受教育程度、收入和种族等）、**生活状况**（社会支持、婚姻状态和生活事件等）**以及患者对疾病的态度与信念**（自我保健意识与自我保健能力以及控制疾患的期望等）	**强调咨询干预**（信息交流、人际关系方式与技巧、患者参与决策等）以及**患者的自我管理**（通过科学且有针对性的健康教育提高自我保健意识与自我保健能力，开展适度的体育锻炼、控制饮食与保持营养平衡、戒烟限酒、控制药物滥用、提高遵医行为、心理调节等）	**全面改善患者的功能以及安宁状态**（包括生理、心理和社会功能、认知功能、情感与情绪的安宁、疼痛与疲劳消除、睡眠改善、保持精力充沛以及健康意识的提高等）、提高服务利用效率、降低服务成本（利用门诊、医院病房以及护理院或家庭服务等满足需求）、提高患者满意度，减少死亡和提高生命质量等

表 2-2　COOP/WONCA 功能状态量表

体能	在过去 2 周内，下列何种运动您可以做到 2 分钟以上？
	□非常剧烈,如快跑　　　□剧烈,如慢跑　　　□中度,如快步行走
	□轻度,如中速行走　　　□非常轻度,如慢走或不能行走
感受	在过去 2 周内，您有没有受到情绪困扰,如焦虑急躁、情绪低落？
	□完全没有　　　□轻微　　　□中度
	□相当严重　　　□非常严重
日常活动	在过去 2 周内，您的身体或情绪健康有没有导致您日常的室内室外活动或工作出现困难？
	□全无困难　　　□轻微　　　□有点困难
	□很困难　　　□根本不能做
社交活动	在过去 2 周内，您的身体或情绪健康有没有限制您和亲人、朋友、邻居或团体间的交往活动？
	□全无限制　　　□有一点限制　　　□稍有限制
	□有很大的限制　　　□有非常大限制
健康变化	和 2 周前相比，您现在的健康状况是：
	□好得多　　　□好一点　　　□大致一样
	□稍差一点　　　□差得多
整体健康	在过去 2 周内，您的整体健康状况是：
	□非常好　　　□很好　　　□还好
	□不太好　　　□很差
疼痛	在过去 4 周内，您常感到身体上有多大程度的疼痛？
	□完全不痛　　　□很轻微疼痛　　　□轻度疼痛
	□中度疼痛　　　□剧烈疼痛

摘自：顾湲. 全科医学概论. 北京：人民卫生出版社，2002

　　以上问题由患者自我评价，可通过邮寄或就诊前后填写。每个问题 5 分等级，得分 1～5 分，患者仅可选择其中一个答案，根据表中分数累计，分数越高评价越差。结果应记录在案，作为患者管理的参考。

　　COOP/WONCA 功能状态量表以较少的问题覆盖所有年龄、性别和健康问题的各个阶段，也可评价一段时间的干预治疗或自然病程之结果。COOP/WONCA 功能状态量表便于全科医师在繁忙的工作中收集患者的整体资料，反映生活质量，作为功能状态的评价。COOP/WONCA 功能状态量表不仅是一种敏感的教学工具，还与健康有关的不同学科间有广泛学术交流，展示健康功能状态的概念与价值。量表还强调医患互动，有利于改善医患关系。

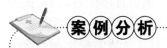

案例分析

　　患者刘某，女，45 岁，阵发性胸痛 3 个月。患者 2012 年 8 月开始无明显诱因出现胸痛，压榨样疼痛，左胸肋间疼痛明显，偶心悸、胸闷，夜间惊醒或心情郁闷时疼痛加重。患者先后到当地三甲医院心内科和呼吸科就诊，胸部 X 线、CT、心电图、心脏彩超等检查均正常，专科诊断为胸痛查因，给予丹参滴丸口服，救心丹备用。患者遵医嘱按时服药，但是胸痛仍反复发作。2012 年 11 月患者到香港大学深圳医院全科门诊就诊，全科医师接诊后仔细倾听患者病情，详细询问病史，认真查体，发现患者左胸前第 3、4 肋间压痛，心肺听诊无异常，心电图检查正常。进一步问诊了解到半年前患者母亲因心肌梗死去世，料理完母亲的丧事后患者出现胸痛，患者很担心自己患有心脏病。全科医师向患者详细讲解了心肌梗死的症状、病因与治疗，引导患者明白自己的胸痛不是心肌梗死的表现，胸痛原因是肋间肌肉疼痛，全科医师给予患者扶他林（双氯芬酸钠）药物外用，安慰患者，把自己的手机号码告诉患者，叮嘱患者如果出现"心绞痛"可以随时打电话，要求患者 7 天后复诊，患者放心地回去了。7 天后，患者复诊时告诉全科医师，胸痛明显减轻，胸痛频率越来越少，最近两天没有疼痛。全科医师再次给患者查体后，告诉她心肺正常，仍嘱咐患者，有异常可以打自己的电话。1 个月后，患者胸痛完全消失了。

第四节　全科医师如何了解患者的 ICE

一、概　　述

（一）什么是患者的 ICE

　　ICE 是 idea（想法、主意）、concern（担心、顾虑）和 expectation（期望、期待）三个英文单词的首字母缩写。What are the patient's ideas、concerns and expectations（ICE）? 患者的想法、担忧和期望是什么? 患者的 ICE（想法、担忧和期望）简单讲就是患者就诊的原因，患者对自己疾病的看法和顾虑，以及患者对医师的期望。患者的 ICE 实质是患者每次就诊时内心深处的需求和期望。患者的 ICE 也体现了患者的个性、背景和社会关系。全科医师在每次诊疗中应了解患者的想法、担忧和期望，才有可能解决患者内心的需求，其服务才能真正获得患者的认可和满意。

　　了解患者的 ICE 是以人为中心全科医疗实践的基础。在中国香港和欧美等发达国家，了解患者的 ICE 是全科医师的一门首要培训课程，也是全科医师必须掌握的一项核心技能，在全科诊疗中如果不了解患者的 ICE，将无法完整地认识患者，也无法全面掌握患者的健康问题，难以达到诊疗目的，常常会导致诊疗的失败。在国内全科医学培训中，尚未将此内容纳入技能培训之中。

（二）全科医师与医学模式

全科医学是以患者为中心的医疗照顾，是全人服务（holistic service）。全科医师不仅要医治患者的器官疾病，还要关注和重视患者的身心健康。全科医师是医学知识面最宽广的医师，一名合格的全科医师可以处理90%以上的健康问题，在医疗服务中承担首诊任务，是居民的健康守门人。我们经常听到患者抱怨："医师不会看病，医师没有看好我的病"，也听到医师背后议论："我一直认真地看病，得到的却是埋怨"，"这个患者没有病，还天天来看病"，为什么医师尽心尽力地对待患者却不能得到满意的结果？为什么医师的辛勤劳动得不到患者的认可甚至被抱怨？其中最重要的原因是全科医师在诊疗中没有了解患者内心的需求，没有解除患者的担忧，未能满足患者的期望。

（三）患者范畴

以疾病为中心的生物医学模式，常常仅注重患者的生理疾病，仅从医师的角度看病，不注重患者的感受，忽视患者的需求，未能从患者的角度看待疾病。全科医疗是以生物-心理-社会医学模式为基础，以患者为中心，不仅仅关注疾病，也关注患者。全科医师每天面对的患者范畴中有：disease（疾病——器官异常）、illness（病患——感觉生病）或sickness（患病——不健康状态）。不同范畴的患者有不同的特征，需求也不尽相同。因此，全科医师要完整地了解患者的宏观世界和微观世界，立体地看待患者的健康问题，开展以患者为中心的全科医疗，在诊疗中首先要充分了解患者的ICE。

二、如何在全科诊疗中了解患者的ICE

全科诊疗中，有的患者就医时会直接说出自己的ICE（想法、担忧和期望），如"医师，我膝关节痛了3天，需要止痛药"；"我的降压药快没了，请帮助我再开3个月药物"；"我今天感冒了，需要请病假"。但是，在每一次接诊中了解患者的ICE并不是一件简单的事，如已患有感冒咳嗽的孕妇就诊时，一般不仅关注感冒，更担忧感冒对胎儿的影响。甚至有的患者（尤其是感觉生病的"病患"）并不是很明确自己的想法、担忧和期望，不能准确地表达自己内心的需求。全科医师要准确地了解患者的ICE以及内心的需求，需要具备良好的观察与沟通能力，做到以患者为中心，与患者进行有效的沟通与交流，才能充分理解患者的ICE。

（一）积极倾听

在每一次接诊中，耐心倾听是建立和保持和谐医患关系的基础，倾听不仅仅是一种收集信息的工具，倾听更是一种能力，需要全身心地关注前来寻求帮助的患者。倾听是一种多感官运用的过程，全科医师不仅要用耳朵倾听患者的诉说，更要用"心"倾听；不仅要倾听话语，还要仔细斟酌言外之意。在交谈中尽管患者有时很啰唆甚至令人烦恼，但其中的某句话很有可能就提供了线索。还要注意倾听陪同者的补充，有时陪同者会说出本次就诊的原因和期望。倾听时，全科医师应保持友好的面容和良好的目光接触，身体可以稍前倾，双眼看着患者，边听边点头，表示你在认真倾听，千万不要仅看着电脑打字，也不要随意打断患者的话语。倾听是一个积极的过程，全科医师应学会用尊重和肯定的语气回答患者的问题。

（二）善于观察

从患者进入全科诊室至诊疗结束，全科医师要仔细观察患者，尤其是患者的身体动作、体态、语气语态、年龄、穿着、外貌等，了解陪同者与患者之间的关系。全科医师要关注非语言性提示在交流中的重要性,它可以促进交流、增进融合,缓解患者的恐惧和担心。全科医师应能够识别身体语言,并据此修正自己的行为,使交流达到最佳状态。在交流中还要善于捕捉患者的非语言信息线索,利用非语言信息进一步挖掘患者的内心感受,了解患者的ICE,提高全科诊疗的循证技能。

(三)适当提问

在全科医师通过倾听和观察仍未能全面了解患者的ICE时,需在建立了良好和融洽的交流氛围后,可以有选择性地对以下内容实施有针对性的提问。

1. 患者的想法(idea) ①您今天最需要我解决的问题是什么?②您能告诉我可能是什么原因造成的?③您觉得可能会发生这么可怕的事情吗?④您还有没有其他想法?⑤您的这种想法有什么根据吗?⑥您不介意的话能否把您的想法告诉我?这对解决您的病痛会有帮助的。

2. 患者的担忧、关注(concern) ①您可能的担心(担忧)是什么?②能把您的担忧说具体一些吗?③您认为最坏的结果是什么?④在您最绝望(最糟糕)的时候您担心什么?

3. 患者的期望(expectation) ①您希望我能帮您什么?②您觉得最好的方法是什么?③您希望我怎么做/如何帮您?

以上问题并不需要全部问完,一般提3个左右的问题即可了解患者的ICE。了解患者ICE的过程应是一种和谐融洽的有效交流,尽量避免直接提问。你的想法是什么?你在担忧什么?这样会令患者反感甚至觉得医师的医疗水平很差。只要全科医师用心观察,积极倾听,适当提问,一般都能了解到患者的ICE。

案例中患者刘某到专科就诊时,医师排除了心肺等器官损害后,告诉患者"没有心脏病",但由于专科医师只重视了患者的器官,患者仍感胸痛。全科医师接诊后,在全面了解了患者的ICE(想法、担忧和期望)后,找到了治疗的切入点,从而治愈了患者的胸痛。他们的对话如下:

全科医师:"刘女士,您好!我是××医师,哪里不舒服?可以为您提供什么帮助?"

患者:"胸痛了3个月,看了很多专家,他们都说我没病,可是我总是感觉胸痛。"

全科医师:"您的胸痛有什么特点或者有什么规律吗?"

患者:"心情不好时痛得多些,散步活动后没那么痛。"

全科医师:"您担心什么吗?"

患者:"我有心脏病,我可能活不久了"。患者伤心地落泪。

全科医师:"您为什么这么想呢?有什么根据吗?"

患者:"我妈妈4个月前因为心脏病去世了。"

全科医师给患者检查身体,仔细查看患者带来的检查资料,复查心电图无异常。

全科医师:"您希望我能帮您什么?"

患者:"我还能活多久?我有没有心脏病?"

全科医师:"您没有心脏病,心电图也正常,您在医院的检查都正常,您的心脏确实没有问题。您的胸痛是因为肋间肌肉痛引起的,您还担心什么?"

患者:"我还是不放心。"

全科医师:"您可以记下我的手机号码,如果不舒服随时打电话给我。"并且通俗地讲解了心脏病的防治知识、急救方法以及心脏病是可以预防的,等等。刘某记下全科医师的电话号码,放心地回家了。

三、了解患者 ICE 的目的与意义

在案例中，由于全科医师及时了解了患者的 ICE：患者因母亲心肌梗死去世而过度关注胸痛，她的想法（idea）是"我的胸痛是心肌梗死"，担心（concern）是"自己也会突然死亡"，期望（expectation）是"找出胸痛的原因"。全科医师以患者为中心，从患者的角度看待胸痛，胸痛的病因是胸壁肌肉疼痛而不是心肌梗死，该全科医师理解患者的担心，出于对患者的关心，将自己的私人电话号码留给了患者（负责式照顾），要求患者复诊（持续性服务），给予安慰教育和支持（全人治疗）。不仅治愈了患者的胸痛，也解除了患者的顾虑。

在全科诊疗中明确患者的 ICE（想法、担忧和期望），可以让全科医师更准确地了解患者求医的原因，有利于建立良好的医患关系，提高患者的满意度，也可以改善患者对医疗方案的配合，更愿意接受全科医师的治疗措施，减少医疗资源的浪费，让患者放心安心。只有这样，全科医师才可以做到以患者为中心、全人照顾，成为一名真正的居民健康守门人。

学习小结

1. 以人为中心的健康照顾是全科医学的基本特征，它与以疾病为中心的诊疗模式有着根本的区别。以人为中心的诊疗模式是把人作为生态系统的组成部分，从生物的、心理的、社会的水平来综合考查人类的健康和疾病，采取综合的措施来防治疾病，增进人类健康。

2. 宏观世界与微观世界相互联系、相互作用，任何世界中的变化都会对人的健康产生重大的影响。全科医师只有全面了解患者的生理、心理和社会特征，才能对患者的健康问题作出正确的评价，制订出有针对性的处理方案。

3. 健康模型的两个重要变量是：对疾病威胁的感受（易感性、敏感性）及对保健行为带来利益的认识。

4. "疾病"、"病患"和"患病"这三个概念的区别是：疾病是生物学异常，疾患是有病的感觉，患病是社会地位。

5. 全科医师在诊疗工作中首先确认和解决患者的现患问题，连续性管理居民的健康照顾问题，利用各种与患者接触的机会实施以预防为导向的服务；通过建立良好的医患关系改善患者就医和遵医行为，在此基础上实现综合性、整体性、协调性、连续性、预防性的全面服务。

6. 慢性病管理概念框架具有全科医疗的特色，能系统、有效地对社区慢性病进行管理及评价。

7. 了解患者的 ICE 是全科医疗的核心技能，什么是患者的 ICE？ICE 是 idea（想法、主意）、concern（担心、顾虑）和 expectation（期望）三个单词的首个字母缩写。患者的 ICE 其实就是患者每次就诊时内心深处的需求和渴望。在每一次诊疗中都要了解患者的想法、担忧和期望，才能解决患者内心的需求，医疗服务才能获得患者的认可和满意。

（李　虹　王家骥　蔡飞跃）

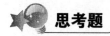 **思考题**

1. 以患者为中心的医学模式与以疾病为中心的医学模式有何区别？
2. 全科医师是如何为患者提供以患者为中心的健康照顾的？
3. 什么是全科医师的"患者"范畴？
4. 以患者为中心应诊的四项主要任务是什么？
5. 简述以患者为中心应诊的过程与内容，请举例说明。
6. 简述改善遵医行为的策略。
7. 在全科医疗中，患者的 ICE 是什么含义？如何了解患者的 ICE？

第 三 章

以家庭为单位的健康服务

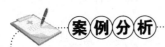 **学习目标**

1. **掌握** 家庭的定义、类型、功能及特点、家庭生命周期的定义、家庭咨询原则与主要内容、家访的适应证、家庭结构和功能评估的相应指标。

2. **熟悉** 家庭生活周期各期面临的主要健康相关问题、家庭对健康的影响、家庭资源、家访的程序和技巧、家庭病床常见的服务项目。

3. **了解** 家庭对健康影响的可能机制、家庭生活事件、家庭保健服务项目；现阶段我国开展以家庭为单位的卫生服务存在的主要问题。

案例分析

男,35岁,大学毕业,某化妆品西南片区总代理。左下腹隐痛不适1年余,大小便及饮食正常。全科医师检查排除了器质病变后,按照BATHE进行问诊后绘制家系图,发现该患者已结婚8年仍无子女,进一步知道双方为此多次到医院检查,已明确是妻子患先天性输卵管闭塞所致。近1年来性生活紧张,每次房事后均感左下腹疼痛不适。医师分析与求子心切有关。全科医师将咨询生殖专家"采取体外受精、宫内植入"技术和专家联系方式告诉患者及家属,引导患者认识到家庭主要功能是情感和经济功能,自夫妻双方决定采取试管婴儿后患者症状完全消失。除此之外,医师还从家系图中发现其妻子有乳腺肿瘤家族史,随即为他妻子及其妹妹预防生殖器官肿瘤开具了健康教育处方,并强调周期性检查的重要性。

分析:家庭功能包括感情、经济、扶养与赡养、人口生产、社会化等。案例中的患者明知妻子有病无法怀孕,但患者仍求子心切,出现性生活紧张,房事后左下腹疼痛不适。该案例全科医师从家庭角度对患者及其妻子进行家庭健康干预,充分体现了以家庭为单位的健康照顾的全科医学专业特征。全科医师根据家庭功能和家庭周期帮助患者分析躯体不适的真正原因,从家庭教育与咨询入手与家庭共同商量解决办法,咨询生殖专家,引导患者正确认识家庭功能和养育孩子的作用,帮助患者作出了明智的决定,同时开展了家庭预防服务,得到了良好的效果。

第一节　概　　述

　　家庭是个人主要的生活背景和场所，是影响个人健康的重要因素，也是维护个人健康的有效资源。以家庭为单位的照顾是全科医学的基本原则之一。将医疗保健服务引入家庭，提供完整的家庭保健服务已成为现代医学的一个新观念，是全科医学产生与发展的重要基础。家庭保健的理论与技术是全科医学的核心内容。全科医师要提供以家庭为单位的健康照顾，就必须用系统论整体论来全面地了解家庭的基本特征以及个人健康与家庭功能之间的相互关系。全科医师除了考察家庭本身的一些特性外，还必须考察家庭的社区、社会背景及其相互之间的影响、相互之间的作用，更应该考察家庭中的每一个成员及其对家庭的作用。

　　Doberty 和 Baird（1987 年）描写了全科医师在不同水平上提供的家庭服务：第一种水平即在为个人提供医疗保健服务时，给予家庭最起码的关心。第二种水平即向家庭人员提供有关医疗信息和咨询，与家庭人员采取合作的态度，向他们提供充分的医疗信息与可供选择的处理方案等，听取并回答他们所关心的问题，指导家庭对患者的疾患作出适当的反应，帮助患者获得康复。上述两种水平的服务，全科医师无须特别的家庭服务的理论与技术。第三种水平即在充分理解疾病对家庭和家庭成员身心影响的基础上，向他们提供同情和支持。如与家庭一起讨论所面临的紧张事件和家庭成员对疾患的情感反应，帮助家庭寻求和利用有效的资源，以维持家庭的正常功能，这有利于患者的康复。第四种水平即评价和干预——家庭咨询。全面评价家庭背景对健康和疾患的影响，评价家庭功能的状况，找出家庭危机的根源，与家庭一起讨论应付家庭危机的策略，帮助家庭成员改变角色行为和交往方式，扩大对资源的联络和利用，以便更有效地应付紧张事件。第五种水平即家庭治疗。把家庭看成一个完整的系统，把有严重功能障碍的家庭看成一个需要综合性治疗的"患者"，运用家庭治疗的原理和方法，提供专业性的家庭治疗服务。通常只将第三、第四种水平的家庭保健服务纳入全科医师的专业训练范围。第五种水平通常由职业家庭治疗师或受过家庭治疗训练的全科医师来完成，这时"患者"的症状是以家庭功能障碍的直接结果而存在的。

　　全科医师应该了解家庭系统理论，掌握基本的家庭照顾技能。Epstein 等提出了全科医师应该掌握的家庭有关的基本技能如下：①家庭结构与家庭功能；②家庭沟通的方式；③观察家庭如何运作的技能；④与患者及其家庭建立保持关系的能力；⑤为家庭成员的身心健康和社会功能的发展提供适宜环境的能力。

一、家庭的定义、类型、结构和功能

（一）家庭的定义

　　家庭的定义随着社会结构与功能的不断变化而变化。目前，我国实施计划生育政策，独生子女家庭将成为中国的主要家庭形式。在评价中国家庭的基本特征时，必须考虑其历史与现实背景因素。

　　家庭作为社会活动基本单位的地位始终未变，但是至今没有一个家庭的定义能包含当代社会中存在的所有家庭形式。传统上根据家庭的结构和特征，人们将家庭定义为：在同一处居住的,靠血缘、婚姻或收养关系联系在一起的,两个或更多的人所组成的单位。根据我国婚姻制度和"婚姻法"的有关规定,家庭的定义是:一对成年男女,由于相互恋爱,自愿组合在一起生儿育女。这个概念适合我国大多数的家庭,但不包括单亲家庭、独身或独居家庭、同性恋家庭等。随着社会结构和功能的发展变化,家庭的定义和观念也随之发生变化。1997 年Murray 和 Zentner 提出:家庭是通过血缘、婚姻、收养关系联系在一起的,或通过相互的协定而生活在一起的两个或更多的人组成的一个社会系统,家庭成员通常共同分享义务、职责、种族繁衍、友爱及所属感。Smilkstein(1980 年)将家庭定义为:"能提供社会支持,在其成员遭遇躯体或情感危机时,能向其寻求帮助的一些亲密者所组成的团体。"

　　家庭是一种极为普遍的社会现象,存在于任何民族、国家和阶层,是人们在其中生活得最长久的社会组织,是构成社会的基本单位,也是社会制度的缩影。家庭制度是家庭生活中的社会关系与活动的规范体系,它规定了家庭组成方式、家庭成员的地位、权力、义务和角色行为。家庭的本质有 3 个层次:社会关系、物质关系和人口生产关系。家庭关系基本上是一种终生关系。从家庭的发展历史来看,关系健全的家庭应包含 8 种家庭关系:①婚姻关系:传统的家庭都是由成年男女通过合法的婚姻而建立的,姻缘是联结家庭的中心纽带;②血缘关系:血缘关系是最古老的家庭关系,原始社会的氏族家庭就是一种血缘家庭,家庭总是以血缘关系而延续、扩展的;③亲缘关系:家庭以姻缘关系、血缘关系为基础而发展亲缘关系,大家庭中的亲缘关系最为集中和复杂,庞大的亲缘关系也提供了丰富的家庭内部资源,养子、养女、继父、继母、干爹、干妈、岳父、岳母、公公、婆婆等都是以亲缘关系为纽带而联结的家庭关系;④感情关系:婚姻、家庭必须以感情为基础,有位伟人说过:"没有感情的婚姻是不道德的婚姻",婚姻、家庭一旦失去了感情色彩,便失去了灵魂和其应有的作用;家庭是一个避风港,而只有充满温馨和爱心的家庭才能成为避风港;⑤伙伴关系:夫妻双方既是性生活配偶,又是生活中的伴侣,家庭中的伙伴关系是以感情、爱情为基础的,因此实际上是一种爱的伙伴;⑥经济关系:家庭经济是社会经济积累与消费的重要形式,个人消费总是以家庭为单位的,家庭是社会最基本的经济消费团体;⑦人口生产关系:人口生产是家庭独一无二的功能,任何其他的社会团体都不能承担这一功能;⑧社会化关系:家庭承担着培养合格的社会成员的责任,因此存在着榜样与模仿、教育与被教育、影响与被影响的关系。实际上,社会上存在着大量关系不健全的家庭,如单身家庭、单亲家庭、同居家庭、同性恋家庭等。关系不健全的家庭往往存在更多的问题。

(二)家庭的类型

　　家庭是父母子女彼此相依、共同生活的场所,成员之间在情感及身体上有共同的承诺,它比其他社会团体更重视和爱护感情关系。从家庭的成员及相互关系来看,家庭主要包括以下几种类型:

　　1. 核心家庭(nuclear families)　核心家庭是由父母及其未婚子女包括养子女组成的家庭,包括没有子女的丁克家庭。特征是规模小、人数少、结构简单、关系单纯,便于做出决定,也便于迁移,但同时可利用的家庭内外资源也少,一旦出现危机,因得到家庭内、外的支持较少而易导致家庭解体,对医护人员依赖性较强。是现代社会中比较理想和主要的类型。据统计核心家庭占我国城市家庭的80%,可以说它是现代社会中比较理想和主要的家庭类型。

　　2. 联合家庭(allied families)　又称复合家庭,是父母与已婚子女组成的家庭,其家庭在同代水平上具有两对或两对以上夫妇。其特点是规模大、人数多、结构复杂、关系繁多,难以做统一的决定。但可利用的家庭内外资源较多,遇到危机时,有利于提高适应能力。家庭成员对医护人员的依赖性不强。

3．主干家庭(trunk families)　是指父母与已婚子女组成的家庭,其家庭在垂直的上下代中有两对或两对以上夫妇。其特点是介于核心家庭与复合家庭之间。其中由父母、一对已婚子女及第三代人组成的家庭形式较多见。

4．其他类型家庭　包括单亲家庭(single-parent families)、重组家庭(step families)、同居家庭、同性恋家庭、抚养家庭、隔代家庭、多个成人组成的家庭等。这些家庭虽然不具备传统的家庭形式,但却实行家庭的功能,具有家庭的主要特征。当前在全世界,这些家庭类型有明显上升的趋势。

(三)家庭的结构

家庭结构(family structure)是指家庭内在的构成和运作机制。家庭结构充分地反映家庭成员之间的相互作用及相互关系,其主要表现在以下六个方面:家庭界限、家庭角色、权力结构、家庭气氛与生活空间、交往类型、家庭价值观。其中任何一方面受到影响,其他方面也会相应发生变化。

1．家庭界限　家庭界限相当于细胞膜,是指家庭成员对外活动的共同准则。例如,中国有句俗话说:家丑不外扬,大多数家庭都不允许其成员在外人面前谈论家庭的隐私;有客人时,夫妻避免吵架;夫妻双方必须遵守爱情和性生活专一与排他的原则等。家庭借助于家庭界限来维持它的稳定性。但是,家庭要真正维持其稳定性,使家庭成员得到发展,还必须具有一定的开放性。不同的家庭之间,其界限的通透性有很大的差异。

家庭界限过分通透时,家庭过于对外开放,家庭形式十分散漫,缺乏有效的防御机制,家庭成员之间的关系十分淡薄,家庭的外部资源丰富,而家庭的内部资源不足。当家庭中某一成员患病时,大多数情况下得不到家庭的有效支持,患者常过分依赖于医师的帮助和家庭外资源的支持。

家庭的界限极其不通透时,家庭与外界隔离,缺乏正常的社会交往和信息交流,家庭成员的独立性往往被剥夺而过分依赖于权力中心,被迫参与家庭活动,家庭成员难以得到正常发展。家庭内部资源丰富,而家庭外部资源缺乏。当家庭中某一成员患病时,能得到家庭的有效支持,家庭能作出适当的反应,但患者及家庭与医师之间的合作较为困难,不易建立信任感。这种家庭在开始阶段问题较少,随着家境的变迁,子女陆续长大成人,家庭矛盾冲突会越来越多,且常伴有家庭成员的身心障碍和行为问题。

2．家庭角色　家庭角色是家庭成员在家庭中的特定身份,代表着他在家庭中应执行的职能,反映他在家庭中的相对位置以及与其他成员之间的相互关系。每个家庭成员通常在不同的时间、空间里同时扮演着多种不同的角色,如妻子、母亲、媳妇等。角色赋予家庭成员在家庭和社会中一定的权利和责任,如传统观念中母亲的角色是照顾、教育子女,做家务等。随着社会文化、特定的家庭教育等因素的变化,家庭角色也在不断变化。

(1)角色学习:包括学习角色的责任、义务、权利和学习角色的态度与情感。角色学习常因周围环境的积极反应而得以强化和巩固,也会因周围环境的消极反应而对其进行否定或修饰。角色学习是无止境的,需要不断适应角色的转变,如你现在是一个儿子,要学习做儿子的一套行为;到了学校里,你是学生,必须遵守做学生的行为规范;成年结婚后,成了妻子的丈夫、孩子的父亲,就应该学习如何做合格的丈夫和父亲。

(2) 角色期待：是指社会或家庭期望在其中扮演某个角色或占有某种地位的人能够表现出来的一组特殊行为，是社会结构与角色行为之间的桥梁。例如，社会和家庭期望一家之主的父亲这一角色，能参加工作，挣钱养家糊口，维持家庭在社会上的声誉和地位，教育子女，计划家庭生活，必要时作出明智的决定。一旦个体认知并认同了某种角色期待，这种角色期待就会成为个人实现角色的内部动力。在这种情况下，角色成功的可能性更大。

(3) 角色认识：是根据一个人所表现出来的行为(言语、表情、姿态)来认识他(她)的地位或身份，包括对角色规范的认知、对所扮演的角色的认知和关于角色扮演是否恰当的判断。我们常常将扮演某个角色的人的言行与我们所认同的这一角色的行为规范进行比较，然后判断这个人是军人、农民、学生、教授还是其他什么身份。同时，评价这个人的言行是否合格。

(4) 角色冲突：是指因角色期望的矛盾而使个体在角色扮演上左右为难的现象。这可能是由不同的人对一种角色产生相互矛盾的角色期待所引起的，例如父亲希望儿子静心读书，少结交朋友，而母亲却希望儿子广交朋友，培养广泛的兴趣、爱好。也可能由一人同时身兼几个角色时引起的冲突，例如婆媳吵架时，作为儿子和丈夫的男人夹在中间不知所措。也可能由新、旧角色更替引起的冲突，例如父亲年老退休后，儿子成了主要的养家糊口的人。

3. 家庭权力结构　家庭权力结构是一个家庭成员影响、控制和支配其他成员现存的和潜在的能力，它反映了谁是家庭的决策者，即谁是一家之主，以及做出决策时家庭成员之间相互作用的方式。常见的家庭权力结构有四种类型：

(1) 传统权威型：权力来源于家庭所在的社会文化传统，是约定俗成的。例如在男性主导社会里，父亲通常是一家之主，家庭其他成员把父亲视为权威人物，而不考虑他的社会地位、职业、收入、健康、能力等。

(2) 情况权威型：是指权力属于负责供养家庭、掌握经济大权的人这种情况。如父亲下岗由母亲赚钱供养家庭，权力自然由父亲转移到母亲，母亲被认为是这种家庭的权威人物。

(3) 分享权威型：家庭成员分享权力，共同协商决定家庭事务，是现代社会所推崇的类型，这种家庭又称民主家庭。

(4) 情感权威型：在家庭感情生活中起决定作用的人被视为权威人物，其他的家庭成员因对他的感情而承认其权威。如中国的"妻管严"家庭即为此种类型。

家庭权力结构并非一成不变，它随家庭生活周期及社会的变迁而改变。家庭权力结构是全科医师进行家庭评估，家庭干预的重要参考资料。只有了解了家庭的决策者，与之协商，才能有效地提供建议，实施干预。

4. 家庭气氛与生活空间　家庭气氛主要指感情气氛，主要是通过家庭成员之间的交往表现出来的，如说话的语气、表情、动作、交往的频度和深度、交往的内容和形式等。家庭的感情气氛决定于家庭成员间相爱的程度、个人的表现风格、表达能力和个性以及家庭养成的交往习惯等。生活空间包括居住面积和空间及空间在家庭成员之间的分配。

5. 家庭沟通类型　家庭成员间的交往方式是家庭成员间交换信息、沟通感情和调控行为的手段，也是维持家庭正常功能的重要途径。交往过程是通过发送者(S)、信息(M)和接受者(R)这一传递轴完成的，问题可能出现于这一系统的任何一个部分，例如发送者没有清楚地表达出信息，这个信息可能是模棱两可的，或者接受者没有听清楚或没有理解这个信息或对信息产生了误解。Epstein 等描述了家庭中三种水平的交往方式：

(1) 根据沟通的内容是否与情感有关，分为情感性沟通与机械性沟通。沟通内容与感情有关,则称为情感性沟通,如"我爱你!"。沟通内容仅为传递信息或与居家活动有关,则称之为机械性沟通,如"把盐拿过来"。家庭成员之间的交往以感情交往为主,旨在满足感情需要为目的。

(2)根据沟通时表达信息的清晰程度,分为清晰性沟通与模糊性沟通。前者的表达是清楚、明白、坦率,如"我很想你!"。后者的表达是掩饰的、模棱两可、混淆不清的,如"你不在的时候时间过得很慢"。

(3)根据沟通时信息是否直接指向接受者,分为直接沟通与间接沟通。直接沟通必须清楚地表明所指的接受者,如"我不喜欢你!"。间接沟通没有针对某个接受者,而是泛指一些人,而深层的含义是针对某个人,如"我不喜欢不把别人放在眼里的人",又称掩饰性和替代性沟通。

6.家庭价值观　家庭价值观是家庭判断是非的标准、对事物价值所持有的态度或信念,受传统观念、社会伦理道德和法律规范以及教育水平、社会地位、经济状况等因素的影响。了解了家庭的价值观,特别是健康观,社区护士才能确认健康问题在家庭中受重视的程度,制订出切实可行的护理计划,有效地解决健康问题。

(四)家庭的功能

家庭的功能是指家庭对人类的功用和效能,或者是家庭对人类生存和社会发展所起的作用,具有多样性、独立性并随着社会的发展而变化,但其最基本的功能始终是满足家庭成员各方面的需要、保持家庭的完整性、实现社会对家庭的期望。家庭的功能体现在对社会的作用和对家庭成员的作用,这两个方面有机地联系在一起。现代家庭的主要功能有以下几个方面:

1.满足感情需要　家庭成员以血缘和姻缘为纽带在一起生活,通过成员之间的相互关怀和良好的沟通满足情感的需要。对于每个家庭成员,各种心理态度的形成、个性的发展、感情的表达或宣泄、品德和情操的养成、爱的培植和表现等都离不开其生长和生活的家庭。

2.性生活调节的功能　家庭是保证合法的、被社会承认的性生活的前提。家庭在保证夫妻正常性生活的同时,又借助法律、道德和习俗的力量来限制家庭之外的各种性行为。

3.生育的功能　从性爱的要求到两性结合组成家庭,再到生儿育女,已成为自然的家庭行为链条。家庭生育子女、传宗接代是家庭自产生以来所特有的功能。

4.抚养和赡养功能　抚养是指家庭成员之间的相互供养、帮助和救援,这体现了家庭成员相互间应尽的家庭责任和义务。赡养是指子女对家中长辈的供养和照顾,体现了下一代人对上一代人应尽的家庭责任和义务。

5.经济的功能　家庭是一个自给自足的自然经济单元,也是社会最基本的消费单位。家庭必须为其成员提供充足的物质资源,如金钱、生活用品、居住空间等。只有具备充足的经济资源,才能满足家庭成员的生理需要和医疗保健、健康促进的需要。

6.社会化功能　家庭具有把其成员培养成合格的社会成员的社会化功能。每个家庭都在日常生活中向其成员传授社会生活和家庭生活的知识和技能,引导他们学习社会行为规范,树立生活目标,并学会恰如其分地扮演各种社会角色。家庭社会化是个人完成社会化过程的基础,家庭也是完成社会化任务的最合适的场所。

二、家庭对健康的影响

家庭是个人健康和疾病发生、发展的最重要的背景,全科医师主要为个人和家庭提供医疗保健服务,他们经常以家庭为单位来观察和处理个人的健康问题。家庭与健康的关系是密切而复杂的,家庭对健康和疾病的影响是多种因素共同作用的结果。家庭可以通过遗传、环境、感情、支持、社会化等途径来影响个人的健康,个人的疾患也可以影响家庭的各方面功能。

（一）家庭对健康和疾病的影响

1. 遗传和先天的影响　许多先天性疾病是通过基因而继承下来的,如血友病、β-珠蛋白生成障碍性贫血、G-6-PD缺乏症、白化病等。一些疾病是由母亲在怀孕期间受到各种因素的影响而产生的。母亲怀孕期间就受到家庭的影响,家庭影响因素通过母亲的情绪——神经内分泌轴而影响胎儿的生长和发育。

2. 家庭对儿童发育及社会化的影响　家庭是人们生活得最长久、也最重要的自然环境和社会环境,个人心身发育的最重要阶段(0～20岁)大多是在家庭内完成的。儿童躯体和行为方面的异常与家庭病理有密切的关系。例如,父母亲情的长期剥夺与三种精神问题有关:自杀、抑郁和社会病理人格障碍。3个月至4岁这段时间是儿童心身发育的关键时期,父母亲对儿童的影响也最深刻,全科医师应该劝告家长尽可能避免在此期间与孩子长期分离,当分离不可避免时,就采取一些必要的措施,尽量减少儿童心灵上的创伤。在这一时期,父母的行为对儿童人格的形成有很大的影响。

3. 家庭对疾病传播的影响　疾病在家庭中的传播多见于感染和神经质。家庭成员居住在一起,接触比较密切,接触机会比较多,因此凡是通过接触、空气和水传播的疾病都可以在家庭成员之间传播。

4. 家庭对成年人发病率和死亡率的影响　对于成年人的大部分疾病来说,丧偶、离婚和独居者的死亡率均比结婚者高得多,鳏夫尤其如此。有严重家庭问题的男性发生心绞痛的概率比那些家庭问题较少的人高出3倍;在有较高焦虑水平的男性中,能得到妻子更多支持和爱的男性发生心绞痛的危险性明显低于那些得不到妻子支持和爱的男性。

5. 家庭对疾病恢复的影响　家庭的支持对各种疾病,尤其是慢性疾病和残疾的治疗和康复有很大的影响。在功能良好的家庭中有慢性疾患的儿童比功能不良家庭中的儿童生活得更愉快,有更好的食欲,这对疾病的康复大有益处。家庭也常常影响慢性病患者对医嘱的顺从性,如在糖尿病患者的饮食控制中,家人的合作与监督是最关键的因素;脑卒中瘫痪患者的康复,更与家人的支持密切相关。

6. 家庭对求医行为、生活习惯和行为方式的影响　家庭成员的健康信念往往相互影响,一个家庭成员的求医行为受另一个家庭成员或整个家庭的影响。家庭的支持也常影响家庭成员求医的频度,某一家庭成员频繁就医或过分依赖于医师和护士往往表示家庭有严重的功能障碍。家庭中的成员具有相似的生活习惯和行为方式,一些不良的生活习惯和行为方式也常成为家庭成员的"通病",明显影响家庭成员的健康。

7. 家庭环境对健康的影响　家庭环境中比较重要的因素就是拥挤程度。过分拥挤所引起的家庭成员的心身障碍远比对疾病传播的影响重要得多。过分拥挤可使家庭成员产生压抑感和沉闷感,使家庭成员之间的活动和交往无法保持适当的界限和距离,也常常使原有的矛盾激化且不易解决;另外,家庭与邻居的关系、住房的牢固程度、社区环境的卫生和治安情况等都将影响家庭成员的心身健康。

（二）常见的与健康有关的家庭事件

1. 家庭冲突　任何家庭都有可能发生家庭冲突。家庭如何应付和解决冲突的方式反映了家庭的功能状态。全科医师面对的身体症状、行为与心理问题有时正是家庭冲突的表象和线索。

2. 离婚事件　离婚可引起极大的悲伤或产生愤怒、自我否认等。而孩子是最易受离婚事件影响的成员。1/2 以上的孩子产生忧虑的情绪并可持续多年，低龄儿童会产生畏缩心理而出现生活问题、学习问题和情感问题。年龄稍大的孩子可能会直接卷入监护权之争而出现人格等方面的问题。

3. 严重疾病与伤残　严重疾病与伤残对家庭生活有着重大影响，对家庭成员来说主要是如何改变各自的行为表现与角色以应付变化，然而，这种调整与变化可能会引起家人的心身疲惫和疾患。

4. 丧失亲人　丧失亲人是严重的感情创伤性事件，对身心两方面都可能造成极大影响。

5. 贫困　贫困家庭的发病率与死亡率均较高。在一些贫困地区，由于医疗设施的落后，交通不便、过分拥挤、无安全饮用水、卫生意识与卫生条件差等因素的影响，使一些疾病的发病率与死亡率明显增加。

6. 移民或家庭远距离迁移　移民或家庭远距离迁移是家庭重大事件，对家庭成员的身心都可能造成影响。随着我国改革开放及城镇化不断发展，家庭迁移变得更为普遍。

7. 失业　失业意味着失去收入和社会地位的改变及自信心的丢失，家庭收入的主要来源人的失业对个人和家庭的打击更大。

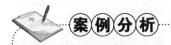 案例分析

　　李某夫妇的独生儿子已进入高三阶段，十几年来，该家庭的一切家庭生活都是以儿子为中心的。他们的全科医师及时提醒这对中年夫妇要尽量发展自己的社交和活动兴趣，夫妇接受了医师的建议，一年后儿子考入远方的一所大学，夫妇俩很快适应了只有夫妇二人的新生活。

　　分析：每个家庭都要经历不同的家庭生活周期，全科医师了解一个家庭处于哪个家庭生活周期，对预防家庭压力事件的出现起到积极的作用。案例中，全科医师根据李某家庭即将进入孩子离家创业阶段，给予有针对性的建议，避免了家庭压力事件的出现。

第二节　家庭生活周期

　　家庭和个体一样，有其产生、发展和消亡的过程。大多数家庭都将经历一定的生活周期，面对一些共同的、可以预测的家庭问题。这种家庭遵循社会与自然的规律所经历的产生、发展与消亡的过程，称为家庭生活周期（family life cycle）。

1. 家庭生活周期　家庭生活周期通常经历恋爱、结婚、怀孕、抚养孩子、孩子成年离家、空巢、退休、独居、死亡等阶段。有学者根据家庭结构来分，可有新婚期、成员增加期、成员扩展期、独立期、退休与死亡期等 5 个阶段（表 3-1）。Duvall（1957 年）根据家庭的功能将家庭生活周期分为 8 个阶段：新婚期、第一个孩子出生、有学龄前儿童、有学龄儿童、有青少年、孩子

离家创业、父母独处（空巢期）和退休。在一些特殊的场合，家庭并不经历生活周期的所有阶段，可在任何一个阶段开始或结束，如离婚和再婚，这种家庭往往存在更多的问题。

表 3-1　家庭生活周期及重要的家庭问题

阶段	时间	定义	家庭问题
新婚期	2 年	男女结合	1. 性生活协调 2. 计划生育 3. 双方互相适应及沟通 4. 面对现实的困难 5. 适应新的亲戚关系
第一个孩子出生期	2 年 6 个月	最大孩子介于 0～30 个月	1. 父母角色的适应 2. 经济问题 3. 生活节律 4. 照顾幼儿的压力 5. 母亲的产后恢复
有学龄前儿童期	3 年 6 个月	最大孩子介于 30 个月到 6 岁	儿童的心身发展问题
有学龄儿童	7 年	最大孩子介于 6～13 岁	儿童的心身发展，上学问题，性教育问题，青春期卫生
有青少年期	17 年	最大孩子介于 13～30 岁	青少年的教育与沟通（代沟问题）、社会化，青少年的性教育及与异性的交往、恋爱
孩子离家创业期	8 年	最大孩子离家至最小孩子离家	父母与子女的关系改为成人与成人的关系，父母感到孤独，女主人应发展个人社交及兴趣
父母独处期（空巢期）	15 年	所有孩子离家直至家长退休	恢复仅夫妻两人的生活，女主人特别孤寂难过，计划退休后的生活，在精神和物质上给孩子们支持，重新适应婚姻关系，与孩子的沟通问题，维持上下代的亲戚关系
退休期	10～15 年	退休后至死亡	经济及生活的依赖性高，老年的各种疾病，衰老和面对死亡（适应丧偶的悲伤）

2. 根据家庭生活周期预测家庭问题　每一个家庭在不同的生活时期都会面临一些共同的问题，尤其是在生活周期的转折阶段，可能会出现一些适应困难或家庭问题，由于以上问题是可以预测的，因此，家庭可以事先采取预防措施或作好应付准备，以免陷入危机状态。全科医师预测家庭问题的条件是：①掌握有关家庭动力学的知识；②有丰富的家庭生活和家庭保健经验；③了解家庭生活周期及其转变；④了解家庭的结构和功能状态；⑤了解家庭的内外资源；⑥了解家庭的生活事件。全科医师可以通过警告处于某一阶段或情景中的个人或家庭将遇到什么生活事件，使他们了解自己即将面临而还没意识到的问题，并在应付或解决问题方面提供必要的指导，以便维护个人和家庭的健康。

3. 根据家庭生活周期提供预防性的家庭保健服务

（1）新婚期：新婚时期的预防保健应该从婚前检查开始，首先是性生活知识、计划生育指导和遗传性疾病的咨询与教育，还应该介绍家庭与健康的关系，引导他们进入家庭保健系统。婚姻问题是这一阶段心理问题的重心，但不能只考虑到夫妻两方面，必须把他们原来的家庭与人际关系甚至社会因素考虑在内,以便帮助新婚家庭平安地度过这段既甜蜜又充满危机的时期。

(2)第一个孩子出生:新生儿的预防保健服务包括以下几个方面:①预防接种;②详细的体检:及早发现可以治疗的先天性疾病,观察其病程发展情况;③观察心身发育情况:是否有异常或迟缓的现象;④营养评估:询问母亲的喂养方法,婴儿进食情况,纠正错误的营养习惯;⑤预防意外伤害的发生;⑥维护心理的正常发育:各种感官刺激是婴儿认知发展所必需的动力。母亲的预防保健主要是产后的身体恢复与照顾、让母亲学会处理婴儿的生活与健康问题,减轻母亲的焦虑,以及婆媳关系、夫妻关系的重新适应,提醒母亲不要只注意孩子而冷落了丈夫。

(3)学龄前儿童期:防止意外伤害与感染是这个时期儿童的重点问题。处理上应以一级预防为主,保证家庭环境的安全、营养的均衡调配和良好习惯的建立。监测和促进生长发育、语言学习与智力开发是这个时期儿童的关键性工作。这一时期也是人格发展的重要阶段。因此,父母的思想、性格和行为对这个时期的儿童具有重要意义,应提醒父母为儿童提供一个好的榜样和环境。

(4)学龄儿童期:学龄儿童开始离开父母亲的怀抱,与家庭之外的环境、个人接触,开始学习与适应社会规范、道德观念,与别人沟通,建立父母、家人之外的人际关系,由生硬而渐渐成熟。另外,在认知能力上大有进步,自我中心的成分减少,对现实的知觉增加,自主能力逐渐形成,自尊心已明显形成。同时要引导学习,建立良好的健康行为,减少意外事故的发生。

(5)青少年期:由于青少年的认知能力已发展成熟,具有独立思考、判断的能力,但他们的认知能力仍具有自我中心的色彩,比较执着于理想状态,难以在理想与现实中取得协调,因而造成与家庭或社会产生冲突的矛盾。父母的教养态度与青少年的发展和适应也有很大的关系。权威型与放纵型的父母容易教养出人格有缺陷的青少年,适权型的父母培养出具有自信、自律、独立与负责人格的青少年。全科医师除了在性知识方面提供必要的教育与咨询外,还应注意体格发育的个体差异和所产生的心理障碍。

(6)子女离家期:子女离开家庭后,家庭结构和家庭关系均发生较大变化。子女的离开可使父母产生失落、无奈、无所依靠的感觉,严重时可演变成各种心身疾病。全科医师必须让父母了解"分离"是不可避免的,要协助家庭调整生活的重心及夫妻关系,帮助处理因不良适应而产生的心理症状。

(7)空巢期:随着年龄的增长,老化的过程开始感觉到,中年人大多开始注意身体状况的变化,如体力的减退、食量减少、睡眠时间与性质发生改变、视力听力减退、反应缓慢、记忆力衰退、性功能减退、女性停经等。应该为中年人提供周期性健康检查,特别注意一些与年龄有关的疾病,如心血管疾病、关节炎、骨质疏松、前列腺肥大等,以达到早期发现、早期诊断和早期治疗的目的。

(8)退休期:退休、祖父母的角色、疾病、依赖、失落与孤独是这一阶段的主要问题。面对各种潜在的失望时,维持自我的完整性是这一阶段的主要内容。

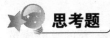 **思考题**

什么是家庭生活周期?全科医师应如何根据家庭生活周期提供预防性的家庭保健服务?

第三节 家庭资源与家庭危机

一、家庭资源

家庭及个人在发展过程中总会遇到各种困难及各种压力,情况严重时可能会导致家庭危机。这时就需要动员家庭所有成员在物资上和精神上予以支持,以维持家庭的基本功能。这种为维持家庭基本功能,应付紧张事件和危机状态所需要的物质和精神上的支持被称为家庭资源(family resources)。家庭资源可分为家庭内资源和家庭外资源。

(一)家庭内资源

1. 经济支持 指提供必需的生活资料、支付医疗保健费用、负担社会活动费用等能力。

2. 维护支持 指家庭对个人的信心、名誉、地位、尊严、权利的维护与支持。

3. 医疗处理 指家庭维护个人的健康、作出正确的医疗决定和反应、照顾患病的家庭成员的能力,以及家庭成员的健康信念和自我保健能力。

4. 爱的支持 指家庭的感情气氛、家庭成员间相爱的程度、相互关怀、相互照顾、满足感情需要、提供精神慰藉的能力。

5. 信息与教育 家庭成员相互之间存在着潜移默化的影响。家庭要为个人提供必要的信息,培养每个成员的生活与社会活动技能,最终获得个性的发展与成熟。

6. 结构支持 家庭能够提供适当的空间领地、生活设施和角色位置,提供交往机会和实践场所,以便满足个人发展的需要。

(二)家庭外资源

1. 社会资源 亲朋好友、同事、领导和社会团体的关怀、支持与爱护。

2. 文化资源 文化教育、文化传统和文化背景支持等。

3. 宗教资源 宗教信仰、良心、道德、宗教团体的支持。

4. 经济资源 工作、职业、经济来源、社会赞助、保险支持等。

5. 教育资源 社会教育制度、教育水平、教育方式和接受教育的程度等。

6. 环境资源 近邻关系、社区设施、空气、水、土壤、公共设施、环境控制等。

7. 医疗资源 医疗卫生制度、医疗保健服务的可用性、服务水平、家庭对医疗服务的熟悉程度等。

二、家庭压力事件

家庭是提供生活资源的重要场所,同时也是绝大多数人遭受压力事件的重要来源。有学者调查了 43 个最常见的生活压力事件,要求被调查者按事件给个人和家庭形成压力感的大小和适应的难易排序。结果发现,绝大部分生活压力事件都来源于家庭内部。生活压力事件可粗略地被分为四类:

1. 家庭生活事件 如丧偶、离异、家庭成员的健康变化、家庭矛盾与和解、新的家庭成员的加入等。

2．个人生活事件 包括伤病、生活环境的改变、获得荣誉或违法行为等。

3．工作生活事件 包括退休、失业、下岗、调动或调整工作等。

4．经济生活事件 包括经济状况的较大变化、中奖、大额贷款或还贷款等。

压力的大小通常难以测量，可通过观察重要生活事件对家庭、个人及健康状况发生、发展的影响来反映压力的程度。研究发现令人高兴的生活事件同样可以产生重大压力，而同样的生活事件对不同家庭和个人产生不同的压力，另外不同的社会文化背景对生活事件的压力会有截然不同的评价。

三、家 庭 危 机

当生活压力事件作用于个人和家庭，而家庭内、外资源不足时，家庭会陷于危机状态，称为家庭危机（family crisis）。一般来说，造成家庭危机的原因很多（表 3-2），依照引发因素，可大致分为四类：

1．意外事件性危机 主要由家庭外部的意外事件如死亡、住所被焚毁、孩子遭绑架等，这种危机是不可预见，也是不常发生的。

2．家庭发展性危机 主要是家庭生活周期变化带来的。分无法避免的原因，如结婚、生子、孩子入学、退休、丧偶等；可避免的原因，如未成年子女的性行为、离婚、通奸等，这种是可预见的，并常发生的。

3．依赖性危机 主要是长期依赖于外部力量，如靠救济生活、慢性病患者的家庭等，这种危机经常出现，也可以预见。

表 3-2 家庭危机的常见原因

一般情况	异常情况
家庭成员增加	
结婚、孩子出生、领养幼儿	意外怀孕
亲友搬来同住	继父、继母、继兄弟姐妹搬入
家庭成员减少	
老年家人或朋友死亡	子女离家出走
家人因病住院	家人从事危险活动（如战争）
家人按计划离家（如孩子入学、外出工作等）	夫妻离婚、分居或被抛弃
同龄伙伴搬走	家人猝死或暴力性死亡
不道德事件	
违反社会/社区/家庭的规范	酗酒、吸毒
	对配偶不忠、通奸
	被开除或入狱
地位改变	
家庭生活周期进入新阶段	代表社会地位的生活条件的改变
加薪，提、降职位	（如汽车、住宅、工作环境）
搬家、换工作（单位）、转学	失去自由（如沦为难民、入狱）
事业的成败	失业、失学
政治及其地位的变化	突然出名或发财
退休	患严重疾病、失去工作能力，没有收入

4. 家庭结构性危机 主要是家庭内部结构改变引起的,如酗酒家庭、暴力家庭、通奸家庭,以及反复用离婚、自杀、离家出走应付普通压力的家庭,这种危机不可预见,反复发作。

四、家 庭 评 估

家庭评估(family assessment)是家庭健康照顾的一个重要组成部分,是根据家庭相关资料,对家庭结构、功能、家庭生活周期等作出的评价,其目的是了解家庭的结构和功能状况,分析家庭与个人健康之间的相互作用,掌握家庭问题的真正来源,为解决个人和家庭的健康问题提供依据。

家庭评估包括家庭结构评估和家庭功能评估两个方面,这两者通常是不可分割的,有什么样的家庭结构就会有与之相应的家庭功能状态,家庭功能也可以反过来影响家庭的内在结构。

家庭评估有客观评估和主观评估、分析评估和工具评估等几种类型。客观评估是指对家庭客观的环境、背景、条件、结构和功能进行了解和评价,如家族谱。主观评估是指用自我报告或主观测验等方法分别了解家庭成员对家庭的主观感觉、印象、愿望和反应,如家庭关怀度指数(APGAR 问卷)。分析评估是利用家庭动力学原理、家庭系统理论和家庭发展的一般规律来分析家庭的结构和功能状况,推测家庭与个人健康之间的相互作用机制和家庭问题的来龙去脉。工具评估是指利用预先设计好的家庭评估工具来评价家庭结构和功能的状况。

目前在全科医疗中广泛应用的家庭评估方法有:家庭关怀度指数(APGAR 问卷)、家族谱、家庭圈和家庭评估模型等。家庭关怀度指数和家庭圈主要反映某一家庭成员对家庭功能状态的主观感觉,多用于家庭功能的筛检。家族谱主要反映家庭的客观资料,而 MCMASTER 家庭评估模型则用于有功能障碍的家庭的整体评估。以上方法虽然都只涉及家庭评估内容的某些方面,但相互之间可以取长补短,全科医师在实际工作中应根据具体需要加以选择。

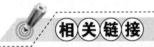 **相关链接**

自 20 世纪 70 年代提出"家庭功能"概念以来,国内学者对家庭功能的测量方法进行了大量的研究。现在常用的评价表有 Family circle(家庭圈)、ECO-MAP 图(家庭外资源的评估方法)、MCMASTER 家庭评估模型、APGAR(家庭关怀度指数)问卷、FACES(家庭亲密度与适应性量表)、FES(家庭环境量表)、P.R.A.C.T.I.C.E. 评估模型和 FAD(家庭功能评定量表),其中后六种为定量评估工具。国外学者利用家庭功能评估工具,深入研究了家庭功能与儿童心理问题、成人抑郁症、慢性病和婚姻质量等关系,而我国对家庭功能的研究仅处于起步阶段。

第四节 全科医疗服务中常见家庭问题及处理原则

Medalie(1979 年)认为,家庭在每一个发展阶段都有特定的家庭问题,家庭问题的出现一般有 3 个时期:①预测时期:问题还未发生,但根据家庭所处周期和一般的规律及相关的理论，问题是可以被预见的，且这种预测是有根据的，事情的来龙去脉也相当清楚；②筛检时期：问题正在发生，但还不明了，可以通过各种有效的检测手段显示出来（如通过家庭功能的 APGAR 评估、家庭圈等）；③有症状期：问题已经比较严重，常通过明显的家庭功能障碍或家庭成员的躯体症状、情绪反应、社会适应不良等表现出来。

每一个家庭在不同的生活时期都会面临一些共同的问题，尤其是在生活周期的转折阶段。由于这些问题是可以预测的，因此，家庭可以事先采取预防措施或做好应付准备，以免陷入危机状态。预测问题常常是全科医师每一次行医的部分工作，这仅需花费极少的时间，却可以收到很好的效果。

一、寻找家庭功能障碍的线索

1. 全科医师应该对反映家庭功能障碍的重要线索保持高度敏感性。

2. 认真询问家庭生活史从家庭生活周期和家庭生活事件，并预测家庭问题。

3. 从患者的就医行为推测家庭问题的存在，如：①患者对医师过分依赖；②执行医嘱困难；③经常因轻微的症状反复就诊；④症状的严重性与痛苦程度不相符；⑤患者的症状或疾患无法用生物医学原理来解释；⑥有明显的精神障碍或行为问题；⑦经常由其他家庭成员陪同就诊；⑧儿童和青少年出现不良行为如自杀、酗酒、偷窃等。

4. 与父母行为有关的线索，如儿童期有对父母的不满体验，早婚、单身父（母）子等；父母有精神疾患或有某方面的不成熟行为，父母有犯罪记录；早熟儿童，残疾儿童，母亲意外怀孕而出生的儿童、过分爱哭的婴儿等。

5. 慢性疾患不明原因加重或病情一直得不到有效控制。

二、处 理 原 则

（一）完整背景的处理原则

William James 指出，"为了正确地理解一件事情，我们有必要在它所处的环境之中和之外去观察它，以掌握事物的整个变异范围"。社区患者的完整背景应该包括社会背景、社区背景、家庭背景、个人背景和疾患背景。这些背景资料大部分都已记录在健康档案中或留在全科医师的印象中。患者就诊时，全科医师只需花几分钟的时间去复习或回忆，便可获得关于患者的完整印象。在转诊时，这些背景资料也可提供给专科医师作为参考。

（二）以家庭为单位的处理原则

"以家庭为单位"（family as a unit of care）的原则是全科医学作为一门独特学科的重要基础。21 世纪的中国家庭大多是由独生子女夫妇组成的家庭，这是一种"问题家庭"或"超负荷家庭"。一对本身就有诸多人格缺陷的独生子女夫妇不仅要照顾 4～6 个老人和一个独生子女，而且要应付紧张的生活、工作和社会压力。为了维护这些家庭及其成员的健康，全科医师走进家庭已成必然趋势。而且，具有十分重要的社会意义。因此，"以家庭为单位"的健康照顾将是我国 21 世纪医学的重要特征。

1. 家庭内各成员之间相互影响 家庭是一个完整的系统，一个家庭成员的健康问题必将影响家庭的其他成员。例如，妻子在夜间频繁咳嗽使丈夫无法入睡，休息不好使丈夫的高血压变得难以控制。许多疾病可以在家庭中流行，如流行性感冒、肺结核、肝炎、寄生虫病、神经质。有时，来看病的不一定是真正的患者，而只是受患病的家庭成员影响最深的人，真正的患者是家庭的其他成员或整个家庭。例如，丈夫因严重的焦虑症频繁就医，最终的原因却是其妻得了甲状腺功能亢进，妻子的易怒、暴躁和夫妻关系的突然紧张使丈夫产生了严重的焦虑。因此，只有以家庭为单位，才能发现真正的病因和真正的患者。

2．个人与家庭之间存在相互作用　家庭是个人最重要的生活环境，也是个人疾患的重要背景。家庭可以通过遗传、社会化、环境和情感反应等途径影响个人的健康或疾病的发生、发展和转归；个人的健康问题也可影响整个家庭的内在结构和功能。例如，养家糊口的人得了绝症，家庭便处于一种危机状态。有时，个别成员的健康问题可能是家庭功能障碍的一种反应。例如，儿童的非特异性腹痛可能是夫妻关系不和的一种表现。这时，如果不解决家庭问题，就无法从根本上解决个别成员的健康问题。

3．家庭如"患者"（family as a patient）　家庭是一个完整的系统，当它有严重的功能障碍或处于一种危机状态时，就像一个患者一样。家庭问题往往不是个别成员的问题，而是所有成员的共同问题，每一个成员对家庭问题都负有一定的责任。家庭问题也将对所有的成员产生不良的影响。

4．家庭是解决个人健康问题的重要场所和有效资源　患病的成员往往要求家庭作出一定的反应，如适当改变家庭角色、生活习惯、空间分配、感情交流方式等。家庭的支持可以增加患者对医嘱的依从性，家庭还可以提供有关疾患的重要线索。例如，婴幼儿患病时主要由家人提供线索。

5．以家庭为单位可以扩大全科医师的服务范围，提高全科医师的服务效益和服务水平。

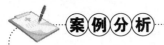 案例分析

　　30岁，男性，私营企业老板的司机，因"右手小指末节离断伤"，与妻子一起来院急诊。体格健壮，但精神憔悴，妻子哭泣不止。全科医师迅速了解该司机的妻子因爱人常打牌输钱，再三劝告无果后提出离婚，患者以自残小指末节以誓戒赌恒心要求残端闭合，但妻子很感动要求断肢再植。医师尊重患者选择，在实施残端闭合时，对患者讲："你妻子不惜花高医疗费要求断肢再植说明她深深地爱着你，你很幸福，别让她失望。"对妻子说："他宁愿肢体断离也不愿意婚姻破裂，作为男人，他更需要理解。"手术完后医师对他俩说："保护患者隐私是医师的义务。"患者听后十分感激，1周后来院换药，伤口愈合良好，再次向医师表达谢意。

　　分析：中国有谚语"谈恋爱时男人说女的听，结婚后，女的说男的听，五年后两人高声吵架邻居听"。婚后家庭问题多数是沟通问题。该案例就是妻子无法理解老公应酬多，不得不陪客人打牌等的职业需要，简单认为是没有感情没有决心，而老公也不加以解释，采取极端行为以示感情忠贞不渝。医师在进行临床治疗时，巧妙介入矛盾双方构成家庭治疗三角，帮助他们之间沟通与交流，并尊重了患者隐私，达到了比较好的效果。

第五节　以家庭为单位的健康照顾

以家庭为单位的照顾是对个体和家庭提供卫生照顾的过程,全科医师在处理社区健康问题的过程中始终考虑其与家庭各因素的相互作用关系及结果,并积极动员和有效利用家庭资源,灵活运用家庭系统理论为个体和家庭健康问题提供照顾服务。以家庭为单位的照顾是全科医师工作的重点之一,也是区别与其他专科服务的特点之一,以家庭为单位照顾的方式主要有家庭咨询、家庭治疗、家庭访视和家庭病床等。

一、家庭咨询

家庭咨询(family consultation)的对象是整个家庭,而不是家庭中的某个人。家庭咨询的内容是家庭问题,家庭问题不是某个或几个成员的问题,而是所有成员的共同问题,往往是一种家庭关系问题。这种关系问题往往有一个核心,这个核心可能是家庭中的某种关系,如夫妻关系、婆媳关系、父子关系、母女关系等。核心之外还有一个影响面,这就包括家庭的所有关系和所有成员。引起家庭冲突的原因是多种多样的,而且往往是多种因素共同作用的结果。当家庭处于功能障碍状态时(如家庭成员之间不能有效地交流),家庭本身就无法有效地解决家庭问题,往往会使家庭处于危机状态。另一种情景是外界或内部的干扰超出了功能状态良好的家庭的应付能力,这也会使家庭处于危机之中。处于危机状态的家庭便需要全科医师提供必要的帮助,这种帮助可能就是家庭咨询,也可能是家庭治疗。实际上,家庭咨询和家庭治疗是一个不可分割的、连续的过程。通常进行的家庭咨询往往针对以下内容。

1. 家庭咨询内容

(1)家庭遗传学咨询:包括遗传病在家族中发病的规律、婚姻限制、生育限制、预测家庭成员的患病可能等。

(2)婚姻咨询:夫妻之间的相互适应问题、感情发展问题、性生活问题、角色扮演问题、生育问题等。

(3)其他家庭关系问题:如婆媳关系、父子关系、母女关系、兄弟姐妹关系、继父、继母、领养子女的关系等。

(4)家庭生活问题:孩子出生、孩子离家、退休、丧偶、独居等。

(5)子女教育和父母与子女的关系问题:儿童青春期的生长发育问题、与父母的关系适应问题、角色适应与交往方式问题、独立性与依赖性的平衡问题、人生发展与父母期望问题等。

(6)患病成员的家庭照顾问题:家庭成员患病的过程和预后、家庭应作出什么反应、家庭照顾的作用和质量等。

(7)严重的家庭功能障碍:往往是家庭成员间的交往方式问题或家庭遭遇重大的生活事件。

2. 家庭咨询作用

(1)教育:全科医师虽然一直扮演教育者的角色,但在家庭咨询中的教育不是针对个别患者的,而是针对所有的家庭成员,针对整个家庭。家庭教育的内容包括家庭动力学、儿童发育、应付家庭生活中的紧张事件、处理精神或躯体疾患、与家庭讨论他们的问题、对成员的疾患作出反应等。

（2）预防：通过超前的教育来预防问题的产生，超前教育使家庭提前做好了应付准备，不致到时出现家庭危机。家庭在任何一个生活周期内，都会遇到一些特殊的、需要应付的问题，全科医师完全可以预测到这些问题，因此，对家庭进行预防性的教育是具有针对性的、完全有必要的，而且往往非常有效。

（3）支持：支持是家庭咨询的核心功能，它与家庭咨询的另外3种功能都有关。处于危机状态的家庭最需要的帮助就是全科医师的有效支持，这种支持可以体现在多个方面、多种形式上，例如，帮助家庭预测问题并作好准备、倾听家庭成员诉说、帮助家庭成员表达感情、帮助家庭成员进行有效的交往、指导家庭组织起来克服困难等。

（4）激励或鞭策：家庭咨询的另一个重要功能就是激励家庭改变不良的行为方式或交往方式。

二、家 庭 访 视

家庭访视（home visit）（简称家访）是全科医师主动服务于个人和家庭的重要途径，家访是全科医师经常而重要的服务方式，对全科医师具有特别重要的意义和作用。通过家访，全科医师能接触到没有就诊的患者和健康的家庭成员，接触早期的健康问题或全面评价个人的健康危险因素，有利于全科医师作出早期诊断并提供综合性的预防保健服务；了解到客观、真实的家庭背景资料；家访可以满足一些特殊患者及其家庭对医疗保健服务的需求，方便了群众，降低了医疗费用；家访有利于观察患者对治疗的反应、患者执行医嘱的情况，有利于评价家庭照顾的质量，有利于指导患者在家庭中获得康复。

理论与实践

家庭访视为社区提供了便捷而有效的卫生服务，能充分体现全科医疗的可及性、综合性和连续性服务特点。家庭访视服务对多种社区慢性病干预均具有明显的效果。研究显示，对社区老年高血压患者进行家庭访视干预，能有效改善患者的生存质量，患者的自我管理行为、自我护理能力、用药依从性以及生存质量评分均明显改善。研究还显示，家庭访视服务能明显提高社区脑卒中早期肢体偏瘫患者的生活活动能力，并提高社区阻塞性肺疾病患者的家庭氧疗依从性，明显提高管理效果。

三、家 庭 治 疗

家庭治疗（family therapy）是一种综合性的、广泛的家庭关系治疗，治疗者通过采取有效的干预措施，影响家庭动力学的各个方面，从而使家庭建立新型的相互作用方式，改善家庭关系，最终维护家庭的整体功能。全科医师要提供家庭治疗服务，必须接受专门的训练，而家庭治疗一般不作为全科医师的训练内容，全科医师只需掌握家庭咨询的技能。了解家庭治疗的基本框架和基本原理，是开展家庭照顾的基础。

家庭缓冲三角（family buffer triangle）：大多数家庭关系紧张都相对集中于家庭中的一对人或两个家庭成员身上，如婆媳关系紧张、夫妻关系紧张、父子关系紧张等。而且，大多数家庭关系紧张都有一种要涉及第三者的倾向，否则，这种关系紧张就很难得以缓解。这第三者通常也是家庭中的一个成员，他的作用相当于一种缓冲剂或调和者，可暂时将家庭关系紧张的焦点从一对人身上转移到第三者身上，从而减轻紧张的程度。这种倾向使家庭关系紧张在家庭中形成一种三角结构，这是家庭解决自身关系问题的一种结构形式。由于家庭内的三角结构可以暂时缓解家庭关系紧张，家庭成员常不知不觉地重复利用它，并希望以此来维护家庭的正常功能。在核心家庭中，儿童往往成为夫妻关系紧张的"挽救者"，但儿童也因此成为最大的受害者。在家庭系统中形成的三角结构通常是一种无效的应付机制，关系紧张只是被暂时转移或暂时缓解而已，并不能被完全消除，其结果不利于家庭问题的彻底解决。例如，夫妻在吵架时，孩子开始摔东西或诉说腹痛，出于无奈，夫妻暂时停止争吵。儿童的心身障碍常常是夫妻痛苦关系的挽救者，这种三角结构只是暂时把夫妻的注意力从他们自身的痛苦关系上转移到有问题的孩子身上，并没有真正解决夫妻之间的关系问题。实际上，第三者、挽救者本身也是受害者，而且往往是受影响最严重的家庭成员。医师在诊所中接触到的很多患者都可能是家庭三角结构的第三者，有人称之为家庭关系紧张的"替罪羊"。来看病的人往往是受家庭关系紧张影响最深的第三者，而真正的"患者"却是家庭中的另两个人或整个家庭。

家庭治疗三角（triangulation of family therapy）：家庭在遭遇关系紧张时，另一个倾向是在家庭之外寻找第三者。帮助家庭中的解决关系紧张的第三者往往是他们双方都比较信任的一位朋友、领导、亲戚、邻居或同事等。全科医师或家庭治疗者会主动去寻找患者背后的家庭问题。而如果医师要成为家庭紧张关系的挽救者，就必须与家庭建立一种有效的、立体的治疗三角，也即医师或家庭治疗者作为家庭寻找的第三者。家庭治疗三角不同于家庭内的缓冲三角，缓冲三角是一种平面三角，三方均处于家庭内的同一个平面上，无法清楚地认识家庭系统内部的问题。而家庭治疗三角是一种立体三角，治疗者或医师站在家庭平面之外，作为家庭问题的"旁观者"，对于家庭问题来说，往往是"旁观者清，当事者迷"。治疗者站在一个俯视的角度上，可以清楚地观察到家庭问题的来龙去脉，这是家庭治疗者成功地帮助家庭解决问题的重要基础，见图3-1。

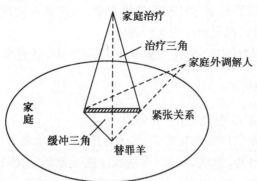

图 3-1　家庭缓冲三角和家庭治疗三角

家庭治疗是治疗者与家庭面对面交往的过程，通过交往治疗者了解家庭的动力学过程，评价家庭的功能状况，鉴定家庭问题的性质和原因，然后，帮助家庭制订干预计划，并与家庭合作，实施干预计划，最后评价干预的效果，及时调整干预计划和措施。家庭治疗的过程可归结为以下 5 个基本方面：会谈（interview）、观察（observation）、家庭评估（family assessment）、干预（intervention）和评价（evaluation）。家庭治疗是以上过程交替进行、逐渐达到改善家庭功能之目的的一种系统支持程序。

1. 会谈　会谈是家庭治疗的核心，它既可以是诊断性的，也可以是治疗性的，还可以是评价性的，有时会谈是为了配合观察。

2. 观察　观察就是治疗者用心去看、去听、去感受的过程。观察有两种类型，一种是诊断性的，目的是进行家庭结构和功能评估；另一种是评价性的，即评价干预的效果。

3. 家庭结构和功能评估　治疗者可以通过观察来了解家庭的客观资料，通过交谈来了解家庭的主观资料和每个成员对家庭的主观满意度，最后利用一些评估工具，对家庭的结构和功能进行全面、综合的评估，并对家庭问题作出临床判断。

4. 干预　干预是治疗者与家庭就同一个目标而进行的有效合作。

5. 评价　指干预效果的评价。通过观察、会谈和家庭评估，了解家庭治疗的效果。同时，还应了解家庭在转变过程中遇到的抵触和困难，并及时调整家庭治疗计划，采取更有效的干预措施。

四、家 庭 病 床

家庭病床（family sickbed）是以社区家庭作为卫生服务场所，对适合在家庭条件下进行检查、治疗和护理的某些患者，在其家庭建立的病床，这是顺应社会发展而出现的一种新的卫生服务形式。家庭病床服务的内容包括疾病普查，健康教育与咨询，预防和控制疾病发生发展等。

（一）分类

根据家庭病床的主要用途，分为以下三种类型：

1. 医疗型　以老年病、慢性病及中晚期肿瘤患者为主要服务对象。包括诊断明确或基本明确、病情稳定的非危、重症患者，住院不便且需连续观察治疗的患者；年老体残、行动不便、到医院连续就诊困难的患者；需予以支持治疗和减轻痛苦的中晚期肿瘤患者和经住院治疗病情稳定、出院后仍需继续观察治疗的患者。

2. 康复型　心血管疾病等老年性疾病的康复期，可能或已经遗留后遗症（功能障碍或残疾），根据病情需进行以社区康复治疗为主的患者。

3. 综合服务型　以诊断明确、治疗方案单一、长期卧床、适宜家庭治疗的慢性疾病患者为主要对象。

（二）主要服务内容

1. 居民健康档案的建立、补充、完善和更新。

2. 社区常用适宜技术的应用　定期巡查、药物治疗、饮食治疗、运动治疗、心理治疗、家庭护理、输氧（含雾化）、换药、拆线、导尿（含膀胱冲洗）、灌肠（含保留灌肠）、鼻饲、物理降温、针灸、拔罐、刮痧、中药泡洗治疗、B 超、心电图检查、临床检验及标本采集、医疗康复，条件允许时可开展普通输液、肌内注射治疗等，常用的家庭病床的社区常用适宜技术服务项目分类见表 3-3。

3. 居民健康管理及公共卫生项目的实施　重点人群专案管理及随访、周期性体检、心理健康指导、营养膳食指导、疾病预防指导和健康保健知识指导等。

表3-3　家庭病床的社区常用适宜技术服务项目分类

分类	举例
临床检查	心电图、B超、理化检验
药物治疗	口服、肌内注射等
中医治疗	针灸、按摩、拔火罐等
家庭护理	卧床患者、精神病患者、残疾人等的护理
饮食治疗	糖尿病、肝病、肾病等的营养治疗
心理咨询治疗	特殊患者和居民的心理咨询和心理治疗
物理治疗	热疗、磁疗等
运动疗法	指导开展适于患者的各种体育锻炼
自我保健治疗	指导患者开展自我保健、护理、治疗与管理

（引自：王家骥. 全科医学概论. 北京：科学出版社，2010）

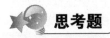 学习小结

1. 以家庭为单位的健康服务是全科医师服务的特点之一。全科医师应该了解家庭系统理论，掌握最基本的家庭照顾技能。

2. 家庭的本质关系有社会关系、物质关系和人口的生产关系，家庭类型主要包括核心家庭、联合家庭、主干家庭和其他类型家庭，而家庭的结构主要表现在家庭界限、家庭角色、权力结构、家庭气氛与生活空间、交往类型、家庭价值观等六个方面。

3. 家庭功能包括：满足感情需要、性生活调节的功能、生育的功能、抚养和赡养功能、经济的功能和社会化功能。家庭可以通过遗传、环境、感情、支持、社会化等途径来影响个人的健康，个人的疾患也可以影响家庭的各方面功能。

4. 家庭生活周期通常经历恋爱、结婚、怀孕、抚养孩子、孩子成年离家、空巢、退休、独居、死亡等阶段。

5. 家庭资源包括家庭内资源和家庭外资源，当生活压力事件作用于个人和家庭，而家庭内、外资源不足时，家庭会陷于家庭危机中。全科医师可以通过一系列评估方法评价家庭的结构和家庭功能。

6. 全科医师应该在了解患者完整背景和以家庭为单位的处理原则下为家庭提供健康照顾，以家庭为单位健康照顾的主要方式包括家庭咨询、家庭治疗、家庭访视和家庭病床等。

（周志衡）

思考题

1. 简述家庭的主要类型及其各种家庭类型的优缺点。

2. 简述生活压力事件的分类。

3. 简述家访的适应证。

4. 简述家庭缓冲三角和家庭治疗三角的区别与联系。

5. 案例分析：李某，42岁，到全科医学诊所来体检。他是一位警察，以前身体一直很健康，不过近几个月经常感到劳累，很容易疲倦，特别是锻炼身体后常感到疲倦不堪。最近他晋升了，工作更加繁忙，劳累也更加严重。患者自述近来体重增加了不少，没有什么其他症状。患者吸烟，每天20支，以前有轻度原发性高血压史，不过没有吃过药，而是通过减少吃盐来控制血压。患者妻子40岁，有失眠症，有2个儿子，都在外地上中学。患者的父亲有原发性高血压，母亲健康。体检：BMI为$33kg/m^2$，腰围106cm。脉搏72次／分，规律。血压145/90mmHg，其他体检结果正常。尿检结果：尿糖(+)，未发现尿蛋白。随机血糖（指血）8.5mmol/L。

问题：

（1）请画出这个家庭的家系图。

（2）分析这个家庭的主要压力事件。

（3）请写出这个患者近期的家庭保健计划。

第 四 章

以社区为范围的健康服务

我国的医疗卫生服务体系可分为基层医疗(primary care)、二级医疗(secondary care)和三级医疗(tertiary care)。以社区为基础的基层医疗是健康服务的第一线,它可以解决和处理约 80% 的常见健康问题。基层医疗机构解决不了的问题可以逐级向二级、三级医疗机构转诊。双向转诊制度可以减少卫生资源的浪费,提高卫生服务的效率。可见,基层医疗在整个医疗保健体系中具有举足轻重的作用。因此,加强基层医疗保健建设,建立和规范双向转诊制度,开展以社区为导向的基层医疗服务是医学发展的必然趋势。

第一节 概 述

一、社区的定义及其要素

社区(community)是社会的缩影。早在 1881 年,德国学者 F.Tonnies 曾将社区定义为:是以家庭为基础的历史共同体,是血缘共同体和地缘共同体的结合。美国学者 Goeppinger 认为,社区是以地域为基础的实体,由正式或非正式的组织、机构或群体等社会系统组成,彼此依赖,行使社会功能。1978 年世界卫生组织在关于初级卫生保健国际会议报告中指出:"所谓社区是以某种经济的、文化的、种族的或某种社会的凝聚力,使人们生活在一起的一种社会组织"。我国著名的社会学家费孝通将社区定义为:社区是由若干社会群体(家庭、氏族)或社会组织(机关、团体)聚集在一个地域里所形成的一个生活上相互关联的大集体。一般认为,社区由下列五大要素构成:

1. 一定数量并相对固定的人群 社区是由以一定社会关系为基础组织起来的共同生活在

一起的人群所组成。对于人口的多少,并无一定的要求。WHO认为,一个具有代表性的社区,其人口为10万~30万。人口因素主要通过人口数量、结构、素质、分布、流动和迁移五方面对社区产生影响。

2. 一定的地域　社区存在于一定的地理空间和范围之中,是社会空间和地理空间的有机结合。一定的地域条件是社区各种活动的自然基础,包括地理位置、气候、资源和交通等。至于面积的大小,也无一定的标准。WHO提出的社区面积在5~50平方公里。

3. 一定的生活服务设施　生活服务设施可以满足人群的物质需要和精神需要,是衡量社区发展程度的重要标志,主要包括学校、医院、文化娱乐场所、商业网点、道路交通和通信等。

4. 特定的文化背景与生活方式和认同意识　社区居民由于长期生活在某一特定地域,彼此已形成了一种默契、一种协调。因此,同一社区的居民常在某一方面或多个方面具有共同的背景(政治、经济、文化、居住等)、共同的需求(物质生活、精神生活、社会生活等)和共同的问题(生活状况、卫生服务、教育水平、环境污染等)。他们往往有一些共同的生活方式。

5. 一定的生活制度和管理机构　建立一定的生活制度和规章制度以满足社区居民的需求,解决社区面临的问题,维护社区的稳定与发展。它是满足社区居民生活和社会交往应当遵守的准则,而社区的管理机构是保障制度落实的组织,如街道办事处、居民委员会和各种社会团体等。社区管理机构的领导者是社会经济生活的组织者,也是基层卫生保健事业的组织者、管理者和领导者,是开展社区医疗保健服务的组织保证。

由于社区人群、地域大小往往有较大的不同,所以社区的界定也有很大的弹性。但是,任何社区一般都要具有以上几个基本要素,才能使社区成为一个有组织的社会实体。在我国,一般是按行政区域来划分,如城市社区一般界定为街道,农村社区一般为乡(镇)。

二、社区常见健康问题

(一)社区常见健康问题的内容

社区常见健康问题是全科医疗服务的重要内容,主要包括社区中常见的疾病、疾患、心理与行为问题、家庭健康问题等。这些问题占社区全部健康问题的85%~90%。全科医师应将这些常见的健康问题尽可能解决在社区,为社区居民提供综合性、连续性、可及性、协调性的卫生保健服务,这是全科医疗区别于临床医疗的重要特点之一。同时,也有效地控制了患者就医的流向,解决分级医疗的问题,在一定程度上控制了医疗费用的上涨。

全科医师进入社区后,首先要了解本社区常见健康问题的性质以及流行病学特征,为确定解决社区常见健康问题的临床策略与方法提供依据。一般来说,基层医疗中常见的社区健康问题有30~50种,包括腹痛、胸痛、咽喉痛、流行性感冒、伤风、扁桃腺炎、鼻炎、发热、急性气管炎、肺炎、慢性阻塞性肺病、哮喘、肥胖症、高血压、冠心病、充血性心力衰竭、脑卒中、糖尿病、恶性肿瘤、骨质疏松症、撕裂伤、擦伤、扭伤、腰痛、急性膀胱炎、阴道炎、焦虑、抑郁、接触性皮炎等。

美国于1978年进行了医疗门诊的一项调查研究,列出了家庭医疗中最常见的前25位就诊原因见表4-1,加拿大和英国全科/家庭医疗中前十种最常见的症状见表4-2。

(二)社区常见健康问题的特征

由于地区间经济发展水平、地理自然环境等因素的不同,因而不同社区常见健康问题存在一定的差异性。社区常见健康问题包括常见病和多发病、常见症状,以及心理和行为问题。

表 4-1　美国家庭医疗门诊中最常见的前 25 位就诊原因排序

男性		女性	
1. 喉部症状	14. 临终问题	1. 喉部症状	14. 颈部症状
2. 上呼吸道感染	15. 颈部症状	2. 咳嗽	15. 肩部症状
3. 咳嗽	16. 脚及趾部问题	3. 上呼吸道感染	16. 胃部疼痛、痉挛
4. 皮肤潮红	17. 业余活动体检	4. 一般健康检查	17. 恶心
5. 发热	18. 胃部疼痛、痉挛	5. 皮肤潮红	18. 腿部症状
6. 一般健康检查	19. 预防注射	6. 腹痛	19. 非特异性疼痛
7. 就业体检	20. 鼻痛	7. 腰背症状	20. 尿痛、排尿困难
8. 耳痛	21. 肩部症状	8. 耳痛	21. 产前检查
9. 胸痛	22. 腿部症状	9. 头痛	22. 测量体重
10. 风湿性疾病	23. 手、趾部损伤	10. 发热	23. 入学体检
11. 头痛	24. 膝部症状	11. 胸痛	24. 焦虑和神经症
12. 腹痛	25. 腹泻	12. 巴氏涂片	25. 预防注射
13. 入学体检		13. 头晕	

表 4-2　加拿大和英国全科 / 家庭医疗中前十种最常见症状

加拿大		英国	
男	女	男	女
咳嗽	腹部 / 盆腔痛	咳嗽	咳嗽
咽喉痛	咳嗽	皮疹	皮疹
感冒	咽喉痛	咽喉痛	咽喉痛
皮疹	月经异常	腹痛	溃疡
发热 / 寒战	感冒	肠道症状	腹痛
耳痛	皮疹	胸痛	肠道症状
背部问题	抑郁	背痛	背痛
皮炎	阴道白带异常症状	溃疡	胸痛
胸痛	焦虑	头痛	胃部症状
腹痛	头痛	关节痛	头痛

社区常见健康问题主要有以下几个基本特征：

1. 健康问题的早期阶段　大部分健康问题处于疾病的早期未分化阶段。在疾病早期阶段，多数患者还未出现典型的、特异性的症状和体征，疾病分科不明显，难以在临床表现和疾病之间建立明确的关系，而对于问题的处理来说，此时却是最好的时机。当患者首次向全科医师陈述自己的症状或问题时，常常不是有序、有组织地提供临床资料信息。因此，全科医师必须掌握识别、组织患者提供临床资料的技能，以及认识和处理早期未分化健康问题的基本技能。

2. 变异性和隐蔽性　不同社区健康问题有很大的变异性和隐蔽性。患者及其家庭之间的差异很大，社区健康问题具有明显的隐蔽性。主动来就诊的患者只占患者总数的 1/3，还有很多患者需要全科医师主动去发现。因此，要求全科医师解决问题的策略和方法应具有足够的适应性，以便能应对任何变异程度的健康问题，并对未来就诊的患者提供主动的上门服务。

3. 健康需求多样化　在社区，急性的、一过性的或自限性疾患所占比例较高，慢性疾患出现频率也较高。故此形成社区居民的健康需求呈多样化，但也有正常和异常之分。

4．病因多元化　在社区中出现的无论是急性传染病还是慢性病，其病因都是多元的，常伴随大量的心理和社会问题，是生物、心理、社会因素综合作用的结果。全科医师在处理这些问题时，应综合考虑社区中出现的各种健康问题及其相互间的影响，并意识到提供整体性服务的重要性。

（三）社区常见健康问题与卫生资源利用

英国学者 Kerr White 等在对英、美等国社区居民的患病以及对卫生资源利用情况的研究结果表明，社区 16 岁以上的人口中，有 75% 的人在一个月内出现过健康问题。其中有 2/3 的人自行康复或利用各种形式的自我保健获得了康复，医师只接触到 1/3 有健康问题的人。所有这些就医者中，有 14 人利用了专科医疗，其中 5 人由专科医师进行了会诊，9 人住院，住院者中仅有 1 人被转诊到三级教学医院住院。2001 年美国 LA Green 等重复了上述研究，得到了极其类似的结果，如图 4-1。这说明虽然社会经济和医疗卫生技术有了很大进步，但患者的患病行为和求医行为仍遵循自身的规律，并未依这些环境的变化而改变。

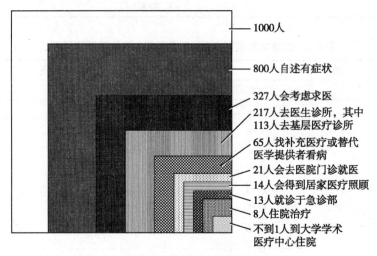

图 4-1　美国社区居民卫生保健的月度数据

全科医师要了解社区常见健康问题的全貌，除了通过门诊患者就医的信息外，更重要的是要对社区全体居民的健康状况和卫生需求进行调查研究。对于要加以明确的、深入了解的就需要通过社区诊断技术来完成。要对社区的高危人群、重点患者提供主动性的服务、上门服务、预防服务等，同时加强居民的自我保健和自我管理能力的培养。

三、社区卫生服务

（一）概念

1999 年 7 月，原卫生部等国务院十部委在发表的《关于发展城市社区卫生服务的若干意见》中将社区卫生服务（community health service）定义为："社区卫生服务是社区建设的重要组成部分，是在政府领导、社区参与、上级卫生机构指导下，以基层卫生机构为主体，全科医师为骨干，合理使用社区资源和适宜的技术，以人的健康为中心、家庭为单位、社区为范围、需求为导向，以妇女、儿童、老年人、慢性病患者、残疾人等为重点，以解决社区主要卫生问题、满足基本卫生服务需求为目的,融预防、医疗、保健、康复、健康教育、计划生育技术服务等为一体的,有效、经济、方便、综合、连续的基层卫生服务。"

(二)特点

1. 以健康为中心 现代病因学认为,许多因素都对公众健康产生影响,如环境污染、不良的生活方式和行为、社会文化因素、医疗保健制度等。因此,卫生工作的重点应从治疗疾病转移到预防和控制导致疾病的各种危险因素上,转移到保护和促进健康上。

社区卫生服务必须以人为本,以人的健康为中心,而不仅仅是以疾病为中心。这种服务理念的变化需要改变卫生服务的工作方式,要求社区卫生服务走进社区和家庭,动员每个人主动地改变社会环境,建立健康的生活方式,预防疾病,促进健康。

2. 以人群为对象 医院服务是以就诊的每个患者作为服务对象的,而社区卫生服务是维护社区内所有人群的健康,如改善社区的卫生环境、居住条件、消除不安全因素和不健康的生活方式等,是以社区的所有人群的利益和健康为出发点的。如在对每个儿童作预防接种和系统保健时,是通过每个个体的预防接种发现整个社区的儿童预防接种的覆盖率、营养状况及健康状况,来制订个体和整体的干预计划。

3. 以家庭为单位 一个家庭内的每个成员之间有极其相似的行为、生活方式和居住环境等。因此,在健康问题上存在着相同的危险因素。对于全科医师来说,家庭是提供服务的重要场所,又是可利用的有效资源,如婴儿喂养必须考虑其父母的社会文化背景,并有针对性地对其父母进行母乳喂养方面的健康教育。

4. 以社区为范围 社区卫生服务是以社区为范围,以社区人群的健康需求为导向,充分利用社区资源,为居民提供服务。以社区为导向的基层医疗服务将个体和群体的健康照顾紧密结合、相互促进。

5. 提供综合性服务 健康已经被赋予了新的内涵,因此,社区卫生服务必须是综合的、全方位的、多部门参与的。社区卫生服务提供"六位一体"的服务,即预防、医疗、保健、康复、健康教育与健康促进和计划生育技术指导服务,如要保证儿童健康,需要提供母亲的孕产期保健和产后保健,新生儿访视和儿童系统管理等一系列服务。

(三)主要工作内容

社区卫生服务是以满足群众需求,保护人民健康为出发点,主要承担社区公共卫生服务和基本医疗服务。根据十部委《关于发展城市社区卫生服务的若干意见》,社区卫生服务应具备"六位一体"的功能。"六位"是指健康教育与健康促进、社区预防、社区保健、常见病和慢性病治疗、社区康复、计划生育技术指导;"一体"是指由社区卫生服务中心(站)提供上述综合、连续性的优质服务。

1. 健康教育与健康促进 健康教育(health education)是通过有组织、有计划、有系统的社会和教育活动,促使人们自觉地采纳有益于健康的行为和生活方式,消除或减轻影响健康的危害因素,预防疾病,促进健康,提高生活质量,也是传染病、非传染病、慢性病和突发事件预防的重要手段,很多卫生问题可以通过健康教育得以避免。健康教育贵在自我、重在自觉,靠信息传播和行为干预,使个体和群体树立自我保健意识,提高自我保健的能力。

2. 社区预防 针对社区内的所有居民,包括健康人群、亚健康人群、高危人群、职业人群以及患者等开展传染病、非传染病、慢性病和突发事件的群体预防和个体临床预防服务。对于传染病的预防主要是开展社区的一级病因预防、二级"五早"预防(早发现、早报告、早隔离、早诊断、早治疗)和三级的预后康复预防;对于非传染病和慢性病的预防包括一级危险因素预防、二级"三早"预防(早发现、早诊断、早治疗)和三级防残预防;而突发事件的预防主要是指隐藏在"健康人群"内的且能突然产生严重问题的临床预防服务。

3. 社区保健 从弱势人群上划分,社区保健的重点是婴幼儿保健、老年保健和妇女保健。从保健形式上看,对社区居民可进行保健合同制管理,如签订保健合同,进行定期健康保健管理,如建立健康档案、提供健康咨询与健康指导等。

4. 常见病和慢性病治疗 社区医疗是社区卫生服务工作量最多的部分,但不是社区卫生服务的全部内容。依据社区居民的需求开展家庭治疗、家庭访视、临终关怀等医疗服务,社区医师除在社区卫生服务中心处理患者外,还应深入病家,对患者家属讲解有关疾病的防治知识,以便在特定情况下家属能处理、救护,在平时能监督患者执行医嘱。如对高血压患者,应告知患者注意"三个半分钟",可避免夜间脑卒中;对冠心病患者,告知家属万一发生心肌梗死,切勿搬动患者,学会做心脏复苏技术;对糖尿病患者,告知家属监督患者饮食,加强体育锻炼。防中有治,治中有防,预防为主,贯彻疾病自然史的始末。

5. 社区康复 是指对社区慢性患者、伤残患者以及老年患者进行医院、社区和家庭的康复工作。康复内容包括由医务人员在家或在康复中心帮助患者进行生活自理、步行、家务、语言、心理训练等。康复目标是通过训练使残疾人生活自理,平等地享受入学和就业机会,使他们融入社会,不受歧视、孤立和隔离。

6. 计划生育技术指导 计划生育技术一般分为节育技术、节育配套技术、优生技术和优育技术。计划生育技术指导就是对社区育龄人群的计划生育和优生优育工作进行的指导。

（四）方式

社区卫生服务的基本服务方式依据不同的地理环境、工作地点、人口特征、服务需要等而进行不同的选择。一般以主动服务和上门服务为主,并需要采取灵活、多样的方式提供服务。主要方式有:

1. 门诊服务 是社区卫生服务的最主要服务方式。

2. 出诊服务。

3. 急诊与急救服务。

4. 家庭访视。

5. 家庭护理与家庭病床服务。

6. 临终关怀服务。

7. 会诊与转诊。

8. 住院服务。

9. 就医指导与医疗咨询。

10. 契约服务。

（五）基本原则

我国发展社区卫生服务的基本原则是:①坚持社区卫生服务的公益性质,注重卫生服务的公平、效率和可及性;②坚持政府主导,鼓励社会参与,多渠道发展社区卫生服务;③坚持实行区域卫生规划,立足于调整现有卫生资源,辅以改扩建和新建,健全社区卫生服务网络;④坚持公共卫生和基本医疗并重,中西医并重,防治结合;⑤坚持以地方为主,因地制宜,探索创新,积极推进。

第二节　社　区　诊　断

一、社区诊断的概念

社区诊断（community diagnosis）又称社区卫生服务需求评价（community health needs assessment），是社区卫生工作者综合运用社会学、人类学和流行病学的研究方法，收集社区卫生状况、社区居民健康状况、社区卫生资源、社区居民需求以及卫生服务提供与利用情况等信息，发现存在的主要健康问题，以便确定需优先解决社区主要卫生问题的过程，为进一步制订社区卫生服务干预计划提供科学依据。

社区诊断是开展社区卫生服务的向导，只有通过社区诊断，才能确定社区中的主要健康问题以及解决问题的优先顺序，才能根据社区居民的需求，制订出有效、可持续的社区卫生服务计划。这如同临床医师诊治患者，需要有正确的诊断后才能开出有针对性的药物处方一样。不同的是，临床诊断是在疾病发生之后，由医师对患者进行各种综合性检查后所做出的判断，而社区卫生诊断则是通过社区医师主动地利用科学的方法收集社区内居民健康状况、社区内可利用的卫生资源，以及卫生服务的提供和利用情况等资料对社区卫生状况所进行的描述和分析，确定社区内需要优先解决的卫生问题的过程。两者在评价对象、存在问题、资料收集、评价方法、结果和处理等方面存在着明显的区别，见表4-3。

表4-3　社区诊断与临床诊断的比较

比较	社区诊断	临床诊断
对象	社区人群与环境	个人
存在问题	现象或事件、人群反应、健康状况	症状
资料收集	社区文献资料和现有资料、健康档案	既往史、主诉、现病史
评价方法	社会医学定性和定量研究、统计学分析方法、因果分析图	物理检查、实验室检查
结果	发现社区卫生问题和现有卫生资源 找出卫生问题的原因	确定病名 找出病原
处理	形成初步的卫生服务需求及优先解决的主要卫生问题，制订社区卫生计划，实施干预措施	进行疾病个人诊断 开具处方或提供治疗方案
目的	效果评价 预防疾病，促进健康	效果评价 治愈疾病或缓解病症

二、社区诊断的目的与意义

社区诊断是制定卫生政策、合理利用卫生资源的重要依据。社区诊断的目的是：

1. 发现社区存在的主要健康问题及其影响因素　通过一定的方式和手段，在掌握大量的生命统计、健康问题、社区内家庭结构、生活周期与功能、社区居民对卫生保健的认知、态度、卫生资源、卫生服务利用等资料的基础上，找出影响社区的主要卫生问题，并分析其影响因素。

2. 明确社区居民的卫生服务需求　在社区卫生诊断过程中,可通过对居民健康状况以及现有卫生服务利用状况的分析,了解居民的卫生服务需求,目前提供的卫生服务在数量和质量上是否满足了居民的需求,从而为拓宽医疗卫生服务范围或调整卫生服务结构提供依据。

3. 确定社区需要优先解决的卫生问题　通过社区卫生诊断,不仅可以找到现存的社区卫生问题,而且可以对这些问题的影响范围和影响程度作出科学合理的评价,结合社区资源的实际,确定哪些卫生问题是需要优先解决的,即优先干预项目。

4. 为制订本社区卫生服务计划提供资料　社区卫生活动是一个循序渐进、周而复始的过程,包括社区卫生诊断、社区健康计划的制订、实施、监测与监督、效果评价等。社区卫生诊断的结果可以帮助制订社区卫生计划,确定应该从哪些方面着手改善卫生服务。在实施过程中,还要了解所制订的计划是否有效,是否达到了预期的目的,然后,又可以进行更深层次的社区卫生诊断,进入下一个循环,如此不断往复,推动和完善社区卫生服务工作。因此,社区诊断是社区卫生工作周期中的一个重要环节。

社区诊断的意义在于:①有利于政府及有关部门编制社区卫生规划、合理配置卫生资源与决策;②有利于有针对性地解决本社区主要健康问题;③有利于提高社区卫生服务的供给与利用能力;④有利于发挥社区各类相关资源的综合利用效益;⑤有利于评价卫生工作的成效,保证社区卫生服务健康、可持续发展。

三、社区诊断的内容

(一) 社区环境状况

社区环境包括自然环境和人文社会环境。自然环境可概述社区的特点,包括:①社区的类型,如居民社区或企业社区,城市社区或农村社区等;②地形、地貌、地理位置等特征;③自然资源情况等。人文社会环境如社会经济水平、教育水平、家庭结构和功能、人均收入、风俗习惯、人口的稳定度、社会休闲环境以及社区内各项计划的执行情况等。

(二) 社区人群的健康状况

社区人群的健康状况主要包括社区人口学资料、社区疾病的流行病学特征和健康行为分析。

1. 社区人口学资料　包括:①人口数量:户籍数、常住人口数、流动人口数;②人口结构:包括年龄、性别、民族、职业、文化程度、就业人口、抚养人口构成等;③人口动态变化情况:出生率、死亡率、人口自然增长率、人口老龄化及其变化趋势等。

社区人口学资料对卫生工作的实际指导意义在于:了解社区的特点和社区所需的服务内容,决定社区卫生服务机构今后的服务模式。例如,对于某一个人口老龄化现象较为严重的社区,社区卫生服务工作的重点应是围绕着如何提高老年人的生活质量来开展工作。同样,社区居民文化程度的构成决定了服务方式的不同。如果某一社区居民文化程度较低,那么开展健康教育则可以采取浅显易懂的形式,如图片、真人示范等直观的教育方式,形象化的表演等,寓教于乐,便于居民掌握基本健康知识。

2. 疾病的流行病学特征　包括:①传染病、慢性非传染性疾病、各类伤害的死亡率、死因构成和死因顺位,主要指标有:新生儿死亡率、婴儿死亡率、孕产妇死亡率、年龄别死亡率及死因谱等。②居民疾病现患情况,主要指标有:人群常见慢性病的患病率及疾病谱、居民两周患病率；年龄、性别不同病因住院率与平均住院日；年龄、性别不同病因就诊率与日门诊量排序等。③卫生服务需求与满意度，主要指标有：居民的健康信念；对社区卫生服务的需求与利用情况；会诊与转诊情况；社区卫生服务的及时性、可达性以及群众的满意度。④其他健康问题，如损伤与中毒情况；居民的生活质量；心理健康状况；疾病负担情况等。

疾病的流行病学特征对于卫生工作的实际指导意义在于：根据该项内容的调查，可以明确社区主要健康问题及其分布特征。同时，还可以了解社区居民最关心的也是最需要解决的就医问题，从而决定社区卫生服务机构今后的工作重点。

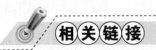
相关链接

2006年5月9日，原卫生部与世界卫生组织联合举行仪式，首次发布全球报告《预防慢性病——一项至关重要的投资》中文版与《中国慢性病报告》。报告显示，慢性病正在严重威胁全球人民的健康与生命。

根据世界卫生组织报告，2005年全球总死亡人数为5800万，其中近3500万人死于慢性病，而中国慢性病死亡人数占了750万。目前，慢性病已经成为全世界几乎所有国家成人的最主要死因。未来10年，全世界慢性病死亡人数还将增长17%，而在中国，如果没有强有力的干预措施，慢性病死亡人数将增长19%，其中糖尿病死亡人数甚至可能增长50%。慢性病危害80%发生在中低收入的发展中国家，其中，最穷国家受危害最大。研究表明，慢性病是多种因素长期影响所致，已明确的相关危险因素包括超重、肥胖、血脂异常、膳食不合理、运动不足、吸烟等。有近80%的心脏病、90%的2型糖尿病、1/3的癌症，可以通过改变不健康的生活方式，特别是饮食方式进行有效预防。

报告强烈呼吁，世界各国应充分重视慢性病危害，积极投资于慢性病的预防。其目标是采取行动以减慢和遏制慢性病的上升趋势已成为全球公共卫生的当务之急。假如每年能将慢性病的死亡率下降2%，今后10年就可以挽救3600万条生命的过早死亡，这一目标的实现也将给中低收入国家带来可观的经济效益。开展慢性病防治的知识和技能已经具备，关键是要采取行动，而行动的核心是领导作用，这个作用甚至比单纯给已经超负荷运转的健康机构追加投资更为重要。政府在国家层次上采取全面和综合行动是取得成功的手段。

世界卫生组织与我国慢性病社区综合防治合作中心的成立，标志着我国与世界卫生组织将在这一领域开展更为广泛和深入的合作，使我国的慢性病防治工作进一步与国际接轨。

3. 健康行为分析　包括：①社区居民对于慢性病知识的了解、态度、行为；②与慢性病有关的常见危险因素分布情况，如吸烟、饮酒、超重、不定期锻炼、不合理膳食结构、高血压、高血脂、生活与工作的紧张度、性格特征等；③生活、工作环境对健康的影响。

健康行为分析对于卫生工作的实际指导意义在于：通过居民健康行为及环境的调查，可以了解影响居民健康的危险因素，分析社区主要健康问题产生的原因，为下一步社区开展健康教育工作奠定基础，进而采取相应的干预措施。

（三）社区资源与社区解决健康问题能力

社区卫生服务的资源不仅仅来源于医疗卫生机构，还可来源于政府、社区其他组织乃至社区居民的参与。全科医师要搞清楚哪些资源可以直接利用，哪些资源尚待开发利用。社区内可用于解决健康问题的资源主要包括以下几个方面：

1. 经济资源　是指社区整体的经济状况及其发展趋势、卫生经费占国民生产总值的百分比、收入分配的公平性、公共设施、产业结构、交通状况等。经济资源的丰富程度及分布状况直接影响到卫生保健服务的提供、利用和质量。

2. 机构性资源　包括卫生机构和非卫生机构两个方面。卫生机构是指各级卫生行政机构、医疗机构（医院、卫生院、诊所）和防保机构（防疫站、保健院），以及红十字站、疗养院等。非卫生机构主要是指社会福利机构、慈善机构、文化教育机构和各种社区团体如工会、协会、宗教团体等。了解这些机构的功能及其对居民的可用性和可及性等信息，有助于社区卫生服务的连续性与协调性发展。

3. 人力资源　包括各类卫生专业技术人员如医师、护士、药剂师、营养师、卫生保健提供者和卫生相关人员，如行政人员、社区志愿者、街道居委会成员等。其中，卫生人力的数量、质量以及工作效率对社区健康水平起着决定性的作用。这些人员都是社区卫生服务的有效资源。

4. 社区动员的潜力　是指社区内可动员来为医疗卫生保健服务的所有人力、物力、财力、技术和信息等，包括居民的社区意识、社区组织的活动、社区权力结构及运用、社区居民对卫生事业的关心程度、社区人口的素质与经济能力等。它是决定实施社区健康行动计划成功与否的力量所在。社区卫生服务工作不仅仅是卫生部门的事，而应是全社会的责任。全科医师应善于开发领导层，积极争取社区有关部门的理解与支持，动员社区群众参与。

四、社区诊断的步骤

（一）明确社区诊断的目标

目标既可以是全面、综合性的，如诊断社区居民的卫生服务需要或需求，也可以是较为特异的，如社区某职业人群的健康状况或高血压的预防控制等。目标的确定有助于选定社区卫生诊断的方法。

（二）确定目标社区和目标人群

目标社区可以根据地理区域或特定人群来界定，如城市的街道或机关单位等；目标人群可根据社区诊断的目的和内容来界定，如社区的全人口或某个年龄段的人口等。目标社区的界定对于资料的收集、分析及制订社区卫生计划都是非常必要的。

（三）收集资料

收集完整、可靠的信息资料是正确进行社区诊断的前提。社区诊断所需收集的资料类型与范围，主要依据研究目的来确定，既可以是定性资料，也可以是定量资料；既可以是人口学特征资料，也可以是特殊资料。

1. 资料的类型与来源　资料的类型主要有两种：一是现有的资料，二是社区专题调查资料。

（1）现有的资料：主要是收集各相关部门以及社区卫生服务机构的日常工作报表、年度统计等。具体包括：①常规统计报表：如疾病统计资料、病例档案、人口资料和经济资料等；②经常性的工作记录：如门诊诊疗日志、住院病例记录、居民个人和家庭健康档案等；③既往开展的健康调查：如普查资料、定期的健康体检资料等。

这些资料较易得到，既省时又省力。可以从卫生相关部门获得现有的医疗卫生保健方面的统计资料；从行政主管部门获得人口、经济、资源与环境等方面的资料见表4-4。一般收集资料的时限为上1～2个年度。在收集过程中，要注意资料的全面性、可靠性和准确性。

表4-4 社区诊断现有资料来源汇总表

来源渠道	内容	注意事项
疾病预防控制中心	生命统计资料	标准的统一性
	出生、死亡资料	死因诊断依据
	疾病现患率	资料分母的定义与范围
	疾病监测资料	覆盖人口面和代表性
企事业单位和学校	健康体检记录	诊断标准
科研院所	疾病现患及危险因素的调查研究结果	标准的统一
政府部门	有关政策、组织、机构的文件	日期、有效期、保密性
公安局、统计局	人口学资料	标准化与可比性
交通管理局	交通事故登记资料	分类与标准

（2）专题调查的资料：是指针对社区的某一问题进行专项的调查，如社区居民健康状况调查资料、危险因素调查资料、居民满意度调查，以及社会经济状况调查资料等。其优点是可以对特定的问题及其影响因素进行深入细致的研究，针对性强、准确性好，但是现场调查需要消耗大量的人力、物力和财力。

2. 资料的内容 在社区卫生服务中常常需要了解以下几个方面的信息内容：

（1）社区健康状况资料：如患病率、发病率、疾病别发病率、死亡率、死亡原因、平均期望寿命、病残率、因病休工日数、因病卧床日数等。

（2）卫生资源以及利用资料：如卫生费用的数量与来源、医疗卫生机构的数量与分布、卫生技术人员的数量与结构、居民对卫生资源的可及程度等。

（3）社区卫生服务利用与管理资料：如就诊人数、住院人数、年急诊率、年住院率、平均住院日以及影响居民门诊和住院利用的因素等。

（4）居民行为与生活方式资料：如营养状况、自我保健意识与能力、运动情况、吸烟、饮酒、滥用药物等不良行为与生活方式等。

（5）相关人口学资料：如社区的人口数、性别、人口结构、职业特点、文化程度、重点人群和高危人群的特征。

（6）社会和经济指标资料：如收入、就业、生活环境与条件、生活秩序、业余文化生活等方面。

（7）社区背景资料：如地理位置、自然资源、风俗习惯以及交通情况；社区内的政府机构、各类团体分布情况等。

（四）确定社区需要优先解决问题的顺序

一个社区在一定时期内所面临的卫生问题往往是众多的。由于卫生资源的有限性，卫生服务的供方不可能面面俱到地解决所有的卫生问题。为此，必须根据一定的原则来确定需要优先解决问题的顺序，并对其施加必要的干预措施，以达到预期目标。

确定需优先解决的卫生问题时，应从以下几个方面加以考虑：

1. 普遍性 所确定的需优先解决的卫生问题在社区人群中普遍存在，具有共性的特点。通常是以某种卫生问题发生频率的高低，如发病率和患病率来表示。

2．严重性 该卫生问题对社区居民的健康状况影响较大，造成的后果也较为严重，如慢性病所致的生活自理能力丧失，生活质量下降，家庭负担过重等。

3．紧迫性 该卫生问题已引起政府和社区居民的强烈关注，是必须在近期内得到解决的问题。

4．可干预性 该卫生问题能够通过某些特定措施加以解决或改善。如通过健康教育，采取首诊高血压制以及定期测量血压，可以改变社区居民不良生活习惯和治疗高血压患者，以达到控制原发性高血压和降低心脑血管疾病发生率的目的。

5．效益性 是指在相对固定的资源条件下，解决该卫生问题所取得的社会效益和经济效益，即具有较高的成本效益。如新生儿接种乙肝疫苗可以预防乙肝的发生，被认为具有较高的成本效益。

（五）作出社区诊断

通过社区卫生状况调查，对所获得的信息进行分析总结，可以发现社区存在哪些主要卫生问题，并作出诊断，最终形成社区诊断报告。报告的基本内容至少应包括以下几个方面：①开展社区诊断的背景：如社区的一般情况简介，提出开展社区诊断的目的与意义；②社区主要健康问题有哪些；③社区主要健康问题的严重程度、影响范围及涉及人数；④该问题对其他问题的影响；⑤主要健康问题产生的原因及其可控性；⑥社区卫生问题的解决措施以及通过社会动员解决该问题的可行性等。

撰写社区诊断报告时要注意遵循实事求是、共性与个性相结合、重点突出、注重干预措施的可行性与可操作性的原则。

社区诊断主要流程见图4-2所示。

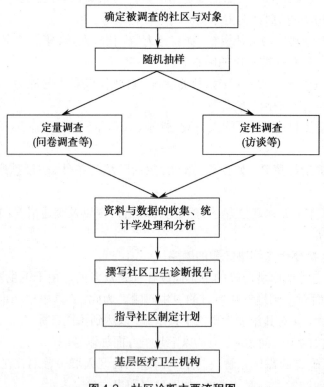

图4-2 社区诊断主要流程图

五、社区诊断的方法

社区诊断的研究方法通常采用定性研究(qualitative survey)和定量研究(quantitative survey)两种。

(一)定性研究方法

社区诊断并非一定要通过大样本的定量调查研究才能获取资料,有时社区医务工作者在日常工作中通过与当地知情者进行广泛深入的访谈等,即可了解社区的有关情况,如社区的自然环境、社区面临的主要卫生问题、居民的态度等。定性研究的特点是主观性强,研究结果不能以数据来表示,但能获得深入的信息,可以表明某种趋势,对所研究问题具有探索性意义。常用的定性研究方法主要有:观察法、深入访谈法和小组讨论等。

1. 观察法　是指通过对事物或研究对象的行为进行直接的观察来收集数据的方法。可分为参与性观察法和非参与性观察法两种。

(1)参与性观察:是指研究者参与到研究对象的生活中,即生活在被观察者的社区文化氛围中,通过仔细的观察和体验,获取研究对象的特征、态度、生活行为与习惯以及与健康有关的第一手资料信息。研究者从社会系统的角度揭示所要研究问题的影响因素,观察记录这些因素与其他因素间的相互关系及意义。

(2)非参与性观察:是指观察者仅以一个旁观者的身份出现,只观察事件的发生情况,而不参与观察对象的活动。

研究者通过观察可以发现被观察者的表述与实际情况之间的差异,最大限度地减少和控制定性研究的偏差,所获资料较为准确。

2. 深入访谈法　是指调查员事先拟定好访谈提纲,通过与研究对象面对面的深入交谈了解其对某些问题的想法、感觉与行为的方法。根据被调查者的回答,随时提出新的问题逐步深入主题。其形式既可以是个别访谈,也可以是集体访谈。

社区卫生诊断中常被访谈的对象主要有街道办事处管理人员、居委会主任、社区卫生服务中心主任(站长)及其他人员等。访谈的问题最多不应超过5~6个,内容主要有:①您认为社区中主要的疾病和健康问题是什么?②您认为造成这些问题的主要原因是什么?③您认为怎样才能减少这些问题的发生?④您认为应首先解决哪几个问题?⑤您认为在解决这些问题中,关键人物和关键部门是哪些?⑥您是否支持和参加社区慢性病综合防治工作等。

访谈时间以20分钟为宜。深入访谈具有较大的灵活性与开放性,访谈人员如果掌握了一定的技巧,可以获得较为真实和深入的资料,但缺点是所获得的资料难以进行统计分析,因此使用范围有限,常用于定量以及事前不知道问题的答案时或作为某些研究的预试验。

3. 小组讨论　是访谈的一种特殊形式。将一组同类人员聚集在一起,就某一特定的问题进行深入讨论。它多在社区诊断之前或之后进行,常用于收集基线调查资料或者评价某项目的进程和结果。其目的是利用小组成员相互启发、共同讨论的特点来发掘行为发生的原因。讨论在宽松的气氛中进行,能够使参与者充分表达自己的想法。小组讨论的形式可分为专题小组讨论和选题小组讨论两种。

(1)专题小组讨论:是指根据调查目的,确定讨论主题,在一个主持人的带领下,一个小组成员用约1.5小时的时间,围绕主题进行讨论,并由记录员现场记录。专题小组讨论的成员主要由本社区卫生工作人员、社区居民代表、社区行政管理工作人员组成，一组一般为8～10人。讨论内容与访谈基本相同，包括：①您认为改善现状需要开展哪些工作，提供哪些服务？②您个人或家庭中常见的健康问题是什么？③您认为社区疾病防治中最大的困难和负担是什么等。

（2）选题小组讨论：是一种程序化的小组讨论，其目的是为了寻找健康问题，将所发现的问题按其重要程度排序。每个选题小组一般由6～10人组成，由主持人提出要讨论的问题，参与者独自列出与问题相关的重要因素，并分析原因，主持人合并归纳所列出的重要项目，每个人对此项目按重要程度依次打分，根据统计结果得出重要的几项即为最突出的问题。特点是每个人都有平等表达意见的机会，且受他人的影响较小，讨论会有一个明确的结果。

（二）定量研究方法

定量研究往往是将问卷作为收集资料的工具向被调查对象收集有关疾病、健康、医疗服务等信息，因而又称为问卷调查法。定量研究的特点是标准化和精确化程度较高，逻辑推理比较严谨，可检验性强，因而更客观、更科学。具体方法有结构式访谈、现场自填法和信访法等。

1. 结构式访谈 是指调查者根据事先设计的调查表或问卷对被调查者逐一询问来收集资料的方法。基本特征是有详细的调查表和进行面对面的访问。其优点是：①具有一定的灵活性，当回答者对问题有误解时，可以得到访谈员的直接解释；②可以控制答卷的环境，具有较高的应答率；③可观察到许多非文字方面的资料；④可以使用较复杂的问卷。缺点是：①需要较多经费和时间；②容易出现访谈偏误；③难以保证回答人的隐匿性，对敏感的问题不愿配合；④有一定局限性，难以在回答者居住很分散的情况下使用，所以通常在一些较大的样本且调查对象较为集中的调查中应用较为广泛。

2. 现场自填法 是指研究者直接将问卷发放给调查对象，由调查对象在现场按照问卷的填写要求自己填写的方法。其特点是：①涉及交通和现场组织工作，在时间和费用上可能比信访法多，但比访谈法少；②具有一定的灵活性，当填表者遇到问题时可向现场研究人员提问，并得到准确的解释，获得的资料可靠性一般较高；③可控制填写问卷的环境，防止代答、讨论回答等；④问卷的回收率较高，可保证样本的代表性；⑤可发现遗漏的问题和回答有错误的问题，并得到及时的修正，提高问卷的有效率；⑥调查对象因在有限的时间内填写完毕，难免造成时间冲突，可能导致误答、误填，影响调查的准确性；⑦有一定的匿名性，但不如信访法，不适用于调查对象居住较为分散的调查。

3. 信访法 是研究者将问卷邮寄给被调查者，由被调查者按照要求自己填写完后邮寄给研究者而获取有关信息资料的方法。其优点是：①节省经费和时间，不需要直接接触调查对象，不需要培训调查员，也无须交通费用；②具有较好的匿名保证；③调查范围较广，适用于调查对象居住较为分散情况的调查；④可避免访谈偏误。缺点是：①缺乏灵活性，由于没有调查人员在现场，当被调查者遇到问题时无法得到准确的解释，只能依靠个人对填表说明的理解来作答；②回收率低，无法控制答卷的环境，如果回收率过低，则难以保证样本的代表性；③问卷中无法列入一些较为复杂的问题。

六、社区健康计划

完成社区诊断后，就要结合现有的社区资源情况，针对优先解决的健康问题，设计社区健康计划，然后组织与实施，并最终评价社区健康计划实施的效果，以了解健康计划项目达标情况。设计、实施、评价是社区健康计划的三个基本要素。

（一）设计

社区健康计划包括目标、对象、时间、地点、干预措施、资源可用度、实施方法与策略、质量控制和结果评价等方面。

1. 目标 任何一个有价值的社区健康项目都应该有一个明确的目标。确定目标要遵循符合社区需求、现实可行、不宜过大、有可测量的指标进行评价，以及有可参照的标准的原则。例如，在一年内，要使社区中35岁以上的已婚妇女接受子宫颈癌筛查率达80%以上。

在描述一个目标时，要涉及做什么（what）、谁来做和对谁做（who）、何时做（when）、何地做（where）、怎样做（way），即"5W"问题。

目标通常包括总目标、子目标以及指标体系。指标体系的选择必须符合具有代表性、有效性、可靠性、可行性和精确性几个条件。

2. 对象 包括由谁对哪些人来实施计划。实施对象的确定要适当，既要覆盖所有的危险人群，又要避免因范围过大而造成资源浪费。计划实施者要保证有能力正确地实施计划。

3. 时间 明确计划实施的期限，应制订时间的进度计划，以便确保计划的顺利实施。

4. 地点 在什么地方实施计划，即确定项目所涉及的社区范围，范围不宜过大。

5. 干预措施 对干预方法要进行筛选，分别考虑各种干预方法的特异性、敏感性、可靠性、有效性、依从性（被实施者可接受程度）以及成本效果等。

6. 资源可用度 要列出所需的人力、物力与财力，并评价现有资源的可用程度和足够程度，应在可能得到的资源范围内制订计划。

7. 实施方法与策略 制订计划实施的原则、方法与策略，确定计划实施的技术路线，建立计划实施领导小组和管理制度，以提高工作效率。

8. 质量控制 确定能控制计划实施的质量的关键环节和实施质量控制的具体方法，发现问题及时报告，必要时需对计划进行适当调整。

9. 结果评价 应明确评价的目的、评价的内容、由谁来评价、评价报告的价值怎样等。同时，应预先制订评价计划，选择评价的方法。

（二）实施

社区健康计划的实施即社区干预，是指充分利用社区资源，在社会各部门的参与下，针对不同目标人群，开展疾病的防治和健康促进活动，通过改变生活方式和生活环境，使个体和社区增强控制健康危险因素的能力，以创造有利于健康的环境，预防疾病，提高健康水平。包括目标的认知、资源的组织与利用、干预方法的操作与指标的测量、质量控制、阶段性评价以及计划的调整等方面。

1. 主要特点 包括：①强调一体化干预，由于慢性非传染性疾病具有共同的危险因子，同一干预手段可预防多种慢性病，即一网多用，并将一级预防、二级预防和三级预防相结合；②强调社区的参与和增强社区自身发展的能力；③不同社会文化背景的阶层共同受益。

2. 干预策略的选择 选择的要点是：①过去类似项目或目标人群显示有效的战略；②什么战略可覆盖最大的人群；③社区自我参与和自助的能力；④经费少效益大；⑤可行性；⑥有效性；⑦可维持性。

3. 干预内容 应根据各种疾病的不同危险因子，开展社区健康教育与健康促进活动。干预活动的内容可从以下几个方面来选择：①政策和环境支持；②公共信息；③社区参与和发展；④个人行为改变技能的发展；⑤社区多方位服务。

4. 干预方法与技巧 以高血压防治为例：①政策方面：建立社区门诊 35 岁以上患者免费测血压制度，社区卫生服务中心组织定期进行高血压防治知识讲座；②公共信息方面：高盐和肥胖是发生高血压的主要危险因素；正常人每年需要测一次血压；高血压患者需终身治疗和用药；高血压的非药物治疗方法主要是限盐，每天摄入不超过 5g；合理膳食，控制体重；经常的中等量的有氧运动；对其他心血管疾病的危险因素，如高血脂、吸烟等也要积极地干预；③社区方面：在社区建立居民血压测量登记制度，家庭保健服务包括定期测量血压；④工厂方面：定期为职工测量血压，对高血压患者进行随访、治疗和评价。

我国正处于第一次卫生革命与第二次卫生革命相互交替的历史阶段，同时兼顾传染病预防和慢性病预防的双重任务，社区全科医师作为执行预防保健的主体，要同时承担两次卫生革命的任务，有效地开展慢性病的三级预防。

（三）评价

社区健康计划项目实施结束后，要对其结果进行全面评价。可以利用两次社区诊断结果的比较开展评价，判断干预措施对人群健康的影响程度。社区诊断需要每 3～5 年开展一次，其目的在于了解所辖社区近年来主要健康问题及居民需求的变化，因而，可以评价 3～5 年前依据社区诊断制订的工作计划的正确性及落实情况。

理论与实践

为降低脑卒中的发病率和死亡率，加快推进脑卒中的筛查与防控，更好地维护人民群众的健康权益，2009 年 6 月，原卫生部正式启动"脑卒中筛查与防治工程"。2011 年 4 月，脑卒中筛查与防治工程委员会正式成立。成立以来，工程始终致力于构建脑卒中筛查与防治网络体系，实现慢性病防控的关口前移；加强专业技术培训，建立脑卒中防治队伍；发挥基层医院优势，注重防治结合；加强科学研究，提高慢性病防控能力；遵循规范指南，确保医疗质量与安全。原卫生部、财政部已将"脑卒中筛查与防治工程"列为医改重大专项，从 2012 年起开展六省市试点工作，拨款 4000 万人民币。

今后的工作任务和防控策略是：深入宣传脑卒中预防知识，大力推广健康的行为生活方式，建立并完善全国脑卒中筛查与防控网络体系，制定相关标准和干预准则，培养专业人才，指导临床规范筛查、循证施治、合理用药，开展科学研究。争取 3～5 年内，建立起 200～300 所脑卒中筛查与防治基地。从保健人群、社区体检、医院门诊及住院患者开始，广泛推开 ABCDE 防控策略（A：抗栓治疗；B：控制血压和体重；C：降低胆固醇、戒烟、开展支架及颈动脉内膜剥脱术；D：控制糖尿病、膳食调整；E：健康教育、体育锻炼、定期查体），实现 3 年内在全国筛查和干预高危人群 100 万人。通过努力，探索我国慢性病防治新途径，控制医疗费用，降低脑卒中的发病率和死亡率。

第三节 以社区为导向的基层医疗服务

社区导向的基层医疗（community oriented primary care，COPC）是基层医疗的一种特殊形式，也是全科医师提供社区健康照顾的一种重要的工作方式。早在20世纪50年代，南非、以色列和印度等国家首先开始进行了COPC的尝试。20世纪70年代初，由Sidney Kark等报道了他们在南非和以色列的实践情况，并提出了COPC的概念。Kark等发现，社区中的健康问题与社区的生物、社会、文化等特征密切相关，主张基层医疗服务不应仅局限于患者和疾病上，而应注意其与社区环境及行为等方面的联系，由狭小的个人健康扩大到社区健康。20世纪80年代COPC在美国兴起，目前，许多国家的基层医疗机构已广泛开展和实施COPC计划。

相关链接

2011年12月29日，第六届中国健康传播大会在北京召开，大会主题为"健康家庭与慢病防治"。该大会是目前国内公共健康领域最具权威的品牌盛会，原卫生部陈竺部长和清华大学顾秉林校长共同担任主席。会上，高级卫生专家、世界银行驻中国办事处王世勇作了《中国慢性病报告及国际慢性疾病防控最新进展》的报告。

报告显示，目前我国有超重人口3.05亿，肥胖人口1.2亿，高血压人口2.36亿，高胆固醇血症人口3293万，糖尿病人口9681万。慢性病已经成为卫生界面临的主要挑战，包括心血管疾病、癌症、糖尿病等慢性病造成的死亡率已经达到85%以上，而且用于慢性病治疗的费用也达到卫生支出的68%左右。但目前，我国对于慢性病的重视程度和人群的知晓率还远远不够。

本届大会宣布启动"中国百岁工程"。该工程以基因的适应性和稳定性为标准，生命科学、生物科技和中医药文化为干预手段，致力于把人类寿命和健康状况推向生命的极致状态。其目标是"60岁以上不生病；70岁以上不衰老；80岁以上可驾车；90岁以上可旅游；100岁以上生活可自立"。

一、COPC的定义与基本要素

1. 定义　COPC是一种将社区和个人的卫生保健结合在一起的系统性照顾策略，是在基层医疗中，重视社区、环境、行为等因素与个人健康的关系，将服务的范围由狭小的临床医疗扩大到从流行病学和社区的观点来提供照顾。它将以个人为单位、治疗为目的的基层医疗与以社区为范围、重视预防保健的社区医疗两者有机地结合到基层医疗实践中。COPC的基本特征是：①将社区医学的理论和方法与临床技能相结合；②通过社区诊断确定社区健康问题及其影响因素；③设计可行的解决方案；④运用社区资源实施社区健康项目并予以评价；⑤所开展的项目为社区全体居民的健康负责；⑥保证医疗保健服务的可及性和连续性。

2. 基本要素　COPC包含三个基本要素：一个基层医疗单位（如街道医院或乡卫生院）、一个社区内特定的人群和一个明确的解决社区主要健康问题的实施过程。COPC将基层医疗实践与流行病学、社区医学有机的结合，扩大了基层医疗的范围，形成了立足于社区、以预防为导向、为社区全体居民提供服务的新型基层医疗模式，其重心是社区保健。

二、社区为导向的基层医疗实施程序

COPC 是基层医疗实践，也是动员全社会共同参与社区人群保健的系统工程。COPC 的实施过程包括下列五个步骤：明确社区、人群和基层医疗单位；了解人群主要卫生问题；制订健康保健计划；实施健康保健计划与质量控制；对实施效果进行评价。实际上，COPC 的实施就是一个不断提高社区居民的健康素质和生活质量的过程，循环往复。当一个健康问题得到解决之后，又进入新一轮的 COPC 实施过程。实施过程可以用一个循环图表示，如图 4-3。

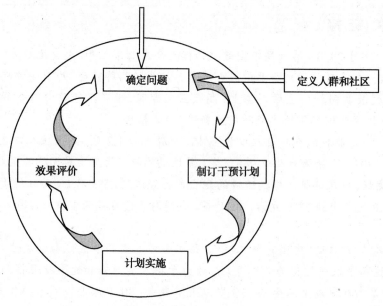

图 4-3　COPC 的实施过程

（一）社区为导向的基层医疗的实施过程

1. 确定社区以及社区人群　实施 COPC 时首先要确定社区的范围，如以某个街道、居委会或乡（镇）作为一个社区。全科医师既要考虑整个人群，又要特别关注那些不常来看病的人群情况。可列出社区人群中每个成员的清单，描述他们的社会人口学特征、文化水平、健康相关行为（health-related behavior）等。同时，还要确定一个主要负责的基层医疗单位，如由街道社区卫生服务中心为负责实施 COPC 的基层医疗单位。

2. 评价人群健康状况，确定社区主要健康问题　人群一旦确定后，全科医师就要综合相关的研究方法，评价社区人群的健康问题与主要危险因素、卫生服务状况和可利用的卫生资源，确定主要的健康问题。例如，通过社区调查和统计学分析后发现，某一社区的人口中，男性占 51.2%，女性占 48.8%，60 岁及以上人口占 13.0%。社区成年人前五位疾病的顺位依次是：高血压、糖尿病、冠心病、慢性阻塞性肺部疾病和骨关节病。其中高血压的患病率为 16.4%，知晓率为 49.6%，治疗率为 55.9%，有效控制率为 19.2%；糖尿病的患病率为 13.1%，知晓率为 40.8%，治疗率为 55.6%，有效控制率为 21.2%。进一步分析认为，该社区的主要健康问题是居民对高血压和糖尿病疾病的知晓率低，高血压的检出率低，控制率也低，糖尿病的系统管理率低。同时，发现社区居民喜吃油腻和辛辣食物，口味偏咸，缺乏运动。由此得出，该社区的主要健康问题是高血压和糖尿病的防治。

3.确定需要优先解决的健康问题,并制订社区干预计划 大多数社区都不具备同时解决社区人群中所有健康问题的能力,因而,必须集中有限的资源,有针对性地解决其中的一个或几个主要健康问题。根据健康问题的严重性和重要性,确定社区主要健康问题的排列顺序,然后考虑问题的可变性与可行性,即社区提供资源和解决问题的能力,社区的客观需要和社区居民的需求,以确定解决问题的优先顺序。

确定优先解决的健康问题后,应制订社区干预计划,包括确定目标以及实现目标的策略和方法。有效的社区健康计划应明确需要做什么、何时做、怎样做,以及谁来做。通常应结合社区居民和社区管理机构的意见制订计划方案,计划的形式可以不同,但要尽可能地详细。

4.计划实施 COPC方案实施的过程要重点加强监控,其目的是提高干预的质量。要在干预开始前建立监控的技术和评价的方法,以便进行计划实施后效果的评价。COPC的实施以基层医疗单位为主,并动员社区各种资源,如慢性病防治机构、居委会、工会、学校等。COPC项目的负责人应有较强的社会工作能力,一般由基层医疗单位负责人和社区管理机构领导共同承担。COPC的实施有时需要借助于行政力量,政府、其他社会团体以及社区居民的广泛参与尤为重要。

5.计划评价 项目评价是实施COPC循环的最后一步。根据预先确定的目标,对实施项目各项活动的适合度、效率、效果、费用等进行分析比较,判断项目中设定的目标是否达到以及达到的程度,为决策者提供有价值的反馈信息,以调整和改进项目的实施。COPC项目的评价包括过程评价、效果评价和影响评价。

过程评价是指干预项目实施情况与制订的目标和计划相比较,检查计划执行的动态过程。它贯穿于项目的每一个阶段之中,其目的是通过监测和评价各阶段活动的进展情况、干预活动的效果,进行信息反馈,这对及时了解项目实施的进展,调整不符合实际的计划,确保项目的成功是非常重要的。

效果评价主要是判断干预措施对人群健康的影响程度,评价计划是否达到干预的目的,可用各项健康指标的改善程度来评价是否已经达到计划要求的水平,如对目标人群的知识、态度、行为改变的作用、政策的变化、居民的满意度,以及计划实施的成本效果分析,即项目执行后的直接效果。

影响评价是评价项目实施后对最终目的或结果的作用,如患病率或健康状况的改变,人们的生命质量是否得到改进等,即项目执行的长期效果。对于实施社区健康项目,主要强调过程评价和近期影响评价。评价必须要针对整个人群,同时还应包括对计划实施后正面和负面的影响。

(二)COPC的实施阶段

由单纯的医疗服务发展到COPC模式,需要有一个过程,尤其需要全科医师转变观念,更新知识和服务技能。根据COPC实施的情况,一般可分为5个实施阶段或等级:

0级:未开展COPC,无社区的概念,不了解所在社区的健康问题,只对就医的患者提供一些非连续性的照顾。

1级:对所在社区的健康统计资料有所了解,但缺乏社区内个人健康问题的资料,根据医师个人的主观印象来确定健康问题的优先顺序以及解决方案。

2级:对所在社区的健康问题有进一步的了解,有间接调查得到的社区健康问题资料,具备制订计划和评价的能力。

3级：通过社区调查或建立的个人健康问题档案资料，已掌握所服务社区90%以上居民的个人健康状况，针对社区内的健康问题已采取对策，但缺乏有效的预防策略。

4级：对社区内每一居民均建立个人健康档案、家庭健康档案，并建有社区健康档案，已采取有效的预防保健和疾病治疗措施，建立社区内健康问题资料的收集渠道和评价系统，具备解决社区健康问题的能力和协调管理社区资源的能力。

0级是COPC的原始阶段，4级是COPC的理想阶段，也是COPC实施的最终目标。

理论与实践

COPC模式在我国社区慢性病系统管理中的应用

上海上钢社区卫生服务中心在全科医疗服务实践中积极探索，将以社区为导向的基层医疗（COPC）模式，运用于社区原发性高血压、糖尿病患者的系统管理中，并取得了比较满意的效果。于2000年4月至2001年3月间，选择上钢街道地理环境、经济状况、文化程度、居住条件相似的居委会中享受医疗保险的全部人群1159人，将其分成管理组和对照组，两组间年龄、性别、患病情况（主要是原发性高血压、糖尿病）比较接近。经初步筛选，确定管理组为672人，其中，原发性高血压为343人，占管理组人群的51.04%；糖尿病39人，占管理组人群的5.80%。对照组487人，其中，高血压患者219人，占对照组人群的44.97%；糖尿病16人，占对照组人群的3.29%。

结果表明，从近期效果观察，管理组原发性高血压、糖尿病患者自我管理能力增强，健康知识平均分值比教育前分别提高20%和49%，比对照组分别提高34%和25%；管理组原发性高血压和糖尿病的有效管理率分别为90.0%和89.7%，明显高于对照组的45.0%和43.6%；高血压有效控制率由管理前的47.6%提高到管理后的85.4%，也显著高于对照组的41.0%。直接投入的医疗经费原发性高血压下降了272.10元/月，糖尿病下降了249.97元/月，管理组费用比对照组明显下降。

应用COPC模式对两种慢性病综合管理前，COPC评估只能达到0~1级水平，而应用COPC模式进行综合管理后，基础资料完整，健康教育知识水平提高，有效管理率明显上升，月人均医疗费用支出明显下降，COPC评估已达到4级水平。可见，COPC模式对提高社区慢性病防治工作内在质量是一个值得借鉴的模式。

三、全科医师在实施COPC中的作用及其意义

社区是个人及其家庭日常生活、社会活动和维护自身健康的重要场所和可用资源，也是影响个人及其家庭健康的重要因素。全科医师的工作如果不考虑"社区"这一重要的因素，就难以主动为个人及其家庭提供完整的医疗保健服务，更难以使医疗保健服务产生最佳的效果。所以，全科医师应把提供以社区为导向的基层医疗服务作为自己的基本职责。

社区为导向的基层医疗服务是将预防医学的观念、流行病学的方法与为个人及其家庭提供连续性、综合性和协调性服务的日常活动相结合，从个人服务扩大到家庭服务，又从家庭服

务扩大到社区服务。通过实施 COPC，全科医师主动服务于社区中的所有个人和家庭，使基层医师的角色发生转变，功能得以完善，从而维护社区的健康，促进卫生事业的发展。COPC 的实施是全科医师提供完整的社区健康保健的重要手段。

全科医师实施 COPC 的意义在于：

1. 有利于实现居民健康保健服务的一体化　通过提供以社区为导向的基层医疗服务，全科医师才能全面了解到社区健康问题的性质、特点和公众的就医行为，医师在诊所或医院中所接触到的疾患或患者，仅仅是社区中所有健康问题或患者中的一小部分（约 30%），大部分患者通过各种形式的自我保健获得痊愈，没有得到全科医师的保健服务。通过 COPC 的实施，可以使社区居民能够接受全科医师健康保健一体化的服务。同时，在维护个人及其家庭的健康方面，全科医师能够调动个人和家庭的主观能动性，使居民获得连续、全面的健康维护。

2. 有利于发挥社区资源的作用　社区是个人及其家庭健康和疾患的重要背景，是全科医师服务的重要资源。只有在社区的背景下观察健康问题，才能完整、系统地理解个人及其家庭的健康和疾患，而忽视社区这一背景因素的作用，难免会使医师在诊疗方面走进死胡同。

3. 有利于维护社区全体居民的健康　以社区为导向的基层医疗要求全科医师同时关心就医者和未就医者，只有这样，才能更有效地维护社区全体居民的健康。一方面，就医者不一定有十分严重的健康问题，而未就医者未必问题就不严重，在未就医者中常常隐藏着更多的危险性或难以解决的问题。另一方面，这不仅不符合卫生经济学的观念，而且医疗保健服务也难以取得理想的成效。对于维护社区健康来说，社区预防比个人疾病的诊疗更有价值。

4. 有利于促进社区资源的合理利用　通过提供以社区为导向的基层医疗，可以促进合理利用有限的卫生资源，并在动员社区内外医疗和非医疗资源的基础上，最大限度地满足社区居民追求健康生活的要求。社区是解决人群健康问题的理想场所和有效资源，维护社区居民的健康不仅仅是医务人员的责任，也不仅仅是个人及其家庭的责任，而是整个社区乃至整个社会的责任。社区的积极参与可以弥补卫生资源的不足，可以使维护社区健康的活动在有关政策、制度或其他行政干预的推动下成为全社区参与的群众性运动，最终产生单纯依靠医疗保健机构的努力而无法取得的效果。对社区资源的利用程度是以社区为导向的基层医疗保健成败的关键。

5. 有利于控制各种疾病在社区中的流行　全科医师通过接触个别病例，可以及时地预测或掌握有关疾病在社区中的流行趋势和规律。同时，还可以迅速采取有效的预防和控制措施，与疾病防治部门协作，及时阻止有关疾病在社区中的流行。从个人及其家庭预测社区，又从社区预防的角度去维护个人及其家庭的健康，这是以社区为导向的基层医疗的重要特征。

学习小结

1. 社区是由若干社会群体或社会组织聚集在一个地域里所形成的一个生活上相互关联的大集体，由人口、地域、生活服务设施、特定的文化背景与生活方式、一定的生活制度和管理机构五大要素构成。开展以健康为中心，以人群为对象，以家庭为单位，以社区为范围，提供预防、医疗、保健、康复、健康教育与健康促进和计划生育技术指导"六位一体"的综合性服务，能够解决居民主要的常见病和多发病问题。

2. 社区诊断是开展社区卫生服务的向导，只有通过社区诊断，才能确定社区中的主要健康问题以及解决问题的优先顺序,并根据社区居民的需求,制订出有效、可持续的社区卫生服务计划。社区诊断的基本步骤是明确社区诊断的目标、确定目标社区和目标人群、收集资料、确定社区需要优先解决问题的顺序、作出社区诊断。

　　3. 社区为导向的基层医疗是一种将社区和个人的卫生保健结合在一起的系统性照顾策略,是在基层医疗中,重视社区、环境、行为等因素与个人健康的关系,把服务的范围由狭小的临床医疗扩大到从流行病学和社区的观点来提供照顾。

　　4. COPC 的实施过程包括明确社区、人群和基层医疗单位、了解人群主要卫生问题、制订健康保健计划、实施健康保健计划与质量控制以及对实施效果进行评价五个基本步骤。实际上,COPC 的实施就是一个不断提高社区居民的健康素质和生活质量的过程,循环往复。当一个健康问题得到解决之后,又进入新一轮的 COPC 实施过程。全科医师在实施 COPC 中发挥着重要的作用。

（初　炜）

 思考题

　　1. 什么是社区? 构成社区的基本要素是什么? 社区主要健康问题有哪些?

　　2. 社区诊断的内容是什么? 社区诊断与临床诊断有何区别? 作为一名全科医师,应如何结合所在社区的实际进行社区卫生诊断和社区健康计划干预?

　　3. 以社区为导向的基层医疗的含义是什么? COPC 的实施步骤是什么? 如何在社区组织 COPC 的实施?

　　4. 全科医师在 COPC 实施中有何作用? 为什么要立足于社区提供健康照顾?

第 五 章

全科医疗中的临床思维

学习目标

1. 掌握 以问题为导向的诊疗思维、从患者主诉和症状出发的诊断与鉴别诊断、Murtagh 的安全诊断策略、从疾病入手的诊疗思维程序、全科医师的临床推理与判断程序、临床转诊的决策思路。

2. 熟悉 以问题为导向的健康档案记录方式、病情优先级处理的判断临床基本推理模式。

3. 了解 全科医师临床思维的基本要求、建立临床思维应具备的相关素质和能力、全科医疗中的疾病管理内涵、以问题为导向的临床处理原则等。

随着临床医学的快速发展，大量高新技术和设备被引入临床，为医师提供了先进的诊疗手段，然而，国内外许多报道表明，尽管辅助检查的仪器设备越来越先进，但与几十年前相比，临床误诊率并没有下降，缺乏对医师临床思维的严格训练是导致误诊率居高不下的重要原因之一。因此，全科医师对先进的诊断仪器不应盲目依赖或迷信，不应削弱临床基本功的训练，对患者主诉应认真收集和分析，所选择的辅助检查项目一定要根据病史、患者主诉的症状和相应的物理检查结果有针对性地实施，还要运用流行病学基础知识评价试验诊断，根据检查指标的灵敏度、特异度、似然比及预测值等选择适宜的检查项目，对检查结果还应具备良好的判断与解释能力，以及有针对性地开展健康教育与干预的能力。

第一节　全科医师临床思维的基本要求

临床医疗是一种高度复杂和高风险的脑力劳动，一个正确的诊断或治疗方案的确立除了要求全科医师掌握诊疗疾病的基本理论、基本技能和临床经验外，还必须具备正确的临床思维方法和能力。

按照国家医药卫生体制要求，全科医师应成为社区首诊医师，对首诊医师的能力要求：能够为居民提供综合性服务，能诊治 80% 以上各科常见症状、常见疾病、常见问题，同时应具有识别或排除少见但可能威胁患者生命的疾病（问题）的能力，以及及时正确处置和转诊的能力。而在社区卫生服务机构的全科医师并没有大医院的先进设备和辅助检查手段，因此，全科医师的诊疗水平更取决于他的临床思维。全科医师主要依据患者主诉、症状、体征来识别和诊断疾病,其临床推理(clinical reasoning)的能力和根据症状进行鉴别诊断(differential diagnosis)的能力就更加重要。针对服务对象的情况实施主动的疾病筛检,掌握适宜的社区疾病的筛检流程、方法、工具和技术,是早期及时发现疾病的关键。

全科医学的临床思维应体现的基本原则是:①以患者为中心(patient centered)的系统思维、以问题为导向(problem oriented)、以证据为基础(evidence based)的临床思维;②体现生物 - 心理 - 社会医学模式,按照系统思维方式全面、综合、整体地认识患者的健康问题;③遵循辩证思维、逻辑思维的基本认识规律;④运用流行病学和循证医学的医学科学思维方法评价与决策临床问题;⑤基于全科医疗实践,坚持科学的批判性思维(critical thinking),不断学习,在服务中坚持持续质量改进(continuous quality improvement,CQI),努力提升自己的执业能力。

一、以患者为中心的整体服务和系统管理思维

以患者为中心的服务模式决定了全科医疗临床思维的总出发点,由此提出了现代医学模式指导下的"全人照顾(whole-person care)"的理念。全人照顾强调四个方面的服务:全面照顾完整的人,全面的家庭照顾(holistic family care),提供连续性照顾(continuity of care)和多学科照顾(multidisciplinary care)。

(一)以患者为中心的全人照顾的要求

1. 从生物医学的角度跨学科地全面、综合地考虑服务对象的健康问题与疾病,要考虑患病的器官系统与其他相关器官系统在动态发展中的相互关系,局部与全身的临床表现及相互影响。疾病的临床因果关系常常是比较复杂的,可以是一因多果,也可能是一果多因,而慢性病更是多因多果,故不能只从某一临床科室的角度处理问题而忽视了其他更为严重的问题。

2. 从生物医学的领域延伸到患者领域,需全面考虑到症状背后潜在的心理、社会、文化背景以及影响因素,以初步作出相应的心理问题诊断、家庭诊断和社区诊断。

3. 以患者需求为导向,以患者及其家庭为照顾单元组建工作团队,协调利用多学科资源为患者提供连续的整体服务,做到防治结合,体现整体医学(holistic medicine 或 integrative medicine)的要求。在我国还应充分利用中医中药进行社区常见病的防治与健康管理工作,尽可能满足患者的多样化服务需求,努力建立长期稳定的伙伴式互动的医患关系,双方共担健康责任,注重培养居民的自我保健意识与保健能力;坚持知情同意原则,共同确认治疗方案,在服务中体现个体化、人性化和艺术性的要求。

4. 注重患者安全,以追求其整体的健康结局为目标,力求实现公平、及时、经济、有效地利用各种资源维护居民健康,减少临床危险事件发生。

(二)全科医学的系统性整体性思维

系统性思维体现了全人照顾的要求:照顾完整的人(holistic person);整体的家庭保健(holistic family care);连续性服务(continuity of care);防治结合的服务(prevention-oriented care);多学科的团队服务(multidisciplinary care);生物 - 心理 - 社会 - 环境多维服务(bio-psycho-social model)。传统的单因单果的线性思维模式早已无法解释慢性病越来越多的临床问题,面对复杂的临床实践需要用系统性思维(systemic thinking)的方法来解决诸多的难题。系统方法是指把对象作为系统来认识,通过对系统中整体与部分之间的相互联系、相互作用的研究,辩证

地把分析和综合结合起来,从整体上正确地认识问题、合理地处理问题。全科医学在系统理论指导下,沿着照顾对象的生命周期和疾病发生、发展的全过程主动地进行系统管理,克服了传统医学模式机械的片面的局限性,建立了自己的学科体系和服务体系。

　　全科医学的系统性方法结合了系统论、整体医学观和生物-心理-社会医学模式,实现了分析与综合、部分与整体、发散思维与集中思维(收缩思维)的辩证统一。首先要了解患者的背景(环境、社会、社区、家庭等),采用发散思维方式和开放式问诊方法,进而,为了解问题的性质和明确主要的问题,要采取集中思维和封闭式问诊方法,把各方面收集到的信息和设想,通过分析、综合、比较、整合,选择出最佳设想并借此明确诊断,这有别于专科思维定势中的分析还原性思维,即由组织、细胞、分子角度去探讨疾病的病理变化(图5-1)。

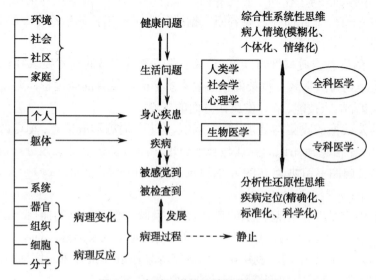

图 5-1　全科医学的系统整体性思维

二、建立全科医疗临床思维应具备的相关素质和能力

　　1. 具有对患者高度负责的道德修养是构建全科医疗临床思维的前提　只有以患者为中心,从患者的根本利益出发,具有对患者高度负责的精神,才能深入进行临床思考,才能坚持认真连续地全面收集患者信息资料,密切观察病情发展,及时提供相应的临床服务。

　　2. 能够运用唯物辩证法和形式逻辑推理是临床思维活动的基本要求　辩证思维是研究事物矛盾的运动、发展、变化的基本规律的科学,任何认知活动都离不开辩证逻辑,全科医学的发展正是基于辩证逻辑的要求,以照顾对象的健康为中心,从健康与疾病这一对矛盾的发展、运动、变化来观察,把握其内在的规律,认识其内在规律,认识其客观本质。全科医疗所体现的全面、连续、综合、协调的整体服务,克服了专科服务中广泛存在的盲人摸象式的局限、片面地认识和处理临床问题的不足。

　　为了使临床诊断与治疗决策更接近事物的本质,必须首先站在哲学的高度,处理好以下辩证的临床关系:①现象与本质;②器质性与功能性;③疾病的一元与多元;④常见与少见;⑤全身与局部;⑥典型与非典型(个性与共性);⑦良性与恶性;⑧主要矛盾与次要矛盾;⑨诊断与治疗；⑩患者与疾病等。避免主观臆想、先入为主的主观性思维；避免只见树木不见森林的片面性思维。避免固守初见、一成不变的静止性思维；避免套用模式、僵化处理问题的习惯性思维；尤其要避免过度夸大和依赖仪器的唯仪器论性思维。

科学思维必须遵循形式逻辑学的基本定律进行逻辑推理：

（1）按照同一律的要求：在同一思维过程中，必须在同一意义上使用概念和判断，不能在推理过程中偷换概念或混淆概念，选择诊断、治疗和临床指南时，首先必须弄清其在什么条件下适用于什么范围的哪类患者。

（2）按照矛盾律的要求：在同一思维过程中，对同一对象不能同时作出两个矛盾的判断，不可能既肯定又否定，要求思维前后连贯，不能自相矛盾。

（3）按照排中律的要求：在同一时间和同一条件下，对同一对象所作的两个矛盾判断不可能同时都假，必有一真，非此即彼。要判断证据或临床可供选择的诊疗方案的真假，决策和执行方案不能模棱两可、模糊不清。

3．培养良好的信息素质与批判性思维　《全球医学教育最低基本要求》将交流技能、信息管理和批判性思维列为医学教育框架的核心要素贯穿医学教育的全过程，以此支撑职业精神、医学科学基本知识、临床技能、群体健康四方面的培养。

信息管理涉及数据的收集与处理；数据组织、分析、提炼形成信息；稳定的可外推的信息系统集合形成知识；信息与知识的管理与合理应用。而信息素质是有效进行信息管理的重点培养内容。参考美国图书馆协会1989年的信息素质（information literacy）定义，医师应具备的信息素质内涵如下：

（1）信息意识：指人们对信息需求的自我感悟，反映人们对信息的捕捉、分析、判断和吸收的自觉程度，对信息的获得和利用程度在信息时代是决定个人发展速度的重要因素。

（2）信息检索能力：是上网和利用电子信息资源来检索并获取所需信息的技巧，包括信息获得能力、信息加工处理能力和创造新信息的能力。

（3）信息评价和有效利用：选择正确的信息资源通道、识别检索到的文献价值以及组织、利用这些信息有效解决特定问题。

（4）信息道德：是指在整个信息活动中调节信息创造者、信息服务者、信息作用者之间相互关系的行为规范总和。在信息传递、交流、开发利用等方面遵守法律和行为规范，例如反对学术造假、保护知识产权、引用别人文章和致谢等。

批判性思维（critical thinking）是对已获得的信息及借此作出的临床诊疗决策进行的一种严格评价。批判性思维并非"怀疑一切"或否定主义，而是一种有扬有弃的辩证思维形式，其主要特征是批判和继承，否定和肯定互相包含和统一。在思维过程中，善于实事求是地批判是非与正误，严格地估计思维材料，仔细地检查思维过程，缜密地进行独立分析和评价，在否定错误中引导科学发现。批判性思维是思维的逻辑性、灵活性和创造性等思维品质的综合。

在临床推理过程中不迷信，要对所获得的信息都考虑一下"为什么？"，支持诊疗的证据及其所导致的结论是否真实、正确或是否具有重要意义。要批判性地运用书本知识和前人经验及自己的经验；批判性地辨识患者状况和现有处理方案；批判性地看待高科技检查结论。在批判性思维过程中应体现如下要求：①找出在推理或思维过程中的逻辑错误；②识别不相关的和不重要的信息，防止其干扰思维推理过程；③避免先入为主、偏见等价值观和思维方式对思维的影响；④能够从多种角度观察问题，认识或解决一个问题可以有一个以上的多种方法；

⑤能够澄清假设，认识到假设带来的后果；⑥以证据、数据、逻辑推理和统计方法支持自己的论点。

循证医学的发展为批判性思维的推理过程提供了坚实的科学依据。

4. 学习力是提升自身能力的原动力　学习力是指一个人或一个组织学习的动力、毅力、能力的综合体现，学习力的要素包括：①学习动力，是指自觉的内在驱动力，主要包括学习需要、学习情感和学习兴趣；②学习毅力，是指自觉地确定学习目标并支配其行为克服困难，实现预定学习目标的状态；③学习能力，是指由学习动力、学习毅力直接驱动而产生的接受新知识、新信息，并用所接受的知识和信息分析问题、认识问题、解决问题的智力，主要包括感知力、记忆力、思维力、想象力等。

医学科学是发展最快的学科之一，对于全科医师来说，若要与时俱进，跟上现代医学发展的步伐，就要不断地学习，根据服务对象的需求找出自身存在的能力差距，设定学习目标，在规定的时间内通过自学、临床进修、项目培训、继续医学教育等手段提升服务能力。临床诊疗能力的提高和科学临床思维的培养，要在临床实践基础上不断学习，经常查阅最新的临床诊疗指南和有关文献以提高自身的服务质量。

第二节　以问题为导向的诊疗思维

面对众多纷繁复杂的生命现象，提出以问题为导向（problem oriented/based）的诊疗思维对全科医师临床思维的培养尤为重要，这里所指的临床问题不仅仅是疾病，因为在基层卫生保健服务中，大部分健康问题尚处于早期未分化阶段（undifferentiated stage），绝大多数患者都是以症状（问题）而不是以疾病就诊，并且绝大多数的症状都是由于自限性疾病引起（或一过性的），往往无须也不可能作出病理和病因学诊断，只有一部分问题经随后的检查被确定为疾病。故对全科医师加强对常见健康问题的识别与处理能力的培养是至关重要，从主诉、症状、体征和健康问题为切入点来进行思考是全科医师的工作特征，为了能够作出正确的诊断，必须掌握各种疾病的诱因、流行病学、自然过程和不同的临床表现方面的知识，以问题为导向的诊疗思维有助于全科医师将有限精力应用于收集与患者健康需要密切相关的资料和信息，以更好地提高全科医疗服务的目标性、针对性、有效性。

一、全科医疗中常见的健康问题

全科医学涉及的内容中，常见病多于少见病及罕见病，健康问题多于疾病；研究整体重于研究细胞，这就是全科医学的基本思路。全科医师涉及的健康问题种类繁多，但常见的问题却相对集中。据统计，在一个全科医师的诊所中以腿部不适、咽喉痛、腰痛、咳嗽、体格检查、药物咨询、感冒、手臂问题、腹痛、妊娠检查、头痛、疲劳、血压高、体重增加、创伤为就诊目的的就医者占其工作量的60%左右。

（一）以问题为导向的健康档案记录方式（POMR）

1. POMR（problem/patient-oriented medical record）　以问题为导向的健康档案记录方式，是一种用于患者就诊时的病历记录方法，围绕具体的健康问题和为解决已发现的问题所制订的协调性卫生服务计划而进行书写，由于用该记录方式收集的资料简明、条理清楚、重点突出、便于统计和同行间交流等优点，在美国的家庭医疗中首先被采用，而后在其他国家的全科医学住院医师培训项目中广泛推广和使用。

患者的基础资料、问题目录、问题描述、病程流程表等项内容构成了问题为导向的病例记录方式的基本要素。

2. SOAP 记录形式　SOAP 是 POMR 记录的核心部分，是每次患者就诊内容的详细资料记录，SOAP 四个字母分别代表的含义如下：

S（subjective data）代表主观资料：是由就医者所提供的主诉、症状、对不适的主观感觉、疾病史等。

O（objective data）代表客观资料：观察者（医师）用各种方法获得的各种客观资料。包括体检发现、生理学方面的资料、实验室检查结果、心理行为测量结果，以及医师观察到的患者的态度、行为等。

A（assessment）代表对健康问题的评价：是问题描述中最关键的部分，完整的评估应包括诊断、鉴别诊断、问题的轻重程度及预后等。"评价"不同于以往的以疾病为中心的诊断结果，其诊断可以是生理上的疾病、心理问题、社会问题、未明病因的症状和（或）主诉等。

评价中所使用的健康问题名称须按统一使用的分类系统来命名，目前多采用世界家庭医师学会（WONCA）于 1997 年修订的"基层医疗国际分类"系统（ICPC）或"基层医疗中健康问题的国际分类"（ICHPPC2）中的问题分类。

P（plan）代表对健康问题的处理计划：全科医师对处理计划应体现以患者为中心、预防为导向，和生物 - 心理 - 社会新的临床诊疗模式，而不仅仅给患者开出药物处方。计划内容一般包括三个方面：进一步诊断计划、治疗策略（包括用药和治疗方式）、针对性的健康教育等。

SOAP 记录形式的问题描述范例如下（表 5-1）。

表 5-1　SOAP 记录形式

记录日期	问题序号	问题名称	S-O-A-P
2012.11.22	1	慢性支气管炎，喘息型	S：间断咳嗽、咳痰、喘 7 年，加重 3 天。既往慢性支气管炎病史。否认冠心病、原发性高血压、糖尿病、肺结核病史。发病与着凉有关。 O：BP：130/70mmHg，P：88 次 / 分，R：19 次 / 分，T：37.5℃，口唇轻度发绀，双肺呼吸音粗，散在哮鸣音，双肺底散在湿啰音；心节律整齐；腹平软，肝脾未触及；双下肢无水肿。 A：因患者有慢性支气管炎病史，且此次发病有明确诱因，故诊断慢性喘息型支气管炎急性发作，诊断明确，应给予积极的抗炎、化痰、平喘及对症治疗。 P：1. 药物治疗 头孢克洛　　　　375mg　　bid po 氨溴索　　　　　60mg　　 tid po 茶碱控释片　　　0.2g　　　bid po 2. 患者教育 （1）低盐低脂饮食 （2）保持室内空气流通 （3）嘱患者注意保暖、休息、多饮水 （4）按时服药，观察病情变化

3.基层医疗保健国际分类（ICPC）　为方便全科医师日常工作记录，克服只按疾病进行分类的专科医师的临床服务管理办法的局限，WONCA组织研制出分类方法，其特点是以基层保健中常见主诉、症状和问题为分类的依据，并考虑了与国际疾病分类的联系。

4.个人健康档案　在全科医疗的健康档案中，使用最频繁的是个人健康档案，个人健康档案包括两部分内容：一是以问题为导向的健康问题记录（患者基础资料、健康问题目录、SOAP形式的问题描述、病程流程表、化验及检查的项目及结果、转会诊记录等）；二是以预防为导向的记录（预防接种、周期性健康检查、儿童生长与发育评价、患者教育、危险因素筛查及评价等）。

5.家庭健康档案　是全科医疗健康档案中的重要组成部分，其内容包括：家庭的基本资料、家系图、家庭评估资料、家庭主要问题目录、问题描述和家庭各成员的个人健康记录。

6.社区健康档案　是记录社区自身特征和居民健康状况的资料库。全科医师可根据社区健康档案中所收集的资料进行社区居民健康需求评价，较完整的社区健康档案一般包括社区基本资料、社区卫生服务资源、社区卫生服务状况、社区居民健康状况等项内容。

（二）全科医师处理社区常见健康问题的特点

1.大部分健康问题处于早期未分化阶段　在疾病和健康问题出现的早期，多数患者只是感觉不适，或者只有一些轻微症状和不典型体征，有时仅表现出一些生活方面的问题：如情绪低落、性情暴躁、记忆力减退等，由于还未出现明确的疾病证据，也无法以疾病的概念来定义或作出明确的诊断。但对健康问题的处理而言，此时常常是全科医师实施预防干预和治疗的最佳时期，花费的成本最小而治疗收益最大。因此，全科医师必须了解何时适当等待、观察；何时适当诊治或转诊；关键的工作是做减法，排除不确定性的健康问题和症状，在适当的时机转诊给专科医师确诊。应特别关注对早期未分化健康问题的及时发现和及时处理，掌握以下2项重要的相关知识和基本技能：①能够在疾患的早期将严重的、威胁生命的疾病从一过性、轻微的疾患中识别出来并及时转诊；②具备从生理、心理、社会维度对疾病或健康问题进行诊断的知识和技能，能够从问题产生的生物、心理与社会源性着手，对问题进行分析和鉴别，并进行有针对性的干预。

2.变异、隐蔽与不确定性　与专科医师诊治的常常已有明显症状或相对固定的疾病不同，全科医师的职能定位决定了其关注的疾病和健康问题具有广泛性和多样性的特点，而且很多慢性病早期病情隐匿，健康问题具有很大的变异性和隐蔽性，即使已有轻微症状也常难以引人注意。因此，全科医师应学会透过现象看本质，善于辨别隐藏在背后的纷繁复杂的假象，从中挖掘更深层次问题的性质和原因，加强对社区常见病的主动筛检。

3.健康问题的成因及影响因素的多维度错综复杂性　社区健康问题的原因和影响可能涉及生物、躯体、心理、个人、人际关系、家庭、社区、社会文化、宗教、政治、经济、医师与医疗保健组织等多种因素，以上因素又存在错综复杂的相互作用。在全科医师接诊过程中，经常遇见一些患者有十分痛苦的主诉，却没有明显的阳性体征和实验室检查结果，据此难以作出明确的诊断，这些患者的问题往往是常伴随大量的心理、社会问题，是由心理、社会方面的因素引起的，而以躯体方面非特异性的症状表现出来，这类患者被称为躯体化者（somatizer）。全科医师在社区能接触到问题的所有方面，对把握问题的整体特性极为有利，因此，在日常接诊过程中应考虑到躯体疾病与精神之间的相互影响，要把握问题的整体特性，分析各因素之间的相互关系和相互作用。识别和解决这类问题是全科医师应掌握的重要技能，必须掌握广泛的知识和系统论的方法及相应的技能。

4. 健康问题结局的多样性 在社区中，急性问题、一过性或自限性疾患出现的比例较高。急性问题病程短，患者常常紧急求助于当地的全科医师，经适当处理后，要么好转，要么转诊。有的急症是一过性的功能失调，未经明确诊断或未经任何处理便自行缓解，还有一些疾病是自限性的，如感冒、一般腰痛，即使不加治疗，1～2 周可以自愈，这些问题多可在社区由全科医师负责处理。

5. 慢性疾患多 社区中常见的慢性病患者居多，且病程持续时间长，对健康影响大。慢性病患者需要长期的连续性、综合性的医疗保健服务，这些患者就诊频繁，干预难度大，涉及广泛的心理、行为、社会问题，社区、家庭是其防治及康复的最佳场所。我国慢性非传染性疾病的发病率和患病率一直在快速增长，已成为威胁居民健康最主要的问题，慢性非传染性疾病防治工作的重点在社区。

6. 患病率差异大 全科医师面对的服务人群近似于全人群，而医院接待的患者是经过社区卫生服务机构筛选后，或患者疾病已发展到临床症状十分明显时才到医院就诊，使专科疾病的患病率大大高于其他科室。因此，社区人群疾病患病率与医院就诊人群患病率存在较大差异。全科医疗和专科医疗中相同症状的疾病其预测值也不尽相同。例如，对无其他症状的疲劳，全科医师常首先考虑抑郁症，而血液科医师首先考虑贫血。

7. 因防病知识缺乏主动就医者少 有研究发现，社区中每月会有 3/4 的人遭受不同形式的病患困扰，但因缺乏相关的医学知识不去主动就医，常常仅有不到 1/3 的人去看医师，导致问题发生后主动就医者少。因此，全科医师应主动加强对居民自我保健知识和意识的教育，尤其要警惕一些常见的症状可能预示着严重的健康问题，主动筛检和识别这类患者并将其转诊到上级医院进行确诊和治疗。

8. 思维及处理策略的不同 全科医师处理常见健康问题的目标不仅仅是缓解症状或治愈疾病，而更着重于预防疾病、满足患者需求；利用的资源也不仅仅是医疗资源，还包括广泛的社会资源；医患之间的交往已不再局限于患者就诊期间，而是一种不受时间、空间、疾患类型、患病与否、是否就诊等因素限制的伙伴式的、连续性的交流，故处理社区常见健康问题的基本策略不同于专科医师。

专科医师的诊断思维常常主要考虑某种疾病的可能性，减少不确定性，花费昂贵的检查，确诊疾病，从而降低误诊。而全科医师的诊断思维不应从疾病出发，而应从问题出发，由问题导入。主要从问题中找寻发生某种疾病的概率，容忍其不确定性，用时间来观察（任何疾病都有其发展的过程），解决很难确定的早期症状，减少不必要的诊治带给患者的危害，从而减少漏诊。

二、从患者主诉症状和体征出发的诊断与鉴别诊断

从患者主诉症状和体征入手进行疾病诊断的思维方法，是最常用的诊断思维方法，为印象诊断，最符合临床认知的基本规律和实际情况，如对疼痛十步分析法（诱因、起病、部位、性质、程度、缓解方式、持续时间、病程、放射部位、伴随症状）。基于症状和体征识别疾病首先要进行相应的定位诊断和定性诊断，进而建立疾病假设，再通过实验室检查和辅助检查进行进一步的鉴别诊断。常用的临床诊断分类包括：①病因学诊断；②病理解剖学诊断；③病理生理

学诊断；④综合诊断；⑤临时诊断（印象诊断）。如：发热待查、慢性咳嗽待查等，尽可能做到定位及定性诊断。

（一）按疾病的解剖特性对疾病进行定位的诊断

临床上每种症状都可能涉及多个器官系统，应结合定性鉴别将疾病按器官系统进行定位。如基层医疗中常见的咳嗽，不单纯涉及呼吸系统疾病，据统计有1407种疾病或健康问题可以引发咳嗽，咳嗽涉及的器官系统疾病列举如下：

1. **呼吸系统**　上呼吸道感染、支气管炎、肺炎、咽炎、肺癌、哮喘、支气管扩张、胸膜炎、鼻窦炎、鼻炎、支气管异物、气胸、肺梗死、鼻后滴流综合征（PND）等。

2. **消化系统**　胃食管反流（GERC）等。

3. **心血管系统**　充血性心力衰竭、肺源性心脏病、先天性心脏病等。

4. **中枢神经系统**　脑卒中等。

5. **血液系统**　霍奇金病等。

6. **传染性疾病**　肺结核、百日咳、白喉、麻疹等。

7. **过敏性疾病**　螨过敏、花粉过敏等引起的变应性咳嗽（AC）。

8. **药物副作用**　血管转换酶抑制剂（ACEI），如卡托普利、依那普利、贝那普利、培哚普利等。

9. **环境污染**　烟草刺激、过敏原、甲醛、空气污染、粉尘、二氧化硫等。

10. **心理性咳嗽。**

就慢性咳嗽而言（病程≥8周），其原因有很多，既有呼吸系统的慢性支气管炎、咳嗽变异性哮喘（CVA）、鼻后滴流综合征、嗜酸性粒细胞性支气管炎（EB）等疾病，亦有胃食管反流和充血性心力衰竭等非呼吸系统疾病，仔细询问病史和体格检查对病因诊断具有重要作用，能缩小慢性咳嗽的诊断范围，特别要结合年龄、吸烟史及其他危险因素综合考虑，应注意咳嗽的性质、音调、节律、诱发或加重因素、体位影响、伴随症状等，了解咳痰数量、颜色、气味及性状对诊断具有重要价值。如痰量较多、咳脓痰者应首先考虑呼吸系统疾病，查体闻及呼气相哮鸣音提示哮喘，如闻及吸气性哮鸣音，要警惕中央型肺癌或支气管结核。伴有呼吸困难、咯血、体重减轻时是危险信号，应及时将这样的患者转诊到上一级医疗机构进一步检查确诊。

（二）按疾病的病理性质分组进行定性的诊断

在鉴别诊断时为避免漏诊，一种简单易行的方法是采用VINDICATE鉴别诊断法，即按照病理学的分类方法将全部疾病定性分为9大类，进行鉴别时以成组疾病纳入或排除来思考问题，首先要识别患者患的是哪类性质的疾病，否则，对于数不清的疾病杂乱无章地一个个进行考虑一是行不通，二是容易造成漏诊。VINDICATE就是按下列这9组疾病名称的英文字头拼写而成的：①循环、血管疾病（vascular disease）；②炎症（inflammatory disease）；③新生物、肿瘤（neoplasm）；④退行性变（degenerative/deficiency）；⑤中毒（intoxication）；⑥先天性疾病（congenital disease）；⑦自身免疫疾病（autoimmune disease）；⑧创伤（trauma）；⑨内分泌代谢性疾病（endocrine disease）。

以乳房肿块为例，按此分组提出疾病假设而进行鉴别诊断的比较，见表5-2。

（三）基于网络数据库的从症状到诊断的辅助方法

社区卫生服务机构受工作条件的限制，没有高级影像学检查和众多的实验室化验检查，如何提高全科医师的疾病识别能力，如何快速有效地进行疾病的鉴别诊断？借助3～5个关键

表5-2　乳腺肿块的鉴别诊断比较表

症状与体征	乳腺癌	脓肿	囊肿	纤维腺瘤	小叶增生
周期性	无	无	可能	无	有
双侧	可能	无	可能	可能	有
疼痛	可能	有	可能	无	可能
乳头溢液	可能	可能	无	无	可能
高度活动度	可能	无	有	有	无

注：需采用细针穿刺活检、乳腺超声、乳腺钼靶扫描等检查进一步鉴别

词（症状、体征、辅助检查结果等）从互联网搜索引擎或网络数据库进行疾病检索识别，不失为一种可以借鉴的方法。有研究结果显示，学术Google网站（GS）提供的资讯准确度达58%，某些学术网络搜索引擎在信息化的时代可能成为日常临床医疗重要的辅助工具，尤其是对罕见病或自己不认知的疾病的识别和鉴别帮助更大。

　　然而，上述基于网络搜索引擎和数据库进行辅助诊断的研究有其不足之处，突出的问题是所选择的3～5个关键词不能有意识地从定位、定性和特异临床表现上进行组合，故识别疾病的能力有限。三联症诊断法（diagnostic triad）一定程度上可弥补其不足，三联症诊断法是一种简单易行的辅助诊断工具，在澳大利亚等国基层医师培训中得到广泛应用。"诊断三联症"由三个关键的症状、体征或简单的可在社区开展的辅助检查结果组成，这三种指征对疾病要有识别能力，能够分别通过定位、定性对疾病加以确认。如脑膜炎三联症，发热、头痛、颈强（抵抗），正确诊断符合度高达65.22%，在这个三联症中，发热从定性角度提示可能为感染性疾病；头痛具有定位的功效；在头痛的提示下才会行颈部检查从而发现颈强，此为特异指征。

　　能够找出特异的或典型的具有疾病识别功能的代表症状、体征是非常有意义的，应努力捕捉之，如急腹症三联症：压痛、反跳痛、肌紧张；颅内高压三联症：头痛、呕吐、视乳头水肿；急性胆管炎的Charcot三联症：腹痛、寒战发热、黄疸；溶血三联症：贫血、黄疸、脾大；主动脉瓣狭窄三联症：心绞痛、呼吸困难、一时性黑矇等；梅尼埃三联症：头晕、呕吐、耳鸣等。特异性临床表现应有助于"纳入"而非"除外"，即存在时将有助于识别某病，但不存在时并不能否定此病的存在，这在实际应用中要尤为注意。

三、从疾病入手的诊疗思维与疾病管理内涵

（一）从疾病入手的诊疗思维

　　当疾病发展已经很明显，具有充分的特异性诊断依据时可考虑使用此类方法，包括：程序诊断法、排除诊断法、目录诊断法、经验诊断法、接近诊断法等。其中程序诊断法是最常用的从疾病入手的诊断思维方法，程序诊断法又称正面诊断法，是临床确诊过程中基础的完整的规范的思维方法，是对疾病深度、广度较完整的定位。这种思维程序包括：

　　1. 寻找诊断依据　获得包括易患因素、起病形式、症状、体征、辅助检查5个方面相应结果的支持，其中易患因素指容易导致某种疾病的先天和（或）后天的致病因素或环境，源于临床流行病学调查资料，是早期诊断疾病的线索，如家族史、年龄、季节等。最终回答"是不是某种疾病？"的问题。

2．鉴别诊断　是建立诊断时必然要经历的步骤，无论诊断依据多么充分都应过问几个"有没有可能是其他病？"的问题，因此在就正面诊断进行相应检查时，也要为万一是其他诊断而完善相关检查。

3．疾病分类与分型　明确疾病诊断后还应进一步明确其分类和分型，属于急性还是慢性？原发性还是继发性？特别是肿瘤还要进行病理分型与分级。有些疾病还要进行病因学分类，如脑膜炎，应明确是细菌性、病毒性还是真菌性。如果是细菌性脑膜炎，还要力争鉴别出是奈瑟菌、流感嗜血杆菌、金黄色葡萄球菌还是结核分枝杆菌等，以便给予相应的处理方案。虽然上述细菌学上的准确分类分型在社区是无法做到的，但基层医师也要对各种病原菌的特性有所了解。

4．疾病程度及危险分层　如原发性高血压分为 1 级（轻度）、2 级（中度）、3 级（重度），按照有无靶器官损害及伴随疾病分为低危、中危、高危及极高危；心功能不全按照 NYHA 分级标准分为：心功能 I 级、心功能 II 级（心力衰竭 I 度）、心功能 III 级（心力衰竭 II 度）、心功能 IV 级（心力衰竭 III 度），要评价患者属于哪一级哪一层，然后针对不同的分级和分层给予相应的治疗策略。

5．有无并发症　如糖尿病患者是否合并糖尿病肾病、糖尿病视网膜病变、糖尿病微血管病变及糖尿病周围神经病变等；原发性高血压患者是否合并心、脑、肾等靶器官损害。对治疗策略的选择及临床预后的评价具有重要意义。

6．有无伴随疾病　要进一步调查和判断患者是否同时伴随其他疾病，特别是老年人常多病共存且相互影响甚至相互掩盖，如冠心病合并青光眼、急性胆囊炎合并冠心病等。

诊断结果一般要尽量写明病因诊断、病理解剖学诊断、病理生理诊断、疾病分型与分期、并发症及伴随疾病等。如：原发性高血压 3 级（重度），极高危组，并发腔隙性脑梗死，伴发糖尿病；2 型糖尿病，并发糖尿病肾病，伴发高胆固醇血症、冠心病；再比如：风湿性心脏病，二尖瓣狭窄（重度），伴发心律失常（心房颤动）、心脏扩大、心功能 III 级（心力衰竭 II 度）等。有的不能明确诊断时则使用临时诊断（临床印象），如发热待查、腹痛待查等。

（二）全科医疗中的疾病管理内涵

在全科医疗服务中，对于疾病的诊治和管理在许多方面不同于专科医疗。作为责任医师，全科医师要体现以患者为中心的综合性、连续性、协调性与可及性的个性化照顾的要求。因此，在疾病管理方面有许多内容有别于专科医疗，特别是以下方面：

1．具体说明该病预防、高危个人筛检的服务内容。

2．应用适宜技术和方法进行疾病及其合并症的早期筛检　与专科医疗坐等患者的模式不同，全科医师强调通过主动筛检及早发现患者；一般教科书很少涉及疾病的社区筛检，特别是适宜社区的筛检工具和筛检量表的使用。

3．提出某病的转诊指征　社区卫生服务机构与上级医院间进行双向转诊是社区卫生服务的重要服务内容，全科医师依据适度转诊指征进行合理转诊十分重要。

4．综合性的长期系统的疾病管理　提出疾病管理的原则、控制目标、管理方法、随访要求、长期连续性管理安排、临床危险事件的防范措施、预防疾病复发的措施、预后和健康结局的评价；非药物疗法的综合干预手段，社区合理用药管理；心理问题的评测与解决等。

5．康复要点　针对一些可致残的疾病，提出康复要求。

6．护理要求　必要时根据某病种的需要提出具体的护理要求。

7. 中医中药及其他替代医学服务　鉴于国家有关文件的要求,作为中国的特色与重要的医疗资源,社区卫生服务要能够为患者有效提供该服务,对某些适用中医药治疗的疾病具体阐述其防治内容。

8. 患者管理　明确患者自我管理的原则,患者教育的要点,提出需要教会患者相应的疾病管理技能的有关要求。

四、以问题为导向的临床处理原则

全科医师在实施以问题为导向的诊疗思维过程中,应注意掌握以下原则:

1. 准确把握成因　应尽可能准确掌握问题之所在,从生物、心理、社会等多维角度、微观和宏观等多层次角度来综合分析患者的问题,才能准确把握各种问题的成因,并采取适宜的干预策略。

2. 善于去伪求真　在疾病处理过程中应遵循全面性、联系性和系统性的原则。由于疾病本身的复杂性,使得疾病的表现形式多种多样,同一症状可以源自多种疾病,同一疾病也可呈现多种症状,有的疾病可以表现为典型症状,有的疾病却以非典型症状甚至假象出现,因此,全科医师必须以全面、系统和联系的观点来分析、诊断和处理疾病问题。如有的心肌梗死患者发作时,并无胸痛、胸闷、发热、心悸等症状,而是以腹痛、牙痛、左上肢痛等为主要症状,如果全科医师对各种疾病所表现出的真象、假象缺乏全面的了解,只从疾病的局部表象来看待问题,缺乏全面、系统、联系的观点,则很容易被患者所表现出来的腹痛、肢痛等假象迷惑,从而丧失对患者进行抢救的宝贵时机。

3. 把握治疗时机　寻求问题的根本性解决,急则治标、标本兼治原则。全科医师应辩证地看待症状治疗与病因治疗的关系,妥善处理好治标和治本的关系。当某些疾病引发的症状危及患者的生命或给其带来巨大痛苦,或对病因不清、对病因无有效治疗方法时,治标无疑具有重要意义。但对疾病问题的根本性解决手段还是要依赖对病因的根除。在日常生活中,有些患者往往在症状缓解后就放弃了治疗,结果导致疾病迁延不愈,甚至错过了最佳的治疗时机。

4. 动态观察病情　很多疾病和健康问题由于不典型,缺乏足够证据,因此在就诊初期往往很难定性。很多疾病的发生发展过程往往遵循一定的规律性,在某一种最特异性症状出现之前,勿匆忙下结论,要通过对问题演变的过程的动态观察、跟踪和随访来实现对疾病问题的进一步明确诊断,并利用时间进行试验性治疗和追踪观察,不断搜集证据来修改、调整最初的诊断和处理,以最大限度地减少误诊的发生。

5. 以人为中心　在以问题为导向的诊疗过程中,还要体现以人为中心的原则,不仅仅要求尊重患者的知情权和隐私权,还应允许患者在一定程度上参与诊断与治疗的决策,具体包括:

(1) 充分了解患者就医的目的和期望,了解他们对疾病或健康问题的感受和担忧,了解他们对自己存在问题的解释模式即他们自己对问题的看法。

(2) 详细说明医师对这些问题的看法,拟采取的处理方法、目标和可能的结果,通过详细的解释和知情同意,使患者更好地参与和配合疾病的诊疗。

(3) 在针对疾病进行治疗的同时,还应对导致问题产生的各种健康危险因素进行干预,包括为患者提供健康教育、实施心理指导、帮助他们采取多种措施纠正不健康行为和生活方式、指导他们实施自我健康保健等。

第三节　全科医师的临床推理、辩证思维与逻辑思维

全科医师与所有的临床医师一样，最基本的任务之一就是识别患者的疾患。但社区全科医师比专科医师涉及的范围更广泛，工作独立程度更强，缺乏上级医师的及时指导及专科会诊，且缺少高科技辅助诊疗手段。这意味着对于全科医师需要更多地强调病史采集、体格检查、物理诊断、社区筛检适宜技术，强调临床思维与判断能力的培养，并在其中渗透生物 - 心理 - 社会医学方法。全科医师在进行诊断工作前，首先应该明确本次诊断的目的与性质，然后有针对性地进行临床推理与判断。

一、临床基本推理模式

诊断推理一般包括以下几种模式：模型辨认、穷极推理和假设 - 演绎方法，在临床实践中常综合使用这些方法。

1. 模型识别（heuristic reasoning, or pattern recognition）　这是对于已知疾病的诊断标准、图像或模型相符合的患者问题的即刻辨认。这种诊断仅靠观察患者即可辨认，但只限于典型患者（如典型的突眼性甲状腺功能亢进），而毕竟临床实践中接触的典型患者并不多见，因此其应用是有限的。同时，习惯于使用这种方法的全科医师，有可能以教科书对特定疾病概率的描述代替该疾病在特定患者身上的真实发生率，而且一旦作出诊断，便很难再去考虑其他可能性。

2. 穷极推理法（exhaustive reasoning）或归纳法（inductive method）　这种方法可能意味着不管患者主诉如何，医师都需要极其详细地询问病史并进行完整查体、常规实验室检查，对所有生理资料进行细致的、一成不变的系统回顾，然后收集所有的阳性发现进行归纳推理，得出可能的诊断，在得出最后结论前不提出任何假设。这种方法多应用于医学生的临床教学，它可以协助训练学生采集患者资料的能力，但因其效率低并往往流于形式，在日常临床诊疗中应用较少。

3. 流程图临床推理（algorithmic clinical reasoning）　利用尽可能客观的、权威的、准确的循证数据在系统的诊疗流程图的各个环节的分支点处一步一步进行临床决策，这种流程图已常见于临床实践指南中，对于指导医师正确思维、完整而有序推理帮助很大，是近年来大力发展的临床诊疗工具。

4. 假设 - 演绎方法（hypothetical-deductive approach）　该方法包括两个步骤：

第一步：假说，根据病史、体检及流行病学资料，通过经验类比，形成猜想 / 假说，进一步补充病史并制订实验检查计划。

第二步：求证，实施实验检查计划并根据检查结果，通过演绎对假说逐一鉴别、确认或排除，最后得出可能的诊断。排除过程常采用穷尽推理法，在推理过程中仍需要归纳法，但不是毫无前提的使用，而是用于归纳假说 - 演绎推理的检验结果（图 5-2）。医师运用假说引导病史采集和体检，使之能够深入、有目的地进行，以便在短时间内得到。假说 - 演绎方法是最常用的有效方法。

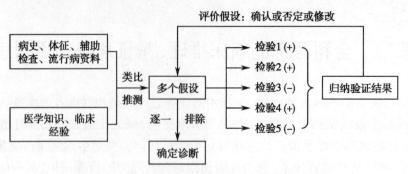

图 5-2　假设 - 演绎法在临床诊疗中的应用示意图

二、Murtagh 安全诊断策略

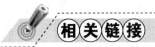

　　当全科医师面对一个患未分化疾病的患者时，会很难立刻作出正确诊断。如：30 岁，女性，大学讲师。主诉：劳累、乏力、疲劳、背痛、双手酸痛、肌肉疼、头疼、睡眠不好、焦虑、容易发脾气，面部有一些皮疹以及一些模糊不清的症状。通过这些症状怎样推断出诊断？这个患者是一个"很麻烦"的患者，全科医师面临的患者中大约有 1/4 是这类患者，这也是全科医师应该有自己诊断模型的理由。

　　医师不能对威胁生命的疾病的早期表现作出错误的判断，因此出于安全的考虑，针对患者提出的就诊问题（主诉、症状），John Murtagh 教授从全科医疗的安全诊断策略出发，要求从如下五个方面提出患者所患疾病的诊断假设，不管患者是头晕还是头痛、胸痛，要在头脑里快速地思考以下这几个问题，应用这个框架进行相应的鉴别诊断，强调一定要考虑到不能忽略的严重疾病是什么。

　　1. 具有这种症状和体征的常见病有哪些　依据患者的年龄、性别、病史、当地流行病学和门诊数据，用患病概率评估患者最可能患的疾病。概率诊断法（probability diagnosis）是以临床最常见的疾病为首先考虑的假设诊断方法。如流行性感冒流行时，对于发热、咳嗽的患者首先应考虑流行性感冒；中老年人的心前区疼痛，首先考虑冠心病。妇女乳房肿块鉴别诊断时，若按照患病概率思考，可能列出的常见问题是：乳腺癌、囊肿、脓肿、纤维腺瘤、纤维性增生；

偶见问题是：乳管扩张、脂肪坏死、结核病、积乳囊肿等；罕见问题是：肉瘤、淋巴瘤等。每种症状都应按照患病概率加以思考，都要总结或调查相应的当地常见、次常见、偶见、罕见的疾病，以指导临床实践。

2. 有什么不能被忽略的严重疾病　全科医师对于少见但可能会威胁患者生命的疾病（life-threatening conditions）或问题必须能够及早识别并转诊患者。这类不可以忽视的疾病包括：①肿瘤；② HIV 感染 / 艾滋病；③严重的哮喘或过敏反应；④严重感染，特别是脑膜脑炎、败血症、会厌炎、感染性心内膜炎等；⑤冠心病、心肌梗死、夹层动脉瘤、不稳定型心绞痛、心律失常；⑥紧迫的或潜在的自杀倾向；⑦颅内病变，如蛛网膜下腔出血；⑧腹内器官出血，空腔脏器的穿孔、扭转、套叠、梗阻、疝及异位妊娠等。

3. 有什么容易被遗漏的病因吗　通常指临床实践中一些容易被忽略的问题，并特指那些小的不危及生命的问题，如果临床医师将这些问题纳入诊断体系的话，就不会把它们遗漏。典型的例子包括日常接触的物品引起过敏反应；环境或职业引起的头痛及呼吸道不适等，易被漏诊的疾病有：贫血、隐匿型脓肿、各种过敏、慢性疲劳综合征、腹腔疾病、家庭暴力、药物滥用、带状疱疹、大便干燥、异物、贾第鞭毛虫病、血色病、营养不良、更年期综合征、偏头疼（非典型性）、佩吉特病（湿疹样皮损）、妊娠、皮肤结节病、癫痫发作等。

4. 患者是否有潜在的常被掩盖的其他疾病　有些疾病不典型，看上去很像其他某种疾病，至少有七种常见的易造成假象的疾病，包括抑郁症、糖尿病、药物问题（毒副作用、因医师或患者自己造成的成瘾性药物滥用）、贫血、甲状腺疾病（功能亢进或减退）、脊柱功能损伤、泌尿系感染，在临床诊断时需经常进行鉴别。

5. 主诉背后是否还有其他未说明的问题　这类问题是患者有意或无意地未告知医师的其他服务需求、心理问题（隐藏的抑郁、潜在的焦虑或恐惧）、与性有关的问题（包括性传播疾病）以及与健康相关的社会问题等，由于对疾病的不正确认识，尤其是对于严重疾病的恐惧、绝望或隐藏会导致患者自杀或失去治疗的时机，需注意深入探寻加以甄别。

以异常呃逆为例，用上述五问临床思维方法进行鉴别的诊断策略是：

（1）按概率考虑最可能的诊断：①过度饮食或饮酒；②精神性或功能性；③若是术后患者，则多由胃扩张、膈神经受刺激引起。

（2）不能忽视的严重疾病：①肿瘤：如中枢神经系统、颈部、食管、肺部的肿瘤；②膈下脓肿；③心肌梗死或心包炎；④中枢神经系统病症（如脑血管病或颅内感染）；⑤慢性肾衰竭。

（3）常被遗漏的疾病：①酗酒、吸烟；②胃肠道疾病（食管炎、消化性溃疡、食管裂孔疝、胆囊炎、肝大）；③罕见的问题（突然体温改变、颈部囊肿或血管异常）。

（4）考虑七种假象判断是否存在被掩盖的其他疾病：如某些药物（可能）引起呃逆症状、脊柱功能障碍等除外。

（5）主诉背后的其他问题（患者是不是有什么话没有说）：应考虑呃逆可能与情绪因素的刺激有关。

三、全科医师临床推理与判断程序

全科医师与所有医师一样，最基本的任务就是识别并处理患者的疾患，其临床思维的基本推理与判断程序见图 5-3。

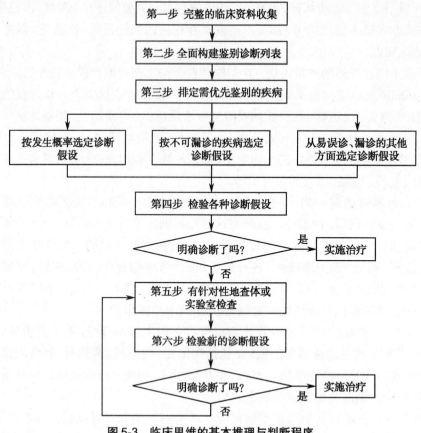

图 5-3 临床思维的基本推理与判断程序

1．完整的临床资料收集

（1）病史、查体和实验室检查在诊断中的作用：病史采集是诊断的"钥匙"，既是一门技术又是一门艺术。详细地询问病史并进行完整的记录是全科医师与专科医师明显的区别之一，真实完整的病史、正确的体检的诊断符合率远高于实验室检查与辅助检查，不可单凭一项新的检查技术而忽略详尽采集病史和准确进行体格检查这些最基础的诊断步骤，要在收集病史和查体的全过程中始终贯彻鉴别诊断。许多情况下仅靠临床病史即可作出初步诊断，必要时辅以进行社区可实施的基本的实验室检查或影响学检查。

（2）全科医师对心理、社会资料的采集：如患者对于其疾患的期望、对疾患的感受以及与该疾患相伴随的恐惧等，有利于扩大诊断思维，有时甚至与生理资料同等重要。尽可能用一句话精练概括已发现的患者主要临床问题／主诉及要点信息，如患者问题发生的部位、发病情况（急性还是慢性）、发生频率、病程、既往问题还是新发问题、病情严重程度。若为疼痛，疼痛的性质、剧烈程度、有无放射。若有发热，是高热、中热还是低热，病变为单侧还是双侧，病情加重及缓解因素，伴随症状，患者对自身患病的认知情况，是否有与就诊问题关联的行为问题（如吸烟酗酒）。描述患者主诉时可选取具有疾病识别作用的定位、定性和特征性意义的症状、体征，构成诊断三联症或四联症来概括其临床表现。

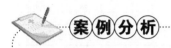

案例分析

76岁的赵先生，近2个月腰部持续性钝痛，夜间加剧，询问病史，除患有轻度骨关节病外，身体一直良好，无外伤及扭伤史，疼痛部位在腰骶部，严重时向两侧臀部放射，躯体运动或活动时加剧，近来自觉全身不适、疲倦、乏力、尿频、排尿困难。体格检查发现腰椎活动受限，其余未发现其他阳性体征。

根据赵先生的情况，可将患者的主诉归纳如下："76岁男患，既往健康，腰痛伴尿频、排尿困难2个月"。那么，下一步如何推测患者可能患有哪些疾病呢？

2. 运用临床推理全面构建诊断假设列表 运用临床推理方法（如模型辨认、归纳法等）识别可能的疾病，参照 Murtagh 教授提出的安全诊断策略，从患病概率、不可忽视的严重问题、易漏诊、易误诊和其他隐含问题五方面形成诊断假设。构建诊断假设列表时，可根据患者的病史和症状特点采用以下方法：

（1）按照解剖层次构架：如引起胸痛的假设，可从外向内推测，胸壁问题（肋软骨炎、带状疱疹）、胸膜炎、肺部（气胸、肺炎、肺梗死、肺癌等）、心脏（冠心病、心肌炎、瓣膜病）、食管（食管裂孔疝，反流性食管炎）等。

（2）按照器官系统构架：全身性疾病可采用该方法，如乏力的疾病假设可能有：内分泌系统（甲状腺功能减退、糖尿病等）、血液系统（贫血、再生障碍性贫血）、心血管系统（充血性心力衰竭）、精神心理（抑郁症、焦虑症）、胃肠道（肠易激综合征）等。

（3）按照病理、病理生理、病因学方法构架。

（4）按照便于记忆的方法构架。

（5）综合以上方法构架。

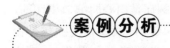

案例分析

赵先生患的是腰痛，按解剖部位构建诊断假设，从外向内依次包括：皮肤：带状疱疹；皮下软组织：蜂窝组织炎；神经肌肉：腰肌劳损；骨骼：腰椎间盘突出、腰椎肿瘤等。按病理生理构建诊断假设：炎症、肿瘤、神经变性、机械性损伤等。脊柱的原发肿瘤并不常见，主要由前列腺癌、肺癌、乳腺癌转移而来，其他少见的为骨骼系统多发性骨髓瘤、淋巴瘤及骨肉瘤。下一步如何对这些疾病进行鉴别诊断，如何安排各自优先顺序呢？

3. 排定诊断假设的优先鉴别诊断顺序 上一步形成的诊断假设按照严重程度和可治疗性大致可分为四级：优先考虑的假设、替代假设、一般假设、可除外的假设。有时候某疾病发生概率虽然不高但却是严重而又可治疗的，其排列顺序应该提前，如对一个腹痛的患者，尽管阑尾炎的发生概率低于胃肠炎，但考虑到其严重性、急迫性与手术可治疗性，应将其排在首位，没有医师愿意在阑尾炎问题上误诊。此外，心肌梗死对于中老年胸痛患者、肺栓塞对于急性气促的成年人、脑膜炎对于婴幼儿、宫外孕对于下腹痛的育龄妇女等，都是虽少见但却不可遗漏的需要紧急处理的疾病诊断假设，应优先考虑并排除（表5-3）。

表 5-3 诊断假设排列优先顺序

诊断假设	描述假设	诊断试验的选择	治疗的选定
优先考虑的假设或"工作诊断"	能够全面解释该患问题的首选假设	选择能够确认该病的诊断试验,强调选取高特异度和高LR+的试验	开始这种疾病的初始治疗(除非特殊情况)
替代的假设	可能性无上一假设大,但是严重的不允许漏诊或可治疗的疾病应予以积极排查	选择能够排除某些疾病的诊断试验,强调选取高灵敏度和LR-远小于1的试验	如果具体情况存在,考虑开始初始治疗这些疾病中的1个或多个
其他假设	不严重的可治疗的疾病,尚未在排除之列	排除上述2项诊断假设后才着手这些疾病的诊断试验	暂不安排对这些疾病的初始治疗
可除外的假设	致病原因不存在	不必进一步检测	无治疗必要

LR+：阳性似然比；LR−：阴性似然比

(*Richardson WS. How to use an article about disease probability for differential diagnosis. JAMA, 1999, 281：1214-1219*)

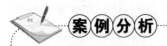

案例分析

　　分析赵先生的症状和体征,结合尿频、排尿困难症状,脊柱的恶性病变是不能忽略的首要诊断假设,不除外前列腺恶性肿瘤导致骨转移,腰椎间盘突出是流行病学上概率最高的诊断,应成为替代假设。如果前两个假设经诊断试验证实不存在,腰肌劳损可成为其他假设,然后进行验证,而腰部皮肤病变如带状疱疹是病毒感染造成的,患者不存在此情况,故可加以排除。

　　4. 继续向患者提问来检验各种诊断假设　　使用与诊断假说清单有关的开放性问题进一步询问以收集资料,针对各种假设的性质来检查患者的症状,直到发现那些症状集中在一个假设上为止,这样就可以进一步缩小视野,用一些特定的直接的问题来确认或者否定假设,这些问题对诊断假设具有很强的鉴别力。例如,如果医师怀疑患者的胸痛是由心肌缺血引起的,就要询问其症状是否与用力有关;如果怀疑胸痛是由食管裂孔疝引起的,就要询问症状是否与进食或体位有关,同时还需注意不要过早地用特定的直接问题集中到某一个假设上,而应由宽到窄逐渐收拢,最后再确认诊断,这样可以避免漏诊。

　　5. 根据病史与问诊所获得的信息有针对性地查体或实验室检查　　根据病史与问诊所获得的信息有针对性地进行查体,进而对依据症状、体征和病史所提出的假说逐一确认和排查,为此需要相应的必要的实验室检查和辅助检查项目加以验证。

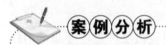

案例分析

　　根据赵先生的诊断假设,应进一步做的物理检查是肛门指诊前列腺检查,检查发现前列腺增大,硬度增加,为排除不可忽视的诊断(前列腺癌)需转诊专科医院进一步检查,包括化学检查前列腺特异性抗原(PSA)、影像学(X线、同位素扫描)检查以及穿刺活检。通过针对性的特异性检查发现：该患前列腺肿大并有不规则硬性结节;血总PSA>100ng/ml,骨扫描腰椎放射性物质浓聚。由此可初步诊断赵先生患的是前列腺癌骨转移。

6．检验新的诊断假设　有时排除一些假设，却得不到足够的关键性资料来确认初始假设，这时需要再把视野放大，把另一些假设考虑进去，重新进行新的诊断假设的检验，直到确认一个或几个诊断为止。

7．进行诊断性处理来验证　根据初步诊断可以考虑开始进行初始治疗，安排临床处理的思维程序一般分为三阶段：①处理（治疗）方案的扩展阶段，要考虑到尽可能全的各种备选方案；②不适合方案的排除阶段；③最佳处理方案的认定阶段。通过治疗和随访患者可以获得更多资料，据此证实建立处理计划的初步诊断是否正确，如果仍未证实，则再开始修改诊断假设并验证之。

第四节　全科医疗基本思维训练

一、陈述患者状况的基本要求与思维训练

提出 PBL 教学法（problem-based learning，以问题为基础的教学法）的国际著名加拿大 McMaster 大学在《循证医学实践和教学》（Sharon E.Straus 等著）一书中提出，在临床中应要求医师和医学生按以下题目简练地陈述患者的基本情况：

1．患者的姓名、年龄、性别。

2．就诊日期。

3．主诉　每个人主诉均按下述问题分别叙述：①患病部位；②病变性质如何（急性、慢性、恶性、良性、疼痛性质等）；③频率、强度、损伤程度如何；④症状开始时间、持续时间、发作性、进行性；⑤诱因、前驱症状；⑥加重或缓解因素；⑦伴随症状。

4．以前是否有类似的主诉，如有请回答以下问题：①当时做过哪些检查；②当时患者被告知是什么原因；③当时是如何治疗的。

5．对当前疾病诊断及预后有实际意义的、可能会影响到主诉评价或治疗的其他疾病既往史。

6．那些疾病是如何治疗的。

7．家族史（与主诉或疾病治疗有关的）。

8．社会史（与主诉或疾病治疗有关的）。

9．患者的想法（认为自己患了何种疾病）、关心或担心的问题，以及期望值或想象自身将会发生什么。

10．患者就诊时的情况　①急性或慢性疾病；②主诉的严重程度；③需要何种帮助。

11．有关的体格检查结果。

12．有关的诊断试验结果（为了确认或排除某个诊断假设，如何根据可靠性、真实性、可接受性、安全性、成本等选择和解释诊断试验）。

13．用一句话简练地概括主要问题。

14．最有可能的诊断（最主要的诊断假设）是什么。

15．还怀疑可能有其他诊断假设（备选诊断）吗。

16．打算做哪些诊断性试验来验证主要假设或排除备选假设。

17. 估计患者的预后如何(病程、预期可能发生的并发症、结局等)。

18. 打算给患者进行什么治疗、处置和咨询(包括如何处理可能的、严重的、敏感的问题;如何比较利弊的大小,选择适宜的治疗方案和可接受的成本)。

19. 如何监控治疗。

20. 若治疗方案无效,还有何应急的计划。

21. 为了解决上述问题需要进一步学习哪些核心知识及了解患者的哪些背景情况(病因学方面:如何确定疾病的病因或危险因素及医源性损害;预防方面:如何通过确定和改变危险因素的水平而降低发生疾病的危险,如何通过筛检而早期发现、早期诊断疾病)。

一般要求医师在 3 分钟内按照上述要求抓住最关键的一系列问题,简明扼要地科学地报告清楚患者的基本情况,实践表明,按照这样的要求对学生进行临床基本思维的训练是非常必要的。

二、用流程图和临床指南指导全科医疗实践

(一) 流程图

流程图(algorithm)是临床指南常用的工具,流程图中的每一分支点处,都要求医师根据患者的具体情况加以认真思考来判断下一步走向,其特点是有明确的开始与结束,中间是一系列过程及重要决策点。其优点是能简明扼要地勾画出临床预防、诊断、治疗等关键环节与基本工作框架,临床判断的思路清晰、逻辑性强、工作管理程序明确。不足是对于复杂临床问题每一步只用"是"和"否"来回答与决策,过分简单化,常常一味地用平行的与重复的思维过程进行临床判断有时不十分恰当,使用时应予以注意。

为全科医疗服务开发编制的基本程序见图 5-4。

其中关键步骤是:是急危患者吗?这是工作在基层的全科医师必须首先要加以判别的,在流程图上显示,需进一步检查后还要再慎重地重复判断一次。

(二) 依据临床循证指南进行规范管理

临床指南按照制订的方法可分为两大类:

1. 基于专家共识的临床指南(consensus-based guideline) 由来自不同学科领域的一组专家及其他相关人员根据他们的临床经验和主观判断,就具体的医疗问题进行开放式的充分讨论,达成共识后拟定出指南的指导意见,但其有效性和可靠性有待斟酌。

2. 循证指南(evidence based guideline) 是在广泛收集临床证据的基础上,按循证医学的方法制订的,科学性很强,已成为指南发展的主流,现在的高标准临床指南均为循证临床指南,循证指南在制订过程中也需要多次征求专家的意见以取得共识。

指南的核心部分是推荐意见(recommendations),即指导意见,故指南应具有权威性,其权威性来自主持开发的单位,一般为政府或学术、专业协会等组织。再者是其科学性:①从方法学上要求指南一定要具有系统性、严谨性和明确性;②指南必须以可能获得最好的完整的医学证据为依据,进行综合和概括。

临床实践指南作为一种工具,旨在通过正确而明晰的推荐意见指导医务工作者应该做些什么,不应做什么,及如何做好临床工作,但又不能照搬照抄而无视临床具体情况,因此,也不能把临床指南简单地仅仅解释为一种工作流程,它不能替代临床医师的思维和判断。

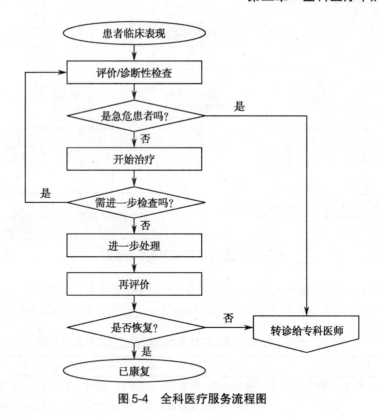

图 5-4　全科医疗服务流程图

三、病情及其处理优先级的判断

（一）首先要识别或排除可能威胁患者生命的问题

在临床实践中，如何维护患者的安全是第一位重要的，面对患者的主诉和临床症状，首先要及时识别或排除虽少见但却可能会威胁患者生命的问题，这是全科医师充当首诊医师时必须具备的基本功。

（二）诊断鉴别分类和危险问题标识法

对于每一种症状都有数种可能的诊断，一般来说，持续了数周甚至几个月的症状首先注意排除一些严重的疾患，数周内自行消除的症状或者已经持续了几年的症状则较少可能由严重的疾病引起，为此常用的方法有诊断鉴别分类和危险问题标识法等，在此基础上再结合使用一般鉴别诊断方法。

1. 诊断鉴别分类（diagnostic triage）　triage 一词原意是指对伤员的负伤程度进行鉴别，是根据紧迫性和救活的可能性等在战场上决定哪些伤员优先抢救和治疗的方法。借用这一原则，在接诊患者时一定要在得出正确的诊断假设之前，根据病史和查体的结果判断患者症状的轻重缓急，随机进行相应的处理。首先必须认真地根据症状的性质、发作过程、方式等区分这些症状是否由紧急的疾病引起的，是器质性（结构性）的还是功能性的；然后，分辨是急性还是慢性，是重症还是轻症，并在进行疾病鉴别时注意易漏诊和误诊的问题和疾病，特别要判断是危、急、重患者吗（图 5-5）。

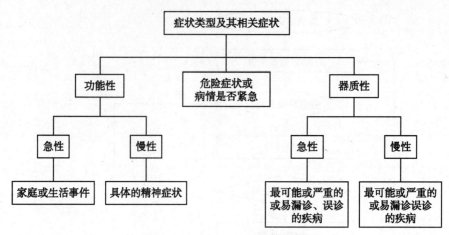

图 5-5　临床症状的诊断鉴别分类图

2. 危险问题标识法（cred-flag approach）　是在疾病鉴别诊断时，根据一定的症状、主诉、病史和其他临床线索判断患者有无重要的危险问题的一种很有效的成本效果好的方法（表 5-4）。

表 5-4　危险问题标识腰痛患者患有进行性或危及生命的疾病

诊断	疾病的"red flags"临床表现
源自腹部、腹膜后、骨盆结构的牵涉痛	排尿障碍、发热、恶心／呕吐、胸痛、腹部包块、局部触痛
骨折	有外伤史、骨质疏松症、长期使用糖皮质激素，年龄＞70 岁
脊柱肿瘤（多为转移癌）	有癌症史、无法解释的体重减轻、卧床休息疼痛不缓解或一直少活动、年龄＞50 岁
感染（骨髓炎、脓肿）	发热、新近有感染史、卧床休息疼痛不缓解或持续活动减少、免疫抑制、年龄＞50 岁
强直性脊椎炎或相关的关节炎	长时间休息而疼痛不减轻，有夜间痛、晨僵状态，活动后疼痛可减轻，青年男性多
马尾综合征	急性发作的尿潴留或大便失禁；鞍区（会阴部）麻痹；全面进行性下肢远端肌无力

（三）疾病严重程度评价

1. 杜克大学／世界家庭医师组织疾病严重程度评价表　根据美国杜克大学（Duke University Severity of illness，DUSOI）研制的适合基层服务中使用的疾病严重评价量表（表 5-5），得到世界家庭医师组织（WONCA）的认可和推广，已列入基层医疗国际分类（ICPC）中使用的工具。疾病严重程度分为五级：不严重（编码为 0），对应的由量表合计的分数为 0 分；轻度（编码为 1）：对应的合计分数为 1～4 分；中度（编码为 2）：5～8 分；较重（编码为 3）：9～12 分；重度（编码为 4）：13～16 分。

2. 早期预警评分　表 5-6 是国际广泛使用的评价患者病情严重程度的评分表，特别是对于住院患者或家庭病床的患者，单项指标分值达到 2 分，或总分≥4 分时转诊；总分达到 2 分时需要每小时观测一次病情的变化。

（四）管理临床重要问题和不确定问题时的有关要求

1. 重要的问题先办（fist things first），已明确或怀疑有危险问题自己又无法处理的患者要及时转诊。

表 5-5 Duke/WONCA 疾病严重评价量表（DUSOI/WONCA）

评价维度	赋值				
1. 症状（上周）	无	可能	轻度	中度	重度
2. 并发症（上周）	0	1	2	3	4
	0	1	2	3	4
3. 预后（若未来 6 个月无治疗）	失能或残疾程度				已危及生命
	无	轻度	中度	重度	4
	0	1	2	3	
4. 可治疗度	是否需要治疗		若需要治疗，其后的预期反应		
	否	可能	好	可疑	差
	0	1	2	3	4

表 5-6 早期预警分值评价表

分值	3	2	1	0	1	2	3
体温（℃）		<35.0	35.0～35.9	36.0～37.4	37.5～38.4	≥38.5	
心率（次/分）	<40		40～49	50～99	100～114	115～129	≥130
收缩压（mmHg）	<70	70～79	80～99	100～179		≥180	
呼吸（次/分）			<10	10～19	20～29	30～39	≥40
意识*				清醒	意识模糊	对声音有反应	对声音无反应
血氧饱和度（%）	<85	85～89	90～94	≥95			
尿量（L/d）	无	<0.5	透析	0.5～3	>3		

注：本表数值根据国外患者的数据制订，仅供参考

*此条目亦可使用格拉斯哥昏迷评分量表进行评分（参见 Anaesthesia, 2005, 60: 547-553）

2. 对于留下来继续观察和治疗的患者：①让同事和患者均知道此问题，并用"红旗"标识在病历或接班记录上；②告知患者可能的（发展）结果；③确认患者已明白，为了进一步确定诊断，要连续观察病情；④一定注意不可漏掉重要的检查项目或拖延宝贵的时间，防止患者的健康甚至生命受到损害或威胁。

3. 要努力克服临床诊断过分依赖各种诊断试验和检查项目的不良习惯。

四、临床转诊决策思路

转诊（referral）与会诊是全科医师为协调并利用专科医师服务和医院服务的重要工作内容，有必要建立正规的转诊渠道并进行规范管理，逐步完善转诊指征和标准，加强全科医师转诊能力的培养。转诊过程中应保持患者信息的完整记录和连续管理，要按照双向转诊的要求保持服务的连续性，不能中断照顾。

1. 转诊的原则

（1）因社区卫生服务机构技术设备条件限制无法诊断或诊断不明（连续三次门诊不能明确诊断）需要到上一级医院做进一步检查的躯体疾病和精神心理疾病。

（2）病情复杂、危重的患者及疑难病例。

（3）诊断明确但门诊治疗和干预条件有限的疾病。

(4) 经社区医师诊治后,病情无好转,有进一步加重趋势,需到上级医院诊治。

(5) 有手术指征的危重患者。

(6) 严重或较重的损伤、中毒、伤亡事故或突发临床事件,处置能力受限的病例。

(7) 社区医师发现甲类及参照甲类传染病管理的乙类传染病或疑似患者,应立即报告有关单位,迅速转诊到定点收治医院,发现其他乙类及丙类传染病患者,社区医师应按有关法律规定报告有关单位,对需要在定点医院进一步诊治的患者转诊到相应医院。

(8) 由上级支援医院与受援社区卫生服务中心共同商定的其他转诊患者。

(9) 其他原因(如医师水平有限)不能诊断、处理的病例。

(10) 超出医疗机构核准诊疗登记科目,超越社区卫生服务中心诊疗范围的病例。

(11) 患者强烈要求转诊的病例。

(12) 精神障碍疾病的急性发作期病例。

(13) 恶性肿瘤的确诊、需系统化疗、介入治疗、手术及其他复杂治疗者。

(14) 各种原因致大出血、咯血者。

(15) 新生儿,婴儿期(1岁以下)的病例。

(16) 按政府法律、法规及管理条例须定向转诊到相应专门防治/防保机构进行管理的患者。

(17) 新发慢性病患者需上级医院确诊及评估。

转诊前需确认转诊的依据,明确诊断的目的,一般的转诊的目的是为了:①化验、辅助检查;②确诊;③治疗(门诊或住院);④专科复诊、随访;⑤规定的转诊项目(公共卫生、某些传染病、地方病等);⑥患者的要求等。

2. 确定转诊时限及紧急程度　为保证患者安全,转诊时必须明确转诊的时限并跟进随访加以落实,按照紧急程度至少可划分为三级:

(1) 立即转诊:在行必要处理后尽可能地将患者转诊到上级医疗机构。

(2) 尽快转诊:根据具体情况在1~2周内完成转诊服务。

(3) 常规转诊:根据具体病情或有管理要求择期安排的转诊。

3. 应确定将患者转诊到哪种机构和哪一科室　如病情急重时直接将患者转诊到医院的急诊科;传染病按有关规定分别转诊至医院的感染科(肠道门诊、发热门诊等)、传染病院;严重的呼吸道疾传播疾病为隔离起见须报告传染病防治机构,由他们派车转运患者;结核病患者转诊至结核病防治机构;职业病转诊至职业病防治机构;一般疾病、创伤或中毒转诊至综合医院、专科医院,应指导患者选对接诊的科室;疫苗注射转到疾病防治控制中心(CDC);按行政管理部门规定的专门机构接受相应患者的转诊。

4. 做好转诊前的必要处理　为保证患者在转诊过程中的安全,一些患者必须经过相应的处理后才能转运,如外伤患者需先行固定、加压止血、包扎等处理;对低血糖昏迷患者需立即补充葡萄糖;对农药或安眠药中毒者,必须立即进行洗胃,使患者脱离毒物接触再施以转诊;对于需要进行心肺复苏的患者要立即实施现场急救,要求电击死亡、溺亡者的心肺复苏要达到2小时以上;其他院前急救措施还有保持呼吸道通畅、吸氧、抗休克等,边抢救边与急救中心联系。

5. 与上级医疗机构进行及时有效的患者信息交流　尽可能建立患者的电子档案,转诊患者时应将患者必要的信息与上级医疗机构进行交流,按照双向转诊的要求建立患者信息共享渠道。

图 5-6 展示的是全科医师进行临床转诊过程中的转诊决策流程。

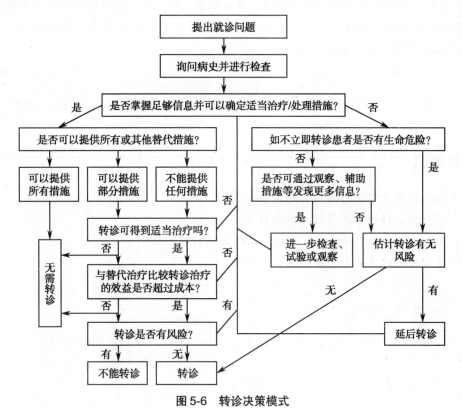

图 5-6　转诊决策模式

（参考：*Wilkin & Smith. Explaining variation in GP referrals to hospital. Family Practice，1987，4：160-169*）

学习小结

1．全科医学的临床诊治思维应体现的基本原则是：以患者为中心、以问题为导向、以证据为基础。

2．以患者为中心的全人照顾和系统思维的要求：从生物医学的角度跨学科地全面、综合地考虑服务对象的健康问题与疾病；从生物医学的领域延伸到患者领域，需全面考虑到症状背后潜在的心理、社会、文化背景以及影响因素，以初步作出相应的心理问题诊断、家庭诊断和社区诊断；以患者需求为导向，体现整体医学的要求；注重患者安全。

3．以问题为导向的健康档案记录方式：POMR；SOAP 记录形式；ICPC；个人健康档案；家庭健康档案；社区健康档案。

4．从患者主诉和症状出发的诊断与鉴别诊断：按疾病的解剖特性对疾病进行定位的诊断；按疾病的病理性质分组进行定性的诊断（VINDICATE 鉴别诊断法）；基于网络数据库的从症状到诊断的辅助方法。

5．从疾病入手的诊疗思维：寻找诊断依据；鉴别诊断；疾病分类与分型；疾病程度及危险分层；有无并发症；有无伴随疾病。

6．临床基本推理模式：模型识别；穷极推理法或归纳法；流程图临床推理；假设 - 演绎法。

7. 全科医师的临床推理与判断程序：资料收集；运用临床推理全面构建诊断假设；排定诊断假设的优先鉴别诊断顺序；检验诊断假设；有针对性地查体或实验室检查；检验新的诊断假设；诊断性处理以验证假设。

（周　萍）

思考题

1. 简述全科医学临床思维应体现的基本原则。
2. 简述全科医师的临床推理与判断程序。
3. 试用 Murtagh 的安全诊断策略对异常呃逆进行鉴别诊断。
4. 简述常用的临床基本推理模式。

第六章

全科医疗中的人际沟通及其技巧

学习目标 ▐▐▐

1. 掌握 医患沟通的基本技巧,医患沟通的基本原则。
2. 熟悉 良好交流的主要特征;几种不同类型人群的沟通特点。
3. 了解 人际沟通是行为科学。

第一节 人际沟通与医患关系

美国纽约东北部的撒拉纳克湖畔,E.L.Trudeau 医师的墓志铭镌刻着"To Cure Sometimes, To Relieve Often, To Comfort Always."。用中文描述就是"有时,去治愈;常常,去帮助;总是,去安慰"。

经常去帮助,总是去安慰,是一种人性的传递,也说明了安慰、鼓励性的语言在医学服务,尤其是全科医学服务中的重要性。这些积极的语言形成良好的人际沟通,不仅使患者感到温暖和安全,同时也能调动患者的积极因素,及时解除患者的心理隐患,增强患者战胜疾病的信心,并最终战胜疾病。古希腊医学之父希波克拉底曾有一句名言,"医师有三件法宝,第一是语言,第二是药物,第三是手术刀"。在医疗服务中重视语言的作用,也正说明了医学是一门人类学。抽去医学的人文性,就抛弃了医学的本质属性。

✎ **相关链接**

爱德华·利文斯顿·特鲁多(Edward Livingston Trudeau, 1848—1915),是一位极受尊重的美国医师,他在对抗肺结核的事业上做了开拓性的工作,建立了美国第一个肺结核研究实验室,以及举世闻名的纽约撒拉纳克湖(Saranac Lake)阿德隆戴克乡村肺结核疗养院(the Adirondack Cottage Sanitarium)。

一、人际沟通与医疗行为

1. **人际沟通是重要生存技能**　人际沟通（interpersonal communication）是人与人之间在交往和交流过程中经常运用的一种技术。它包括信息的输入和输出及连接两者的中间环节——个人感受（共情），是信息的双向流动。

人从出生开始，随着逐渐发育成长，融入社会，会有不同的阅历，具有不同的心理需求阶段。美国心理学家马斯洛的需求层次理论（Maslow's hierarchy of needs），亦称"基本需求层次理论"，是行为科学的理论之一。该理论将需求分为五种，分别为：生理上的需求，安全上的需求，情感和归属的需求，尊重与被尊重（爱和被爱）的需求，自我实现的需求。此五种需求像阶梯一样从低到高，按层次逐级递升，个体满足低级需求以后，将追求高级需求的满足。

在社会生活中，人际沟通无论对个体还是群体都相当重要。任何一种需求层次的满足，人际沟通都发挥着重要的作用。良好的沟通更是一种必备的行为技能，是取得成功的必备非智力因素。通过沟通，人们之间互相认知、互相吸引、互相作用、相互理解。通过沟通，得到了情感与归属，满足了尊重与被尊重的需要。沟通越有效，人们在人生各个领域成功的机会就越大。良好的人际沟通可以为个体创造一个使自己各方面都得到顺利发展的氛围，从而促进个体自身的身心健康，工作的顺利进行以及家庭的和谐美满。不良的人际沟通则会给个体的社会生活和家庭生活造成障碍，有时甚至可以带来灾难性的后果。能否进行良好的人际沟通与个体的个性、社会经验阅历、认知水平等多种因素有关。

2. **医患沟通是人际沟通的特殊类型**　医患沟通是指在医疗行为中，医疗方和患者方围绕疾病诊疗所发生的一系列信息双向流动行为。它贯穿于整个医疗活动过程中，它使医患双方能充分、有效地表达对医疗和健康活动的理解、意愿和要求。医疗行为包含了医疗组织行为、医务人员行为、患者及其家属行为、社会关注行为等多种因素，需要对各种行为进行科学有效管理，使各方关系融洽，产生的行为有利于疾病诊治。

医疗行为中的人际关系所涉及的面是相当广的，而这一关系的核心是全科医师和患者的关系。医疗行为的人际关系内容大致包括：全科医师和患者、护士和患者、医疗行政管理人员和患者、医护人员和患者的亲属、医护人员和医疗行政管理人员、患者和亲属、医务人员和社会其他人员的关系。医患沟通主要涉及三个方面，即医务人员、患者与亲属，以及社会的其他人员。目前医疗行为中所出现的任何问题，不仅牵扯到目前的医患双方，同时也必然牵扯到患者家属以及作为潜在的患者每个社会成员。所以，良好的医患沟通是医疗行为顺利进行的重要保障。

3. **良好的人际沟通形成和谐医患关系**　在我国，目前的医疗行为是医师指导下的诊疗行为，医方为主导，强调医方对于患者的主导和决定作用，良好医患关系更多依赖于医疗组织和医务人员的努力。由于在这种模式中医方完全决定着患者的命运，因此，这种模式不但对于医护人员的道德水准要求很高，就像合格的父母对待未成年的子女一样，必须全心全意地为患者的利益和生命着想，不能有一丝杂念，同时也对于医院、科室的管理提出了更高的要求。医院作为管理机构，面对着非特定的患者人群，不仅应考虑到如何提高医疗水平，改善就医环境，更应该将医患关系视为一种非固定群体行为中的管理科学，纳入日常管理工作中。既往的医院管理强调的是医德医风教育，从医务人员的道德修养层面开展工作，同时更应充分利用心理学、人类学、社会学等行为科学的研究成果，发现患者行为中的影响因素。医务人员不但是医疗服务提供者,同时也是医患关系管理的具体执行者,直接面对来自各种患者的行为、情绪,必须掌握人文科学多种知识,应该明白患者首先是一个"社会人",给以尊重和尊严,才能成为合格的和谐医患关系管理者。

二、医疗机构应主动管理医患沟通

人际沟通是行为科学研究的内容之一,行为科学研究人的行为或人类集体的行为,是凭借心理学、社会学、人类学及其他一切与人的行为有关的学科(如政治学、历史学、教育学、生物学、医学、宗教学等)的理论来研究人的各种行为,因而是一门综合性很强的科学,是由相关学科组成的学科群,心理学是其形成的一块重要基石。行为科学研究对象涉及思考过程、交往、消费者行为、经营行为、社会的和文化的变革、国际关系政策的拟定等广泛的课题。

从行为科学的角度看,医患关系是一种通过组织制度建设可以有效管理的工作内容,必须要提高管理者管理人际沟通的能力,医院管理者及医务人员可以视为组织管理者,患者可视为非特定的工作对象,提高管理者管理人际沟通的能力,管理好医患关系,对于医疗行为的效果及效率都有重要作用。

1. 医疗机构应该要求医务人员熟练掌握患者心理学,患者罹患某种疾病后会具备一些特殊的心理,会产生求医行为和遵医行为,医务人员掌握患者心理特征将更有针对性地与其进行沟通。

2. 医疗机构应该要求医务人员具备人文医学技能,熟悉相应的法律、法规,世界医学教育联合会《福冈宣言》指出"所有医师必须学会交流和处理人际关系的技能。缺少共鸣(同情)应被看做与技术不够一样,是无能的表现"。

3. 全科医疗服务是面向社区和家庭的卫生服务,主动服务、上门服务是重要的医疗服务形式,社区卫生服务中心(站)的管理者应该通过创新服务形式,为居民提供综合、快捷、可及、价格适宜的卫生服务,建立有效沟通渠道,赢得居民的信任。因此,要在医疗行为中建立良好的医患关系,就应当首先了解患者的心理特征及其责任、权利、义务等情况,管理者要有效管理沟通,构建和谐医患关系。

第二节　患者心理特征与医患沟通

一、患者的主要认知活动特征

患者的认知活动特征首先表现在对躯体异常感受的敏感性增强,对躯体的各种生理和心理变化的关注程度增加,对外界与疾病,特别是与自身疾病有关信息的关注程度增加,如其特别注意别人对自己的态度,注意医护人员对自己的关注程度。虽然每个患者都希望得到医护人员的关注,但受到医护人员过多关注的患者会认为自己的情况不妙,因而会导致患者过分紧张。此外,部分患者还可能出现敏感、多疑的情况,体现为变得特别"小气",如怀疑家人对自己的态度,怀疑医护人员是否对自己尽心。在特殊环境下,有的患者可能产生偏执观念,甚至出现一过性的妄想(关系妄想、被害妄想、疑病妄想等)。

二、患者的一般情感和意志活动特征

患者的情感变化受到包括家庭和社会支持系统、个体的个性特征、知识结构、经历、对于挫折的承受能力等多种因素的影响。就一般情况而言，患者在疾病的早期容易出现恐惧或焦虑的情感；而在疾病的中期或晚期，容易出现情感的抑郁、沮丧、绝望。在这种情况下，有的患者会继发出现自杀观念或自杀行为，在发现或防范不及时的情况下可以产生严重的不良后果。还有的患者在疾病晚期出现情感的平淡，其表现为对自己的病情发展及变化漠不关心，对于治疗措施没有积极的反应，并且不能够主动地加以配合，有的患者甚至"我行我素"，不理会医护人员的告诫，不遵医嘱。在此情感平淡的基础上，患者可能出现意志活动的减退。首先是其积极配合治疗的意志活动减退，特别是对于需要其自身付出一定艰难，承受一定痛苦的积极求治行为减退。随后，患者还可能出现对于日常生活的意志活动减退，如对未来没有任何打算，对当前的生活没有任何愿望和积极主动的态度等。

三、患者常见的心理防卫机制

心理防卫机制是个体无意识地采取一些方式来缓解由于挫折所造成的内心冲突，以达到心理平衡的一种调节方法。疾病过程对于任何人来说都应该理解为生活中遭受的挫折，所有患病的个体，无论其社会地位、经济状况等现实情况如何，均为普通个体，因此就存在一般人的心理防卫机制。现将心理防卫机制在患者及其亲属中的常见表现以及对医疗行为中人际关系的影响加以描述。

1. 投射　投射是指个体无意识地将自身的情感投向外界。在医疗行为中，这种情况常常被填充以患者及其亲属对医疗行为不满的内容。

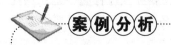 **案例分析**

某患者，女，66岁，退休后在原单位返聘，诊断为高血压、冠状动脉粥样硬化多年。近期一直感觉胸闷，在单位工作中忽然感觉气短，同事将其送到医院急诊就医，经必要检查后，医师对症进行输液治疗，突发心肌梗死，抢救无效死亡。患者家属不能接受其死亡的结果，开始大闹医院，埋怨医护人员态度生硬、着装不整、动作缓慢，抢救不及时。同时埋怨单位对其关心不够，患病期间还让患者上班，延误了疾病诊治。

分析：该患者同事发现其不适后紧急送入医院就诊，由于患者病情所致，医治无效，患者死亡。在该患者患病的过程中，亲属对其不够关心，在发现患者胸闷后，应及早送患者住院治疗，继续上班导致疾病诊治的延误，反映了家属对患者在生活、情感等方面，对该患者生前关注不够，导致该患者死亡。当这一切再也无法弥补时，死者亲属将责任推向医院及参与救治的医护人员，甚至推向单位。他们埋怨医院抢救不及时，单位的工作使患者发病。听起来这些仿佛很有道理，实际上根本就不是直接导致患者死亡的真正原因。患者家属出现投射行为，无意识地将自身的情感投向外界，表现为对医疗行为及单位不满的内容。

2. 退行 退行是个体无意识地采取发育早期的行为模式来缓解现实中所面对的冲突事件带来的压力的一种方式。在临床工作中,全科医师发现一些患者在病后依赖性增强,人变得非常"娇气"等就属于这种情况。

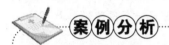

　　某产科患者,怀孕前是某大公司的部门经理,办事能力很强,独立意识也很强,而在怀孕以后对丈夫的依赖性明显增强。如果其夫不按时回家,她就会感到特别难受或害怕,于是会不断地打电话催促。并且在日常生活中开始一反常态地经常在丈夫面前撒娇。在待产的时候,她要求丈夫坐在她的床旁,并且要一直握住她的手,不然就会感到腹痛难忍。在进产房以后,她要求丈夫守在门外,一刻也不能离去。为了证明这一点,她要求其夫每隔1分钟左右要在门外大声呼唤她的名字或爱称,一旦时间间隔稍微长一点儿,就会觉得紧张、害怕,甚至感到产房"阴森可怕",简直待不下去。

　　分析:这是一种典型的退行心理防卫机制,其实她并不需要丈夫为其做什么实际的事情,而仅仅是希望丈夫能够多陪陪自己,借此来分担自己承受的压力。

3. 否认 否认是个体无意识地无视本来已经存在的,并且一旦面对就可以给自己带来强烈内心冲突的事件或其他客观事实。否认常见于早期疾病的患者。如果某个体在检查时发现了患有某种严重疾病的证据,甚至是不治之症的证据,紧接下去立即应该做的是考虑并接受进一步的治疗。但有的患者却出现了无视疾病的情况,具体表现在对检查结果持怀疑态度,对全科医师所采取的各种治疗措施不积极配合,照样从事自己原来的工作,拒绝改变某些对于目前的疾病以及个人的健康都非常不利的生活方式,或者感到自己没有什么主观上的不适,而拒绝进行进一步的检查等。

4. 替代 替代是指个体无意识地将自己的情感及行为,由实际的目标转移到一个对自己威胁较小的目标的情形。由于家庭和社会支持系统的不完善,如家人对患者的实际照顾或精神方面的支持不够,或家庭的经济状况不好,或由于社会保障体系的原因造成部分患者就医时治疗费用困难,或由于疾病自身的原因,危及患者工作职位以及前途等。在这种情况下,患者很容易产生对医院的种种不满,并与医院以及直接参与诊治的医护人员发生矛盾,甚至引发严重的纠纷。

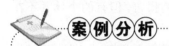

　　某患者缺乏家庭的关爱,经济状况不佳,虽然参加了社会医疗保险,但是每月的治疗费用很少。该患者在用药1周以后再次前往医院就诊,全科医师根据其病提出换药治疗的建议,而1周前为其开出的药物还有少量剩余。尽管该患者知道《药品管理法规》明确规定,作为特殊商品的药品是不能退换的,他也清楚当时全科医师多给他开药的目的是为了预防他因故不能按时前来复诊时仍有药可用。但他还是前往医院有关部门提出了退药或者换药要求,当然遭到了有关部门的拒绝。但该患者不肯罢休,在医院向相应管理部门不断申述。

分析：其实患者实际要针对的是社会保险的有关部门、自己单位的上司，以及自己的某些亲属，但此时，替代的心理防卫机制发生作用，他却无意识地将矛头指向了医院。经过耐心的说服，该患者意识到了自己的问题，并且接受了医院有关部门坚持不予退换药品的决定，理解了全科医师多开出一定的药物的用意。最后，患者在同一个医院继续找同一个医师就诊。

5. 升华　升华是指个体无意识地将自身和社会道德所不能接受的冲动，转化为可以接受的发泄行为。患者不顾自己的病痛而表现出乐于助人或对医院的管理制度不断地提出意见，或过分地关心其他患者的病情等，均属于这种心态。在全科医师进行适当的引导下，可让患者出现升华的防卫行为。这样，将有利于患者康复，有利于克服由于病痛或残疾以及其他精神创伤所导致的情感障碍等。

四、患者角色转换中常见的问题

患者的角色是一个非常特殊的角色，其最关键之一就在于患者这个角色总是与其他的社会角色或家庭角色相重叠。同时，还受到个体的经历、家庭背景、社会环境、文化观念、受教育程度、经济状况等因素影响。由于这些诸多因素的影响，加上疾病的因素，导致患者角色可以出现超越其角色范围的情况，而这种超越可以明显影响全科医师对他的诊断和治疗。这种角色的超越情况总结起来常见的有以下几种类型。

1. 角色行为缺乏　角色行为缺乏是指已经患病的个体尚未进入患者角色的情况。如被医学实践所证实有病的个体，拒绝承认自己患病或尚未意识到自己患病，其结果是个体不能按照患者的角色行事，不享受患者的权利，也不履行患者角色的责任和义务。这具体体现在个体不关心自己的检查结果，不关心自己的诊断和治疗方案，甚至根本不上医院。与此同时，个体也可以采取一些消极的方式来抵制全科医师的建议和要求。如不愿为达到治疗目的而暂时约束自己，不愿为治疗或检查的目的而暂时放弃自己固有的生活习惯与嗜好。这种情况对于诊疗的不利是显而易见的，个体可以因为上述情况而导致病情加重。

出现角色缺乏的原因是多方面的，其主要有以下3种情形：

(1) 医疗常识的缺乏，个体不能认识到自己的疾病，特别是在自我感觉尚属良好的情况下。例如一些肾病早期患者，虽然肌酐等指标已经提示肾脏功能的损害，但有的个体并不在意，直至出现肾衰竭。

(2) 在特定的社会背景下，承认自己患病就意味着自己的社会价值被贬低。例如，患精神疾病、癫痫、性病、性功能障碍等时。因此，患有这类疾病的患者会有意识地否认自己的疾病。

(3) 由于疾病的严重性，一旦面对就会使个体出现严重的内心冲突，因而个体会无意识地否认自己的疾病。如患恶性肿瘤早期的个体，这也就是前面心理防卫机制所提到的否认。

了解这些患者角色行为缺乏的原因，对帮助患者尽快进入角色，从而建立起良好的医患关系有较大的帮助。

2. 角色冲突　角色冲突主要是指个体的患者角色与自己原有的社会角色或家庭角色的冲突。这种冲突所带来的结果是患者角色行为的偏差。

　　例如，领导干部住院，特别是卫生行政部门的领导或医院所在地的"父母官"住院也有类似的情况，他们一方面在寻求医疗援助，另一方面则有意或无意地表现出他们的领导角色，对医院的管理作出指示，在住院期间经常外出办公等。医学权威患病住院以后，他既是患者同时也是全科医师，此角色冲突的结果则是其一方面其需要别人的医学援助，另一方面又希望参与医疗行为，提供渗入了自己知识和观点的病史、关注经治全科医师的诊断和治疗的理论依据、指责经治医院的治疗及护理规程等。这样就使医患关系无法顺利地建立，使经治的全科医师和护士无所适从。社会地位较低，或经济状况较差，或文化层次较低的一些个体患病就诊时，则对医护人员过分地谦恭亦属于同样的情况。角色冲突的产生与个体的个性特征、社会文化观念的影响、个体的经历等多种因素有关。在实际工作中应对角色冲突进行具体分析，正确处理。

　　3. 角色行为减退　角色行为减退是指个体在已经进入患者角色以后，其疾病尚未得到控制仍处于疾病状态的时候，由于更强烈的情感需要，所表现出来的对疾病或伤痛忽略的现象。在疾病过程中，由于经济或由于对治疗绝望的原因所出现的不再遵从医嘱，对治疗和护理不再合作等均属于这种情况。在这种现象出现以后，由于个体完全没有或没有完全将自己作为患者对待，因此对医院的管理和医护人员的建议或劝告会相当反感，甚至出现对立的情绪。

　　4. 角色行为强化　角色行为强化是指个体安于充当患者的角色，而忽略自己同时所具有的社会和家庭角色的情况。具体可表现为患者待在医院不出去，或者不断地前往医院就诊。即使已经得到了关于疾病或其健康状况的准确信息，但该个体对于自己疾病以及健康状况的估计还是比实际的状况要糟得多。其结果就会出现个体在疾病已经得到有效控制的情况下，仍然需要全科医师和家人像其在疾病最严重的时候那样关照自己，不愿意出院，或不愿意重新工作，出现"小病大养"的现象，让人难于理解或产生误解。由于个体对自己的健康和疾病状况的评估和医方有明显的差别，容易产生对医方的不满，滋生失望或对立情绪。

　　患者产生角色强化的原因有多种，可以说是因人而异的。例如，个体对于自己的疾病失去信心，因此对自己所承担的社会或家庭的角色产生恐惧心理，从而将自己局限在患者的角色中，以逃避自己的社会或家庭角色，给自己施加潜在的压力。这种自信心不足有可能是个体患病以后体力和脑力尚未完全恢复所造成的能力下降，也有可能是由于个体的某些个性缺陷所致。

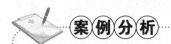 **案例分析**

　　某患者患有社交焦虑障碍，在经过治疗以后，自己感觉非常满意，自我感受也比较好，在医院能和医护人员交流自如，但当医方提出让其出院，并鼓励其立即投入工作的时候，该患者的病情立即出现反复，表现出情绪焦虑、心慌、睡眠不好的症状，而且无法与人交流。最后，由于经济方面的原因不得不出院时，该患者仍然不能工作。尽管其家境并不宽裕，但是他宁愿接受穷困也不愿走出家门。在出院以后，患者仍然每隔1～2周就到医院门诊就诊1次，目的主要是强调自己的疾病，认为自己肯定有问题但没有被医方发现。当该患者看了很多的医学书籍以后，于是就给自己作出了一连串的诊断，如"精神分裂症""人格障碍""甲状腺功能减退"等，并认为自己的病目前还没有被医学界充分认识或还没有强有效的治疗手段。另外，该患者经常去医院的另一个目的就是询问最近有没有治其病的新药问世。

分析:该患者之所以走不出患者角色,是因为对自己将要承担的或已经承担的社会和家庭的角色非常恐惧和担心,而出现了角色强化。对这类患者这时应给予的帮助就是要求他将疾病的问题暂时放在一边,要求其带"病"做力所能及的工作。最后,在多方鼓励下,该患者能够从事正常的工作,躯体的不适和情绪方面的问题也随之消失了。

5. 角色行为异常 角色行为异常是指患者的行为超出了患者角色所界定的范围。例如,患者以治疗疾病为目的住院,却在住院期间专门挑医院和医护人员的毛病,处处与医护人员为难,或挑拨其他患者和医护人员的关系,制造矛盾,"唯恐天下不乱"。当医护人员因为某些失误而引起别的患者不满的时候,往往"幸灾乐祸",或在门诊以及住院过程中出现违纪违法行为等。出现角色异常的原因很多,与患者的处境、受教育程度、年龄、性别、个性特征等因素有关。

五、患者的权利

1. 生命健康权 患者为保证自己的生命和健康,有权要求得到相应的和足够的医疗和护理。

2. 休息权 由于患病是患者自己所无法抗拒的,因此,患者有权以疾病为理由进行自我解脱,减少或者免除其对社会和家庭的责任,可以不履行或仅部分履行岗位职责,不履行或仅部分履行家庭角色所赋予的责任和义务。同时,患者还不应该由于减少或完全不履行自己的家庭和社会责任而受到指责。

3. 被照顾的权利 患者有权利以疾病为理由而寻求比平时更多的除医疗以外的照顾,如精神上的安慰、生活上的照顾、亲友的探望等,这种权利在院内或院外是同等的。

4. 隐私权 患者有权保守个人的秘密和隐私。

5. 知情同意权 患者有权了解自己的病情,如诊断、检验的结果、治疗方案、不良反应、疾病的预后等,并且有要求获得对疾病通俗易懂解释的权利。并且有权要求得到相应的副本。患者有权知道直接参与自己诊治的医护人员,以及其他和自己的诊治有关的医院职工的姓名及其业务背景情况。

6. 自主决定权 本着"自己的生命自己负责"的原则,患者有权拒绝治疗。患者有权在了解医护人员业务背景的基础上,选择自己认为适合为自己进行诊治的医护人员,尤其是全科医师。患者有权了解由治疗产生的后果,包括在不违反法律或法规的情况下,有权主动要求出院。患者有权拒绝非诊断、非治疗性的活动。例如,患者可以拒绝媒体采访,可以拒绝以自身为对象的医学教育活动,尤其是在被作为临床实验对象时。关于这一点,习惯于在医师主导医疗行为模式下执业的医护人员特别不能适应,结果在某些时候会造成医患关系危机。

六、患者的责任和义务

患者的责任和义务主要体现在其有责任和义务向全科医师提供自己的病情及与诊疗相关的背景资料,有责任和义务提供与治疗反应相关的躯体或(和)心理变化情况。患者有义务配合医方进行相应检查、治疗。同时,患者还有义务配合亲属在生活上或其他方面对其进行照顾。与其他角色一样,患者的上述权利是建立在患者的责任和义务基础上的。如果患者没有承担自己相应的责任和义务,也就等于放弃了自己的权利。

第三节　医患沟通能力培养及技巧

全科医学的艺术,主要取决于沟通的能力。很多研究认为,交流不善的原因主要在于全科医师忽略了患者在交流过程中的作用。医患之间良好的交流,可以减少患者对专业服务不满意的可能性,即使是在治疗失败的时候患者也不会不满意;同时,良好的交流也降低了法律诉讼的可能性。

一、在医疗行为中建立良好沟通能力的基本原则

在基层医疗行为中存在各种各样的关系,而全科医师与患者的关系是诸多关系中最重要的关系。因此,在基层医疗行为中首先通过沟通建立良好的医患关系,这是诊断和治疗得以正常进行的前提。故应注意以下几个方面:

1. 医患沟通应在现行法律和法规的框架内进行

(1)全科医师的行为方式应该在法律、法规的框架内:现代社会的医疗行为不是个体的行为,而是社会行为,既然是社会行为,医疗行为当然就应遵循现行的法律、法规,以及医疗行业的各种规章制度。但医疗行为作为个人行为存在了很长时间,以往将全科医师称为"自由执业者",就是表明了医疗行为的个体化和随意性。也就是说成为合格全科医师的关键在于其能够遵守现行的相应规则,并且能够完成相应的角色所界定的责任、义务和权利,执行医疗行为。

例如,一个全科医师也许在临床医学各个亚专业都较为优秀,从知识层面来看,他(她)可以诊断和处理多个亚专业中的问题,但社会给其所界定的执业范围仅仅限于某一个特殊的领域,这可以从每位全科医师的《执业资格证》上反映出来,执业全科医师的注册表明社会为每位全科医师赋予了行使医疗行为的范围,而在其《执业资格证》规定以外的医学领域是其所不被允许行使执业活动的范围。因此,当患者的问题不属于某全科医师执业的范围时,即使该全科医师能够处理这类问题,而且也许能够处理得很好,但也绝不能去做。因为社会没有赋予他相应的权力,如果真的这样做了,就是违反了执业的有关规定。

(2)全科医师对待患者及其亲属的态度应该在法律、法规的框架内:全科医师是在充当代表社会为居民提供医疗援助的角色,因此必须按照当前相应的法律、法规办事,在法律、法规框架内处理与患者及家属的关系。

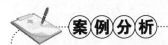 案例分析

女,50岁,被确诊为糖尿病,要求控制血糖,并定期到社区监测,接受全科医师指导,预防并发症。经过规律的社区门诊随访,该患者能够坚持饮食、运动疗法,血糖控制十分平稳,近一段时间该患者未到社区门诊随访监测,全科医师电话约其来诊。医师发现该患

者血压和体重都控制得不好，用 BATHE 问诊法发现患者因儿子要调到外地工作，内心很矛盾，既希望儿子事业顺利，又希望能陪伴在自己身边，此事令患者情绪波动很大，影响了对糖尿病的规律治疗。全科医师认真倾听了患者的诉说，并通过移情等方法表达了自己对此事非常理解，令患者心理压力获得释放，愉快地接受了各种处置；患者离开后，全科医师与其子进行沟通，家属积极配合，利用电话、经常回家探视等方法让母亲解除心理压力，保持愉快的心情，使糖尿病监测治疗顺利进行。

分析：慢性病患者常常"久病成医"，对医师的信任是相对的，从病例看出，全科医师不能指望这类患者高度遵医，可以采用邀请患者主动参与，对自己的病情进行管理的方式来交流。如果能争取到患者家属的参与，效果更好。在病例中，医师引导患者利用 BATHE 问诊法对其心理社会问题作了一次有组织的检查回顾，这就很有治疗作用。首先，患者开始认识到生活中的压力会影响到自己的身体状况，因而正视这种压力。其次，医师询问患者的感受会使患者得到倾诉和释放的机会。询问患者最感苦恼的是什么，评估患者是如何应付困境的，对医师和患者都有理清思路的作用。最后，医师用共情的肯定式回答可以作为小结。这种简短的评估与干预可以令患者觉得更有能力应付心理社会问题，也感受到来自医师的理解与支持，从而改善遵医行为。

2. 处理好"移情"和"反移情"的问题 移情（transference）是患者无意识地将自己对亲人（父母、姊妹、兄弟、恋人等）的情感，如爱、憎、愤怒、依恋等指向全科医师或其他治疗者的行为。反移情（unto transference）则是全科医师或其他治疗者将自己对亲属的情感无意识地指向患者的行为。

弗洛伊德认为移情中，患者对治疗者的情感转移有其象征意义。因此，在一定范围内，通过患者的移情可以了解患者真正的情感指向，从而了解到患者心理障碍的心理根源。此外，患者和全科医师之间的移情和反移情，在一定程度上可以建立起真正的信任关系，有利于某些治疗，特别是对某些心理疾患的治疗。但是，移情和反移情发展到一定的程度，就会改变医疗行为中的医患关系，对治疗产生严重的妨碍。除此之外，在移情和反移情的背景下，全科医师和患者如果建立起其他的非治疗性关系，如在此基础上医患之间出现恋情，进而建立恋爱或婚姻关系，还会影响到全科医师和患者将来的日常生活，因为移情和反移情并没有将情感真正地指向对方，而只是将对方作为实际对象的象征。所以，在医疗行为中，全科医师应该首先意识到患者对自己的移情，同时及时意识和克制自己对患者的反移情。在临床工作中，有时全科医师会体会到对有的患者特别关注，特别想接近，或特别想对其进行帮助。相反，对于有的患者全科医师会无缘无故地感到特别厌烦，不想过多地理睬。此时，全科医师应该首先自我反省或请相关专业的同行帮助进行分析，当暂时不能分析清楚原因的时候，最好是采取回避的方式，即更换别的同行来直接诊治该患者，这样以避免由于治疗关系的错位而造成负面的影响。

3. 理解和正确应对患者的心理防卫机制

（1）正确面对：应该认真分析患者及其亲属的心态，正确理解患者及其亲属的心理防卫机制。

（2）认真疏导，以免危及良好的医患关系：如患者由于对家庭的照顾不周、单位的福利不健全、社会保障系统的不完善等不满而无意识地将愤怒指向医院或指向直接参与诊治的全科医师、护士时,医方应在准确掌握患者或亲属心态的情况下,将患者或亲属的替代目标从自身或医院转移到无关的目标。

(3)引导患者及其亲属正确应用心理防卫机制。

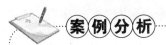

案例分析

　　某患者对单位的领导不满,认为自己在晋级、加薪、住房等问题中所遇到的障碍都是其单位领导所造成的。而患者当年和这位上司关系不错,并且还多次帮助过他。因此,患者认为这位上司在自己升迁以后"忘恩负义"。所以非常气愤,致使病情极不稳定,并与全科医师、护士以及其他患者的关系紧张。入院以后,除了治疗本身存在的疾病之外,为消除该患者的愤怒,主治全科医师让患者静静地坐在一张床垫上,并在其面前放了一大摞报纸,启发其想象这摞报纸就是自己的上司,然后让其向"上司"倾诉自己的苦闷。患者当时情绪相当激动,对"上司"说了许多过火的话,并在激动的时候拿着塑料棒对着报纸猛抽,直至筋疲力尽。在患者情绪平静以后,开始后悔自己对上司的刻薄,并逐渐认识到造成自己与上司关系紧张自己也有责任。此后,该患者与医方以及其他患者均能保持较为正常的关系。

　　分析:患者出现了角色冲突的心理防卫机制,全科医师准确掌握了其心理特征,使用报纸虚拟角色,促使患者进行了角色转换,建立了正常的医患关系。

二、沟通能力培养的途径

　　1. 掌握沟通的理论知识　任何能力都是在后天的学习和塑造中获得及提升的,沟通能力也是如此。任何一个人不可能完全模仿他人的沟通思想和技巧,但可以塑造自我的沟通能力和技巧。培养沟通能力,首先要掌握一些沟通的理论知识,参加一些人际交往、人际沟通的培训班,掌握人际交往、医患沟通的原则和技巧,学以致用。

　　2. 在实践中锤炼沟通能力　社区是培养沟通能力的最佳场所,会接触各种类型的人,会有各种社会机构联合组织的活动。通过参加各种活动,不仅有了看和听的机会,还有了问和说的舞台。这期间要多观察周围的人,看他们是如何处理交往中的冲突、如何说服他人和影响他人、如何发挥自己的合作和协调能力、如何表示赞许或反对、如何在不冒犯他人的情况下充分展示个性等。通过接触各种患者,不断地积累看、听、问、说的成功经验与失败教训,如此反复,沟通能力会有意想不到的提高。

　　3. 不断提升人文素养　全科医师常会与不同身份、不同层次的人打交道,这要求医师必须具备良好的知识修养。除了学好专业知识、具备精湛的专业技能外,还应博览群书,知晓天文、地理、历史、人文,从新闻经济到文学时尚,应该达到通古知今、熟知内外的学识层次。这样的学识眼界必然有助于和不同的人沟通,游刃有余地谈论不同话题。要做到这一点,就要有一种终身学习的精神,不断提升自己的综合素养。

三、医患沟通技巧

有效医学沟通的基本要素可分为 7 个部分：①建立关系；②开始讨论；③收集信息；④理解患者的看法；⑤分离信息；⑥对问题和计划达成一致；⑦结束。培养沟通有许多具体的技巧，下面将围绕着 7 个基本要素提供一些常用的心智技能，将其熟练地运用于社会实践，有助于医疗行为的顺利实施。

（一）建立关系

"良好的开端是成功的一半"。首先要端正态度，要将患者视为平等的"社会人"，而不仅仅是患者。对就医的患者，诊室医师宜以亲切之笑容向其打招呼。可直呼其名，对年长者宜用尊称如老伯伯、老妈妈等；对年幼者可用爱称如小王、小李等，不宜以其诊号代替姓名，这样可使患者觉得受到尊重。招呼患者坐下、握手或寒暄可以消除其不安。不宜一接触就问病情，以免让患者感到医师关心的是疾病而不是患病的人。不妨可先闲聊些家常或天气之类。交谈之初即应给患者留下良好的印象，是沟通的感情基础。

（二）语言的沟通（verbal communication）

古代西方的医圣希波克拉底认为语言与药物一样都是治病的工具，所以在与患者的交流中，遣词用句就像选择药物与斟酌剂量一样，也应十分注意。应以简单明了的字句使患者获得准确信息，并依患者的文化背景加以选择。有时患者因涉及隐私而用词含糊时则应予以确认，在交谈中宜多用关怀的语句，在检查时应询问有无痛感，皆可使患者感到温馨。

医师的话要使患者能接受和理解，语言必须简洁、明快、生动、易懂。有深度、有特色，避免平铺直叙，有时还需有些幽默感，要伴有丰富的感情色彩、深奥的哲理和严谨的态度，依患者的理解能力，用浅显的语言解释医学术语。讲话快慢适中、抑扬顿挫以引起患者的注意。在交谈过程中需注意的事项有：

1. 询问　交谈的过程中医师是交谈的主导者，通过交谈医师可以获取患者健康方面的信息，指导患者进行健康保健。但是，在交谈的时间上应该尽量多让给患者。如一次交谈最好能有 2/3 的时间给予患者，以示尊重，同时亦使患者感到他已经将要叙述的话作了充分的表达而得到满足。询问的目的是为了探视患者心中的"秘密"或"情结"，打开患者的"话匣子"，启发患者倾诉衷肠。在询问时要注意几点：

（1）注意问话的语气和用词：语气要平缓温和，语调适中，不能太高或太低；运用的词语要经过慎重选择，不要随意出口，直言不讳，注意问话的策略性。

（2）注意询问方式：询问应是开放性的，有利于患者回答，能启发思路。如"你感觉是怎样的？""过去采取过哪些治疗措施？""有什么效果？"等，避免强攻，或仅用"是不是？"或"对不对？"的简单方式。

（3）要注意循序渐进：由浅入深，浅中见深。

（4）对患者的回答要通过释疑作进一步的澄清：这样的询问才有利于形成一种相互信任的医患关系，有利于了解患者，有利于对疾病作出科学诊断。

2. 倾听　倾听是心理的一种定向反射。有效的倾听必须是积极的，就是对他人的表达和说法感兴趣，并努力去了解对方，若有不明白的问题要问清楚。

很多人都迫切希望倾诉自己的事情，但由于没有人愿意倾听，而限制了人们的倾诉。对大多数人而言，缄默是遭到无数次冷落之后的虚假性格。倾听是全科医师的职责，全科医师的耳朵不厌其烦。倾听是主动的倾听，要掌握几个细节：

（1）同化：在倾听时要点头表示同意，并不断发现一些表示赞同的声音，如"嗯""噢"，表示听进去了，可继续表达。当患者陈述他的痛苦时，若不有违于原则，可以给予适度的认同。如患者说他因失眠而感到痛苦时，医师可以说"的确，如果夜里没睡好，第二天一定没精神"。如患者说他消瘦了许多时，医师可以说"是的，看上去消瘦了一些，体重称过没有？"等。对患者的痛苦给予适度的认同，可使患者感到医师已经接受了他的说法，医师能体贴他的痛苦。

（2）鼓励：当患者阐述病情时，医师宜用鼓励性的语句支持其阐述以获得更多的资料，或重复患者使用过的一些词汇，以表示你的关注和传达你认为他所说的很重要。如说"哦，这很重要，能不能说详细一点？"或者简单地重复患者的陈述，可以使患者就这个话题继续说下去，如"噢，自从那次以后您就经常有些低热了？"患者一定会说"是的，从那以后我便经常有些低热，而且……"。而如果患者的陈述已经不重要时，医师便可以用转移话题的语句，如"噢，那么你与家人相处得如何呢？"或"你是不是可以谈一下你的工作的情况呢？"等。

（3）澄清：对患者说过的话如表示提问和困惑，要借机提出问题，进行提问。如"是什么？""在哪里？""什么时间？""怎么处理？"等，这样可以更好地了解患者并帮助患者弄清细节，进而掌握问题的特殊性。

（4）确认：仔细倾听后，一般要问一下患者"你感觉说清楚了没有？还有别的什么吗？"，这样才可以使医患之间的交流更加透彻。

（5）小结：在患者讲述基本结束时，医师可以将患者讲述的要点作一小结，此时患者一定会以医师已经完全了解了他的疾苦而感到满意。如果在与患者的交谈中再有几次提到患者的名字，如"张先生，我听下来您的情况主要有这么几点……"或"小李，我觉得你的问题主要是……"，患者一定备感亲切。这是有针对性地请对方回答的一种提示，即在医患交谈过程中见疑、质疑、再疑的过程。牢记在倾听过程中，不要随意插话，打断患者思路或误导患者，以免出现诊断失误。

3.反馈　就是医师将自己的诊断结果、临床印象以适当的方式告诉患者，并告诉其治疗措施、方案及其可能带来的危险程度和治疗结果，使患者在明确病情的情况下，积极配合治疗。当然，对于某些信息能否直言相告的判断标准，就是一切要以有利于患者的治疗与康复为宗旨。

4.共情　共情在临床心理学中也叫同理心或共感，它是连接医患关系的最重要的环节。按照心理学家罗杰斯（Carl Rogers）的说法，共情就是一个医师感知患者内心世界的态度和能力，感受患者的私人世界就好像是自己的内心世界一样，但又绝未失去"好像"这一品质，这就是共情或共感。一个共情能力敏锐的人，他不仅能及时准确地揣摩别人的感受，而且能准确而及时地理解自己的感受。所以说，共情又是一种洞察力。据观察，在医务人员中有相当一部分人缺乏共情的技术和态度。

学会共情应掌握以下技术要领：①转换角色，把自己当成病患者，"设身处地"地用一颗客观、真诚的心去感受患者的感受，去揣摩患者的内心世界和需要；②投入地倾听，运用倾听技术与之交流；③对知觉到的信息进行清理、解释、理解和概括；④用语言和非语言的表情、动作适时作出回应。

（三）非语言沟通技巧

行为的沟通（behavior communication）是指通过姿势、动作、表情、行为而达成的沟通。在医师与患者的沟通中亦十分重要。

1. 仪表　是人的容貌、体形、神态、服饰、发型等的综合,它在很大程度上反映了一个人的气质和精神面貌,对人们的初次交往来说极为重要,正所谓"第一印象""先入为主",并且还会影响以后的交往水平。医务人员工作服需整洁,如用西装领工作服内着衬衫时,男医师宜打领带。男医师在夏季宜着长裤,并不宜穿凉鞋、运动鞋等。若非手术操作不必戴帽,但头发应梳理整洁。女医师可用淡妆,但不宜浓妆艳抹,珠光宝气。举手投足及言语之间都流露出较高的个人修养,会使患者感到亲切可靠。

2. 表情　是一种无声的体态语,人的喜、怒、哀、乐、惊、恐、思,都可以通过表情,尤其是面部表情表现出来。面部表情的变化既是医师获得患者病情的信息来源,也是患者了解医师内心活动的镜子。医师的表情应与患者的感情合拍,当患者讲述他的痛苦时,医师的表情应该庄重、专注,甚至眉头紧锁;当患者讲到兴奋之处时医师的表情应该是面带微笑,表示分享其快乐;当患者讲述原委时医师应以深沉的点头表示理解;当患者述及隐私时医师应将上身前倾,将与患者的距离缩小,以表示倾听和为其保密。这种"支持动作"将使医师的形象和蔼可亲。

3. 眼神　眼神既可表达与传递用语言难以表达的情感,也可显示个性特征并能影响他人的行为。对医师来说,一方面,要善于发现目光接触中所提示的信息,感觉到患者的反馈信息,并能予以正确理解;另一方面,要善于运用目光接触反作用于患者,使其受到鼓励和支持,促进良好交往。保持目光的接触,有鼓励患者继续倾诉的作用。但需注意目光宜注视患者面颊的下部,不宜一直盯着患者的眼睛看,不然将给人以高高在上的感觉并使患者不安。目光不能斜视患者,斜视表示轻视;目光不能游移,目光游移表示另有所图;如果患者的讲述离题太远,医师可将目光移开,可使其语言简洁。

4. 动作　手势可以传达比较复杂的情感,可以独立进行思想的交流。在医患交际中,手势语可使患者的视觉系统受到信息刺激,加深印象。医务人员在运用手势语时要注意动作的幅度和频率要适度、自然,不要机械、僵硬。总之,要以方便患者理解为前提。医师的坐姿应轻松,上身微微前倾或微微点头可使患者觉得医师在十分专注地听他讲述病情。如患者有紧张不安的表现,医师可用握手、拍肩表示关怀,可使患者放松一些。

5. 人际距离　人际距离分为4种:①亲密距离,0~0.45m,是一种可以允许存在身体接触的距离,可感到对方的气味、呼吸甚至体温,只有在夫妻、情侣以及极亲密的朋友之间才会产生;在医疗工作中,男医师检查女患者的身体时,须有女护士在场,若需女患者解开衣扣之类,男医师不宜亲自动手。②熟人距离,0.45~1.2m,伸手可以触到对方的手,但不易接触到对方的身体,是一般交往时保持的距离,是医患之间较理想的人际距离。③社交距离,一般为1.2~3.5m,通常是人际关系不密切的交往距离,主要用于小型会议、商业洽谈、宴会等。④公众(共)距离,一般为3.5m以上,主要适用于群体交往,公共距离不适合个人交谈。

6. 体触　是指身体的接触,是一种身体语言,包括抚摸、握手、拥抱、拍肩、搀扶等。按中国的文化背景和风俗,医护人员与患者得当的接触,可达到良好的沟通目的。例如,为呕吐患者轻轻拍背,为动作不便者轻轻翻身、变换体位,搀扶患者下床活动,双手久握出院患者的手,以示祝贺康复。

7. 副语言(辅助语言)　副语言会起到帮助表达语意的效果。人们说话的音调、响度、速度、停顿、升调、降调的位置等都有一定的意义,可以成为人们理解言语表达内容的线索。同一句话拥有不同的副语言,就可能有不同的含义。例如"你说完了吗?"这句话,如果用一种平和的语调问,可能是询问说者是否真正讲完了,没说完可继续讲。如果加重"说"这个词,并且嗓门较大、眉头紧锁则表示听者对说者的不耐烦、不满意，表达的是阻止说者继续讲话的意义。因此，全科医师在与患者及家属的沟通中，要运用好副语言的寓意。

8. 诊室的环境 诊室的安静至为重要，应避免闲杂人员进出，通风应该良好，光线应该柔和。如有条件应尽可能地安排一位医师使用一个诊室，以保证患者病情的私密性和促成沟通的成功。

四、与不同类型患者的沟通

（一）与儿童和青少年沟通

儿童大多活泼、好动、好奇心强，如果能在候诊时为他们准备一些玩具或是图画、故事书，就可以减少他们对陌生环境以及"白大褂"的恐惧。病史的叙述多由父母代劳，但此时也要留心孩子的反应，不要让他们有受到冷落的感觉。和孩子的交流应该用简单的词汇，用他们熟悉的事情作比喻。有时症状出现在孩子身上，但问题其实在家长身上。全科医师应及时发现问题，与家长沟通，指导家长如何做才能避免这类问题的发生。

在进行一些特殊的处置如打针、输液、换药等处置之前，也应向儿童先做交代，让他们了解这种治疗的必要性和益处，争取他们的配合，在处置的过程中也要及时地给予鼓励和表扬。

处于青春期的青少年，不愿意自己再被当成是孩子，希望得到和成人同等的待遇。所以，这类患者来就诊时，应该先让他自己叙述病情，必要的时候甚至可以让家长先回避一下。这时期的孩子会有很多与生活、成长相关的问题，比如学业压力、叛逆的心理和行为、对异性的好奇和交往等，他（她）如果愿意把这些问题向你倾诉，说明是对医师的一种信任。在没有得到本人的许可时，不要将倾诉问题随便告诉其父母。

（二）与老年人及慢性病患者沟通

老年人常常患有一种甚至是多种慢性病。慢性病是经过多年逐渐发展形成的，症状出现相对缓慢且隐匿，诊断后又没有根除的好办法。所以，这类患者由于"久病成医"，对医师的信任往往是相对的，在对待治疗的态度上也常会与医师"讨价还价"。全科医师不能指望这类患者被动接受治疗，应该用一种邀请患者主动参与，对自己的病情进行管理的方式来交流。由于很多慢性病的干预往往要涉及生活方式、饮食习惯、人际关系等很多方面，所以，不仅是患者本人，如果能争取到患者家属的参与，就能取得更好的效果。

老年人由于听力和记忆力的减退，医师在与其交流时需要更加耐心，花更多的时间，有时还要提高音量，治疗要点要不断地重复，并且条理清晰，必要时逐条写在纸上，以方便老人随时查看。

老年人除了慢性病的困扰，还会面临诸如家庭冲突、丧失亲人、退休后的心理失落、经济能力下降、空巢或孤寡等很多影响健康的问题，这些都是全科医师在诊治过程中需要综合考虑的问题。

（三）与残疾人沟通

对于这一弱势群体，全科医师不仅要一视同仁，给予同样的尊重，还应展示出更多的爱心和同情心，尽量减少他们就医的困难。比如免费上门出诊，为其选择性价比最好的治疗方案等。在交流中鼓励患者，激发他们的责任感，与医师一同努力改善自己的健康状况，提高生活质量。在实际工作中，社区全科医师常会遇到一些凭个人能力不能解决的困难，可以向居委会、残疾人联合会以及民政部门反映,起到卫生服务协调者的作用。

(四)与高危人群沟通

同慢性病的患者相比,与高危人群的交流可能会更困难一些。首先,由于他们并不是患者群,对疾病威胁的感受不深,大部分人都不会因为自身存在慢性病的危险因素而就诊。其次,他们中很多人正处于"上有老,下有小"的年龄,工作和生活的压力都很大,很少能腾出完整的时间与社区医师交流。

医师在与高危人群的交流中,应首先让他们认识到自己对哪方面的疾病存在易感性,并且了解这种疾病的严重危害,使其感受到疾病对自己的潜在威胁,这样,他们才有可能接受医师的建议,采取积极的预防保健行动。同时,全科医师也应该向社区居民推广这样一种健康理念——自己才是健康的真正主人,医师可以为你提出建议,但采取行动还靠自己。

(五)与疑病性神经症患者沟通

疑病性神经症患者最大的特征是过分关注躯体症状,他们将大量的时间和注意力集中在自己的躯体症状上,每个症状都是疾病的证据,他们生活在这种担忧之中。疑病性神经症患者有顽固的信念,他们认为"健康"就是没有"症状",安慰不能解决这类患者的躯体症状。这类患者四处求医,当他们发现没人能够治愈他们的症状时,他们更加焦虑,情绪因此低落。

定期就诊可以改善这类患者的状况,开始隔周一次,逐渐延长间隔时间,最后可以维持大约6周一次。限制每次就诊时间也是非常重要的,7~8分钟或许更有效。由于有定期的就诊,每次治疗可只集中解决1~2个问题。

必须认可并关心患者的症状,同时作出同情反应,一句类似"这里不舒服,那里也不好,真令人痛苦"的话,不是一句无聊和无谓的话。BATHE技术贯彻在每次就诊中,心理社会问题的讨论向患者传达了一个这样的信息,全科医师关注的是患者整体情况,患者因此体会到生病不是引起关注和反应的唯一方式。通过这种方式,最终可以使患者感觉到躯体症状数量和强度是与紧张、焦虑水平相关联的。

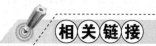

相关链接

BATHE 技术

B(background)——背景,了解患者可能的心理或社会因素。

A(affect)——情感,了解患者的情绪状态。

T(trouble)——烦恼,了解问题对患者的影响程度。

H(handling)——处理,了解患者的自我管理能力。

E(empathy)——移情,对患者的不幸表示理解和同情,使患者感受到医师对他的支持。

(六)与慢性疾病抱怨者沟通

慢性疾病抱怨者和疑病性神经症患者一样都有很多症状,并反复就诊。他们的不同在于疑病性神经症患者只是过度关心自己的健康,所谓"焦虑而健康"的慢性疾病抱怨者很少有病情好转的时候。因此,他们对全科医师所做的任何努力绝不领情。

心身医学代表人物亚历山大(Alexander)认为被压抑的情绪可通过躯体症状的形式表露

出来,宣泄情感可以帮助减轻躯体症状。长期抱怨者不善于表述自己的情感,这类患者容易激起机体的应激反应,从而激活生理反应,患者体验的躯体症状就来源于那些未释放的交感神经兴奋。这类患者习惯于以抱怨的方式换取他人的关注和关心,当回应不佳时,他们会增加抱怨的强度,其结果是进一步增加了患者的痛苦。

承认他们的痛苦并认识到试图缓解的困难可能是最有效的治疗。给予患者理解与同情,努力使患者在行为上做一些小的积极的改变很有帮助,这将有利于患者获得小的成功,日积月累的、小的成功可以产生惊人的变化。研究表明,生活压力增加了患者就诊次数和费用,尤其是躯体化症状明显的患者。应用认知性应激管理干预可以帮助患者重新解释其处境,由此改变情绪反应,释放的情绪可减轻躯体症状,也就减少了患者对医疗服务的依赖。

(七)与抑郁症患者沟通

抑郁是常见的临床问题,但精神科和心理医学科以外的临床科室,对其识别率非常低。全科医师使用 BATHE 技术,结合药物和(或)行为治疗或认知疗法,可使抑郁症在短期内治愈。允许抑郁症状的存在,鼓励患者在生活上做一些小的改变是非常明智的。

(八)沟通过程中需注意的几个问题

1. 避免暗示　有些问诊用语带有暗示性作用,如"服药后您觉得好些了吗?"。患者因怕医师不高兴或碍于情面,很可能作出不真实的回答,会谈中提问一定要用"中性"词,使患者有多种回答的可能。

2. 简要提问　一般每次只问 1 个问题,一次提太多的问题,会令患者非常紧张,回答问题前言不搭后语。

3. 不重复提问　重复询问同样的问题,可使患者误认为自己先前的回答说错了,而改变回答的内容,导致病情资料的不真实。

4. 降低诉讼　医患之间良好的交流,可以减少患者对专业服务不满意的可能性,即使是在治疗失败的时候患者也不会不满意;同时,良好的交流也降低了法律诉讼的可能性。

学习小结

1. 沟通技巧只是一种手段,"医乃仁术",医患关系中最重要的因素是真诚的关心和信任。良好的医患沟通是医疗行为顺利进行的重要保障。

2. 在医疗行为中建立良好沟通能力的基本原则是:医患沟通应在现行法律和法规的框架内进行,处理好"移情"和"反移情"的问题,理解和正确应对患者的心理防卫机制。

3. 不同的患者类型其沟通技巧也不同。良好交流的主要特征是:恰当地称呼(患者的名字)、主动地倾听、开放式提问、移情、核实理解和感受的正确性、注意归纳以及恰当的结束方式。

4. 建立信任的关系,采用语言的沟通和非语言沟通是医患沟通中常见的沟通技巧。语言沟通中需要注意询问、倾听、反馈、共情等技巧,而非语言沟通则要通过姿势、动作、表情、行为而达成沟通。医患沟通技巧在医师与患者的沟通中十分重要。

(佟　赤)

思考题

1. 患者常见的心理防卫机制有哪些？
2. 患者角色转换中常见的问题有哪些？
3. 在医疗行为中建立良好沟通能力的基本原则是什么？
4. 如何理解人际沟通是行为科学范畴？

第 七 章

全科医疗中的预防保健服务

在预防与临床的实践工作中证明，临床医学和公共卫生是不可分的，只有开展以健康为中心、以预防为导向，以社区适宜技术为支撑的医疗保健服务，才能满足社区居民不断增长的卫生需求，通过社区卫生服务才能有效地提供以人为本的服务。在全科医学的基本内容中，预防、保健、健康教育、计划生育服务都是广义上的预防保健工作。社区卫生服务的基本内容实质上就包括基层医疗和预防保健两大部分。预防保健工作在社区卫生服务中的重要性是预防为主的卫生工作方针在社区卫生服务中的体现。只有坚持"预防为主"方针，坚持以预防为先导，才能取得应有的社会效益和经济效益。社区卫生服务中的预防保健工作需要社区内每一社会团体、单位和个体成员的积极参与，需要由社区组织和社区成员共同参与预防保健计划的制订、调查研究、社区诊断、预防保健工作计划的实施与评价。

第一节 临床预防服务

一、临床预防服务的概念

临床预防服务（clinical preventive services）又称个体预防服务（individual preventive services），是指由医务人员在临床场所（包括社区卫生服务工作者在家庭和社区场所）对患者、健康者、无症状"患者"的健康危险因素进行评价，实施个体的预防干预措施来预防疾病和促进健康，提供融医疗、预防、保健、康复等为一体的综合性卫生服务。它是在临床环境下，疾病的一级预防与二级预防的结合，是临床与预防一体化的卫生服务。

二、临床预防服务的特点

临床预防的特点是：①服务适合于临床的环境；②以患者为导向；③以医师为主体；④强调社会、家庭、患者共同参与；⑤是一种针对个人生命周期和家庭生活周期、个体化的、防治结合的服务；⑥它的主要服务对象定位于健康人和无症状的患者。

三、开展临床预防服务的意义

1. 体现了预防为主的卫生工作方针政策，落实全民族健康促进工作。

2. 对人群进行健康教育、疾病筛检和早期诊断，及时治疗和适时保健，显著改善患者的生命质量及延长寿命。

3. 预防接种和综合防治能有效防治传染病，对慢性非传染病也有良好的预防效果。

4. 提升临床医师预防意识，采取早期预防措施，阻止疾病的发生和发展。

5. 社区卫生服务将临床和预防紧密结合，有助于改善医患关系，保障社区预防保健计划的实施。

6. 临床工作中开展预防工作具有及时性、针对性和有效性，提高服务对象的依从性，发挥全科医师的服务优势。

四、临床预防服务的原则

1. 降低发病率、患病率、伤残率及死亡率是临床预防服务的基本原则。

2. 对临床预防服务方法应遵循个性化的原则。

3. 对危险因素采用综合考虑的原则。

4. 将疾病的严重性和危害性作为优先考虑的原则。

5. 运用循证医学方法，优化临床预防服务项目的原则。

五、临床预防服务的主要内容

（一）健康咨询

1. 概念　健康咨询（health counseling）是临床场所尤其是社区卫生服务场所帮助个体及家庭改变不良行为最常用的一种健康教育方式，医务工作者对个体进行劝告，进行有针对性的健康教育等，以改变咨询对象不良行为生活方式，降低危险因素，阻止疾病的发生和发展，常可帮助人们了解到自己可通过哪些努力来避免疾病的发生和提高生活质量。健康咨询既可以作为治疗咨询的一部分，也可以是疾病预防和健康促进的重要手段之一。

2. 基本原则　包括：①建立医患间彼此信任的合作关系；②公平公正地对待每一位服务对象；③使患者理解行为和生活方式与健康之间的关系；④充分估计改变不良行为的难度，并使患者认可；⑤所建议的措施患者认同；⑥将临床咨询内容按优先顺序进行；⑦为咨询对象提供活动指南；⑧干预措施因人而异；⑨调动家庭内外资源共同参与干预计划；⑩及时地监督、评价和改进。

3. 基本模式 许多国家的临床预防服务指南均建议临床医师使用5A模式来开展健康咨询。

5A模式是医务人员在临床场所为服务对象提供健康咨询的五个基本方面：①评估（ask/assess），以健康状态、知识、技能、自信心为主；②劝告（advise），提供有关健康危害的相关信息，行为改变的益处等；③达成共识（agree），根据服务对象的兴趣、能力共同设定一个改善健康/行为的目标；④协助（assist），帮助服务对象分析行动可能遇到的问题，协助制订正确的策略、解决问题的技巧及获得社会支持；⑤安排随访（arrange），明确随访的时间、方式与行动计划。

5A模式是帮助/协助服务对象改变行为的一系列步骤，其实质是指导临床预防工作者怎样从事咨询服务。运用5A模式进行行为改变的健康咨询时，应根据不同行为在咨询的各个环节实施针对性的干预措施。另外，由于人们的行为可处于行为改变的不同阶段，因此实施5A模式的步骤不是固定从"评估"开始、以"安排随访"结束，可以从5A的任何一个适当阶段开始，也可以在任何一个步骤完成咨询服务。

（二）预防接种

预防接种（immunization）又称免疫接种，是指根据疾病预防控制规划，利用预防性生物制品（又称疫苗），按照国家规定的免疫程序，由培训合格的接种技术人员，给适宜的接种对象进行接种，以达到提高人群免疫水平，预防和控制相应传染病发生和流行的目的。

预防接种是公认的最有效的、最可行的、特异的初级预防措施，具有经济、方便的优点。免疫接种工作在儿童中形成服务规范，针对成人的免疫接种项目亦逐渐增多。近年来，流感疫苗、肺炎疫苗、风疹疫苗等逐渐被接受和使用。

1. 预防接种管理 服务对象为辖区内0～6岁儿童和其他重点人群。

（1）及时为辖区内所有居住满3个月的0～6岁儿童建立预防接种证和预防接种卡等儿童预防接种档案。

（2）采取预约、通知单、电话、手机短信、网络、广播通知等适宜方式，通知儿童监护人，告知接种疫苗的种类、时间、地点和相关要求。在边远山区、海岛、牧区等交通不便的地区，可采取入户巡回的方式进行预防接种。

（3）每半年对责任区内儿童的预防接种卡进行1次核查和整理。

2. 预防接种实施 根据国家免疫规划疫苗免疫程序，对适龄儿童进行常规接种。在部分省份对重点人群接种出血热疫苗。在重点地区对高危人群实施炭疽疫苗、钩端螺旋体疫苗的应急接种。根据传染病控制需要，开展乙肝、麻疹、脊髓灰质炎等疫苗强化免疫、群体性接种工作和应急接种工作。

（1）接种前的工作：接种工作人员在对儿童接种前应查验儿童预防接种证（卡、簿）或电子档案，核对受种者姓名、性别、出生日期及接种记录，确定本次受种对象、接种疫苗的品种。询问受种者的健康状况以及是否有接种禁忌等，告知受种者或者其监护人所接种疫苗的品种、作用、禁忌、不良反应以及注意事项，可采用书面和（或）口头告知的形式，并如实记录告知和询问的情况。

（2）接种时的工作：接种工作人员在接种操作时再次查验核对受种者姓名、预防接种证、接种凭证和本次接种的疫苗品种，核对无误后严格按照《预防接种工作规范》规定的接种月（年）龄、接种部位、接种途径、安全注射等要求予以接种。

（3）接种后的工作：告知儿童监护人，受种者在接种后应再留观室观察30分钟。接种后及时在预防接种证、卡（簿）上记录，与儿童监护人预约下次接种疫苗的种类、时间和地点。有条件的地区录入计算机并进行网络报告。

3. 疑似预防接种异常反应处理　如发现疑似预防接种异常反应，接种人员应按照《全国疑似预防接种异常反应监测方案》的要求进行处理和报告。具体预防接种程序如表7-1。

表 7-1　疫苗免疫程序

疫苗	接种对象月（年）龄	接种剂次	接种部位	接种途径	接种剂量/剂次	备注
乙肝疫苗	0、1、6月龄	3	上臂三角肌	肌内注射	酵母苗5μg/0.5ml、CHO苗10μg/1ml、20μg/1ml	出生后24小时内接种第1剂次，第1、2剂次间隔≥28天
卡介苗	出生时	1	上臂三角肌中部略下处	皮内注射	0.1ml	
脊髓灰质炎疫苗	2、3、4月龄，4周岁	4		口服	1粒	第1、2剂次，第2、3剂次间隔均≥28天
百白破疫苗	3、4、5月龄，18～24月龄	4	上臂外侧三角肌	肌内注射	0.5ml	第1、2剂次，第2、3剂次间隔均≥28天
白破疫苗	6周岁	1	上臂三角肌	肌内注射	0.5ml	
麻风疫苗（麻疹疫苗）	8月龄	1	上臂外侧三角肌下缘附着处	皮下注射	0.5ml	
麻腮风疫苗（麻腮疫苗、麻疹疫苗）	18～24月龄	1	上臂外侧三角肌下缘附着处	皮下注射	0.5ml	
流行性乙型脑炎（减毒）	8月龄，2周岁	2	上臂外侧三角肌下缘附着处	皮下注射	0.5ml	
流行性脑脊髓膜炎A	6～18月龄	2	上臂外侧三角肌附着处	皮下注射	30μg/0.5ml	第1、2剂次间隔3个月
流行性脑脊髓膜炎A+C	3周岁，6周岁	2	上臂外侧三角肌附着处	皮下注射	100μg/0.5ml	2剂次间隔≥3年；第1剂次与A群流脑疫苗第2剂次间隔≥12个月
甲肝（减毒）	18月龄	1	上臂外侧三角肌附着处	皮下注射	1ml	
出血热疫苗（双价）	16～60周岁	3	上臂外侧三角肌	肌内注射	1ml	接种第1剂次后14天接种第2剂次，第3剂次在第1剂次接种后6个月接种
炭疽疫苗	炭疽疫情发生时，病例或病畜间接接触者及疫点周围高危人群	1	上臂外侧三角肌附着处	皮上划痕	0.05ml（2滴）	病例或病畜的直接接触者不能接种

续表

疫苗	接种对象月(年)龄	接种剂次	接种部位	接种途径	接种剂量/剂次	备注
钩端螺旋体疫苗	流行地区可能接触疫水的7~60岁高危人群	2	上臂外侧三角肌附着处	皮下注射	成人第1剂0.5ml，第2剂1.0ml 7~13岁剂量减半，必要时7岁以下儿童依据年龄、体重酌量注射，不超过成人剂量1/4	接种第1剂次后7~10天接种第2剂次
流行性乙型脑炎灭活疫苗	8月龄(2剂次)，2周岁，6周岁	4	上臂外侧三角肌下缘附着处	皮下注射	0.5ml	第1、2剂次间隔7~10天
甲肝灭活疫苗	18月龄，24~30月龄	2	上臂三角肌附着处	肌内注射	0.5ml	2剂次间隔≥6个月

注：1. CHO疫苗用于新生儿母婴阻断的剂量为20μg/ml
　　2. 未收入药典的疫苗，其接种部位、途径和剂量参见疫苗使用说明书

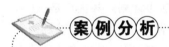 案例分析

糖尿病筛检调查

全国糖尿病研究协作组于1980年在全国14个省市30万人口中开展糖尿病调查。调查方法如下：

1．调查对象　按当时人口构成比例从人群中随机抽取样本。

2．筛检方法

(1)初筛：40岁以下者先查尿糖，如阳性再查餐后2小时血糖；40岁以上者同时查尿糖加早(午)餐后2小时血糖。凡餐后2小时血糖在7.8mmol/L(140mg/dl)以上者认为是疑似糖尿病者，需作复查。

(2)复查：做口服葡萄糖耐量试验(oral glucose tolerance text，OGTT)。疑似糖尿病者，按试验操作细则口服葡萄糖100g，测服前及服后30分钟、60分钟、120分钟和180分钟时血糖水平。

同时规定了不同时间OGTT曲线的正常上限值。如疑似糖尿病者的OGTT曲线有三点超出正常上限，可确诊其患糖尿病，而有两点超出者则为糖耐量异常。

可看出查尿糖和餐后2小时血糖属于筛检试验，而口服葡萄糖耐量试验乃是诊断试验。

(三)筛检

1．筛检的概念　筛检(screening)是运用快速、简便的实验、检查或其他手段，从外表看似健康的人群中发现未被识别的患者或有缺陷者。筛检仅是一种初步检查，而不是诊断。筛检阳性者应指定就医，以便得到进一步的诊断和治疗。

2. 筛检的原则

（1）所要筛检的疾病或健康问题应是当地目前重大的公共卫生问题，且在当地具有普遍性。

（2）所要筛检的疾病或健康问题应有有效的治疗方法。

（3）对所要筛检的疾病的自然史了解较清楚。

（4）筛检方法应具有良好的灵敏度、特异度。

（5）筛检技术简便易行、安全，筛检的风险和效果均易于被群众接受。

（6）试验的费用低廉或可接受。

3. 筛检试验的评价　①真实性；②可靠性。

4. 筛检效果的评价　①筛检中发现病例或缺陷的例数；②对疾病结局的影响程度；③成本效益分析。

5. 筛检的途径

（1）定期体格检查：常用年度健康体检（annual health examination），通常这种年度体检是针对全体职工，或一定年龄以上（如40岁或45岁以上）的人群进行的。这种检查虽可早期发现疾病，但也存在着个体化以及针对性差、人群覆盖面窄、医师对体检对象健康状况缺乏全面了解、资源浪费等问题。

（2）周期性健康检查（periodic health examination）：是针对来就诊患者的年龄、性别、职业等健康危险因素，由医师根据循证预防服务指南为个体设计的健康检查计划。其优点是：①有针对性和个性化的设计，效率高、效果好；②利用患者就诊时实施，省时、省力，还可节约医疗费用；③普及性强，能应用到社区的每一位居民；④全科医师对发现的问题可以最快的速度和最适当的方式与患者取得联络。

（3）病例发现（case finding）：又称机会性筛检（opportunistic screening）是对就诊患者实施的一种检查、测试方法，其目的是发现患者就诊原因以外的其他疾病或健康问题。如为因感冒就医的女性患者做宫颈涂片，以检测患者是否有宫颈问题。病例发现是医师在门诊中易于执行的早期诊断措施，对疾病的预防可以收到事半功倍的效果。随着全科医疗活动的深入，以家庭为单位的诊疗模式和病例发现，甚至可以早期发现患者家庭成员中其他患者。

（四）化学预防

1. 化学预防（chemoprevention）　是指对无症状的人使用药物、营养素（包括无机盐）、生物制剂或其他天然物质作为一级、二级预防为主的措施，以提高人群抵抗疾病的能力，防止某些疾病。已出现症状的患者服用上述任何一种物质来治疗疾病不在化学预防之列。有既往病史的人使用预防性化学物质预防疾病复发，当属于化学预防。

2. 预防性服药　对有特效防治药物的传染病及易感者给予预防性服药措施。如疟疾流行时，让易感者服用抗疟疾药物乙胺嘧啶、伯氨喹等；食用碘盐预防碘缺乏病；补充氟化物降低龋齿患病率；育龄妇女或孕妇补充含铁物质来降低缺铁性贫血罹患率；孕期妇女补充叶酸降低神经管畸形婴儿出生的危险等。

值得强调的是，化学预防目前尚未纳入我国医疗活动的常规内容。一些预防方案有待进一步完善，医师在推荐化学预防时，一定要客观介绍化学预防的进展和成果，分析所推荐方案的潜在利弊，由患者参与决策，并密切观察由此带来的效果和伴随的副作用。绝经后妇女使用雌激素预防骨质疏松症和心脏病的禁忌证有待进一步验证。适合于社区卫生服务的化学预防常见的化学预防方法如表7-2。

表 7-2 常用化学预防方法

化学预防方法	适用病症
用阿司匹林预防心脏病、脑卒中以及可能的肿瘤	心脏病、脑卒中
用四环素、红霉素或硝酸银预防新生儿眼病	新生儿淋病奈瑟菌性眼病
至少孕前一个月开始服 0.4～0.8mg/d 叶酸，连续 3 个月（对于曾有过神经管缺损病毒侵袭者 4mg/d）	神经管缺损
长期卧床患者皮下注射肝素	肺栓塞
异烟肼	肺结核病活动期

第二节 健康教育与健康促进

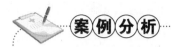
案例分析

健康教育进社区实施效果评价

目前，以高血压、冠心病、糖尿病及脑卒中为代表的慢性非传染性疾病正严重威胁着人类的健康和生命，已成为导致人类死亡的主要杀手。而这 4 种疾病又是以生活方式、环境危险因素等为主引起的，可以经干预措施来控制。为了提高公众的健康水平和生活质量，帮助其树立自我管理的自觉意识和技能，健康教育尤显重要。这种健康教育包括高血压、冠心病、糖尿病及脑卒中 4 种慢性病患者加健康人群，即"4+1"健康教育。为此，北京市卫生局推出了以"科技引领健康，健康促进和谐"为主题的社区健康教育普及活动，朝阳区为试点区，于 2008 年 1～12 月对朝阳区东南部区域社区居民（劲松、小红门、吕家营、九龙和南磨房五社区）开展为期 1 年的健康教育活动，评价健康教育前、后社区居民对生活行为习惯改变情况。健康教育前后健康人群组相关知信行变化情况：经过 1 年的健康教育讲座，社区健康人群组在健康教育之后增加了体育锻炼、经常使用蔬菜水果和鱼类食品，减少了动物性食品的食用，其饮食结构也发生了变化，认为有必要定期测量血压、血糖和血脂，对预防疾病有了新的认识，差异有统计学意义。健康教育前后 4 种慢性病患者相关知识知晓率的变化情况：在对高血压、糖尿病、脑卒中及冠心病组人群为期 1 年的健康教育之后，患者对所患高血压、糖尿病、脑卒中及冠心病的诊断标准、危险因素等的认识有了显著提高，教育前后差异有统计学意义。

一、健康教育与健康促进的概念

（一）健康教育与健康促进的含义

1. 健康教育　是通过信息传播和行为干预，帮助个人和群体掌握卫生保健知识，树立健康观念，自愿采纳有利于健康行为和生活方式的教育活动与过程。即是使教育对象知识、观念、行为变得统一。这三者之间的关系表现为：知是基础，信是动力，行是目标。其目的是消除或减轻影响健康的危险因素,预防疾病,促进健康和提高生活质量。

根据 1988 年第十三届世界健康大会提出的新概念,健康教育是一门研究以传播保健知识和技术,影响个体和群体行为,消除危险因素,预防疾病,促进健康的科学。它重点研究知识传播和行为改变的理论、规律和方法,以及社区教育的组织、规划和评价的理论与实践。通过传播和教育手段,向社会、家庭和个人传授卫生保健知识,提高自我保健能力,养成健康行为,纠正不良习惯,消除危险因素,防止疾病发生,促进人类健康和提高生活质量。

2. 健康促进　健康促进(health promotion)是促进人们控制影响健康因素,维护和提高其自身健康的能力的过程,是协调人类与环境之间的战略,规定个人与社会对健康所负的责任。也是指以健康教育、组织、立法、政策和经济等综合手段对健康有害的行为和生活方式进行干预,创造良好的社会和生态环境,以促进人类的健康。

我国健康教育的发展经历了卫生宣传、健康教育、健康促进三个阶段。三者的关系是后者包容前者,后者是前者的发展。其不同点在于:

$$卫生宣传 = 知识普及 + 宣传鼓动$$
$$健康教育 = 知 + 信 + 行$$
$$健康促进 = 健康教育 + 社会支持$$

健康教育是以健康为中心的全民教育,通过社会人群的参与,改变其认知态度和价值观念,从而使其自觉采取有益于健康的行为和生活方式。健康促进是在健康教育的基础上,进一步从组织、政治、经济和法律等方面提供支持性环境,使其对行为改变的作用比较持久并带有约束性。健康促进活动领域宽广,是新的公共卫生方法的精髓,健康促进不仅是卫生部门的事业,更是全社会参与、多部门合作的社会工程。

3. 健康促进的领域　健康促进涉及的五个主要活动领域:

(1) 制定能促进健康的公共政策:健康促进的含义已超出卫生保健的范畴,把健康问题提到各个部门、各级政府和组织的决策者的议事日程上。明确要求非卫生部门实行健康促进政策,其目的就是要使人们更容易作出更有利于健康的选择。

(2) 创造支持的环境:健康促进必须创造安全的、满意的和愉快的生活和工作环境。系统地评估环境对健康的影响,以保证社会和自然环境有利于健康的发展。

(3) 加强社区的行动:提高社区人们生活质量的真正力量是他们自己。充分发动社区力量,积极有效地参与卫生保健计划的制订和执行,挖掘社区资源,帮助他们认识自己的健康问题,并提出解决问题的办法。

(4) 发展个人技能:通过提供健康信息,教育并帮助人们提高作出健康选择的技能来支持个人和社会的发展。学校、家庭、工作单位和社区都要帮助人们做到这一点。

(5) 调整卫生服务方向:健康促进中的卫生服务的责任由个人、社会团体、卫生专业人员、卫生部门、工商机构和政府共同分担。他们必须共同努力,建立一个有助于健康的卫生保健系统。

(二)健康教育和健康促进的任务

1. 主动争取和有效促进领导和决策层转变观念　从政策上、资源上对健康需求和有利于健康的活动给予支持,并制定各项促进健康的政策。健康教育作为全民素质教育的组成部分,已经受到我国政府的高度重视。以政府行为和行政干预来支持和推动健康教育工作,是健康教育事业发展的必然趋势。

2.促进个人、家庭和社区对预防疾病、促进健康的责任感　使人们在面临个人或群体健康相关的问题时，能明智、有效地作出抉择。通过提高社区自助能力，实现社区资源(人、财、物等)的开发。

3.创造有益于健康的外部环境　健康教育与健康促进必须以广泛的联盟和支持系统为基础，与相关部门协作，共同努力逐步创造良好的生活环境和工作环境。把社区、学校、企业等建成"健康促进社区""健康促进学校""健康促进工厂"等。

4.积极推动医疗卫生部门观念与职能的转变　尤其是社区卫生服务中心，使其作用向着提供健康服务的方向发展。

5.在全民中开展健康教育　教育和引导人民群众破除迷信，摒弃陋习，养成良好的生活习惯，提倡文明、健康、科学的生活方式，培养健康的心理素质，提高全民族的健康素质和科学文化水平。

(三)健康素养

健康素养(health literacy)是指个人获取和理解健康信息，并运用这些信息维护和促进自身健康的能力。公民健康素养包括了三方面内容：基本知识与理念、健康生活方式与行为、基本技能。居民健康素养评价指标纳入到国家卫生事业发展规划之中，作为综合反映国家卫生事业发展的评价指标。

二、健康教育服务内容

(一)健康教育内容

1.宣传普及《中国公民健康素养——基本知识与技能(试行)》。配合有关部门开展公民健康素养促进行动。

2.对青少年、妇女、老年人、残疾人、0～6岁儿童家长、农民工等人群进行健康教育。

3.开展合理膳食、控制体重、适当运动、心理平衡、改善睡眠、限盐、控烟、限酒、控制药物依赖、戒毒等健康生活方式和可干预危险因素的健康教育。

4.开展高血压、糖尿病、冠心病、哮喘、乳腺癌和宫颈癌、结核病、肝炎、艾滋病、流行性感冒、手足口病和狂犬病、布鲁菌病等重点疾病健康教育。

5.开展食品安全、职业卫生、放射卫生、环境卫生、饮水卫生、计划生育、学校卫生等公共卫生问题健康教育。

6.开展应对突发公共卫生事件应急处置、防灾减灾、家庭急救等健康教育。

7.宣传普及医疗卫生法律法规及相关政策。

(二)健康教育服务形式及要求

1.提供健康教育资料　主要包括：

(1)发放印刷资料：印刷资料包括健康教育折页、健康教育处方和健康手册等。放置在乡镇卫生院、村卫生室、社区卫生服务中心(站)的候诊区、诊室、咨询台等处。每个机构每年提供不少于12种内容的印刷资料，并及时更新补充，保障使用。

(2)播放音像资料：音像资料包括录像带、VCD、DVD等视听传播资料，机构正常应诊的时间内，在乡镇卫生院、社区卫生服务中心门诊候诊区、观察室、健教室等场所或宣传活动现场播放。每个机构每年播放音像资料不少于6种。

2. 设置健康教育宣传栏 乡镇卫生院和社区卫生服务中心宣传栏不少于 2 个，村卫生室和社区卫生服务站宣传栏不少于 1 个，每个宣传栏的面积不少于 2 平方米。宣传栏一般设置在机构的户外、健康教育室、候诊室、输液室或收费大厅的明显位置，宣传栏中心位置距地面 1.5～1.6m 高。每个机构每 2 个月最少更换 1 次健康教育宣传栏内容。

3. 开展公众健康咨询活动 利用各种健康主题日或针对辖区重点健康问题，开展健康咨询活动并发放宣传资料。每个乡镇卫生院、社区卫生服务中心每年至少开展 9 次公众健康咨询活动。

4. 举办健康知识讲座 定期举办健康知识讲座，引导居民学习、掌握健康知识及必要的健康技能，促进辖区内居民的身心健康。每个乡镇卫生院和社区卫生服务中心每月至少举办 1 次健康知识讲座，村卫生室和社区卫生服务站每 2 个月至少举办 1 次健康知识讲座。

5. 开展个体化健康教育 乡镇卫生院、村卫生室和社区卫生服务中心（站）的医务人员在提供门诊医疗、上门访视等医疗卫生服务时，要开展有针对性的个体化健康知识和健康技能的教育。

三、21 世纪健康促进的重点

1997 年 7 月在雅加达召开了第四届健康促进国际大会，会议以"新时期的新角色：将健康促进带进 21 世纪"为主题，发表的《雅加达宣言》在《渥太华宣言》的基础上，进一步思考了健康促进的经验，重新审视了健康的决定因素，指出 21 世纪健康促进的重点。

1. 提高社会对健康的责任感 决策者必须坚定地承担起社会责任。公共和私人部门都应通过执行政策和实践来促进健康。

2. 增加健康发展的投资 对健康发展投资的增加需要采取多部门的途径，包括对卫生、教育和住房部门增加更多的资源。对健康给予更多的投资，在国家内部和国家之间对现有的投资作重新调整。健康的投资应能反映特定人群如妇女、儿童、老年人、土著人、穷人和处于边缘地区人群的健康需求。

3. 巩固和扩大有利于健康的伙伴关系 健康促进需要政府不同层次的不同部门和社会各阶层之间为健康和社会建立起伙伴关系。现成的伙伴需要加强，潜在的新的伙伴关系需要开发。伙伴关系通过分享专门知识、技能和资源在健康方面得到共同的利益。

4. 增加社区的能力和给予个人权利 健康促进由个人为自己执行，与人们一道执行，而不是对他人执行，也不是为他人执行。它提高了个体采取行动的能力以及团体、机构或社区对健康决定因素的影响能力。

5. 保证健康促进的基础设施 为保证健康促进的基础设施，需要寻求地区的、国家的和全球的提供资金的新机制。应鼓励影响政府、非政府组织、教育机构和私人部门的行动来确保健康促进资源的开发达到最大限度。"有利于健康的环境"指的是代表健康促进所需的基础设施的组织基础。新的健康挑战意味着需要建立新的和多种多样的机构网络，以促成部门之间的合作。

6. 全社会行动起来 为了加快全球健康的发展，与会国同意组建全球健康促进联盟。该联盟的目标是促使执行《雅加达宣言》所提出的健康促进的重要行动。

四、健康促进规划设计、实施与评价

（一）健康促进规划设计步骤

1. 评估社区需求　在制订健康促进规划之前，首先应考虑的问题是社区居民需要我们解决什么问题？哪些问题可以通过健康促进活动得到解决？应优先解决哪些问题？这需要从分析社区的生活质量和健康状况入手：

（1）社区诊断：又称社区评估，是应用社会学和流行病学的方法和手段，收集必要的资料，评估社区群众的需求和愿望以及生活质量，确定社区的主要健康问题，了解社区卫生资源和卫生服务的提供和利用情况，为下一步制订计划提供依据。

社区需求诊断相关指标有客观指标与主观指标两类。客观指标包括：①社会指标，卫生政策指标、卫生保健指标、经济状况、教育水平、就业状况、家庭结构功能、生活习惯及宗教信仰等；②环境状况指标，地理地貌、气候特征、交通状况、居住密度、居民饮用水及空气质量指标等。主观指标是指社区成员对生活质量的判断，如生活适应度和生活满意度等。

（2）流行病学诊断：是通过回顾性调查、前瞻性调查和现况调查等流行病学方法确定人群的重点健康问题以及相关的行为和环境因素，同时评估已确定的健康问题与社会问题的吻合程度，以便于制订更有效的健康促进规划。流行病学诊断通常采用直接反映健康状况的指标，如出生率、生育率、发病率、患病率、死亡率等。

2. 确定优先项目　选择影响范围大、群众最关心的健康问题，在众多的社会需求中确定优先项目的评价标准包括：重要性、可行性、有效性、节约性和社会效益。

3. 制订总目标与具体目标　总目标是指在执行某项健康促进规划后应达到的远期的影响和效果，通常不要求可测量。具体目标是指为实现总目标所要达到的具体效果，应是明确的、可测量的指标。

4. 制订干预策略　首先应该确定需要干预的行为影响因素。健康行为影响因素包括倾向因素、促成因素和强化因素。

（1）倾向因素（predisposing factor）：是产生某种行为的原因和动机，包括知识、信念、态度及价值观等。倾向因素可看作是"个人"的偏爱或特质，它可以使行为产生某种趋向。

（2）促成因素（enabling factor）：是行为发生时使动机得以实现的因素，包括卫生保健服务、政策和法律支持、个人保健技能等。这是促使行为发生的核心因素。

（3）强化因素（reinforcing factor）：是在行为之后，使行为得以巩固和加强的因素，包括奖励和惩罚等。强化因素是促使行为长期保持的基础，多指个体行为有直接影响的人，如朋友、长辈、配偶、教师、医师等。

（二）健康促进规划的实施

1. 社区开发（community development）　是以政府组织领导、群众积极参与为基础，动员社区内外各种资源，规划社区行动。

2. 项目技术培训　目标包括：①提高开展项目管理、监测和评估的技能；②改善行为危险因素和死因监测的技能；③强化健康促进的基本知识和技能；④提高师资队伍的培训技能。

3. 社区为基础的干预　是有效整合多个要素，最大限度地开发社区资源的过程，是促使个体行为改变的核心步骤，是健康促进活动的关键环节。

4．项目监测与质量控制　是指对规划本身的设计、执行过程的合理性和科学性进行评估，良好的质量控制和监测体系是健康促进规划取得成功的保障。项目监测和质量控制的内容主要包括以下几个部分：①合理评估健康促进规划设计者的职能；②建立专家小组审查制度，定期对规划执行情况进行评估；③评估资料收集和保存的合理性；④加强内容审计；⑤广泛收集社会意见；⑥组织人员实地考察项目执行情况等。

（三）健康促进规划的评价

评价工作贯穿于整个健康促进规划设计、实施和评价的始终，核心内容是评价规划活动的质量和效率、规划目标的实现程度。评价结果可为决策者和参与者提供有价值的反馈信息，以改进项目规划的设计和实施，同时也可为新的规划提供科学依据。完整的评价通常包括以下4种类型：

1．形成评价（formative evaluation）　是在健康促进规划开始之前对社区进行的需求评估。

2．过程评价（process evaluation）　是在规划实施过程中监测各项工作的进展、质量和效率，了解各项活动是否按计划进行，项目是否存在缺陷，应该如何改进等。

3．效果评价（effectiveness evaluation）　是测量干预活动的效果。包括近期效果评价（impact evaluation）和远期效果评价（outcome evaluation），远期效果评价又叫结局评价。

4．总结评价（summative evaluation）　是对整个规划的总结性概括，通常综合形成评价、过程评价、效果评价以及其他相关资料，从成本 - 效益比、各项干预活动的完成情况等方面进行综合评估，从而得出该规划是否有必要重复、扩大或终止的结论。

五、社区健康教育与健康促进

（一）社区健康教育与健康促进的概念

1．社区健康教育　是指以社区为基本单位，以社区人群为教育对象，以促进社区健康为最高目标，有计划、有组织、有评价的健康教育活动。其目的是通过发动和引导社区居民树立健康意识，养成良好的生活方式和行为习惯，关心个人、家庭和社区的健康问题，积极参与社区健康教育和健康促进规划的实施，实现社区居民自我保健意识和能力的提高以及社区环境的改善。

2．社区健康促进　是指通过健康教育和政策、法规等社会支持，改变个体和群体不良的行为习惯和生活方式，降低社区发病率和死亡率，提高居民的健康水平和生活质量。社区健康促进不仅包括社区健康教育，还包括组织、政策、制度、经济和法律等多方面的社会支持。社区健康促进的宗旨在于建立全社会共同参与的健康教育大联盟，为促进人民健康共同努力。

（二）社区健康教育与健康促进的措施

1．加强政府的支持和领导。

2．多部门密切协作。

3．制订完善的健康促进规划。

4．培养优秀的健康教育人才。

（三）城市社区健康教育与健康促进的措施

1．基本健康知识教育。

2．慢性非传染性疾病防治教育。

3．传染病防治教育。

4．环境卫生教育。

5．心理健康教育。

（四）农村社区健康教育与健康促进的措施

1．倡导科学的健康观和健康的生活方式与行为习惯。

2．农村常见疾病的防治教育。

3．心理健康教育。

4．农村重点人群的健康教育。

5．农村环境卫生和环境保护的教育。

六、患者及其家庭成员的健康教育

（一）患者健康教育的概念和意义

1．患者健康教育的概念　是以医疗机构或社区卫生服务机构为健康教育基地，以患者及其家庭成员为对象，通过有计划、有目的的教育活动，使患者了解和增进健康知识，改变其不健康行为和问题，使患者的行为向有利于健康的方向发展。患者健康教育的场所不应仅限于卫生服务机构，社区健康咨询、家庭访视等也是开展患者健康教育的好时机。

2．社区卫生服务中开展患者健康教育的意义　患者健康教育有利于患者积极主动地配合治疗，提高患者的遵医行为，还可以促进其功能和心理的康复和提高生活质量。适时开展有针对性的患者教育更有利于减少或预防并发症，提高患者的自我保健意识和能力。

患者健康教育是社区卫生服务的重要组成部分，也是社区卫生服务机构完善服务功能、加强社区卫生服务内涵建设的重要手段。对患者及其家属进行全面的、有针对性的健康教育是全科医学的特色，也是全科医学基本原则的具体体现。

（二）患者健康教育的步骤和方法

1．评估患者需要　①评估患者的综合状况；②评估家庭和社区状况；③评估患者的学习期望。

2．制订患者健康教育计划　①应以患者需求为中心，与患者及其家属共同协商制订教育计划；②学习目标要合适，应以使患者具有良好的自我效能感（指个体对自己是否能够成功地消除某种不良行为成就感的主观判断）为原则；③合理分工，即应明确全科医师、患者、家属三者各自的任务；④应根据患者的特点、健康状况、教育目标、现有设备等具体条件选择恰当的教学方法和手段。

3．实施患者健康教育计划　①帮助患者克服学习障碍；②灵活地选择教育时机；③注意讲授的方式和技巧；④对患者的良好行为给予鼓励和强化；⑤引导患者积极参与教育活动。

4．评价教育效果　评价是患者教育的最后一个环节，应对患者的健康知识是否增加、行为是否朝向有利于健康的方向转变进行评价，并与学习目标相比较，以便及时对健康教育计划进行调整，改进患者的健康教育效果。

第三节　特殊人群保健

特殊人群主要指儿童、少年、老年人、妇女、特殊作业人群及临终患者等。这些人群接触外界致病因素的机会较多，对某些致病因素较为敏感，机体抵抗力较差，容易患病或导致健康损害。因此，特殊人群成为全科医师疾病预防保健工作中应予以特殊照顾和关怀的重点人群。

一、妇 女 保 健

妇女保健（women's health care）是针对妇女不同时期生理和心理特点，以维护和促进妇女健康为目的，以保障生殖健康为核心的保健服务。

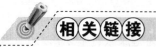

生殖健康

　　1994 年，国际社会统一了世界卫生组织提出的生殖健康的定义。生殖健康是指在生命所有阶段内，生殖系统及与其功能和生殖过程有关的所有方面，处于身体、精神和社会适应的完好状态，而不仅仅指没有疾病或虚弱。其内涵包括：人们能够有满意而且安全的性生活，不担心传染病或意外妊娠；有生育能力；有权决定是否生育和生育时间；妇女能够安全地妊娠并生育健康的婴儿；夫妇有权知情和获取他们所选择的安全、有效、负担得起和可接受的计划生育方法；有权获得生殖保健服务。生殖健康强调服务对象的需求、参与、选择和责任，不仅仅属于生物医学的范畴。生殖健康也不仅仅指女性生育问题，还包括男性和儿童问题。妇女保健是实现生殖健康的重要手段之一，生殖健康是妇女保健的核心。

（一）妇女各生理阶段的生殖保健重点

1. 青春期　青春期是介于儿童和成年之间的成长时期，女孩此期的开始和结束年龄比男孩早 2 年左右，从 10～11 岁开始到 17～18 岁结束。此期是女性性器官和性生理向成熟期发育的时期，是妇女一生中最重要的时期。这一时期是决定妇女一生体格、体质的关键时期，且为以后各期的健康打下基础，对推迟衰老、延长寿命起积极作用，同时也直接影响下一代的健康。要想成为身心健康、全面发展的人才，必须重视青春期的保健工作。

针对少女的保健重点是经期卫生指导、乳房护理、性教育、预防与正确处理月经病等疾病。少女在月经期要保持情绪稳定、心情愉快；注意保暖，避免寒冷等刺激；注意个人卫生，避免使用阴道内月经棉条，预防感染；多饮水，避免酸辣饮食；养成记录月经周期的良好习惯；避免从事装卸、搬运等重体力劳动以及高空、低温、冷水、野外作业。性教育包括生殖器官的解剖和生理学知识，生命的形成与生育过程，青春期特征，月经、手淫和性道德教育等；避免不正常性行为，若存在性行为，要作好心理辅导，加强"安全性行为"教育，避免意外妊娠，预防性传播疾病；还要给予家长支持，避免不恰当的教育。全科医师的角色有利于沟通，要具备良好的医德,尊重少女的隐私权,为其解除心理负担,并帮助作出适宜的选择。

2. 生育期 又称性成熟期,从成年期开始,一般持续30年左右。生育期保健重点包括包括围婚保健、围生保健、计划生育、性保健、性病防治、女职工劳动保护和保健以及常见妇科疾病的防治等。

3. 围绝经期 围绝经期一般指45~55岁,此期是妇女生殖功能从旺盛走向衰退,卵巢功能逐渐衰退至基本消失,由生育期进入老年期的生理性过渡时期。绝大多数妇女能逐渐适应这一生理改变,无须处理。但也可出现一系列自主神经功能失调的围绝经期综合征症状,影响个人健康、家庭功能和工作状态等。

此期保健重点在于预防和及时治疗围绝经期常见疾病,如进行肛提肌锻炼预防子宫脱垂等;定期进行妇科恶性肿瘤的普查;给予自我保健指导,如重视营养补充和适量运动预防骨质疏松,指导其预防萎缩的生殖器官感染,开展性教育以及进行精神心理辅导,帮助其合理调整生活习惯等。针对围绝经期综合征可适当采用激素补充疗法,必须在医师指导和随访下按正确的方法使用。

4. 老年期 女性进入老年期已经丧失了生殖功能,但性需求仍然存在。此期保健重点是筛查常见妇科疾病、预防低雌激素相关疾病和维护性健康。围绝经期部分保健内容在老年期仍适用。

(二)全科医疗中的妇女保健

1. 婚前保健 婚前保健服务是对准备结婚的男女双方,在结婚登记前所进行的婚前医学检查、婚前卫生指导和婚前卫生咨询服务,是优生的基础。目的在于保证健康的婚配,保障结婚双方和下一代的健康。婚前保健已列入《中华人民共和国母婴保健法》。

(1)婚前卫生指导:包括性保健指导、生育知识和遗传病知识的教育、新婚避孕知识及计划生育指导等。性保健指导内容有性生理、性心理、性卫生和性道德等,如采用正确方法保持外阴清洁,预防感染;建立和谐性生活;严格遵守月经期、妊娠期、产褥期、哺乳期各生理时期的性生活禁忌。另外,不能忽视性心理调适和性伦理道德教育。

(2)婚前医学检查:是对准备结婚的男女双方可能患影响结婚和生育的疾病进行医学检查。婚前医学检查的主要疾病包括:①严重遗传性疾病,是指由于遗传因素先天形成,患者全部或者部分丧失自主生活能力,后代再现风险高,医学上认为不宜生育的遗传性疾病;②指定传染病,是指《中华人民共和国传染病防治法》中规定的艾滋病、淋病、梅毒、麻风病以及医学上认为影响结婚和生育的其他传染病;③有关精神病,指精神分裂症、躁狂型或抑郁型精神病以及其他重型精神病;④其他与婚育有关的疾病,如重要脏器疾病和生殖系统疾病等。

(3)婚前卫生咨询:对婚前医学检查中出现的异常情况或其他问题进行解答,对服务对象提供科学的信息,对可能产生的后果进行指导,并提出适当的建议。"建议不宜结婚"的情况:①双方为直系血亲、三代以内旁系血亲;②一方或双方患有重度、极重度智力低下,不具有婚姻意识能力;③重型精神病,在病情发作期有攻击危害行为的。"建议暂缓结婚"的情况:①指定传染病在传染期内;②有关精神病在发病期内;③其他医学上认为应暂缓结婚的疾病。"建议不宜生育"的情况:发现医学上认为不宜生育的严重遗传性疾病或其他重要脏器疾病。"建议采取医学措施,尊重受检者意愿的情况":婚检发现的可能会终生传染的传染病患者或病原体携带者。

2. 孕早期健康管理 孕12周前为孕妇建立《孕产妇保健手册》,并进行第1次产前随访。

（1）孕12周前由孕妇居住地的乡镇卫生院、社区卫生服务中心建立《孕产妇保健手册》。

（2）孕妇健康状况评估，询问既往史、家族史、个人史等，观察体态、精神等，并进行一般体检、妇科检查和血常规、尿常规、血型、肝功能、肾功能、乙型肝炎检查，有条件的地区建议进行血糖、阴道分泌物、梅毒血清学试验、HIV抗体检测等实验室检查。

（3）开展孕早期个人卫生、心理和营养保健指导，特别要强调避免致畸因素和疾病对胚胎的不良影响，同时进行产前筛查和产前诊断的宣传告知。

（4）根据检查结果填写第1次产前随访服务记录表，对具有妊娠危险因素和可能有妊娠禁忌证或严重并发症的孕妇，及时转诊到上级医疗卫生机构，并在2周内随访转诊结果。

3．孕中期健康管理 孕16～20周、21～24周各进行1次随访，对孕妇的健康状况和胎儿的生长发育情况进行评估和指导。

（1）通过询问、观察、一般体格检查、产科检查、实验室检查对孕妇健康和胎儿的生长发育状况进行评估，识别需要做产前诊断和需要转诊的高危重点孕妇。

（2）对未发现异常的孕妇，除了进行孕期的个人卫生、心理、运动和营养指导外，还应进行预防出生缺陷的产前筛查和产前诊断的宣传告知。

（3）对发现有异常的孕妇，要及时转至上级医疗卫生机构。出现危急征象的孕妇，要立即转上级医疗卫生机构。

4．孕晚期健康管理

（1）督促孕产妇在孕28～36周、37～40周去有助产资质的医疗卫生机构各进行1次随访。

（2）开展孕产妇自我监护方法、促进自然分娩、母乳喂养以及孕期并发症、合并症防治指导。

（3）对随访中发现的高危孕妇应根据就诊医疗卫生机构的建议督促其酌情增加随访次数。随访中若发现有意外情况，建议其及时转诊。

5．产后访视 乡镇卫生院、村卫生室和社区卫生服务中心（站）在收到分娩医院转来的产妇分娩信息后，应于3～7天内到产妇家中进行产后访视，进行产褥期健康管理，加强母乳喂养和新生儿护理指导，同时进行新生儿访视。

（1）通过观察、询问和检查，了解产妇一般情况、乳房、子宫、恶露、会阴或腹部伤口恢复等情况。

（2）对产妇进行产褥期保健指导，对母乳喂养困难、产后便秘、痔疮、会阴或腹部伤口等问题进行处理。

（3）发现有产褥感染、产后出血、子宫复旧不佳、妊娠合并症未恢复者以及产后抑郁等问题的产妇，应及时转至上级医疗卫生机构进一步检查、诊断和治疗。

（4）通过观察、询问和检查了解新生儿的基本情况。

6．产后42天健康检查

（1）乡镇卫生院、社区卫生服务中心为正常分娩的产妇做产后健康检查，异常分娩的产妇到原分娩医疗卫生机构检查。

（2）通过询问、观察、一般体检和妇科检查，必要时进行辅助检查对产妇恢复情况进行评估。

（3）对产妇应进行性保健、避孕、预防生殖道感染、纯母乳喂养6个月、婴幼营养等方面的指导。

孕产妇健康管理服务规范服务流程，见图7-1。

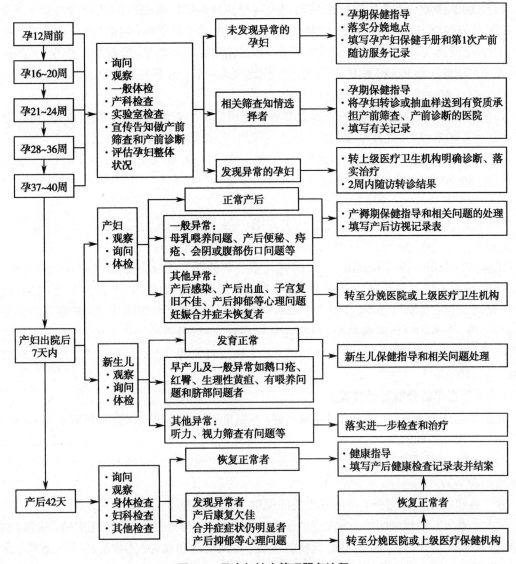

图 7-1　孕产妇健康管理服务流程

（三）妇女常见病普查普治

1. 妇科恶性肿瘤筛查　做到早发现、早诊断、早治疗，提高治愈率，延长预期寿命并改善生活质量。重点筛查的恶性肿瘤为宫颈癌、子宫内膜癌和卵巢癌。

关于宫颈癌，目前建议有 3 年以上性行为或 21 岁以上有性行为的妇女应开始定期做宫颈癌的筛查。一般每年 1 次，连续 2 次正常者可适当延长间隔至 2~3 年。对高危人群应适当提前筛查年龄并缩短筛查间隔时间。宫颈癌的高危人群为有多个性伙伴、性生活过早、早育、HIV/HPV 感染、免疫功能低下和性保健知识缺乏的妇女。

常用的筛查方法有：宫颈和宫颈管涂片细胞学检查，多用于大规模人群的普查，目前临床已少用；宫颈/阴道脱落细胞液基制片检查，有膜式液基薄层细胞制片技术（TCT）和离心沉淀式液基薄层细胞学技术（LCT），主要用于临床就诊患者。凡 30 岁以上妇女在妇科门诊就诊时，要常规检查。

2. 生殖道感染　主要针对滴虫性阴道炎等性传播疾病。滴虫性阴道炎的预防保健重点是：加强宣传教育，培养卫生习惯，保持外阴清洁，注意性生活卫生；定期检查，建议每年检查1次；防止交叉感染，避免使用坐式公共厕所和公共浴池；及早治疗，坚持治疗疗程，找到感染的双方一同治疗。性传播疾病的普查普治工作比较难开展，由于主要危险因素是性乱，因此，重点是做好宣传教育工作，杜绝婚外性行为。

3. 乳腺疾病　临床乳腺检查应列为常规普查项目。检查内容包括：观察外观、颜色是否改变，是否有凹陷、橘皮症或溃疡；触诊是否有包块；检查腋窝和锁骨上淋巴结是否肿大。

美国妇产科学院和美国癌症学会建议：①临床乳腺检查，40岁以上妇女每年1次；②乳腺X线检查，40～49岁妇女每1～2年1次，50岁以上女性每年1次。

二、儿　童　保　健

儿童保健（children's health care）研究儿童各年龄期生长发育的规律及其影响因素，儿童保健的基本工作内容包括生长发育（体格发育、有氧能力发育、心理行为发育、神经精神发育）监测、儿童喂养与营养、生活照护、早期教育、体质健康与健康促进、健康危险因素的识别与干预、个体和群体疾病控制（包括儿童疾病管理）以及意外伤害的防治等。其中，重点内容是儿童早期综合发展、营养与喂养指导、生长发育监测、心理行为咨询、儿童疾病综合管理。

（一）儿童年龄分期及保健重点

儿童是指0～14岁（或0～12岁）的人群，其中7岁以下儿童是保健工作的重点人群。根据不同年龄段儿童的解剖、生理和心理等特点，将儿童期分为胎儿期、新生儿期、婴儿期、幼儿期、学龄前期、学龄期六个阶段，胎儿期是根据世界卫生组织的建议列入的。各期的定义和保健重点如表7-3。

除了各年龄段的保健外，与环境相关的保健问题贯穿整个儿童期，主要有：①空气清洁、安全饮水、无烟家庭与空间等；②安全的家庭、学校、社区与社会环境，防止虐待、疏忽、剥削及暴力；③预防意外伤害，包括中毒、烧伤、坠落、道路交通和暴力；④预防环境中物理与化学危害；⑤预防由于性别歧视引起的健康损害。

（二）全科医疗中的儿童保健服务

1. 新生儿家庭访视　新生儿出院后1周内，医务人员到新生儿家中进行，同时进行产后访视。了解出生时情况、预防接种情况，在开展新生儿疾病筛查的地区了解新生儿疾病筛查情况等。观察家居环境，重点询问和观察喂养、睡眠、大小便、黄疸、脐部情况、口腔发育等。为新生儿测量体温、记录出生时体重、身长，进行体格检查，同时建立《0～6岁儿童保健手册》。根据新生儿的具体情况，有针对性地对家长进行母乳喂养、护理和常见疾病预防指导。如果发现新生儿未接种卡介苗和第1剂乙肝疫苗，提醒家长尽快补种；如果发现新生儿未接受新生儿疾病筛查，告知家长到具备筛查条件的医疗保健机构补筛。对于低出生体重、早产、双多胎或有出生缺陷的新生儿根据实际情况增加访视次数。

2. 新生儿满月健康管理　新生儿满28天后，结合接种乙肝疫苗第二针，在乡镇卫生院、社区卫生服务中心进行随访。重点询问和观察新生儿的喂养、睡眠、大小便、黄疸等情况，对其进行体重、身长测量、体格检查和发育评估。

表7-3 儿童分期及保健重点

分期	定义	保健重点
胎儿期	受精卵形成~胎儿娩出	1. 预防遗传性疾病与先天性发育不全 　◆婚前遗传咨询和产前诊断 　◆预防孕母感染 　◆避免放射线照射 　◆避免接触化学毒物,如铅、苯、氯、汞、有机磷农药等 　◆避免吸烟、饮酒 　◆在医师指导下应用药物 　◆早期发现母亲并发症 2. 保证充足营养,并避免营养摄入过多导致胎儿过重 3. 预防妊娠期合并症 　◆监测胎儿健康 　◆加强观察高危孕妇 　◆给予孕妇良好的生活环境 4. 预防传染性疾病的母婴传播 5. 产时保健 　◆预防滞产、产伤、感染、出血 　◆预防并及时处理胎儿缺氧、窒息等 　◆加强监护
新生儿期	胎儿娩出,脐带结扎~28天	1. 出生时护理 　◆温暖与清洁的环境,产房室温25~28℃ 　◆保持呼吸道通畅 　◆严格消毒、结扎脐带 　◆记录出生时评分、体温、呼吸、心率、体重和身长 　◆设立新生儿观察室,观察时间6小时 2. 新生儿家庭保健 　◆温暖和清洁的环境,室温20~22℃,湿度55% 　◆指导正确的母乳喂养方法 　◆母乳不足或无法母乳喂养时,指导正确的人工喂养 　◆与新生儿早期的感情交流 　◆指导正确的皮肤清洁、脐带护理等 3. 免疫接种 卡介苗和乙肝疫苗接种 4. 先天性遗传代谢病筛查(先天性甲状腺功能低下和苯丙酮尿症)和听力筛查 5. 早期开始单纯母乳喂养 6. 低体重和(或)有并发症的新生儿的特殊护理 7. 与初级卫生保健提供者签约
婴儿期	出生~未满1周岁	1. 单纯母乳喂养4~6个月 2. 4~6个月龄末,适当补充辅助食品,继续母乳喂养至2岁或以上 3. 预防、早期发现主要疾病与及时处理 　◆营养不良(包括微量营养素缺乏)、发育异常等疾病 　◆主要感染性疾病:包括急性呼吸道感染、腹泻、麻疹、疟疾、HIV/AIDS等 　◆视觉与听觉失能 4. 有利于体格生长的保健 户外活动、被动体操等 5. 有利于感知发育的保健 通过交流和玩耍刺激婴儿等 6. 完成免疫接种 7. 与初级卫生保健提供者建立积极的联系

续表

分期	定义	保健重点
幼儿期	1 周岁～未满 3 周岁	1. 早期教育　有利于动作和语言发展的保健指导 2. 合理膳食　质优、量足和营养素均衡 3. 培养幼儿良好的生活习惯 4. 体格检查，每 3～6 个月 1 次 5. 预防、早期识别和积极处理常见病 　◆主要感染性疾病和驱虫 　◆营养不良，包括微量营养素缺乏 　◆发育迟滞及学习失能 　◆视觉及听觉失能 　◆龋齿 6. 预防意外伤害，异物吸入、烫伤、跌伤等 7. 完成免疫接种
学龄前期	3 周岁～未满 六七岁 / 入小 学前	1. 加强教育，培养学习能力、想象和思维能力 2. 有利于社会心理发育的保健指导 3. 增强体质 4. 定期体格检查，每年 1～2 次 5. 预防早期和积极处理常见病 6. 预防意外伤害和中毒，溺水、外伤、药物和食物中毒等 7. 完成免疫接种
学龄期	入小学（六七 岁）～青春期 前	1. 有利于社会心理发育的保健指导，开展法制教育 2. 培养良好的学习习惯，注意及发现学习失能，并促进健康的学习环境 3. 促进健康生活方式，防止危险行为，如吸烟、饮酒及吸毒，增强体质 4. 定期体格检查，每年 1～2 次 5. 预防早期和积极处理常见病 　◆主要感染性疾病和驱虫 　◆营养不良，包括微量营养素缺乏 　◆发育迟滞及学习失能 　◆视觉及听觉失能 　◆龋齿和屈光不正 　◆精神卫生问题 6. 预防意外伤害和中毒 7. 完成免疫接种

3. 婴幼儿健康管理　满月后的随访服务均应在乡镇卫生院、社区卫生服务中心进行，偏远地区可在村卫生室、社区卫生服务站进行，时间分别在 3、6、8、12、18、24、30、36 月龄时，共 8 次。有条件的地区，建议结合儿童预防接种时间增加随访次数。服务内容包括询问上次随访到本次随访之间的婴幼儿喂养、患病等情况，进行体格检查，做生长发育和心理行为发育评估，进行母乳喂养、辅食添加、心理行为发育、意外伤害预防、口腔保健、中医保健、常见疾病防治等健康指导。在婴幼儿 6～8、18、30 月龄时分别进行 1 次血常规检测。在 6、12、24、36 月龄时使用听觉行为观察法分别进行 1 次听力筛查。在每次进行预防接种前均要检查有无禁忌证，若无，体检结束后接受疫苗接种。

4. 学龄前儿童健康管理　为 4～6 岁儿童每年提供一次健康管理服务。散居儿童的健康管理服务应在乡镇卫生院、社区卫生服务中心进行,集体儿童可在托幼机构进行。服务内容包括询问上次随访到本次随访之间的膳食、患病等情况,进行体格检查,生长发育和心理行为发育评估,血常规检测和视力筛查,进行合理膳食、心理行为发育、意外伤害预防、口腔保健、中医保健、常见疾病防治等健康指导。在每次进行预防接种前均要检查有无禁忌证,若无,体检结束后接受疫苗接种。

5. 健康问题处理　对健康管理中发现的有营养不良、贫血、单纯性肥胖等情况的儿童应当分析其原因,给出指导或转诊的建议。对口腔发育异常(唇腭裂、高腭弓、诞生牙)、龋齿、视力异常或听力异常儿童应及时转诊。

儿童保健健康管理服务规范服务流程如图 7-2。

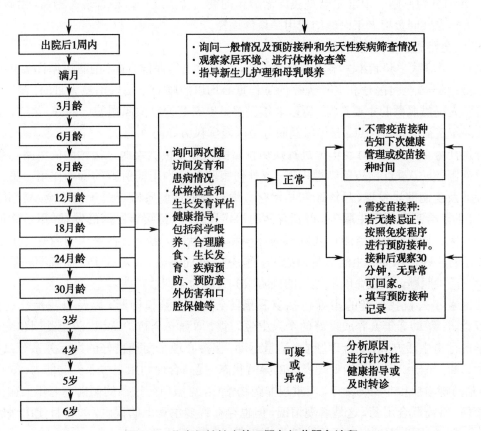

图 7-2　儿童保健健康管理服务规范服务流程

三、老 年 保 健

世界卫生组织认为,老年保健(elder health care)是指在平等享用卫生资源的基础上,充分利用现有人力、物力,使老年人得到基本的保健、预防、医疗、护理、康复等服务,旨在促进和维持老年人的健康。老年保健服务是一种持续的、综合性的照顾。我国《城市社区卫生服务机构管理办法(试行)》规定老年保健服务内容是"指导老年人进行疾病预防和自我保健,进行家庭访视,提供有针对性的健康指导"。

（一）老年保健的基本原则

1．全面性原则　对老年人的有效照顾需要综合考虑身心、社会、精神和环境因素，提供咨询、预防、治疗、康复、护理、健康促进等综合性服务。

2．区域化原则　强调协调区域内资源，以社区为基础开展老年保健，其服务模式应实现三个转变：①间断照顾向连续性照护转变；②单一治疗向以预防为本的综合服务转变；③医院专科服务模式向综合性网络全科服务模式转变。

3．预防为主的原则　老年人口增多必然伴有疾病和虚弱的增加，这就需要加强在早期预防和早期发现的投入，应对人口结构变化带来的挑战。采用生命过程方法，从儿童期就开始做好预防保健工作，是提高老年期生命质量的重要措施。

4．费用分担原则　未富先老是我国老龄化的突出特点之一。根据现有国情，由政府、社会和个人三方共同负担老年保健的费用是最佳途径。

（二）全科医疗中的老年保健

全科/家庭医学和老年医学同属交叉学科，在提供老年保健方面，两者遵循许多共同的原则。包括：第一，全科医疗和老年医疗的工作重心均以照顾而不是以治愈为目的；第二，家庭是为老年人提供照顾的主要资源，所以老年保健是以家庭为单位照顾的一部分；第三，鉴于老年人和老年疾病的诸多特点，老年保健服务是以多学科为导向。

开展社区卫生服务，对老年人进行疾病预防的指导要按照疾病三级预防的策略。第一级预防是病因预防，重点预防感染性疾病、意外伤害和不恰当用药所致的毒副作用。第二级预防主要涉及疾病的早发现、早诊断和早治疗。通过周期性健康检查或一般体检，早期筛查疾病，并帮助其合理利用卫生服务，得到有效的治疗和护理，延缓新发病的发展，尽可能地恢复受损的功能。同时，还要监测重要脏器的结构和功能状态，防止已存疾病的急变。第三级预防侧重于防止残疾和提高生活质量，做到病而不残，残而不废，并对处于生命晚期和临终状态的老年人提供照顾。在生命晚期提供的预防服务又称为第四级预防。

社区老年人自我保健的指导包括自我预防、自我监测和诊断，以及自我治疗的指导。①自我预防：帮助老年人养成良好的个人卫生习惯，增强安全防护意识，防止跌倒和受骗，建立科学的行为生活方式，如合理膳食、适量运动、保持心理平衡和良好的人际关系等；②自我监测和诊断：正确识别并恰当处理身心的异常状态，提高合理利用卫生服务的能力；③自我治疗：包括药物治疗和非药物治疗，应重视非药物治疗，克服用药过多的倾向。老年人往往存在多种疾病，常需联合用药，这是客观情况，但也存在许多主观上的误区，如盲目使用保健品预防疾病和衰老，不考虑价格而不恰当地追求新药、洋药、多用药。

要做好社区老年保健工作，需要医务人员遵循老年保健的基本原则，结合老年人的特点，全方位地考虑其健康状况，兼顾患者和家属的意愿，作出科学、明智的决策。精神健康，包括认知功能、精神状态、行为是否异常等。社会健康，包括承担社会角色的能力、社会支持程度、人际关系是否融洽等。经济状况，主要是个人收入是否能满足个人需要等。

（三）老年人健康管理服务内容

服务对象为辖区内 65 岁及以上常住居民。每年为老年人提供 1 次健康管理服务，包括生活方式和健康状况评估、体格检查、辅助检查和健康指导。

1．生活方式和健康状况评估　通过问诊及老年人健康状态自评，了解其基本健康状况、体育锻炼、饮食、吸烟、饮酒、慢性疾病常见症状、既往所患疾病、治疗及目前用药和生活自理能力等情况。

2．体格检查 包括体温、脉搏、呼吸、血压、身高、体重、腰围、皮肤、浅表淋巴结、心脏、肺部、腹部等常规体格检查，并对口腔、视力、听力和运动功能等进行粗测判断。

3．辅助检查 包括血常规、尿常规、肝功能（血清谷草转氨酶、血清谷丙转氨酶和总胆红素）、肾功能（血清肌酐和血尿素氮）、空腹血糖、血脂和心电图检测。

4．健康指导 告知健康体检结果并进行相应健康指导。

对发现已确诊的原发性高血压和 2 型糖尿病等患者纳入相应的慢性病患者健康管理；对体检中发现有异常的老年人建议定期复查；进行健康生活方式以及疫苗接种、骨质疏松预防、防跌倒措施、意外伤害预防和自救等健康指导；告知或预约下一次健康管理服务的时间。

老年保健健康管理服务规范服务流程如图 7-3。

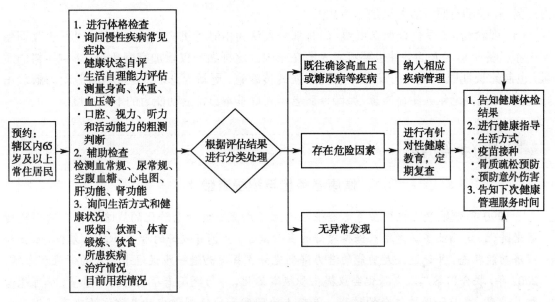

图 7-3　老年保健健康管理服务规范服务流程

（四）长期照护

长期照护（long-term care）是指为因慢性生理疾病而日常生活无法自理者、失能和感知紊乱者提供长期的、综合的康复和支持性服务。目的在于保持最佳的生命质量，维持其独立、自治、参与、尊严和自我实现。长期照料服务的基本内容包括医疗保健和生活照料，其特点在于专业性、长期性、连续性和综合性。

1．服务模式 长期照护是一种适应老龄化社会需求的服务，目前服务模式主要有三种：

（1）家庭照护：对拥有家庭照顾资源的人来说，应鼓励家庭支持，重建代际间相互照顾的价值观，促使传统的家庭照顾和奉养机制得以继续。另外，全科/家庭医师提供以家庭为单位的健康照顾，有助于弥补家庭照护功能的弱化。

（2）社区照护：通过社区服务满足需要长期照护者对生活照料、医疗保健和文化娱乐等多方位的需求，将是未来长期照护的主要形式。

（3）机构照护：是指利用福利院、敬老院、老年公寓、老年康复医院、临终关怀医院等养老机构提供长期照护,可以满足不同层次需要照护者的需求。老年公寓和托老所顺应市场的需要,具有一定的发展潜力。

2. 存在问题和对策建议

(1) 生活照料与医疗保健脱节:目前绝大多数的养老机构只提供生活照料,与医疗保健服务脱节。建议完善政策,创建长期照护综合管理体系,提供家庭 - 社区 - 机构一体化服务。

(2) 服务缺乏专业性:建议建立针对家庭长期照护服务提供者的教育培训体系,开展不同层次的培训。同时,开展服务质量评估,建立专业技术资格认证制度。

(3) 服务机构设置不规范:建议政府出台长期照护的相关政策,尽快纳入科学规范化管理轨道。

(4) 资金不足:筹资不足,老年人难以支付高昂的照护费用,社会救济尚不足。建议多渠道筹资,政府专项资金、医保资金、商业保险、社会捐助和个人负担相结合,共同解决资金压力。另外,鼓励自愿者服务也是一种补偿。

(5) 观念约束:受传统观念束缚,尚有部分人认为由养老机构照顾老人就是"不孝",即便家中不具备照料老人的条件也要将老人留在家中。这样做不仅增加家庭负担,影响照料的质量,也制约长期照护事业的发展。建议加强宣传教育,更新观念,将被束缚的劳动力解放出来,更好地提高老年人生命质量,减缓今后老年人最基本日常活动能力的下降幅度。

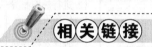

相关链接

健康老龄化与积极老龄化

1990 年世界卫生组织在哥本哈根会议上正式提出健康老龄化的战略目标。所谓的健康老龄化,是指使多数老年人保持较好的身心健康,并拥有较好的智力、心理、躯体、社会和经济功能状态,并让这五大功能的潜力得到充分发挥。为进一步促进老年人的健康和幸福,2002 年,联合国第二次老龄化会议提出积极老龄化,即为提高老年人的生命质量,尽可能增加其健康、参与和保障机会的过程。其观点为国家和地区制订应对老龄化的政策提供了一个框架。老年人应该享受充实、健康和安全的生活,并应积极参加社会、经济、文化和政治生活。

四、临终关怀与姑息照护

(一)概述

临终关怀(hospice care),又译为善终服务和安宁照顾,或称终末照顾(terminal care),是指为临终者及其亲属提供全面的身心照护与支持。关于临终期目前无统一标准。美国规定,患者有晚期疾病,生命不超过 6 个月为临终期;英国将临终期界定为 1 年;我国的标准一般是预期寿命在 2～3 个月为临终期。

姑息照护(palliative care)是随着临终关怀运动而逐渐产生和发展的,又称姑息治疗。根据 WHO 的定义,姑息照护是针对那些伴有致命性疾病的患者和家属,通过早期认识、准确评估以及积极控制疼痛和其他与躯体、社会、心理和精神等方面相关的各种问题，来预防和缓解患者的痛苦，全面改善其生命质量。

（二）临终关怀的沟通和同意以及道德观和价值观

1. 患者、家属及医护人员间的信息交流是临终关怀的重要支柱。应鼓励患者表达对于关怀的诉求，并充分考虑患者的情绪和苦恼。

2. 符合道德标准的临终关怀应当充分发挥患者的自主性及参与决策的权利，并尊重患者及其家属的价值观。

3. 医师应该直接与患者本人和（或）其授权决策人讨论患者的诉求。讨论应尽早开展并依此为患者提供相应服务。应定期讨论并根据患者意愿作出相应更改，尤其当患者的病情发生变化时。医师应建议患者正式记录其目标、价值观和治疗偏好，并指定一名决策人以便患者能事先与之讨论治疗意向。如果患者拒绝承认病情，那他可能不愿参与此类讨论，但是他们的想法有可能改变。由于提前记录的治疗意向在紧急情况下可能无法派上用场，所以医师需要向患者强调事先与授权决策人讨论治疗意向的重要性。

4. 如果患者有能力给出同意意见，临终关怀应建立在患者意愿的基础上，只要其意向符合医学、伦理和法律要求。同意意见应建立在充足的信息和对话基础上，医师有责任确保患者在无法表达同意意见而且没有事先拟定治疗意向，则应考虑患者授权决策人的意见。

（三）基本原则和基本内容

1. 基本原则　包括：①肯定生命；②以人为中心；③综合照顾；④注重功能；⑤提供支持；⑥团队协作；⑦权衡利弊。

2. 基本内容　症状控制和恰当的心理社会关怀是姑息关怀的基本内容。姑息关怀服务主要包括提供死亡教育；控制疼痛及其他不适症状；心理社会支持；为家属提供支持；为患者创建舒适、温馨的环境等几个方面。

（四）症状控制

科学的症状控制应包括评估（evaluation，E）、解释（explanation，E）、控制（management，M）、监护（monitoring，M）和注重细节（attention to detail，A），用"EEMMA"代表。

1. 评估　旨在寻找原因和发生机制，并判断严重程度。如晚期肿瘤患者出现疼痛症状，其原因可能是癌症本身，也可能是并发症所致，或与抗癌治疗相关。疼痛的程度可分为轻、中、重度。充分考虑患者的生理、心理和社会状况，进行完整的分析评估，是症状治疗的基础。

2. 解释　治疗之前对患者和家属进行解释。临床决策是共同讨论的结果，而不是医师单方面的选择，还要增强患者的抗病信心，消除其焦虑和不安。

3. 控制　即个体化治疗，并考虑药物交叉反应。临床决策的实施方案根据病因和发生机制，以及患者生理上、心理上和经济上可接受程度等因素确定。对于需要提供姑息关怀的人，往往存在多种并存的情况，比如晚期癌症患者不仅有疼痛问题，还有呕吐、呼吸困难、便秘和抑郁。因而，应避免过度联合用药，并尽可能避免药物的交叉反应。

4. 监护　是对治疗的影响进行持续的观察和评估。疾病是不断进展的，早期有效的治疗方法可能在某个时间间隔后失效，需要进行重新评估，不断修正和完善。

5. 注重细节　详细、清楚并准确地向患者及其家属提供处方的内容，包括药名、剂量、使用方法和注意事项等。

第四节　全科医疗中的计划生育指导

一、计划生育概述

计划生育的内涵国内外研究尚不一致。在我国,计划生育以国家计划为主,是指根据不同时期人口动态发展变化的规律,采取综合措施宏观调控人口再生产的过程,即控制人口数量、提高人口素质的过程。旨在实现人口与经济、社会、资源、环境的协调发展,根除贫困,促进经济和社会发展,改善环境,减少不可持续的消费和生产格局。我国是世界上人口最多的发展中国家,实行计划生育是我国的基本国策。

二、计划生育管理

（一）计划生育管理的定义

计划生育管理是通过计划、组织、领导和控制,充分利用和协调所有资源,有效地达到计划生育目标和任务的所有活动。新时期我国人口与计划生育工作的主要任务和目标是:

1. 稳定低生育水平　到"十一五"期末,全国人口总量要控制在 13.6 亿人以内;到 2020年,人口总量要控制在 14.5 亿人左右,生育率稳定在更低水平以下。

2. 提高出生人口素质。

3. 育龄群众享有基本的生殖保健服务,普遍开展避孕节育措施的"知情选择"。

4. 综合治理出生人口性别比偏高问题。

5. 不断完善流动人口管理服务体系。

6. 逐步建立调控有力、管理有效、政策法规完备的计划生育保障体系和工作机制。

7. 初步形成新的婚育观念和生育文化。

8. 建立健全基本养老保险、基本医疗保险、生育保险和社会福利等社会保障制度,促进计划生育。

（二）计划生育工作方针

为确保计划生育管理职能的一体化实施,完成人口与计划生育工作的任务和目标,必须坚持以下工作方针。

1. 坚持人口与发展综合决策　把人口与计划生育政策纳入经济和社会发展的总体规划。

2. 稳定现行的生育政策　鼓励晚婚晚育,提倡一对夫妇生育一个子女。

3. 综合治理人口问题　建立政府领导、部门指导、各方配合、群众参与的工作机制,动员全社会力量参与,做到优势互补、资源共享、各负其责。

4. 国家指导与群众自愿相结合　国家制定政策并提供必要的保障措施,提高群众实行计划生育的自觉性,进一步密切党群关系和干群关系。

5. 整体推进与分类指导相结合　把工作重点放在农村,特别是中西部农村,进一步贯彻以宣传教育为主、避孕为主、经常性工作为主的"三为主"方针,推动计划生育工作均衡发展。

6. 以人的全面发展为中心　维护人民群众的合法权益,始终把群众的利益放在第一位。

三、全科医师在计划生育工作中的作用

2006 年 8 月，原卫生部与国家中医药管理局下发了《城市社区卫生服务机构管理办法（试行）》，规定社区卫生服务机构要提供计划生育技术咨询指导工作。所谓计划生育技术服务是指使用手术、药物、工具、仪器、信息及其他技术手段，有目的地向育龄公民提供生育调节及其他有关的生殖保健服务的活动，包括计划生育技术指导、咨询以及与计划生育有关的临床医疗服务。根据 2004 年国务院《计划生育技术服务管理条例（修订）》，计划生育技术咨询指导包括：①生殖健康科普宣传、教育、咨询；②提供避孕药具及相关的指导、咨询、随访；③对已经施行避孕、节育手术和输卵（精）管复通手术的，提供相关的咨询和随访。

全科／家庭医师深入社区和家庭，提供以人为中心的计划生育技术咨询指导服务在社区具有独特的作用。

四、计划生育基本方法

计划生育的基本方法包括避孕、绝育和人工终止妊娠三种，其中避孕是主要的计划生育方法。为预防非意愿妊娠，应建议育龄夫妇采用避孕方法实行计划生育。对已经出现非意愿妊娠的情况，采取人工终止妊娠术。全科／家庭医师在社区工作，提供有关计划生育服务职责有别于计划生育专职人员和妇产科医师，除了宣传计划生育国策外，还要做好咨询、指导和教育等工作。重点在于了解并掌握常用计划生育方法的作用机制、适应证、禁忌证、优缺点、注意事项以及可能出现的副作用等，协助其根据自身健康状况选择合适的计划生育方法。

（一）避孕

避孕（contraception）方法一般分为工具避孕、药物避孕、安全期避孕和房事后避孕等；或根据避孕方法中是否使用激素类药物分为激素类避孕方法和非激素类避孕方法；或根据避孕时间的长短分为长期避孕方法和短期避孕方法。

1. 工具避孕　是指应用宫内节育器（intrauterine device，IUD）、避孕套、阴道隔膜等工具预防妊娠的方法。我国于 20 世纪 60 年代开始使用 IUD，用于女性，是主要的长期避孕措施。其优点有相对安全、高效、经济、方便和可逆，缺点主要是不能预防艾滋病等性传播疾病。IUD 的种类分三种，第一代为惰性 IUD，大部分已经停止使用；第二代为活性 IUD，是目前使用的主导类型，其所含活性物质、形状和型号等各有不同；第三代为新研制开发的，旨在降低脱落率并减少副作用。IUD 的主要副作用有阴道流血和腰腹部不适感。

避孕套分男性避孕套（阴茎套）和女性避孕套（阴道套），多男性使用，属于短期避孕方法。该方法通过阻止精子和卵子的相遇来预防非意愿妊娠。主要优点是具有良好的预防性传播疾病的作用，不足之处是安全性稍逊于 IUD，准确使用第一年中妊娠的百分比为 3%～5%。

2. 药物避孕　用于避孕的药物绝大多数为类固醇激素类药物，包括雌激素和孕激素的复方制剂以及仅含孕激素药物，少数为非激素类药物，如米非司酮片、壬苯醇醚，常用于女性。

（1）口服避孕药：根据所含孕激素不同而分为 3 代：第一代口服避孕药含孕激素炔诺酮和甲地孕酮；第二代含左炔诺孕酮；第三代所含孕激素为去氧孕烯、孕二烯酮和肟炔诺酮。其发展趋势是降低雌、孕激素的含量，合成新的孕激素和开发多相型药物，在保证有效的前提下，

减少恶性肿瘤和循环系统疾病等的副作用,改善妇女的生活质量。口服避孕药有效率可达97%以上,失败的主要原因是忘记服药。

(2)肌内注射避孕药:分雌/孕激素复方类和仅含孕激素的单方类,后者可用于哺乳期避孕,均为长效。

(3)皮下埋植剂:是主要含孕激素药物的缓释避孕药,常用的埋植剂有左炔诺孕酮硅胶棒埋植剂Ⅰ型(6根)、左炔诺孕酮硅胶棒埋植剂Ⅱ型(2根)、NorplantⅠ型(6根)和Ⅱ型(2根)。

(4)外用避孕药:常用外用避孕药为杀精子剂壬苯醇醚,包括栓、凝胶和膜等。使用方法简便,有清洁阴道的作用,可预防某些性传播疾病,如淋病、梅毒等,对阴道有润滑作用,更适用于更年期夫妇。其禁忌证有:①对杀精子剂或附加剂过敏者;②阴道过度松弛、会阴重度撕裂、子宫Ⅱ度以上脱垂者;③急性或亚急性宫颈炎、阴道炎患者。

3. 安全期避孕　安全期避孕又称自然避孕法。作用机制是在女性的易受孕期禁止性生活,以阻止妊娠。该方法适用于想择期生育子女的育龄夫妇,没有明显的副作用,主要缺点是避孕安全性欠佳,失败率可达25%。易受孕期一般为排卵前后4～5日内。确定排卵日期方法有日历法、基础体温测量法和宫颈黏液检查法。为提高判断的准确性,可综合上述方法,还可联合应用排卵检测试纸,检测尿中的黄体生成激素。

4. 房事后避孕　又称紧急避孕,是指在性生活时没有采取避孕措施或避孕措施失败后,为防止非意愿妊娠而采取的避孕措施。方法有两种:口服紧急避孕药物和放置IUD。两者均不能用于已确诊怀孕的妇女,应用常规见前述。建议紧急避孕药尽早服用,不要耽搁,正确使用的有效率达97%以上。

(二)绝育

常用的绝育(sterilization)方法有女性输卵管结扎术和男性输精管结扎术。输卵管结扎能阻止卵子和精子结合,达到避孕目的。绝育术有效而持久,有效率可达99%以上。多适用于有两个或多个子女的夫妇。

(三)人工终止妊娠

人工终止妊娠是指因各种原因导致非意愿妊娠后人为采取措施来终止妊娠。目前常用的方法是药物流产和人工流产术。需要特别指出的是,节育应以预防为主,做好避孕工作,人工终止妊娠不能作为常规的节育方法,仅是避孕失败后的一种补救措施。无论哪一种流产方法,其风险性均高于避孕措施,因而全民的宣传教育工作至关重要。

1. 药物流产　药物流产又称药物抗早孕,是指在怀孕早期应用药物来终止妊娠的非手术流产方法。药物流产需在医师指导下,在具备抢救条件(如急诊刮宫、给氧、输液、输血等)的区县级及以上医疗单位或计划生育服务机构进行。

药物流产与应用手术来终止妊娠方法相比具有安全、简便、不良反应少、易于接受等优点,完全流产率约90%。目前应用的药物是米非司酮和前列腺素类药物米索前列醇或卡前列甲酯栓,两种药必须联合应用。药物流产的常见不良反应有头晕、恶心、呕吐、腹痛、腹泻、手心瘙痒、子宫收缩痛、感染、出血时间过长或过多等,可出现喉头水肿、过敏性休克、失血性休克等严重不良反应,应密切观察,紧急处理。

2. 人工流产术(induced abortion)　是指在妊娠14周内用人工方法终止妊娠的手术。包括人工流产负压吸宫术和人工流产钳刮术。严格执行两者适应证、禁忌证和术后告知受术者注意事项。常见的手术并发症有人工流产综合征、吸宫不全、子宫穿孔、宫腔粘连、漏吸、术中出血、羊水栓塞和感染等。疑难高危手术需在区县医院或计划生育服务机构进行。

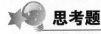 学习小结

1. 临床预防服务是指由医务人员在临床场所对患者、健康者、无症状"患者"的健康危险因素进行评价，实施个体的预防干预措施来预防疾病和促进健康，提供融医疗、预防、保健、康复等为一体的综合性卫生服务。临床预防服务的主要内容包括健康咨询、预防接种、筛检和化学预防。

2. 全科医疗中的预防保健服务是全科医师服务的特点之一。妇女、儿童和老年是特殊人群，做好妇女保健、儿童保健和老年保健是社区预防服务的重心。

3. 健康教育是通过信息传播和行为干预，帮助个人和群体掌握卫生保健知识，树立健康观念，自愿采纳有利于健康行为和生活方式的教育活动与过程。健康促进是促进人们控制影响健康因素，维护和提高其自身健康能力的过程。

4. 健康教育和健康促进的任务是主动争取和有效促进领导和决策层转变观念，促进个人、家庭和社区对预防疾病、促进健康的责任感，创造有益于健康的外部环境，积极推动医疗卫生部门观念与职能的转变，在全民中开展健康教育。

5. 健康促进规划设计步骤是评估社区需求、确定优先项目、制订总目标与具体目标以及制订干预策略。健康促进规划的实施过程包括：社区开发、项目技术培训、社区为基础的干预，以及项目监测与质量控制。其评价包括形成评价、过程评价、效果评价和总结评价。

6. 社区健康教育与健康促进的措施主要有：加强政府的支持和领导，多部门密切协作，制订完善的健康促进规划以及培养优秀的健康教育人才。

（梁龙彦）

思考题

1. 在社区卫生服务中开展健康教育有何优势？社区开展健康教育与健康促进的现实意义是什么？

2. 健康教育与健康促进的区别与联系表现在几个方面？如何理解健康教育与健康促进对于解决健康问题、增进健康的作用？

3. 健康促进规划实施过程中应该如何进行社区开发？

4. 为什么要对患者家属进行健康教育？为什么要与患者家属共同协商制订健康教育计划？

5. 试述临床预防服务的主要内容和方法。

第 八 章

全科医疗中的中医"治未病"

学习目标

　　1. 掌握　中医"治未病"的基本概念和核心理念,尤其是"未病先防、既病防变、瘥后防复"的价值趋向。

　　2. 熟悉　中医"治未病"对常见疾病的干预方法和措施。

　　3. 了解　中医"治未病"的优势和作用。

　　中医药是我国重要的卫生资源、优秀的文化资源、有潜力的经济资源和具有原创优势的科技资源,在维护人民健康、促进经济社会发展中发挥着不可替代的作用。党的第十七次全国代表大会、第十八次全国代表大会报告明确提出了坚持中西医并重、扶持中医药和民族医药事业发展的方针、政策和要求,充分体现了党中央对中医药和民族医药事业发展的高度重视与支持,并把其作为党的重要工作来部署和要求,对推进深化医改、推动经济发展和社会和谐,乃至实现全面建成小康社会具有深远的意义。

　　"十二五"期间,我国进入全面建成小康社会的关键时期,更加注重以人为本,更加注重保障和改善民生,国家《"十二五"规划纲要》提出,把基本医疗卫生制度作为公共产品向全民提供,并将支持中医药工业发展作为完善基本医疗卫生体制的重要内容,充分体现了中医药在发展全局中的地位和作用。2013 年 6 月国家卫生和计划生育委员会、财政部、国家中医药管理局又联合下发了《关于做好 2013 年国家基本公共卫生服务项目工作的通知》,明确提出将中医药健康管理服务纳入基本公共卫生服务范围,注重发挥中医药健康教育作用,积极推进中医药健康管理服务,进一步发挥中医药在基本公共卫生服务中的作用,2013 年起开展老年人中医体质辨识和儿童中医调养服务。2013 年,各省(区、市)中医药健康管理服务目标人群覆盖率要达到 30%。因此,在全科诊疗中认真实践中医"治未病"理论、方法和技术是大力发展中医药事业的重要抓手和契机。

　　《黄帝内经》提出"上工治未病,不治已病",历经长期的实践,逐步构成了"未病先防、既病防变、愈后防复"的理论体系,并形成了独具特色、丰富多样的技术方法,体现了中医学先进和超前的医学思想。随着疾病谱的改变,医学模式由生物医学模式向生物 - 心理 - 社会和环境相结合模式的转变,以及现代医学的理念由治愈疾病向预防疾病和提高健康水平方向作出调整,"治未病"理念的重要性进一步得到凸显。充分发挥中医"治未病"的特色和优势,深入实施"治未病"健康工程,积极开展中医预防保健服务,探索构建中医特色明显、技术适宜、形式多样、服务规范的保健服务体系是当前发展中医药事业的一项重要工作。

第一节　中医"治未病"基本知识

本节主要介绍中医"治未病"的基本概念及核心理念,包括:未病先防、既病防变、瘥后防复三个层次。

一、中医"治未病"基本概念

(一)"治未病"的概念

中医"治未病"(preventive treatment of disease)是指采取预防或治疗手段,防止疾病发生、发展的方法。"治未病"包含三层含义:①防病于未然,强调摄生,预防疾病的发生;②既病之后防其传变,强调早期诊断和早期治疗,及时控制疾病的发展演变;③愈后防止疾病的复发及治愈后遗症。"治未病"的概念源于中医经典著作《黄帝内经》,其在《素问·四气调神大论》中提出:"是故圣人不治已病治未病,不治已乱治未乱,此之谓也。夫病已成而后药之,乱已成而后治之,譬犹渴而穿井,斗而铸锥,不亦晚乎。"

"治"的含义,是管理、治理的意思。"治未病"就是采取相应措施,维护健康,防止疾病的发生与发展。严格来说,"治未病"涵盖三个方面:①未病先防——未病养生,防病于先;②既病防变——已病早治,防其传变;③瘥后防复——瘥后调摄,防其复发。这三方面贯穿于疾病隐而未显、显而未成、成而未发、发而未传、传而未变、变而未果的全过程。强调人们应该注重保养身体,培养正气,提高机体的抗邪能力,达到未生病前预防疾病的发生,生病之后防止进一步发展,以及疾病痊愈以后防止复发的目的。这种重在治未病的思想,实质上体现了中医重视预防的思维模式。

(二)"治未病"的目的与意义

中医"治未病",主张通过饮食、运动、精神调摄等个人养生保健方法和手段来维系人体的阴阳平衡,达到维护"精神内守,真气从之"的健康状态和"正气存内,邪不可干"的疾病预防目的。

中医"治未病",要重视人的体质,从具体的人出发,首先对其体质状态进行辨识,然后根据其体质特点权衡干预措施,通过中医中药的调整,使机体恢复到正常工作和生活状态。及时调理偏颇体质,提高健康水平和生存状态,从而实现"治未病"思想在现代社会的应用。

中医"治未病"应用于慢性病高危人群,将中医养生保健方法运用到高血压、糖尿病以及恶性肿瘤等慢性疾病预防,消除或减少精神、心理以及不良生活习惯等"致病因素"的影响,从而实现"治未病"思想在慢性疾病防治中的应用。它为现代医学提供了疾病诊疗与慢性病管理、预防疾病与养生保健的理论基础及具体手段,成为构建具有中国特色的医疗保健服务体系不可缺少的组成部分,在保障国民健康方面发挥着日益重要的作用。

二、中医"治未病"核心理念

(一)未病先防

1. **概念**　未病先防是指在人体未发生疾病之前,采取各种措施,做好预防工作,以防止疾病的发生。这是中医学预防疾病思想最突出的体现。"是故已病而后治,所以为医家之法;未病而先治,所以明摄生之理"(《丹溪心法》)。未病先防旨在提高抗病能力,防止病邪侵袭。

2. 方法

(1) 调养身体,提高人体抗病能力:包括以下三方面:

第一,调摄精神。精神情志活动是脏腑功能活动的体现。突然强烈的精神刺激,或反复的、持续的刺激,可以使人体气机紊乱,气血阴阳失调而发病,而在疾病的过程中,情志变动又能使疾病恶化。因此,调养精神就成为养生的第一要务。中医摄生十分重视精神调养,要求人们做到"恬淡虚无"。"恬"是安静;"淡"是愉快;"虚"是虚怀若谷,虚己以待物;"无"是没有妄想和贪求,即具有较为高尚的情操,无私寡欲,心情舒畅,精神愉快,则人体的气机调畅,气血和平,正气旺盛,就可以减少疾病的发生。

第二,锻炼身体。"生命在于运动",人体通过运动,可使气机调畅,气血流通,关节疏利,增强体质,提高抗病力,不仅可以减少疾病的发生,促进健康长寿,而且对某些慢性病也有一定的治疗作用。

第三,生活起居应有规律。要做到:①饮食有节:中医摄生学要求人们饮食要有节制,不可过饱或过饥;②起居有常:是指起居要有一定的规律,中医非常重视起居作息的规律性,并要求人们要适应四时时令的变化,安排适宜的作息时间,以达到预防疾病,增进健康和长寿的目的;③适应自然规律:自然界的四时气候变化,必然影响人体,使之发生相应的生理和病理反应;④药物预防及人工免疫。

(2) 防止病邪的侵袭:病邪是导致疾病发生的重要条件,故未病先防除了增强体质,提高正气的抗邪能力外,还要注意防止病邪的侵害。应讲究卫生,防止环境、水源和食物污染,对六淫、疫疠等应避其毒气。至于外伤和虫、兽伤,则要在日常生活和劳动中,留心防范。

(二) 既病防变

1. 概念　所谓既病防变是指在疾病发生以后,应早期诊断、早期治疗,以防止疾病的发展与传变。

2. 方法

(1) 早期诊断:疾病初期,病情轻浅,正气未衰,所以比较易治。倘若不及时治疗,病邪就会由表入里,病情加重,正气受到严重耗损,以致病情危重。

(2) 防止传变:传变,亦称传化,是指脏腑组织病变的转移变化。中医学关于疾病传变的理论是研究疾病发展的机转、趋向和转归的一种理论,不仅关系到临床治疗,而且对于早期治疗、控制疾病的进展、推测疾病的预后,均有着重要的指导意义。

(3) 先安未受邪之地:既病防变,主张根据其传变规律,实施预见性治疗,以控制其病理传变。

(三) 瘥后防复

瘥后防复,即愈后防复发,是指疾病初愈时,采取适当的调养方法及善后治疗,防止疾病再度发生所采取的防治措施。疾病恢复期,人体正气尚未复元,机体功能还没有完全恢复,疾病症状虽已消失,但病根未除,若因调养不当或治疗不彻底,受某种因素诱发,将使潜伏于体内的旧病复发,甚者可危及生命。

随着现代社会亚健康人群日益增多及老龄化社会的到来,国家人口与健康科技发展战略确定了战略前移的方针,即从疾病为主导向健康为主导转变,重预防、重保健,使人们逐步形成维护和促进健康、不得病或少得病的意识和观念。因此,"治未病"要成为社会共识,成为广泛的社会实践活动,才能使人们掌握健康长寿的主动权,摆脱疾病的困扰。可以预见,"治未病"思想也无疑成为未来医学的发展方向。

第二节　中医"治未病"的优势与作用

根据中国哲学的天人合一、五运六气学说,按照阴阳五行所揭示的生命运动的规律,以经络学说、脏腑学说为基础,运用望、闻、问、切四诊合参的诊断,借用简便易行的方法和自然界万物的偏性来纠正人体的偏性,使之恢复到和谐平衡状态,从而保障人们健康的医学。

一、中医"治未病"的优势

1. 预测未来疾病的发生、性质、趋势　中医五运六气学说就是运用五运、六气的基本原理,解释气候变化的年度时间规律及其对人体发病的影响。此乃中医之精华,借之可以预测未来年份疾病的发生、性质。

2. 中医讲究养生保健,为众多国家所接受　20世纪初曾在北京协和医院工作的美国教授兰安生有一句名言:"一盎司的预防,胜过一英磅的治疗",意思是说这两者的投资效益相差16倍之多。中医"治未病"不仅是防病于未然,更是养生保健,使人健康长寿,不得病,无疾而终,是为"不战而屈人之兵",善之善者也。

3. 中医非药物疗法以针灸、按摩等为养生、保健和治疗的独特优势　中医非药物疗法种类繁多,内容丰富,简便易学,这是世界其他医学所不具备的。而中医在这方面的养生保健优势凸显,如砭、针、灸、导引、按、蹻、拔罐、刮痧、按摩、点穴等。各种非药物疗法不仅可以养生,而且可以治疗各种疾病。非药物疗法在少花钱甚至不花钱的情况下,可以满足群众对常见病、多发病的医疗需要和日常强身健体的需要,即使对重大疾病,非药物疗法也有很好的疗效。非药物疗法与用药一样,也是调动人体的自我康复能力。人人可以学会一招半式,而且可以随时应对某些疾病,受益终生。

4. 中医擅长治疗慢性病、老年病和疑难杂症　我国已经进入老年社会。真正发挥中医防治慢性病、老年病和疑难杂症的优势,可以解决老年社会的医疗保健问题,使为社会曾经作出过重大贡献的老年人健康长寿,安享晚年。

5. 中医是治疗急性传染病的有效途径　中医预防诊疗的方法不是把重点放在杀灭病毒上,而是主张调动人体的自康复能力,使病毒失去生存环境。因此,中医治疗从来不怕病毒,只需扶正祛邪而已。中医这一优势是世界其他医学所不具备的。

6. 中医药简、便、廉、验,优势独特　与西医相比,中医的一大优势是简、便、廉、验。"简"是指中医能化繁为简,只需望闻问切即可确定病情,辨证论治,所谓"大道至简";"便"是可以就地取材以及所施手法方便,一根针、一把草,也能治病救人;"廉"是中医治疗费用少,往往是西医治疗费用的十分之一甚至百分之一;"验"则是中医疗效好,几千年来中华民族人丁兴旺就是明证,几十年来中医治疗流行性乙型脑炎、流行性出血热、严重急性呼吸道综合征(SARS)、艾滋病也是明证。

二、中医"治未病"的作用

（一）治未病之先，防患于未然，养生防病，实现康寿

在中医典籍和历代医家著作中，总是把"摄生"作为第一要义而置于卷首。《黄帝内经·素问》开篇就首论养生要旨。《素问》八十一篇中述及养生内容者约二十四篇，接近总篇数的三分之一。从内容来看，提出了中医学的养生观，形成了"顺应自然——形体健康——心理道德完善——与社会和谐"的养生模式。在顺应自然方面，提出了"治未病"，即"和于阴阳，调于四时"，顺应自然的养生原则；在形体健康方面，提出了"形劳而不倦""生病起于过用"，主张劳逸动静结合，达到"百岁而动作不衰"；在心理道德方面，提出了"形与神俱""淳德全道""以恬愉为务"；在与社会和谐方面，提出"恬淡虚无"，心全广爱，面对各种诱惑与纷扰，要"志不贪，心易足"，要"高下不相慕"。其中养生第一要义就是要顺应自然，遵循"治未病"的重要原则。作为一个自然人，养生之道首先就是要与自然界的阴阳四时、生长收藏的变化节律保持同步，包括起居、饮食、精神、动静、劳逸等。顺应自然阴阳四时之序以养生就能不生病或不生大病，未雨绸缪，防患于未然，因此，"治未病"也就成为中医最高的治养原则。这一原则覆盖了全体人群。在这一原则指导下，中医学形成了各种养生术，如导引、吐纳、按摩、各种动静功法、饮食谱等，因时、因地、因人而制宜，丰富多彩，兹不赘述。

（二）治未发之前，防微以杜渐，重视先兆，防止发病

《素问·刺热论》认为五脏热病在发热之前，会出现一些先兆，往往表现在面部的不同部位出现"赤色"，"病虽未发，见赤色者刺之，名曰治未病"。这就是说，各种疾病在发病之前，往往会出现一些细微的变化，但是还未达到发病的程度。如果注意观察这些先兆，早期干预，就可以阻止发病或减轻发病，这也叫做"治未病"。"治未病"的这一内涵提示，不但对于急性传染病、感染性疾病要早发现、早治疗，而且对于越来越被重视的"亚健康人群"，尤具指导意义。人们对健康的重视，对"亚健康状态"的调整，正是中医"治未病"原则的具体体现，具有很大优势和待开发的潜能。

（三）治未盛之时，见微知著，早治防重，择时而治

"治未病"的另一涵义，就是要善于把握最佳治疗时机，择时而治。中医学认为，疾病过程是一个正邪交争的过程，正确的治疗就要辨析致病的邪气和人体正气之间的盛衰消长以定进退。"刺其未生"、"刺其未盛"均指疾病的初期阶段，病邪或轻浅，或未盛而正气不衰，所以抓紧早期治疗，就能解决问题。避其盛气邪气，甚至待衰而治，也是"上工治未病"。因为"邪之所凑，其气必虚"，之所以邪进邪盛，还是因为正不敌邪，正气出现了相对不足。这时正面迎敌、强攻逐邪，难免正不敌邪反而使正气受到进一步损伤。例如，中医对疟疾的治疗就体现了"治未病"的这一精神。中医对疟疾的主证认为是寒热往来，休作有时。治疗时间一定是选择在发作之前用药用针。一旦寒热发作，包括"截疟"方药，也不能制止其发作。"刺其已衰"是指待此次发作后邪气衰减再作治疗。这对制止下次的发作而言，仍然是"治未病"，即治于下次发作之前。这一原则特别适合于某些定时发作的疾病，但并非是一概而论的通则。至于邪气盛实时是否夺邪，夺邪时如何顾护正气，在《伤寒论》中论治精详。如对下法夺邪，提出了严格的适应证。对祛邪与扶正亦顾，如对热邪炽盛的阳明经病，处以白虎加人参汤；对寒热往来的少阳病，处以小柴胡汤，祛邪与固正并举，处理十分全面。至于如何选择具体治疗时间，中医有专门论述和经验，如根据月亮的盈亏以定补泻，根据疾病部位选择治疗时间，根据气血流注提出了子午流注、灵龟八法等均是择时而治的例证。

"治未病"原则的治其"未盛"或治其"已衰"，具有重要的指导意义。如对一些定时发作、反复发作的疾病的治疗。在发作期（已盛）与缓解期（已衰）予以不同的治疗。以哮喘为例，发作期以祛邪平喘为主，重在治肺；缓解期则以扶正防发为主，重在治肾。再如对一些反复发作的"泌尿系感染"，中医谓之"劳淋"，急性发作时，治以清热利湿为主，缓解时则以补益脾肾为主，每获良效。再如中医的"冬病夏治"也是遵循"治未病"原则指导临床的一个范例。

（四）治未传之脏，掌握疾病传变规律，已病防传

中医学认为，疾病过程表现为正邪的消长进退。邪盛则进，则传；传者，乘也。关于疾病的传变规律，根据历代中医论著，主要传变规律有：循表里之序传，循经络脏腑之序传，循三阴三阳之序传，循卫气营血之序传，循上、中、下三焦之序传，循五脏所胜之序传等。因此，掌握疾病的传变规律，通过各种治疗手段，防止或阻断疾病的传变，这是"治未病"的又一内涵。

《难经》以肝为例，具体说明了肝有病，不但要治肝，还要考虑肝能乘脾的传变规律，因此要在治肝的同时，在脾胃未受肝乘之前，就先行一步，强健脾胃，防止脾受肝乘，故曰"治未病"。如临床上常采用的和解之剂"逍遥散"，虽然源于《局方》，主要治疗"妇人诸疾"，但是由于其既能养肝、疏肝、解郁，又有强健脾胃之功，因此就成为肝脾同调治肝实脾的一张好方子，具有广泛的适应证。中医学这种以整体动态观为指导，来认识疾病的传变，先行一步，治疗未传而将传之脏，是"治未病"原则在疾病治疗中的又一体现和运用。

（五）治传与否，当辨虚实，妙用承制

邪气的传变是有条件的，即邪气盛实和正气不足。仍以肝为例。肝实而脾不虚，脾不受邪，就无须一律补脾了。脾虚则肝乘，那就要补脾。对《难经》论述的原则，仲景认为当辨明脾之虚实，区别处理。《金匮》谓："夫肝之病，补用酸，助用焦苦，益用甘味之药调之……脾能伤肾，肾气微弱，则水不行；水不行，则心火气盛，则伤肺；肺被伤，则金气不行；金气不行，则肝气盛，则肝自愈。此治肝补脾之要妙也。肝虚则用此法，实则不再用之。"即对肝也要区分虚实而治。肝实则有可能传脾，肝虚则不能传脾而要补肝。否则其所不胜的肺就会来乘，从而加重肝虚。因此，首先是要补肝，同时还要补脾，补脾的目的是泻肺。历代医家对这段文字见仁见智，多有不解之惑。许家松认为，关于文中的"伤"字，并非损伤之义，而是作"制"字解，即用五脏亢承制之理通过治未病之脏，补虚泻实来协调和恢复五脏之间正常的承制关系。肝虚，通过补脾，强化对肾气的制约，从而削弱了对心火的制约，心火盛了，则强化了对肺金的制约，肺金被制约了，则削弱了对肝的制约，使肝气得伸，肝虚得补而得愈。这种运用五脏一体、相承相制理论，通过强化或削弱未病之脏对病脏的制约，达到治疗已病脏腑的目的，是仲景对"治未病"原则的一大发展与创新。

（六）治未效，整体调控，重在调治所不胜所胜

现代著名中医学家方药中先生在他创新设计的辨证论治新模式——"辨证论治五步法"中，把"治未病"作为程序设计的第五步。他提出，通过第一步"脏腑经络定位"，对疾病进行"定位"；通过第二步"阴阳、表里、气血、虚实、风、火、湿、燥、寒、毒"，对疾病进行"定性"；通过第三步"必先五胜"，找出疾病的本与标、原发与继发，即分析出"病本"；通过第四步"治病求本"，确定相应的治法与方药。但是，有时候效果仍然不好，那就要考虑第五步，即"治未病"这

一步。这就是说要通过调控与已病脏腑密切相关的"未病"的脏腑，来协助治疗已病的脏腑，以提高疗效。仍以肝为例。属肝的实证，清肝、泻肝不奏效，就要考虑治肺、脾，强化对肝的制约，补脾肺以制肝。属肝的虚证，补虚效果不好时，也要考虑治肺脾，这就是清肺清脾（胃），弱化对肝的制约。方先生还以自治的病例具体说明之。如治一位多囊肝继发肝癌的老年女性患者。肝区刺痛难忍，病情危重。通过运用"辨证论治五步"的前四步，辨证属肝肾阴虚、气滞血瘀，处以方氏加味一贯煎养肝滋肾疏肝。服药两周无明显效果。方先生考虑"治未病"一步，即清肺清胃以助滋养肝肾进行整体调控。原方合入"竹叶石膏汤"，一周后明显见效，以后诸证好转到消失。后间断用药两年，患者带病延年平稳度过了近二十年。后卒逝于"心肌梗死"。一般来说，首先考虑治疗已病脏腑，这是常法。但是当治疗已病脏腑无效或面对一些复杂性、难治性疾病时，以中医整体动态观为指导，运用五脏承制关系，通过调控密切相关的"未病"脏腑，主要是调治病脏的所不胜和所胜两脏，以协助治疗已病脏腑，往往取得很好的效果。方药中先生把"治未病"列入"辨证论治"的一个程序，从而落实到指导临床，并作出了具体运用示范，对丰富和发展"治未病"进行了新的探索。

"治未病"作为中医学的一项最高的治养原则，具有丰富的内涵和广泛的指导意义，对广大人民群众的养生防病具有指导意义。对庞大的亚健康人群的早期调治，对已病人群的如何早治、择时而治、治未盛、治未传、治未效等均属"治未病"的范畴。中医工作者有必要更加全面地学习和运用"治未病"的原则精神，让中医"治未病"这一古老的防治原则在新时代发扬光大，不断被赋予新的内涵，为中国人民和世界人民造福。

第三节　中医"治未病"干预方法与措施

据 2012 年 12 月 26 日，国务院新闻办发布的《中国医疗卫生事业白皮书》，中国确诊为慢性非传染性疾病 2.6 亿人，导致死亡人数占中国总死亡人数的 85%，约 25% 的城市居民患有不同程度的各种慢性病；导致疾病负担占总医疗费用的 70%。针对疾病谱的改变，全球性的糖尿病、高血压、肿瘤等慢性非传染性疾病（简称慢性病）的蔓延，为中医在预防保健领域提供了广阔的发展空间。随着中国工业化、城市化的进展和人口老龄化的加快，居民健康面临着传染疾病和慢性传染疾病的双重威胁，公众对医疗卫生的要求日益提高。与此同时中国卫生事业，特别是优质资源短缺、分布不均衡的矛盾依然存在，医疗卫生事业改革和发展的任务十分艰巨。通过中医"治未病"有效的健康管理和干预手段，充分发挥其独特优势和作用，在减少常见病、多发病、慢性病的发生、降低医疗费用，让人人享有健康方面，已是大势所趋、人心所向。

本节主要对常见病、多发病如体虚感冒、咳嗽、胃痛、便秘等和慢性病如眩晕、消渴、癥瘕等的未病先防、既病防变、瘥后防复三个层面进行分述，操作方便，简单易行，效果明显。

一、体虚感冒（反复呼吸道感染）

感冒是感受触冒风邪，出现鼻塞、流涕、喷嚏、咳嗽、恶寒、发热、头痛、乏力、全身肌肉酸痛等临床表现的一种疾病，为常见外感病之一。体虚感冒是感冒中的一种特殊情况，多由于素体虚弱,或产后、病后体弱,气虚阴亏,卫外不固,以致经常反复感邪导致感冒。本病相当于现代医学的普通感冒、流行性感冒、病毒和细菌感染所引起的急性上呼吸道感染等疾病。

(一)体虚感冒的易患人群

主要有:①体质较虚的婴幼儿、妇女和老年人;②久病、重病或病后初愈者;③存在慢性支气管炎、哮喘、肺气肿等呼吸道疾病以及糖尿病、慢性肾炎、心脏病、恶性肿瘤等原发病患者。

(二)"治未病"方法

1. 未病先防

(1)早期信号:感冒病程短,无早期信号。

(2)防治措施:①开展体育锻炼:适当进行户外活动,如散步、慢跑、太极拳、游泳等;进行冷水洗脸淋浴等耐寒训练,以增强体质,提高抗病能力;②注重饮食调理:均衡饮食,多饮水,尤其提倡多吃富含维生素C的水果、蔬菜,如猕猴桃、橙子、西柚、柠檬、梨、芒果、草莓、荔枝、西兰花、椰菜、番茄、洋葱、薯干、青椒、胡萝卜等,有助于预防感冒;③起居有常:培养规律起居,劳逸结合的作息方式,保证充足睡眠,避免过度疲劳,避免淋雨受凉;④调摄情志:保持恬淡虚无的心态,有助于养护正气,减少感冒的发生;⑤戒烟:有吸烟嗜好者应该戒烟;⑥净化空气:作好劳动保护,防止有害气体、酸雾和粉尘外逸,加强环境卫生,防止空气污染;⑦药物预防:体虚感冒者,可以经常服用玉屏风散(黄芪15g,防风5g,白术10g,大枣5g),水煎顿服,连续服用三天;⑧食疗方:百合麦冬粥(原料:鲜百合30g,麦门冬10g,粳米50g;制法:上述原料加水1000ml煮成粥,食时加适量冰糖;功效:养阴润肺,适用于阴虚体质经常感冒患者)。

2. 既病防变

(1)辨证论治:①针灸:体虚感冒患者身体虚弱,气虚血亏,一般少用针灸方法治疗,可以采用耳穴治疗:常规消毒耳廓皮肤后,将粘有王不留行籽的胶布贴在耳穴上,采用双侧耳穴贴压,均保留2天,3次为1疗程,贴后嘱患者用手指轻轻按压至耳部发热为度;②外治:刮痧也可用于体虚感冒的治疗,用边缘平滑的瓷器汤匙蘸润滑油刮项背部,自风池穴向下,再从背脊两旁由上向下,刮时用力要均匀,刮到出现紫色出血点为止。

(2)食疗:黄芪15g,大枣15g,生姜3片。加水适量,用武火煮沸,再用文火煮约1小时即可,吃枣饮汤。益气补虚,解表散寒,用于四季气虚风寒感冒。

3. 瘥后防复　瘥后防复指体虚感冒患者病情刚有好转或治愈之时,身体仍为正气不足,卫外不固状态。若复感风邪或时行病毒,很可能会迁延不愈或再发感冒。在感冒多发季节或流行性感冒流行期间,采取以下措施能够有效地预防感冒的发生:①保持良好的个人和环境卫生;②勤洗手,使用肥皂或洗手液并用流动水洗手,不用污浊的毛巾擦手,双手接触呼吸道分泌物后应立即洗手;③打喷嚏或咳嗽时应用手帕或纸巾掩住口鼻,避免飞沫污染他人,流行性感冒患者在家或外出时佩戴口罩,以免传染他人;④均衡饮食,适当运动、充足休息,避免过度疲劳;⑤每天开窗通风数次(冬天避免穿堂风),保持室内空气新鲜;⑥在流行性感冒高发期,尽量不到人多拥挤、空气污浊的场所;不得已必须去时,最好戴口罩;⑦保护易感者。老人、幼儿和慢性病患者在流行性感冒流行季节前接种流感疫苗也可减少感染的机会或减轻流行性感冒症状。最后要强调的是,感冒是可以预防的。坚持有规律的适合自身状况的体育锻炼,如坚持冷水洗脸、冷水浴,可提高机体抗病能力和对寒冷的适应能力,是预防感冒的最好方法。中医认为,"正气存内,邪不可干"就是这个道理。

二、咳嗽(慢性支气管炎)

咳嗽是指肺气上逆作声,咳吐痰液而言,是肺系疾病的主要症状之一。一般由于感受外邪引起的咳嗽,称为外感咳嗽;因脏腑功能失调,波及于肺引起的咳嗽,称之内伤咳嗽。咳嗽的病变主脏在肺,与肝、脾有关,久则及肾,主要病机为邪犯于肺,肺气上逆。本证常见于西医的急慢性支气管炎、支气管扩张等疾病。本部分咳嗽所指的是慢性支气管炎(简称慢支)。

(一)咳嗽的易患人群

主要有:①打鼾者;②老年人;③吸烟史者;④反复呼吸道感染者;⑤长期有室内污染(如农村地区烧柴禾)者;⑥烟雾暴露者、粉尘职业暴露者;⑦父辈有慢支者。以上人群应及时进行肺功能检查,尽早发现病情。

(二)"治未病"方法

1. 未病先防

(1)早期信号:老慢支早期症状不重,而且病情进展缓慢,常不引起人们重视。但如得不到很好的治疗,5年内可以并发阻塞性肺气肿,10年后可进一步发展成为肺源性心脏病,不易根治。因此,老年朋友应特别引起注意。诱发慢性支气管炎的因素主要有以下几个方面:①年龄;②气象条件;③营养条件和居住条件。

(2)防治措施

第一,体育锻炼。可根据自身体质选择医疗保健操、太极拳、五禽戏等项目,坚持锻炼,能提高机体抗病能力,活动量以无明显气急、心跳加速及过分疲劳为度。

第二,呼吸锻炼。经常吹笛;腹式呼吸;夏季游泳。

第三,戒烟酒。

第四,避毒消敏。空气中有些粉尘和气体能引起支气管炎发作,如棉花纤维、发霉的谷物粉尘、含有螨虫排泄物的房尘,或氯、氮、硫的氧化物等,可使支气管充血、水肿、痉挛、增加感染机会,引起咳嗽、哮喘和吐痰等症状。

第五,冬病夏治。在夏季大暑天用消喘膏外贴能起到防病治病的作用。具体做法:将消喘膏外敷于大椎穴、天突穴、肺俞穴、膻中穴。每次敷贴2天,间隔3~5天换药1次,敷贴3次为1个疗程,每年1个疗程,连续3年夏季敷贴。

第六,及时治疗上呼吸道感染。如感冒、急性鼻炎、急性咽喉炎、急性扁桃体炎等。

第七,食疗。服四仁粥:白果仁、甜杏仁、胡桃仁、花生仁各等份,共研末和匀,每日清晨取20g,鸡蛋1个,煮1小碗服下。

2. 既病防变　咳嗽一般预后好,尤其是外感咳嗽,因其病轻浅,及时治疗多能短时间内治愈。内伤咳嗽若反复发作,日久不愈,常导致肺、肾、心、脾亏虚,气滞、痰凝、血瘀,水停而演变为肺胀。因此,对咳嗽患者一定要早预防、早治疗,以防传变。

(1)验方:①鹅桔汤:鹅不食草30g、东风桔25g,水煎服,每日1剂,用于风寒袭肺型咳嗽;②止咳汤:桑叶10g、杏仁12g、前胡10g、枇杷叶10g、款冬花10g、金银花10g、黄芩10g、甘草5g,水煎服,每日1剂,用于痰热郁肺型咳嗽。

(2)外治法:①贴脐法:苍桂粉(苍耳子5g、肉桂2.5g、公丁香2g、麻黄12g、细辛5g、白芥子3g、吴萸2.5g、罂粟壳2g、冰片0.5g,共研细末)用适量姜汁调匀后填脐,外盖胶布封严,2~

5 日换药 1 次,10 次为 1 个疗程,适用于各型咳嗽;②穴位注射法:用核酪穴位注射,取双侧尺泽、足三里穴,交替注射核酪,每次每穴 0.5ml,每 2～5 天 1 次,8 周为 1 个疗程,适用于各型咳嗽。

(3)食疗:慢性支气管炎患者采用饮食疗法也有辅助疗效。①大蒜、食醋各 250g、红糖 90g,将大蒜去皮捣烂,浸泡在糖醋溶液中,一星期后取其汁服用,每次一汤匙,每日 3 次;②白萝卜 250g 洗净切片,冰糖 60g,蜂蜜适量,加水适量煮至熟烂,食萝卜饮汤,每日早晚各 1 次;③雪梨 1 个削皮去核,纳入川贝母粉 9g,冰糖 30g,隔水蒸熟食之,每日早晚各 1 个;④甜杏仁 10g,细嚼慢咽,每日 2 次,有止咳、化痰、定喘等作用;⑤雪梨 1 个挖去果核,填入冰糖适量,隔水蒸熟食之,每日早晚各 1 个;⑥鲜百合 2～3 个,洗净捣烂滤汁,用温开水冲服,每日 2～3 次。

3.瘥后防复　咳嗽在痊愈或好转后则需扶正固本。扶正固本可达到阴阳平衡,巩固治疗效果,提高抵御病邪入侵的能力。生活调摄方面参照前述"未病先防"中体育锻炼、呼吸锻炼、戒烟酒、避毒消敏、冬病夏治。采用扶正固本的方药来巩固疗效,改善体质。临床一般按三种证型进行调理。

(1)肺脾气虚:治则健脾补肺。方药选用玉屏风散合六君子汤。药用生黄芪、白术、防风、党参、陈皮、茯苓、半夏、甘草、干姜等。

(2)肺肾阴虚:治则滋肾养肺。方药选用生脉饮合六味地黄丸。药用党参、麦冬、五味子、生地、萸肉、丹皮、茯苓、山药、百合、北沙参等。

(3)脾肾阳虚:治则温阳补肾纳气。方药选用金匮肾气丸合参蛤散。药用制附子、肉桂、熟地、萸肉、山药、丹皮、泽泻、茯苓、人参、蛤蚧、补骨脂、紫石英等。但是,具体情况因人而异,中医强调辨证论治,请在医师的指导下进行诊疗。

三、胃痛(慢性胃炎)

胃痛,又称胃脘痛,是指以上腹胃脘部近心窝处疼痛为主症的病证。本病病位主脏在胃,与肝脾有关。病机为胃气阻滞,胃失和降,不通则痛。现代医学指的急性胃炎、慢性胃炎、胃溃疡、十二指肠溃疡、功能性消化不良、胃黏膜脱垂等病,以上腹部疼痛为主要症状者,均属于中医学胃痛范畴。本部分胃痛指的是慢性胃炎。

(一)胃痛的易患人群

主要有:①销售人员;②在家办公的自由职业者;③记者;④教师;⑤司机;⑥个体业主。

(二)"治未病"方法

1.未病先防

(1)早期信号:慢性胃炎是指由于不同病因引起的各种慢性胃黏膜炎性病变。此病较为常见,病程较长,症状持续或反复发作。一般认为是由于不合理的饮食以及长期抽烟、饮酒所致,部分是由于急性胃炎转化而成。患慢性胃炎有如下早期信号:①上腹疼痛:疼痛无节律,不剧烈,隐隐作痛,尤其在餐后疼痛明显;②消化不良:对稍微粗糙的食物耐受力低,食用后会出现不同程度的腹胀、腹痛,吃饭易饱,少许进食便觉腹部饱胀,并常有嗳气、厌食、恶心的感觉;有时因消化不良而出现肠道反应,表现为腹泻;③面色异常:患者因饮食不调,常导致贫血,所以面色发白,口唇发青;④指甲异常:指甲发暗或呈黄色和浅黑色,说明消化系统有了毛病。

根据不同的早期信号尽快找出病因或诱发因素,并戒除烟、酒,不食刺激性强的食物,及时治疗口腔和咽部的慢性感染。症状明显的患者应卧床休息,生活工作应有较强的规律性,避免情绪紧张和过度疲劳,加强营养,合理饮食。确诊后应进行长期耐心的治疗。

(2)防治措施:胃痛的预防,最有效的方法是消除致病因素,平时要做到以下十五个方面:

第一,心情舒畅,劳逸结合。

第二,要养成良好的饮食习惯。根据病情及食欲情况,一日三餐,也可采用4～5餐,每餐量不宜多。

第三,常吃护胃食物。杂粮混合吃,粗杂粮如小米、玉米、小豆、标准粉、标准米等。

第四,细嚼慢咽。

第五,适当多吃富含蛋白质、维生素的食物,如家禽、乳类、鱼虾、肉类、豆制品、绿叶蔬菜及水果等。

第六,切忌暴饮暴食。

第七,避免吃过冷、过热、过甜、过咸的食物。

第八,注意营养平衡。

第九,科学烹调。烹调食物时,可将食物切碎、切细、烹烂。可选用煮、蒸、烩、炖、氽、焖等烹调方法,不宜用油煎、炸、爆炒、醋熘、凉拌等方法加工食物。

第十,对症调理饮食。如患者胃酸过少,可经常吃些酸味食物,如酸牛奶、醋烹菜肴、酸汤面条,以及酸味水果例如山楂、草莓、苹果、橘子、猕猴桃等,以刺激胃液分泌,帮助消化,促进食欲;如患者胃酸过多,则应忌食容易产酸的食物,如蔗糖、甜糕点、红薯,以及促进胃液分泌增多的浓茶、浓咖啡、浓肉汤、酒类等。为中和胃酸可常吃一些碱性食物如苏打饼干、烤馒头干,煮粥时放些碱等措施。

第十一,戒烟酒。

第十二,戒浓茶、咖啡。

第十三,合理用药,忌服对胃损害较大的药物。大约有40%的胃窦炎患者,是服用阿司匹林、保泰松、泼尼松等药物引起的。

第十四,按摩健胃。用一手拇指,或示指、中指、无名指3个指头,在腹部任何一点缓缓用力向下点按,达到不能再按的深度,然后慢慢抬起。一个部位可点按3～5次,顺序由上而下,由左至右,逐渐移位。晨起和晚上各进行1次。但饱食后或有急性炎症、肿瘤、出血等情况时,不宜施行按摩预防法。

第十五,食疗。包括:①圆白菜:富含膳食纤维、矿物质,营养价值高,更重要的是,圆白菜当中有维生素K和维生素U,含有抗溃疡因子,可保护胃肠黏膜,经常食用可减少胃部不适,打成菜汁饮用也是好方法;圆白菜容易引起胀气,因此腹胀患者不要吃太多;②南瓜:含大量果胶,可保护胃壁,减少溃疡,但南瓜皮不好消化,消化不良的患者食用时最好去皮;③木瓜:含木瓜蛋白酶,有助于分解并加速蛋白质吸收,可缓解消化不良和胃炎;木瓜也是健脾胃、治胃痛的好食物,但木瓜偏寒,不建议空腹食用;④山药:健脾胃、益肾气,可促进消化吸收;黏稠质地也有保护胃壁的功效,还能促进食欲,胃部长期不适导致食欲缺乏的患者可多吃;⑤姜:促进血液循环,可缓解天气寒冷造成的胃痛;生姜在中药中也用以治疗恶心、呕吐,对胃痛患者很有帮助,但胃溃疡、胃食管反流患者少用。

2.既病防变　胃痛日久可发生吐血便血、呕吐、反胃、癥瘕、积聚等变证,因此,对胃痛患者一定要早发现、早诊断、早治疗，以防传变。

（1）贴敷疗法：①老生姜 60g、葱 30g，捣烂炒热，趁热敷痛处；②食盐 250g，炒热用布包好，热熨腹部，冷后再炒再熨，每次敷半小时。

（2）针灸疗法：①针刺：内关、中脘、足三里，适用于各种胃痛，实证用泻法，虚痛用补法；②艾灸：中脘、足三里、神阙，适用于虚寒性胃痛。

（3）食疗：①豆腐石膏汤：生石膏 30g、豆腐 2 块，加适量水煲 2 小时，调味饮汤，适用于肝胃郁热型；②百合糯米粥：百合 30g、糯米 60g，加水煲粥，粥将成加入冰糖适量，熔化后服食，适用于胃阴亏虚型；③田七炖鸡蛋：三七末 5g、鸡蛋 2 个、白糖适量，将鸡蛋打入碗中，加入三七末和冰糖拌匀，隔水炖熟服食，适用于瘀血胃痛。

3．瘥后防复　胃痛在痊愈或好转后则需扶正固本。扶正固本可使阴阳平衡，巩固治疗效果，提高抵御病邪入侵能力。生活调摄方面参照前述"未病先防"中保持心情舒畅，劳逸结合，养成良好的饮食习惯，常吃护胃食物，细嚼慢咽，适当多吃富含蛋白质，维生素丰富的食物，忌暴饮暴食，忌过冷、过热、过甜、过咸食物，戒烟酒，戒浓茶、咖啡，合理用药，按摩等。

四、便　秘

便秘是大便秘结不通、排便间隔时间延长、粪便质坚硬、排出艰难或欲大便而艰涩不畅的一种病症。其病位在大肠，病机为大肠传导失常所致，常与脾、胃、肺、肝、肾等功能失调有关。现代医学中便秘分为慢传输便秘、出口梗阻型便秘和混合型便秘。

（一）便秘的易患人群

主要有：①饮水太少的人；②吃饭挑剔的人；③工作繁忙的人；④肥胖者；⑤精神压力大的人；⑥常用泻药的人：经常服用泻药或洗肠者，使直肠失去敏感性，排便反应迟钝，积粪过久产生便秘。

（二）"治未病"方法

1．未病先防

（1）早期信号：①排便费力；②排便为块状或硬便；③有排便不尽感；④有肛门直肠梗阻和（或）阻塞感；⑤需要用手操作（如手指辅助排便、盆底支撑排便）以促进排便；⑥排便少于每周 3 次，不用缓泻药几乎没有松散大便。

（2）防治措施：包括以下五个方面：

第一，饮食调养。要有合理的膳食结构，做到"五谷为养，五果为助，五畜为益，五菜为充"。避免食用刺激黏液腺分泌的食物，如辛辣、油腻、肥甘、炙烤之品，含脂肪高的食物和加香料的食物。常用食物：①高纤维饮食：多吃新鲜蔬菜，每天加食糠皮、麦麸等，可增加饮食中纤维的摄取量，以扩充粪便体积，促进肠蠕动，减少便秘的发生；②大量饮水：尤其在食用高纤维食品时，每日至少要喝 1500～2000ml 水，特别是晨起喝一杯淡盐开水，对保持肠道清洁通畅、软化粪便大有益处；③适量食用产气蔬菜及有软化作用的果胶食品：适量食用产气蔬菜，如马铃薯、萝卜、洋葱、黄豆、生黄瓜等；食用果胶含量多的食品，如苹果、香蕉、胡萝卜、甜菜、卷心菜、柑橘等可软化大便，减轻症状；④常食用蜂蜜、淀粉：经常食用蜂蜜和淀粉会减少便秘的发生，蜂蜜对肠道有润滑作用，淀粉可吸收水分使粪便软化；⑤尽量选用天然、未经加工的食品，如粗粮、豆类、酵母等，以增强肠道的紧张力；⑥经常饮用酸奶可使肠内的有益菌增加，这些有益菌可分解酸奶中的有机酸,刺激肠道,使肠道蠕动增强,从而消除便秘;⑦多食紫菜,紫菜含有丰富的胡萝卜素、维生素、钙、钾,能促进胃肠运动。

第二,适当运动。日常生活中,常会有一些老年人及气虚体弱者排便困难,虽服药后可使大便顺畅,一旦停药之后,又依然如故,这并非大便干结的原因。下面介绍一些保健运动方法:①转臂摩肋:仰卧,将两臂弯曲,将前臂分别紧靠两侧肋部,上下活动两臂,使臂与两肋摩擦,连续做 10~20 次。②背手用力:端坐,直腰,两臂交于背后,两手互握,用力向下,连续用力 10~15 次。③吞津、揉腹:清晨初醒之时,仰卧,以舌抵齿,自左至右搅动 24 次,再自右至左搅动 24 次,待口中津液渐多时,鼓漱 10 次,然后将津液分三次咽下,此名叫"玉龙搅水"。吞津之后,揉腹按腹 30 次。④搓脚心:沿脚弓凹陷的部位上下搓,可适当用力,连续搓 45 次,左右脚均做。⑤便秘预防操:两脚张开与肩同宽,脚尖朝外呈八字形;双手放于腰际,上身挺直,两膝稍微屈曲,不超出脚尖为宜。

第三,谨慎起居。掌握自然规律,根据天地阴阳法则调和各种方式,有节制、有规律地安排起居。避免久坐少动,宜多活动,以利流通气血。养成定时排便的习惯,每天定时蹲厕所,每次 5~10 分钟。排便时不要太用力,可在排便时用力呼气,以免造成肛裂,加重便秘。

第四,调摄情志。研究表明,精神心理因素是便秘形成的主要原因,紧张、抑郁和焦虑等神经精神因素,还可通过大脑皮质影响副交感神经,使肠管张力减弱,胃肠道分泌消化液减少,从而发生便秘。

第五,食疗方。①人参麦冬粥:人参 6g(或党参 15g 或西洋参 10g)、麦冬 15g、粳米 50g,先煎人参、麦冬 30~40 分钟,去渣取汁,再用药汁煮米成粥;晨起早餐食用适量;功效为补中益气,滋阴养胃而使润燥通便;②黄芪松子仁粥:黄芪 30g、松子仁 15g、粳米 50g,晨起早餐食用适量,补中益气、润肠通便;③桑葚子粥:桑葚子 50g、大米 100g、红糖适量,先把桑葚子和大米洗净后共入砂锅煮粥,熟时加入红糖,每天早晚服用,尤其适用于产后血虚便秘者;④菠菜粥:新鲜菠菜 100g、粳米 100g,先把菠菜洗净后放沸水中烫半熟,取出切碎,待粳米煮成粥后,再把菠菜放入,拌匀煮沸即可,每日 2 次,连服数日,适用于习惯性热秘,同时对痔疮出血患者有良好疗效;⑤芹菜粥:芹菜洗净后连叶切,与大米或玉米面煮粥,适宜于糖尿病、高脂血症之便秘者;⑥红薯粥:红薯 500g、大米 200g,将红薯洗净后切成片或块状,与大米共煮成粥,每天早晚服用,有通便之功效;⑦决明子粥:炒决明子、白菊花各 15g、大米 60g、冰糖适量,将炒决明子和白菊花同煎煮去渣取汁,加入大米煮成粥,加入冰糖适量即可服用,具有清热泻肝,明目通便作用,尤适于高血压患者便秘。

2. 既病防变

(1)外治法:①敷脐法:如匀气散:连须葱 1 根,姜 1 块,盐 1 捻,淡豆豉 21 粒。用法:上药同捣为饼,烘热掩脐中,以帛扎定。良久,气透自通,不然再换 1 剂。②薄贴疗法:腑行膏,用于大便燥结不通,由大黄、元明粉、生地、当归、枳实各 30g,厚朴、陈皮、木香、槟榔、桃仁、红花各 15g 组成。用法:麻油熬,黄丹收,贴脐。③热熨疗法:大黄 30g,巴豆 15g,为末,葱白 10 根,酒曲和成饼,加麝香 0.9g,贴脐上,布护火熨,觉腹中响甚,去之。④膏摩疗法:摩脐方,由当归 60g,大黄 30g,芒硝、甘草各 15g 组成。用法:煎汤摩腹,或熬膏贴。⑤大肠水疗:患者仰卧,水疗护士将引流管置入肛门内,由水疗仪输入温度及压力都控制好的纯水,当有便意时,即将排泄物排出,可由透明的管子看到糟粕、废物由患者的肠内排出。如此反复操作,连续冲洗大约 45 分钟,可清洁至结肠的盲端。⑥穴位按压:在便前或登厕时用双手次指压迎香穴，以适当压力掀按或按摩 5～10 分钟，治疗便秘或大便困难有很好疗效。⑦推拿疗法：在大腿部内侧大筋（股内侧肌群）外，以手握住，用力捏动，每侧 2～5 次，至患者感到有肠鸣音增加为止，每日 1 次。

（2）食疗：中医一向重视饮食在治疗中的作用，认为"药食同源"。由于便秘的发生与饮食密切相关，因此，饮食治疗尤显得重要。包括：①桂花糖 10g、荸荠 500g、枣泥馅 150g，加面粉、淀粉、白糖各适量，制成饼状，入花生油中炸成金黄色食用，适用于轻度便秘；②白萝卜 500g，洗净，切碎，加水煎汤，服用时兑入适量蜂蜜，适用于习惯性便秘；③将新鲜的马铃薯捣烂，加入适量冷开水挤汁，每日早晚各服 1 杯，连服 2～3 周，适用于习惯性便秘；④猪里脊肉 60g，洗净切丝，加香油略炒后，加入粳米 100g，加水适量煮粥，待熟后加入调味品食用；⑤新鲜茭白 120g，旱芹菜 60g，加水煎服，每日 1 次；⑥胡萝卜适量，洗净榨汁，兑蜂蜜适量，每次日 80ml，早晚各 1 次；⑦细嫩竹笋 100g，去皮，切片，与猪瘦肉 100g 同煮熟，加精盐、味精、葱末、姜丝等调味，每日 1 次。

3．瘥后防复　生活方式方面参照本节前述"未病先防"中饮食调养、适当运动、谨慎起居、调摄情志和食疗。要维持大肠正常的传导，需有一定的条件：内气的推动、精血津液的濡润、阴阳气血的调和，也就是"扶正"，做到"正气存内，邪不可干"。

（1）注意营养：平时饮食宜清淡，多食纤维素多的食物，忌食辛辣、燥热及刺激性调味品，戒烟酒，以免湿热邪毒内结，引起人体气血阴阳失调。

（2）注意卫生：便后用温水清洗肛门，及时积极彻底治疗肛肠疾病。

（3）养成良好的排便习惯：最好每天早晨排便一次。纠正大便时看书报、久蹲不起的不良习惯，保持大便通畅，排便时切忌暴力努责。

（4）从事久坐久站工作的人，要适当改变姿势：参加体育活动，以增强体质和改善肛门局部血液循环。平时做肛门操锻炼。方法：先用力收缩肛门括约肌，然后全身放松，使肛门括约肌完全松弛，每天数次，每次不少于 50 遍，于任何时候及任何体位均可进行。

五、眩晕（高血压）

由于风、火、痰、虚、瘀引起清窍失养，临床上以头晕、眼花为主症的一类病症称为眩晕。本部分讨论的仅是内伤引起的眩晕，主要以肝阳上亢，气血两虚，肾精不足，痰湿中阻及瘀阻窍络等为重点，外感眩晕不属讨论范围。现代医学中的高血压、低血压、低血糖、贫血、梅尼埃综合征、脑动脉硬化、椎 - 基底动脉供血不足、神经衰弱等病，临床表现以眩晕为主要症状者，可辨证论治。

（一）眩晕病的易患人群

主要有：①有原发性高血压家族史者，尤其是一级亲属即父母、子女及兄弟姐妹；②肥胖者，超过标准体重 20% 者，特别是腹部肥胖者；③喜欢吃高盐食物（即口重，每天食盐量超过 10g 以上）者；④食用饱和脂肪酸（如动物脂肪）的人比食用不饱和脂肪酸（如植物油、鱼油）的人易患高血压；⑤有吸烟史，每天吸 20 支以上，超过一年者；⑥经常饮高度白酒，每天 100g 以上者；⑦体力活动少者；⑧性情急躁易怒，心胸狭窄，对自己要求过高、办事过分谨慎者；⑨长期从事须高度集中注意力工作、长期精神紧张者；⑩生活坎坷，多次经受强烈挫折者；⑪经常接触噪声、镉等有害因素者；⑫长期服用激素类药物（如泼尼松、地塞米松、甲基或丙基睾丸素等)、止痛药物(如吲哚美辛、吡罗昔康、保泰松等)、避孕药等。具有上述特点的人应经常检查血压,以便及时发现和及时治疗"高血压"。

(二)"治未病"方法

1. 未病先防

(1)早期信号:眩晕病(高血压)虽然有头晕、头痛等典型症状,有不少原发性高血压患者不论是在早期或已有严重高血压,都无自觉症状,直至发生脑卒中或因患其他疾病测血压时才发现就太晚了。因此,一旦出现下述症状,必须尽早检查治疗,以防止靶器官损害以及预防高血压危象或高血压脑病的发生。症状包括:①头晕:其头部有持续性的沉闷不适感,严重的妨碍思考、影响工作,对周围事物失去兴趣,当出现高血压危象或椎-基底动脉供血不足时,可出现与内耳眩晕症相类似的症状;②头痛:多为持续性钝痛或搏动性胀痛,甚至有炸裂样剧痛,常在早晨睡醒时发生、起床活动及饭后逐渐减轻,疼痛部位多在额部两旁的太阳穴和后脑勺;③烦躁、心悸、失眠:原发性高血压患者性情多较急躁,遇事敏感,易激动,心悸、失眠较常见,失眠多为入睡困难或早醒、睡眠不实、噩梦纷纭、易惊醒,这与大脑皮质功能紊乱及自主神经功能失调有关;④注意力不集中,记忆力减退:近期记忆力减退,常很难记住近期的事情,而对过去的事如童年时代的事情却记忆犹新;⑤肢体麻木:常见持续性手指、足趾麻木或皮肤如蚁行感或项背肌肉紧张、酸痛,部分患者常感手指不灵活;⑥出血较少见:由于高血压可致脑动脉硬化,使血管弹性减退,脆性增加,故容易破裂出血,其中以鼻出血多见,其次是结膜出血、眼底出血、脑出血等。

(2)防治措施:包括五个方面:

第一,合理饮食。①饮食安排应少量多餐,避免过饱;晚餐应少而清淡,多吃高纤维素食物,如笋、青菜、大白菜、冬瓜、茄子、洋葱等;②除合并慢性肾功能不全者外,一般不必严格限制蛋白质的摄入量,高血压患者每日蛋白质的量为每公斤体重1g为宜;③多吃含钾、钙丰富而含钠低的食品;④减少烹调用盐量,每人每天吃盐量应严格控制在2～5g,即约1小匙;⑤多吃绿色蔬菜和新鲜水果;⑥忌食用兴奋神经系统的食物,如酒、浓茶、咖啡等,吸烟者应戒烟;⑦适当增加海产品摄入,如海带、紫菜、海产鱼类等。一些常用降压食物:如山楂、西瓜、桑葚、猕猴桃、橘、香蕉、黑木耳、荸荠、芹菜、葫芦等。

第二,强调运动。运动除了可以促进血液循环,降低胆固醇的生成外,并能减少肌肉、骨骼与关节僵硬的发生。运动能增加食欲,促进肠胃蠕动、预防便秘、改善睡眠。有持续运动的习惯:最好是做有氧运动,才会有帮助。有氧运动同减肥一样可以降低血压,如散步、慢跑、太极拳、骑自行车和游泳都是有氧运动。

第三,起居有规。①起居有常:人们若能起居有常,合理作息,就能保养神气,使人体精力充沛,生命力旺盛,面色红润光泽,目光炯炯,神采奕奕;②劳逸适度:人们在生活中,必须有劳有逸,既不能过劳,也不能过逸,劳逸适度对预防和治疗眩晕(高血压)非常重要;③居处及衣着适宜:衣着适宜,可使人体与外在环境之间进行正常的热量交换,从而维持衣服内气候的相对稳定,达到保健的目的。

第四,调摄情志。客观对待周围事情的变化,遇事要镇定自如,冷静地对待出现的复杂事情。事情过后,不要把它长期放在心上,以自寻苦恼。培养乐观的人生态度,使自己的精神面貌经常处在乐观、愉快、安静、平和之中。提高心理上的抗逆能力,胸怀要宽阔,情绪宜乐观。保持精神内守,则人体的气机调畅,气血和平,正气旺盛,保证脏腑安泰。平日增加各种有益心身健康的兴趣,寻找精神寄托,这些对预防情志过度,减少疾病发生都能起到积极的作用。

第五,食疗方。①鲜芹菜汁:将鲜芹菜250g洗净,用沸水烫2分钟,切碎绞汁,每次服100ml,每日2次,有平肝镇静、降压利尿的作用;②菊花乌龙茶:杭菊花10g,乌龙茶3g,用沸水冲泡,代茶饮,可清肝明目;菊花性味苦凉,其气清轻上达,善能平肝潜阳,清利头目;乌龙茶甘苦性凉,醒脾开胃,亦清利头目;此茶对肝阳上亢之眩晕有效;③菊楂决明饮:菊花10g,生山楂15g,草决明15g,冰糖适量,三药同煎,去渣取汁,调入冰糖,代茶饮,可清肝疏风,活血化瘀;菊花、草决明清肝明目而降压,山楂活血化瘀而降脂,草决明还能润肠通便,对阴虚阳亢之眩晕兼大便秘结有效;④天麻橘皮饮:天麻10g,鲜橘皮20g,两药水煎,代茶饮,可燥湿化痰,平肝熄风;天麻甘温,平肝熄风,橘皮辛温,可健脾燥湿,化痰和中;对痰浊内蕴之眩晕有效;⑤海带决明饮:海带20g,决明子15g,用适量水煎煮,食海带饮汤,可消痰散结利水,清肝明目润肠;本品具有降压、降脂的作用,适用于肝阳上亢伴高脂血症的高血压患者;⑥夏枯草煲猪肉:夏枯草20g,瘦猪肉50g,将猪肉洗净切片与夏枯草一起,文火煲汤,每次饮汤约250ml,每日2次,可清肝泻火明目,适用于肝火上炎、痰火郁结所致的头痛、眩晕等;⑦荷叶粥:鲜荷叶一张,粳米100g,白糖适量,先将荷叶洗净煎汤,将汤与粳米同煮成粥,调入白糖,每日1次,可清热生津止渴,有降压、调脂、减肥功效,适用于高血压、高血脂、肥胖患者;⑧荠菜粥:荠菜250g,粳米100g,将荠菜洗净切碎与粳米同煮粥,每日1次,有清热解毒、养肝明目、利水消肿之功,适用于原发性高血压属肝火上炎者;⑨葛根粉粥:葛根粉15g与粳米100g同煮成粥食用,能清热生津,止渴止泻,适用于高血压烦躁口渴者。

2. 既病防变　对眩晕(高血压)患者一定要早发现、早诊断、早治疗,以防传变,出现并发症。

(1)辨证论治:①风阳上扰,症状:眩晕耳鸣,头痛且胀,遇劳、恼怒加重,肢麻震颤,失眠多梦,腰膝酸软,或颜面潮红,舌红苔黄,脉弦细数;治法:平肝潜阳,滋养肝肾;②肝火上炎,症状:头晕且痛,目赤口苦,胸胁胀痛,烦躁易怒,寐少多梦,舌红苔黄腻,脉弦数;治法:清肝泻火,清利湿热;③痰浊上蒙:症状:头重如蒙,视物旋转,胸闷作恶,呕吐痰涎,苔白腻,脉弦滑;治法:燥湿祛痰,健脾和胃;④气血亏虚,症状:头晕目眩,动则加剧,遇劳则发,面色㿠白,神疲乏力,心悸少寐,舌淡苔薄白,脉细弱;治法:补养气血,健运脾胃;⑤肝肾阴虚,症状:眩晕久发不已,视力减退,两目干涩,少寐健忘,心烦口干,耳鸣,神疲乏力,腰酸膝软,舌红苔薄,脉弦细;治法:滋养肝肾,养阴填精;⑥瘀血阻窍:症状:眩晕头痛,兼见健忘,失眠,心悸,精神不振,耳鸣耳聋,面唇紫黯,舌有瘀点或瘀斑,脉弦涩或细涩;治法:祛瘀生新,通窍活络。

(2)食疗:针对不同体质有不同的食疗方法,主要包括以下几种类型:

第一,肝阳上亢型。①菊花茶:白菊花3g、菊花6g、桑叶6g、钩藤6g,开水冲泡饮服;②苦丁桑叶茶:苦丁茶6g,绿茶2g,先将决明子放入锅中,用小火炒至微黄,绿茶同入杯中,开水冲泡饮服;③葛根粥:葛根粉30g,粳米100g,煮成粥早晚2次分服。

第二,肝肾阴虚型。①杞菊茶:枸杞子3g、白(杭)菊花3g、绿茶3g,开水冲泡饮服;②黑芝麻茶:黑芝麻10g、绿茶3g,开水冲泡饮服;③参芪炖龟肉:人参、黄芪、乌龟炖汤服;④桑葚粥:桑葚粉40g、粳米100g,煮成粥早晚2次分服。

第三,气滞血瘀型。①柴胡丹参茶:柴胡3g、丹参5g、绿茶3g,开水冲泡饮服;②槐花茶:槐花10g、菊花5g、茉莉花1g,开水冲泡饮服。

第四,痰浊上蒙型。夏果茶:半夏3g、明天麻3g、竹茹10g、绿茶2g,开水冲泡饮服。

第五，肝风内动型。①归芪茶：当归3g、藏红花2g、黄芪3g、绿茶2g，开水冲泡饮服；②天麻钩藤蜂蜜饮：天麻20g，钩藤30g，蜂蜜20g，将天麻洗净，切片放入砂锅，加水适量先煎煮20分钟，再加入钩藤段，继续用小火煎煮10分钟，去渣，加入蜂蜜，搅匀即成，早晚2次分服。

3. 瘥后防复　生活方式的调摄方面参照前述"未病先防"中注重饮食、强调运动、起居有规、劳逸适度、调摄情志、食疗。同时，介绍以下方法调理人体气血，达到阴阳平衡，巩固治疗效果，提高抵御病邪入侵的能力。

(1) 补养气血、益肾、养肝、健脾以"扶正"：眩晕病多本虚，后期五脏虚损，要注意固护正气，保养后天之脾胃，即"有一分胃气，便有一分生气"。此时，可根据患者的具体情况应用补气滋阴之品，如人参（或西洋参）、党参、黄芪、天麦冬、南北沙参、生熟地等。

(2) 熄风潜阳，清火化痰，活血通络以"祛邪"：早期应用三七、丹参、川芎、当归等活血化瘀药物做预防性治疗。对脑卒中、胸痹心痛等变病（并发症），此时已有瘀血阻络，宜"坚者削之""结者散之""留者攻之"。但是，具体情况因人而异，中医强调辨证施治，请在医师的指导下进行诊疗。

六、消渴（糖尿病）

消渴是以多饮、多食、多尿、身体消瘦，或尿有甜味为主要临床表现的病症。本证分为上消、中消、下消。其病机主要是阴虚燥热，病变脏腑主要与肺、胃（脾）、肾有关，以肾虚为本。病久可阴虚及气、及阳，以致气阴两虚、阴阳两虚，并可出现多种并发症。本病相当于现代医学中的糖尿病、尿崩症、精神性多饮多尿症等。

（一）消渴病的易患人群

主要有：①与消渴病患者有血缘关系者，尤其是一级亲属即父母、子女及兄弟姐妹；② 40岁以上，体重指数大于 $25kg/m^2$ 的肥胖者；③有高血压、冠心病、高三酰甘油、高总胆固醇、低密度脂蛋白胆固醇（LDL-C）升高、高密度脂蛋白胆固醇（HDL-C）降低者（其中有一项以上异常）；④有分娩特大胎儿史者；⑤以往曾有一次或多次出现空腹血糖异常或葡萄糖耐量减低（如餐后2小时血糖），经复查葡萄糖耐量正常者。

（二）"治未病"方法

1. 未病先防

(1) 早期信号：消渴病虽有多饮、多食、多尿及消瘦等典型症状，但发现时往往为时已晚。其实，消渴病早期已有各种蛛丝马迹出现，只要注意以下异常现象，便可早期发现，以利及时治疗：①全身瘙痒：特别是女性瘙痒更为明显，除此之外还可反复发作化脓性皮肤感染；②视力下降：视物模糊，视力下降，常因消渴病引起的白内障所致；③出现阳痿：少数人开始可能会出现勃起更有力，但不久即出现阳痿；④齿槽溢脓：这是消渴病早期的常见表现，也是该病的一个重要信号；⑤身体懒倦：患者早期可出现懒散、耐力减退；⑥肌肉痉挛：可出现小腿肚（腓肠肌）抽筋；⑦排尿困难：男性中老年人若出现排尿困难，除前列腺肥大外，应考虑消渴病的可能；⑧反复感染：常见有胆道、尿道、肺部、皮肤等感染，而且反复发作，迁延不愈；⑨脑梗死：在脑梗死的患者中，有 10%～13% 是消渴病引起的；⑩手足麻木：消渴病可以引起末梢神经炎，出现手足麻木、疼痛以及烧灼感；⑪腹泻与便秘：消渴病可引起内脏神经病变，造成胃肠道功能失调，从而出现顽固性的腹泻或便秘，且这类腹泻抗生素治疗无效；⑫女性上体肥胖：女性不论体重多少,其腰围与臀围之比大于 0.7～0.85 就极有可能引起血糖值的波动;⑬经常发生低血糖:患者经常出现多汗、饥饿、胸闷、头晕、心慌、乏力等现象。

有关专家还指出,消渴病有明显的遗传倾向,如果父母有一人患病,其子女发病率可比正常人高 3～4 倍。消渴病的发病年龄 80% 在 45 岁以上,中老年人伴有肥胖、高血压、动脉硬化、高血脂病、冠心病者,则患消渴病的可能性就更大。

(2)防治措施包括五个方面:

第一,注重饮食。必须遵循"总量控制、结构调整、吃序颠倒"三大原则。总量控制是指七八分饱;结构调整是指以素为主,荤素三七开;吃序颠倒是指先喝汤,再吃蔬菜,最后吃荤食。控制饮食总热量,具体办法是,低盐低脂,不吃煎炸、油腻食品,每天盐的摄入量应控制在 5g 以内;烹调时尽量采用蒸、煮、炖和凉拌的方法,鱼虾、鸡肉等要切成块或末;多吃粗粮、蔬菜,每顿主食不超过 100g,深色绿叶蔬菜每天 250g 以上;每天喝奶一杯(250g 的纯牛奶或酸奶),饮水 6 杯(1500ml 左右),白开水、淡茶水均可;少食多餐、细嚼慢咽,最好不吃剩菜、隔夜菜。下面介绍一些常用食物:①荞麦:患者可常食用荞麦或与粳米搭配食用,会起到控制病情、缓解症状的作用,荞麦为谷类中较有营养的食物,对消渴病患者来说是首选食品,荞麦中所含的铬是胰岛素不可缺少的成分,能增强胰岛素的活性,加速糖代谢作用;②南瓜:南瓜 50g,切成小块,加适量水煮成汤后,随餐食用,南瓜是一种高纤维食品,能降低消渴病患者的血糖和血脂,增加消渴病患者的饱腹感,需要控制饮食而饥饿时可吃南瓜,研究发现用南瓜治疗消渴病有较好效果;③黄瓜:有专家认为"黄瓜是老年消渴病患者的食疗首选",每天 150～200g 黄瓜,切块炒,加点油、盐,炒熟,在两餐中间食用,坚持吃一段时间,黄瓜有减肥的作用,但在吃黄瓜时,不宜与维生素含量高的水果、蔬菜同时吃,因为黄瓜里含有维生素 C 分解酶,会影响水果、蔬菜中维生素的吸收;④玉米须:玉米须 50g,洗净加水煎熟,每日一剂,在中、晚餐前服用,饮 10 天为一疗程,并注意观察尿中含糖量逐步减少的情况;⑤芹菜:新鲜芹菜 500g,洗净,然后捣烂挤出其汁,一天两次服用,连续饮用一段时间,对消渴病有一定的辅疗作用;⑥洋葱:洋葱 250g,洗净切成片,加食油炒熟,加少许盐调味,洋葱能辅助胰岛细胞更好地作用于葡萄糖,从而降低血糖的浓度。

第二,强调运动。研究表明,缺乏体力活动和不健康饮食是超重和肥胖的重要危险因素。运动和生活方式干预,包括饮食和中等程度的体力活动,能够减少多达 60% 的患 2 型糖尿病的危险。对于超重、肥胖的消渴病患者,减轻体重也是重要的治疗目标。保持正常体重和适当的体力活动是预防消渴病和很多慢性疾病的最有效途径。运动最好采用有氧运动,如散步、太极拳、保健功法等。下面介绍一种保健功法:松静站立,两目微闭,舌抵上腭。吸气时,腹部尽量凸起,然后呼气,腹部逐渐向内凹陷,尽量向脊柱靠近,呼吸宜深长均细。呼吸 50 次以后,不要管呼吸,而意守心窝部入静。每日早、中、晚各练功一次,每次 30～60 分钟。或选用天地相对法(体质好者适用),每天早晨 3～5 时起床练功。坐定后,将身体稍向后仰,用一手向上,尽力高举,掌心朝天,一手则尽力下按,掌心朝地。如此一上一下,轮换各做 36 次,意气相随,吐故纳新,然后静养,叩齿吞津。

第三,起居有规。①起居有常:中医养生学认为:"天地升降惟阴阳升降而尽之矣,人亦应之",因此,作息制度必须符合上述阴阳消长规律,顺四时不同而定起卧规则,反之,则病作矣;②审慎房帏,谨防劳伤:房事过度会耗损肾精,精生气,气生神,营卫周身,莫大于此,故养生必须审慎房帏以保其精,特别是消渴病患者更应引以为戒;③居处与衣着适宜:历代养生学家都很重视居处环境与衣着的选择，消渴病主要以燥为成因，居处环境不能过于潮湿，应保持润而不燥；衣着的选择应顺应四时寒暑而增减衣服，时时预防外感，因外感能诱发和加重消渴病。

第四，调摄情志。对于消渴病患者而言，应树立坚强的战胜疾病的信心，保持乐观向上的态度，做到"恬淡虚无"、"适嗜欲于世俗之间，无恚嗔之心"。

第五，食疗方。①葛根粥：葛根粉 30g、粳米 60g，将葛根洗净切片，加水磨成浆，取淀粉晒干备用；将粳米淘洗干净，加水适量，武火烧沸，在半熟时，加入葛根粉，文火煮烂成粥即可食用；本方有养阴生津之效，主治阴虚证；②苦瓜降糖汤：鲜苦瓜 200g、枸杞子 10g，将瘦肉 50g、味精、食盐、生姜各适量，入生姜，武火煮沸后，用文火煮汤，肉熟后投入枸杞子，继续烧沸后，投入苦瓜烧沸，味精调味，装碗即成；本方有益气养阴之功，主治气阴两虚证；③枸杞粥：枸杞子 30g、粳米 100g，将枸杞子洗净，米淘净，共置锅或饭煲中，加水适量，武火烧沸，文火熬煮成粥，即可食用；本方有补肾填精作用，主治肾之阴阳虚损者；④冬瓜皮、西瓜皮各 15g，天花粉 12g，水煎服，具有养阴生津之功，主治阴阳虚燥热者；⑤山药粉 60g、薏米 30g，煮后服用，每日 2 次；本方具有益气健脾养阴之效，主治气阴两虚证者。

2. 既病防变　对消渴病患者一定要早发现、早诊断、早治疗，以防传变，出现并发症。

（1）辨证论治

第一，上消（肺热津伤）。症状：烦渴多饮，口干舌燥，尿频量多，舌边尖红，苔薄黄，脉洪数。治法：清热润肺，生津止渴。

第二，中消（胃热炽盛）。症状：多食易饥，口渴，尿多，形体消瘦，大便干燥，苔黄，脉滑实有力。治法：清胃泻火，养阴增液。

第三，下消。①肾阴亏虚：症状：尿频量多，混浊如脂膏，或尿甜，腰膝酸软，乏力，头晕耳鸣，口干唇燥，皮肤干燥、瘙痒，舌红苔，脉细数。治法：滋阴补肾，润燥止渴。②阴阳两虚：症状：小便频数，混浊如膏，甚至饮一溲一，面容憔悴，耳轮干枯，腰膝酸软，四肢欠温，畏寒肢冷，阳痿或月经不调，舌苔淡白而干，脉沉细无力。治法：温阳滋阴，补肾固摄。

（2）食疗

第一，上消。①鲜芦根、雪梨（去皮）、鲜藕各 500g，鲜麦冬 100g，榨汁混合，冷饮或温服，每日数次；②葛根粉 30g、粳米 60g，同煮成粥，早晚餐服食。

第二，中消。①山药 50～60g（鲜品加倍）、粳米 60g，将山药洗净切片，同粳米煮粥食，可供四季早餐食用；②天花粉、麦冬各 15g，生石膏 30g，煎水代茶频饮。

第三，下消。肾阴亏虚：①新鲜熟透桑葚 2500g，榨汁，熟地、玉竹、黄精各 50g，天花粉淀粉 100g。将熟地、玉竹、黄精清水浸泡，小火煎取浓汁 500ml，入桑葚汁，再入花粉，边搅拌边慢火收膏。每次服 30ml，每日 3 次。②猪胰 1 个，山药 60g，共煮汤，加食盐少许调味后服食，每日 1～2 次。阴阳两虚：①枸杞子 15g、兔肉 250g，加水适量，小火炖烂熟后，加盐调味，饮汤食肉，每日 1 次；②枸杞子 15g、蚕茧 9g、猪胰 1 条，加水适量，煮熟后服食，每天 1 剂，常食。

3. 瘥后防复　瘥后防复指消渴病刚有好转或治愈，若调理不当，很容易复发或产生后遗症。具体在消渴病中就是"扶正"和"祛邪"。生活方式的调摄方面参照前述"未病先防"中注重饮食、强调运动、起居有规、调摄情志、食疗。以下方法可调理人体气血，达到阴阳平衡，巩固治疗效果，提高抵御病邪入侵的能力。

（1）益气、滋阴、补脾、滋肾以"扶正"。

（2）理气、化痰、利湿、活血化瘀以"祛邪"。而实邪又以瘀血为主，此所谓"久病入络""虚久必瘀"，治疗以散瘀血、活血通络为主，瘀去则气机通畅，血运正常，痰湿消散。

七、癥瘕（恶性肿瘤）

恶性肿瘤又称癌症，以脏器组织发生异常增生为其基本特征。临床表现主要为肿块逐渐增大，表面高低不平，质地坚硬，时有疼痛，并常伴见纳差、乏力、日渐消瘦等全身症状。恶性肿瘤的发生，多由于正气内虚、感受邪毒、情志抑郁、饮食不节、劳逸过度等因素引起脏腑功能失调、气血津液运行失常，产生气滞、血瘀、痰凝、湿浊、热毒等病理变化，蕴结于脏腑，相互搏结，日久渐积而成。

（一）恶性肿瘤的易患人群

主要有：①长期从事可能接触致癌物质工作的人，如印染工人、橡胶工人、影像工作者等；②不良生活饮食习惯的人，如吸烟，嗜酒，不吃早餐，吃腌制、烧烤、烟熏食物，偏吃肉食而维生素缺乏等；③有家族性肿瘤遗传病史的人，如乳腺癌、胃癌、结肠癌、子宫内膜癌、肺癌、多种白血病、脑瘤等；④经常久坐、憋尿、长期便秘的人；⑤经常失眠、熬夜等生活不规律的人；⑥长期情志抑郁、生气、工作压力过大，惯于压抑自己的愤怒与不满情绪以及受悲观失望情绪折磨的人。

（二）"治未病"方法

1. 未病先防　得了癌症是可怕的，但某些癌症如果在早期能够得到合理的治疗是可以根治的，而且癌症是可以预防的。世界卫生组织宣布：1/3 的肿瘤可以预防；1/3 可以治愈；1/3 可以减轻痛苦，延长生命。预防癌症，健康养生，应从以下几方面入手：

（1）合理饮食：肿瘤的预防最好是从有营养的膳食开始，脂肪、蛋白质和糖类的比例要适宜，并摄入适当的抗癌维生素和矿物质，做到饮食均衡。建议防癌食谱原则：①多食五谷杂粮，每天 300~400g；②多食蔬菜、水果，每天 500g；③喝适量奶类，每天 250ml；④吃适量蛋豆鱼肉，减少动物蛋白的过多摄入，每天 200g；⑤吃少量油糖盐，特别是动物脂肪要少吃，每人每天食盐应控制在 5g 以内；⑥不饮或少饮酒，可饮适量红葡萄酒，每天 100g；⑦不吃或少吃熏烤、腌制食品；⑧不吃发霉变质的食物。

（2）适当运动：生命在于运动，动则不衰。"运动"强调"坚持"二字，注意运动要适度，恰到好处。要根据周围环境许可，选择自己爱好的运动，循序渐进地坚持锻炼。

（3）充足睡眠：经常睡眠不足，会使人精神疲倦，心情忧虑焦急，免疫力降低，由此导致种种疾病发生。澳大利亚的一个研究学会提出，人体的细胞分裂多在睡眠中进行，睡眠不足或睡眠紊乱会影响细胞的正常分裂，由此有可能产生癌细胞的突变而导致癌症的发生。一般说来，不同的人每天所需的睡眠时间不同，关键是睡眠的质量，能够保证第二天精神饱满的睡眠才是充足的睡眠。

（4）调畅情志：精神紧张、情绪压抑、悲观忧愁，严重抑制机体的免疫功能。《黄帝内经》强调"百病皆生于气也"，中医认为"气"是百病之源。五志有过，会伤及五脏六腑，"喜则伤心，怒则伤肝，思则伤脾，恐则伤肾，悲则伤肺"，若及时调理就会化险为夷。情志调理一般指两方面：①调畅气机：及时缓解压力，及时缓解强烈刺激；②调理情志：防暴怒、生闷气，可用抑制法、转移法、遗忘法、宣泄法、排泄法（汗透法、利尿法、泻下法）。

（5）远离不良的生活环境和生活习惯：接触致癌物质是导致肿瘤发生的重要因素，主要包括化学物质、物理射线、生物毒素等。工作中要做好防护，生活中也要养成良好的生活习惯。

2. 既病防变

（1）留心观察，早期发现：对于恶性肿瘤，早期正确诊断是施行合理治疗以及治疗成功的关键。随着现代医疗设备条件的不断更新，肿瘤的早期诊断率越来越高。特别对中、老年人来说，定期体检极为重要，而且应当把防癌体检作为保健检查的一项主要内容。临床经验告诉我们，癌症早期有某些症状和体征，所以要细心观察，有不适及时到医院检查。

以下列举了某些癌症早期的预警信号：①原因不明的消瘦、无力，上腹无规则疼痛，食欲下降，特别厌肉类食品；②非怀孕和哺乳期的妇女，有乳头流水或能挤出液汁；③身体任何部位如乳腺、颈部或腹部出现逐渐增大的质硬肿块；④干咳、痰中带血，胸闷、胸痛，久治不愈；⑤中年以上的妇女，性交后阴道有少量出血，或平时有不规则的阴道出血，或是停经后数年又来月经；⑥不伴腹痛的逐渐加深的黄疸和上腹包块；⑦肝脏肿大速度加快，并伴有肝区疼痛；⑧不明原因的无痛性血尿；⑨皮肤溃烂长久不能愈合；⑩黑痣突然增大，同时伴有痒、破溃、出血疼痛或痣上的毛发脱落；⑪反复发热和顽固性的牙齿出血，皮下出血和进行性贫血；⑫反复出现的不明原因的发热；⑬口腔黏膜，或女性外阴或男性阴茎龟头上出现白斑，而且迅速扩大和灼痒不适；⑭进行性双下肢无力，感觉异常，动作失调或伴大小便有时失禁；⑮无明显外力作用所致的股骨和肱骨等大骨的骨折；⑯进食吞咽时胸骨后有异物梗塞感、刺痛感或自觉食物通过缓慢；⑰鼻塞，经常少量出血或鼻涕中常带血丝，伴有偏头痛、头晕、耳鸣和颈上部耳垂下方前后部位摸到肿大淋巴结；⑱大便习惯改变，或腹泻和便秘经常交替出现，或大便常带脓血，或大便变细变扁；⑲逐渐加剧的头痛，伴突然出现的短暂的视力障碍和呕吐；⑳青少年肘或膝关节剧痛、肿胀，用抗风湿药或抗生素类药治疗无效。

（2）积极治疗，防止转移恶化：中医防治肿瘤常用治法大致分为两类：

1）扶正培本：①滋阴益气法：常用药物：太子参、生地、山药、麦冬、五味子、黄芪、灵芝、仙鹤草、党参、柴胡、陈皮、茯苓、甘草；常用方剂：滋阴益气汤（经验方）；适应范围：适用于气阴两虚之证，如肿瘤术后或放化疗后，毒热炽盛，阴液耗损，表现气短懒言，疲乏无力，午后低热，手足心热，口渴咽干，大便秘结，小便短赤，夜寐不安，舌质稍红，苔薄白，脉沉细数等。②舒肝健脾法：常用药物：党参、人参、黄芪、白术、淮山药、柴胡、枳壳、郁金、川楝子、白芍、炒扁豆、茯苓、薏苡仁、炙甘草等；常用方剂：生脉散合四逆散加减；适应范围：主要用于肝气郁结、脾胃气虚证，如肿瘤患者情志不畅，或中晚期患者，或放、化疗后脾胃功能损害，表现胸闷不舒、两胁胀痛、食欲减退、脘腹胀满、神疲乏力、大便溏薄、恶心呕吐，舌淡红或淡紫，苔薄白，脉弦细等。③温肾壮阳法：常用药物：熟附子、淫羊藿、仙茅、巴戟天、补骨脂、冬虫夏草、杜仲、川续断等；常用方剂：右归丸、肾气丸；适应范围：适用于肾阳虚或脾肾不足之证，如中、晚期癌症，或放化疗后，或老年患者和乳腺癌行卵巢切除后出现形寒肢冷、神疲乏力、腰酸冷痛、小便清长、大便溏薄、舌淡胖、苔薄白、脉沉细。④补血养血法：常用药物：熟地、当归、白芍、制首乌、女贞子、龙眼肉、红枣、鹿角胶、阿胶等；常用方剂：四物汤加减；适应范围：用于血虚证，如肿瘤手术失血，或肿瘤晚期患者，或者合并咯血、吐血、便血、衄血、阴道出血等出血症状者，舌质淡，苔薄白，脉沉细弱等。

2）攻邪抑瘤：①清热解毒法：常用药物：白英、龙葵、蛇莓、青黛、板蓝根、半枝莲、半边莲、白花蛇舌草、鱼腥草、金银花、野菊花、土茯苓、黄芩、黄连、黄柏、红藤、凤尾草等；常用方剂：复方半枝莲汤加减（半枝莲 60g，蒲公英、黄药子各 30g，黄连 6g，半夏 9g，全瓜蒌 1 枚）；适应范围：如肿瘤患者术后发热，或口苦咽干，小便短赤，大便秘结，或放、化疗后引起的发热、口舌干燥、舌红少苔、大便干结，舌质红，苔薄黄，脉数有力等。②化痰软坚法：常用药物：半夏、南星、黄药子、海藻、昆布、山慈姑、泽漆、皂角刺、瓜蒌、夏枯草、龟板、鳖甲、穿山甲、海蛤壳、天葵等；常用方剂：二陈汤、小陷胸汤、大黄䗪虫丸；适应范围：适用癥瘕、积聚、瘰疬、瘿瘤等包块、坚硬如石，或咳嗽、咳痰，脘腹胀满等，舌质淡紫，苔厚腻，脉沉细滑或涩；③活血化瘀法：常用药物：丹参、五灵脂、王不留行、桃仁、赤芍、三棱、莪术、乳香、没药、蒲黄、水蛭、穿山甲、土鳖、归尾、泽兰、虎杖、全蝎、血竭等；常用方剂：桃红四物汤、血府逐瘀汤；适应范围：面色黧黑，痛有定处，刺痛不移，拒按，胸胁撑痛，小腹硬满，舌质紫暗或有淤点，苔白，脉细涩。

（3）外治法：包括：①普陀膏：血竭、地龙、全蝎、蜈蚣、水红花子、僵蚕、木鳖子、大枫子、土鳖虫、虻虫、冰片，外敷疼痛最剧烈部位，治疗原发性肝癌、肝区疼痛，可使疼痛减轻或消失；②癌症镇痛散：生南星、生附子、生川芎、白胶香、五灵脂、麝香、冰片、蚤休、黄药子、芦根、皂角刺等，外敷于疼痛最剧烈部位，或者体内疼痛反应于体表的部位；③大青膏：大青叶 60g，乳香、没药、黄柏、生大黄、明矾、章丹、黄连、铜绿、芙蓉叶、五倍子各 30g，外敷患处，治疗白血病浸润所致的关节疼痛。

（4）小验方：①晚期胃癌，扶正抗癌方：党参 15g，生黄芪 15g，白术 10g，薏仁 30g，仙鹤草 30g，白英 30g，白花蛇舌草 30g，七叶一枝花 18g，石见穿 18g；②肺癌，益气养阴方：南北沙参 12g，麦冬 9g，女贞子 15g，生黄芪 20g，太子参 12g，玄参 12g，贝母 15g，蜈蚣 3 条，三棱 9g，莪术 9g，山豆根 20g；③食管癌，复方半枝莲汤：半枝莲 60g，蒲公英 30g，黄药子 30g，黄连 6g，半夏 9g，全瓜蒌 1 枚。

3. 瘥后防复　患者经过手术及长期的放疗化疗，元气大伤，免疫力低下，此时在身体内残存、潜伏的肿瘤细胞特别容易死灰复燃，引起复发转移。所以术后、放化疗后，必须定期复查，坚持抗复发调理，注重癌症患者情志治疗、饮食治疗、充足睡眠、运动疗法等，更不可忽视中药的调理作用。

（1）定期复查，防患于未然：肿瘤术后、放化疗后的患者，要定期到医院进行检查，密切观察动态变化，防微杜渐，及时调整预防和治疗方案。复查的密度，建议 3 年内每 3 个月复查一次，5 年内 4 个月复查一次；5 年后复查间隔可放宽。当然这是在前次复查未出现阳性征象的前提下，如果检查发现有阳性征象更要增加复查密度。复查要全面系统，根据不同的肿瘤、不同的器官，选择不同的检查手段。

（2）中药调理，扶正消瘤：中医药在肿瘤抗复发治疗中，具有重要作用，这一事实被越来越多的肿瘤医务工作者及肿瘤患者公认。中医抗复发治疗，主要以辨证施治为基础，调理人体阴阳平衡、脏腑功能，提高患者的免疫力和抗癌能力，以达到改善临床症状、延长生存期、预防复发的目的。

术后主要是治疗手术后元气大伤、气阴不足、肝气不舒、脾失健运等，应给予辨证论治。放化疗后，患者体内仍然残留癌细胞，存在不同程度的气血不足、阴阳失衡、升降失常等。中医治疗主要是消除放化疗后残留的癌细胞、扶正消瘤，补益气血，平衡阴阳，调理气机等。常用方药：扶正消瘤汤（经验方）、滋阴益气汤（经验方）、金克槐耳颗粒、平消片、康莱特、鸦胆子油注射液、康艾等。

（3）健康心理，战胜癌魔：情绪焦虑、抑郁、恐惧和担忧等痛苦是癌症患者最常见的心理反应。患者的心理反应过于消极或负面情绪时间过长，导致免疫功能下降；较好的心理状态可以增强身体的免疫系统抵抗能力，很好地抑制癌细胞增殖和扩散。

肿瘤患者必须要调整心态，要正确认识癌症，缓解恐惧、焦虑、忧伤的情绪。要正视癌症，持乐观的精神，相信自己有康复的可能，坚强的意志是疾病最大的敌人。要有一颗平和的心，戒焦躁、防郁怒、勿悲伤。

（4）强身健体，促进康复：肿瘤患者身体虚弱，机体免疫功能低下，或手术后某些组织器官功能障碍，通过适当的运动，可以维持和改善机体的功能状态，提高抗病能力，促进康复。肿瘤患者必须选择适宜的运动，适当的运动强度，循序渐进，逐渐加大运动量，并坚持下去，才能取得良好的效果。适合肿瘤患者康复锻炼的运动项目主要有：散步、快步走、慢跑、骑自行车、体操及太极拳、气功等。

（5）科学饮食，防癌复发：合理膳食，加强营养，对防癌复发有着重要的意义。但是在肿瘤患者营养问题上，有些人缺乏科学的营养学知识，道听途说，认为很多有营养的东西（如鸡、鱼、海鲜等）不能吃，是"发物"；甚至认为肿瘤患者不能吃"补品"，吃后肿瘤细胞会得到更丰富的营养长得更快。针对这种不科学的思想，笔者提出，术后、放化疗后肿瘤患者饮食必须坚持以下原则：①要吃好的；②想吃的就是体内需要的；③吃后不舒服的就是忌口的；④注意均衡、清淡。常见的几种抗癌食品：玉米、薏苡仁、胡萝卜、大蒜、香菇、橘子、橙子、柠檬、猕猴桃、红葡萄、苹果、哈密瓜、菠萝、大枣等。

学习小结

1. 中医"治未病"是指采取预防或治疗手段，防止疾病发生、发展的方法。"治未病"包含三层含义：一是防病于未然，强调摄生，预防疾病的发生；二是既病之后防其传变，强调早期诊断和早期治疗，及时控制疾病的发展演变；三是预后防止疾病的复发及治愈后遗症。

2. 中医"治未病"的核心理念，包括未病先防、既病防变、瘥后防复三个层次。

3. 中医"治未病"具有擅长治疗慢性病、老年病和疑难杂症，治疗急性传染病及简便廉验等独特优势。

4. 对常见病、多发病如体虚感冒、咳嗽、胃痛、便秘等和慢性非传染性疾病如眩晕、消渴、癥瘕等病症从未病先防、既病防变、瘥后防复三个层面分别进行分述，操作方便，简单可行，易于掌握。

（廖利平　齐宝宁　吴培凯）

思考题

1. 简述中医"治未病"的基本概念。

2. 简述中医"治未病"的核心理念。

3. 简述中医"治未病"的优势。

4. 对胃痛和消渴从未病先防、既病防变、瘥后防复三个层面分别进行描述。

第 九 章

全科医疗服务管理

学习目标

1. 掌握　管理、基本药物、社区全科医疗服务质量、绩效、绩效评价、全科团队服务的定义以及管理的职能；社区卫生服务机构设置规划、建设管理、组织绩效评价、组织文化的结构等内容。

2. 熟悉　社区卫生服务机构服务功能、实施全科医疗服务全过程质量管理的内容、社区卫生服务组织文化建设内容、提高全科团队服务效果的对策。

3. 了解　管理者的技能、全科医疗服务的资源管理。

第一节　概　　述

 案例分析

某社区卫生服务中心主任通过学习有关管理理论，受到了很大启发，并着手付诸实践。他要求下属完成更多的工作任务和责任，并经常开会表扬以激励下属，刚开始，下属的积极性有所提高，可是几个月后，结果却事与愿违，下属的积极性非但没有提高，反而对主任的做法强烈不满，认为他是在利用和糊弄下属。

分析：如何激励社区卫生服务中心中的人员，让他们能更好地发挥作用是管理者应承担的职责，这就是管理中的领导职能。领导职能涉及如何激励下属，因为人的需要是分层的，是多种多样的，既有精神鼓励的需要，也有物质利益的需要，如果忽视了员工的实际需要，采用单一的精神鼓励，久而久之就有可能导致激励做法失败。因此，作为管理者应当了解下属的真正需要，并加以满足，在实施过程中，努力创造激励条件，坚持物质利益精神鼓励相结合，才会使激励有效，提高员工的积极性，更好地促进工作任务的落实。

全科医疗服务是面向社区的卫生服务，很多工作需要争取政府重视，部门配合，必须动员社区力量参与，要深入学校、企业、家庭，提供主动服务，需要沟通和团队合作，离不开计划、组织、协调、反馈、控制等。因此，要发展全科医疗服务，社区卫生服务人员就必须掌握一定的管理理论、知识和技能，运用现代管理学的基本原则，对社区卫生服务的资源进行合理配置、有效利用和科学管理，更好地为居民提供价廉质优的服务，推动社区卫生服务可持续健康发展。

一、管理的定义与职能

（一）管理的定义

管理的历史源远流长，有共同劳动就有管理，它是人类社会的生产活动出现分工和协作之时就开始的。马克思说，"一切规模较大的直接社会劳动或共同劳动，都较多较少地需要指挥，以协调各人的活动，……一个单独的提琴手是自己指挥自己，一个乐队就需要一个指挥。"这就是说只要有多个人在一起劳动为着共同的目标和利益时就需要有人来组织和指挥，亦就是从事管理工作。

管理（management）是指组织中的管理者，通过计划、组织、领导、控制及创新等职能来协调他人的活动，使别人同自己一起实现既定目标的活动过程。

（二）管理的职能

1. 计划（planning）　是指对未来的活动进行规划和安排。计划职能的核心是决策，决策决定着计划的成败。

2. 组织（organizing）　是指为了完成计划的目标，对所必需的各项业务活动进行组合分类，授予各类主管人员必要的职权，规定上下左右的协调关系。包括设置必要的机构，确定各种职能机构的职责范围，合理地选择和配备人员，规定各级管理人员的权利和责任，制订各项规章制度等。

3. 领导（leading）　如何指导和协调组织中的人员，让他们能更好地发挥作用是管理者应承担的职责，这就是领导职能。领导职能涉及激励下属、指导他们的活动、选择有效的沟通渠道、解决成员之间的冲突等工作。

4. 控制（controlling）　为了保证组织活动按计划进行，管理者应当衡量组织的绩效，将实际绩效与计划设定的目标进行比较，如果出现差异，就必须采取一定的修正行动。这种衡量、比较和纠正的活动就是控制职能。

5. 创新（creating）　管理者每天都会遇到新情况、新问题，不断调整管理系统活动的内容和目标，以适应环境变化的要求，就是管理的创新职能。管理必须结合自身情况，因地因时制宜地展开，不能照抄照搬别人的经验，需要不断变革，有所创新。

二、社区卫生服务管理的对象

社区卫生服务管理的对象包括社区卫生服务的人力、财力、物力、时间、信息五要素。

1. 人力（manpower）　指从事社区卫生服务活动的工作者，包括卫生管理人员和医、护、技、药等卫生技术人员。人力管理内容包括人力的开发、配置、招聘、使用、培养、考核与评价等，使其人尽其才，才尽其用，用人所长。

2. 财力（finance）　指社区卫生服务机构在一定时期内实际掌握和支配的物质资料的价值表现。财力管理就是对资金的利用率要达到最优，目的是提高社区卫生服务资金的利用效果和效率,使资金的使用保证社区卫生服务计划的完成。

3. 物力(material) 指房屋、医疗卫生设施、设备、材料、仪器、药品、能源以及物资等,物力管理就是对社区全科医疗服务过程中所需各种物资材料,进行计划采购、保管、供应、分配、使用的全过程科学管理,使设施装备与其服务功能匹配,满足居民公共卫生和基本医疗服务的需要,物尽其用,提高利用率。

4. 时间(time) 是物质存在的一种客观形式,表现为速度、效率。对时间的管理主要是如何科学合理安排工作时间并提高社区卫生服务效率,以求在最短的时间内达到社区卫生服务目标。

5. 信息(information) 指数据、消息、情报、指令、代码以及含有一定内容的信号等数据的集合。全科医疗服务信息管理内容包括对社区卫生服务及相关信息的收集、加工、存储、检索、传递、利用、反馈等,使信息成为管理的耳目,预测与决策的基础,高效管理的工具。

三、全科医疗服务管理者的技能

全科医疗服务管理者要履行管理职能和扮演管理者的角色,必须具备一些基本的技能,通常应具备技术、人际和概念这三种基本技能。

1. 技术技能(technical skills) 是指要完成全科医疗服务某一特别技术工作所需要的能力。如全科医师或财会人员在各自专业领域中都需要技术技能。全科医疗服务管理人员也要处理一些专业技术问题,必须具备相关技术技能。

2. 人际技能(human skills) 是指与他人协作、沟通和交流的能力。全科医疗服务管理是一种群体性的工作,如何使组织内部和外部的人员、居民之间进行有效互动,融洽相处,有效沟通,对于组织管理很重要。因此,全科医疗服务管理者必须具有良好的处理人际关系的技能。

3. 概念技能(conceptual skills) 是指管理者应具有的抽象思考、整合组织资源和活动的能力。全科医疗服务工作并不都是有固定程序和固定解决问题的模式,面对组织环境中错综复杂的影响因素,全科医疗服务管理者如何快速敏捷地分析各种因素之间的相互关系,抓住问题实质,作出正确决策,需要很强的概念技能。

开展有效的全科医疗服务,应该具备以上三方面的综合技能,对全科医疗服务人员及基层管理者而言,技术技能是最重要的,高层管理者掌握概念技能更为重要,而人际关系技能对于每个层次的管理者都非常重要。

第二节 社区全科医疗服务的资源管理

全科医疗资源是卫生资源的组成部分,具有一般卫生资源的特点。全科医疗资源是指国家、社会、个人提供的用于全科医疗服务的人力、财力、物力、信息等的总称。全科医疗资源的投入要与社会经济发展水平相适应,要以社区居民的健康需求为依据。全科医疗资源的数量、质量和内部结构反映全科医疗服务的能力,社区全科医疗服务的资源管理就是要合理使用全科医疗资源,将使有限的资源发挥出最大的优势。

一、人力资源管理

社区全科医疗服务人力资源是社区卫生服务系统中最活跃的因素和重要的基本资源,其主体是卫生专业技术人员,主要是提供全科医疗服务的全科医师、社区护士以及公共卫生医师等,也包括其他专业人员和社会工作者。人力资源管理的主要职能是培养、吸收、录用、发展、评价及调整社区卫生服务机构的工作人员。

(一)全科医师

全科医师(general practitioner,GP)是综合程度较高的医学人才,主要在基层承担预防保健、常见病多发病诊疗和转诊、患者康复和慢性病管理、健康管理等一体化服务,也称为居民健康的"守门人"。我国是一个有13亿多人口的发展中国家,随着经济发展和人民生活水平的提高,城乡居民对健康水平的要求越来越高;同时,工业化、城镇化和生态环境变化带来的影响健康的因素越来越多,人口老龄化和疾病谱变化也对医疗卫生服务提出新要求。建立全科医师制度是保障和改善城乡居民健康的迫切需要,是提高基层医疗卫生服务水平的客观要求,是促进医疗卫生服务模式转变的重要举措。2011年国务院出台了《关于建立全科医生制度的指导意见》,明确提出到2020年,在我国初步建立起充满生机和活力的全科医师制度,基本形成统一规范的全科医师培养模式和"首诊在基层"的服务模式,将全科医师培养逐步规范为"5+3"模式,即先接受5年的临床医学(含中医学)本科教育,再接受3年的全科医师规范化培养。

1. 规范化培养方法和内容　全科医师规范化培养方法和内容以提高临床和公共卫生实践能力为主,在国家认定的全科医师规范化培养基地进行,实行导师制和学分制管理。参加培养人员在培养基地临床各科及公共卫生、社区实践平台逐科轮转。在临床培养基地规定的科室轮转培训时间原则上不少于2年,并另外安排一定时间在基层实践基地和专业公共卫生机构进行服务锻炼。经培养基地按照国家标准组织考核,达到病种、病例数和临床基本能力、基本公共卫生实践能力及职业素质要求并取得规定学分者,可取得全科医师规范化培养合格证书。

2. 执业准入条件　在全科医师规范化培养阶段,参加培养的人员在导师指导下可从事医学诊查、疾病调查、医学处置等临床工作和参加医院值班,并可按规定参加国家医师资格考试。注册全科医师必须经过3年全科医师规范化培养取得合格证书,并通过国家医师资格考试取得医师资格。

3. 继续教育　以现代医学发展中的新知识和新技能为主要内容,对全科医师进行经常性和针对性、实用性强的继续医学教育,全科医师参加继续医学教育情况作为岗位聘用、技术职务晋升和执业资格再注册的重要条件。

4. 基层在岗医师转岗培训　为解决基层急需全科医师与全科医师规范化培养周期较长之间的矛盾,对符合条件的基层在岗执业医师或执业助理医师,按需进行1~2年的转岗培训。转岗培训以提升基本医疗和公共卫生服务能力为主,在国家认定的全科医师规范化培养基地进行,培训结束通过省级卫生行政部门组织的统一考试,获得全科医师转岗培训合格证书,可注册为全科医师或助理全科医师。

(二)社区护士

社区护士(community nurse)是社区卫生服务机构另一类重要的专业技术人员,其作用是提供社区和家庭护理,其特点是强调以疾病基本医疗和预防为主的健康护理,维护护理的连续性,提供社区、家庭和个体等不同层次的护理服务。社区护士的主要任务是常见病的家庭护理,健康教育、健康咨询,孕产妇、儿童、老年人和残疾人等社区特殊人群的护理,社区慢性病患者护理和生活能力的康复,社区精神病的康复,协调家庭关系、完善家庭功能,营养、体育锻炼的指导,物质依赖的护理干预以及预防接种和危险因素的社区干预等。因此,社区护士除具备一般的护理学基本知识外,还应具备心理学、社会学、老年学、公共关系学、健康教育、行为科学等相关学科的知识。

(三)人员配备

社区卫生服务机构应根据服务功能、服务人口、居民的健康服务需要,按照精干、效能的原则设置卫生专业技术岗位,配备适宜学历与职称层次的从事全科医学、公共卫生、中医(含中西医结合、民族医学)等专业的执业医师和护士,药剂、检验等其他有关卫生技术人员,过多造成人员浪费,过少不能满足居民的卫生服务需求,甚至可能影响到全科医疗服务质量。中央机构编制委员会办公室等四部委2006年8月下发的《城市社区卫生服务机构设置和编制标准指导意见》中建议,我国现阶段社区卫生服务中心原则上按每万名居民配备2~3名全科医师,1名公共卫生医师。每个社区卫生服务中心在医师总编制内配备一定比例的中医类别执业医师。全科医师与护士的比例,目前按1:1的标准配备。其他人员不超过社区卫生服务中心编制总数的5%。并提出具体某一社区卫生服务中心的编制,可根据该中心所承担的职责任务、服务人口、服务半径等因素核定。国务院2011年7月下发的《关于建立全科医生制度的指导意见》中明确提出,随着全科医师制度的完善,逐步将每名全科医师的签约服务人数控制在2000人左右。国外的经验表明,一个全科医师可以负责约500个家庭的医疗保健服务,覆盖人口1500~2000人。因此,随着我国社区卫生服机构内涵建设的不断深化,我国社区卫生服务机构的人员配置将会逐步适度增加。

社区各类专业技术人员必须具有法定执业资格,并需依照国家规定接受毕业后教育、全科医学知识与技能的培训和继续教育等职业培训。政府举办的社区卫生服务机构用人必须公开招聘,签订聘用合同,建立岗位管理、绩效考核、解聘辞聘等项制度。非政府举办的社区卫生服务机构,实行自主用人制度。

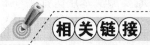

相关链接

国家有关社区卫生服务机构设置和编制规定可参阅以下网站:

国家卫生计生委http://www.moh.gov.cn/

二、信息管理

(一)概念

1. 信息　是经过分析处理的,并且对于使用者来讲是具有使用价值的消息、数据、文件、情报、图表、声像和资料的总称。

2. 社区卫生信息　广义的社区卫生信息是指与社区卫生工作直接相关的各种社会经济信息、科学技术信息、文化教育信息以及人群健康状况信息等。狭义的社区卫生信息是指国家为了保护和促进社区人群健康，而收集、传输、处理、存贮、分配和利用开发的各种信息，主要包括社区卫生服务活动信息、社区卫生资源的配置和利用信息、健康与疾病信息、影响健康的各种因素、疾病诊断、治疗和处置信息等。概括起来，社区卫生信息是各种与社区卫生工作直接或间接相关的指令、情报、数据、信号、消息及知识的总称。它是卫生信息的组成部分，也是卫生事业发展不可缺少的基本资源。

（二）信息的主要来源

社区卫生信息的来源有两个途径：利用现存资料和专项调查。在现有资料来源中，健康档案、各种卫生统计报表数据等是最重要的信息来源。专项调查的方法很多，根据调查性质，可分为定性调查和定量调查两种类型。

（三）信息的主要内容

全科医疗信息的内容包括：①社区卫生服务机构及社区资源；②社区卫生政策；③社区居民的数量、家庭基本背景资料；④社区居民的卫生服务需要与需求等方面的数据，如社区居民疾病谱、患病率、死亡率、死因谱等；⑤与个人健康有关的生物遗传因素、环境（包括自然环境、社会环境、心理环境）因素、行为生活方式和卫生服务方面的因素；⑥社区卫生服务能力；⑦反映全科医疗服务成效方面的信息等。

（四）信息管理的要求

1. 及时性　应及时、迅速地反映社区居民的健康和疾病，以及全科医疗服务工作的变化，及时收集、整理和分析，及时地检查、交流和反馈。

2. 完整性　在收集信息时应避免出现信息不全的现象，包括缺项和漏项等。

3. 准确性　要真实准确地反映社区卫生服务、健康档案和全科医疗质量管理的实际情况。不真实的信息是没有价值的，甚至是有害的，并可能导致错误的决策。

4. 科学性　包括收集、整理、分析资料的方法要科学，指标的选择和其定义、计算方法等要有科学依据，使用的仪器设备和测量标准的科学性，切忌随意编造数据。

5. 可行性　包括经济、文化和信息来源的可行性。

国家卫生和计划生育委员会、财政部、国家中医药管理局 2013 年 6 月联合下发的《关于做好 2013 年国家基本公共卫生服务项目工作的通知》中明确提出，各地要加快基层医疗卫生机构信息系统建设，条件成熟的地区要同步推进居民健康卡发放和使用，促进健康档案与基层医疗卫生服务有效衔接，建立居民健康档案动态更新机制，提高健康档案使用率。要进一步规范健康档案信息采集，加大检查力度，保证档案信息真实完整。

三、药　品　管　理

提供全科医疗服务的社区卫生服务机构，应根据承担的全科医疗服务内容以及当地的常见病、多发病和地方病的发病情况来配置药品。配置药品应以常用药品为主，也应配备社区常见和多发疾病诊治和预防以及院前急救等所需的基本药物。为保障群众基本用药，减轻医药费用负担，2009 年卫生部等九部委印发的《关于建立国家基本药物制度的实施意见》明确提出，政府举办的基层医疗卫生机构全部配备和使用国家基本药物。部分省市根据本地的经济与社会发展水平以及社区居民的健康需求等增加了部分基本药物的配备，对提供社区居民的医疗保障水平发挥了积极作用。

（一）概念

1. 基本药物（essential drugs） 是指适应基本医疗卫生需求，剂型适宜，价格合理，能够保障供应，公众可公平获得的药品。

2. 国家基本药物制度 是对基本药物的遴选、生产、流通、使用、定价、报销、监测评价等环节实施有效管理的制度，与公共卫生、医疗服务、医疗保障体系相衔接。

3. 国家基本药物目录 是在充分考虑我国现阶段基本国情和基本医疗保障制度以及保障能力的基础上，按照防治必需、安全有效、价格合理、使用方便、中西药并重、基本保障、临床首选的原则，结合我国用药特点和基层医疗卫生机构配备的要求，参照国际经验，合理确定的我国基本药物品种（剂型）和数量。

国家基本药物目录实行动态调整管理。根据经济社会的发展、医疗保障水平、疾病谱变化、基本医疗卫生需求、科学技术进步等情况，不断优化基本药物品种、类别和结构比例。国家基本药物目录原则上每3年调整一次。

（二）基本药物的配备原则

全科医疗要按照国家基本药物临床应用指南和基本药物处方集，加强合理用药管理，确保规范使用基本药物，基本药物的配备应遵循安全、有效、价廉、易储存和可获得的原则。为了传承我国传统中医药在防治疾病中的特色，中药（含中成药）应占有一定的比例。

（三）药品的管理制度

社区卫生服务机构中的药品管理应按照"定额管理、合理使用、加强周转"的原则，实行"金额管理、重点统计、实耗实销"的管理制度执行。

四、财务管理

社区卫生服务机构在运营中必须规范财务行为，提高资金使用效益，加强财务管理。根据财政部、卫生部制定的《基层医疗卫生机构财务制度》，政府举办的基层医疗卫生机构是公益性事业单位，应不以营利为目的。

（一）财务管理的基本原则

基本原则是执行国家有关法律、法规和财务规章制度；坚持厉行节约、勤俭办事的方针；正确处理社会效益和经济效益的关系，正确处理国家、单位和个人之间的利益关系，保持公益性。

（二）财务管理的主要任务

包括科学合理编制预算，真实反映财务状况；依法取得收入，努力控制支出；建立健全财务管理制度，准确进行经济核算，实施绩效考评，提高资金使用效益；加强国有资产管理，合理配置和有效利用国有资产，维护国有资产权益；对经济活动进行财务控制和监督，定期进行财务分析，防范财务风险。

（三）财务管理的主要内容

社区卫生服务机构财务管理是在经济核算的基础上，运用会计、统计以及现代管理的理论和方法，对机构的财产、物资进行管理的过程，并对机构的发展提出合理的预测和规划。

财务管理主要包括：预算管理、收支管理、收支结余管理、资产管理、负债管理、净资产管理和财务分析等内容。

五、设 备 配 置

社区卫生服务机构主要提供医疗、预防、保健、康复、健康教育、计划生育服务，为满足社区卫生服务基本功能需要，应按照卫生部、国家中医药管理局《关于印发城市社区卫生服务中心、站基本标准的通知》规定配置设备。需要配置的设备包括诊疗设备、辅助检查设备、预防保健设备、健康教育及其他设备。同时，可根据发展需要，增加康复理疗、儿童保健、妇女保健等相应的设备。有设立病床的配备与之相应的病床单元设施。

第三节　社区卫生服务机构设置规划

社区卫生服务是城乡卫生工作的重要组成部分，是实现人人享有基本医疗卫生服务目标的基础环节。大力发展社区卫生服务，是深化医药卫生体制改革、有效缓解城市居民看病难、看病贵问题的重要举措，对保护人民群众身体健康，促进经济社会全面协调可持续发展和构建社会主义和谐社会具有重大意义。为了充分利用资源，避免医疗卫生机构设置不合理、条块分割、重复建设，社区卫生服务机构的设置和布局应当科学合理，逐步构建以社区卫生服务为基础、社区卫生服务机构、医院、预防保健机构分工合理、协作密切的新型社区卫生服务网络，保证卫生事业健康协调发展。

一、社区卫生服务机构设置规划的概念

社区卫生服务机构设置规划是区域卫生规划的重要组成部分，是以区域内居民实际健康需求为依据，以合理配置利用医疗卫生资源及公平地向全体公民提供高质量的基本医疗卫生服务为目的，对区域内社区卫生服务机构统一规划设置和布局，对社区卫生服务资源进行合理配置，符合区域内居民的实际健康需求，避免社区卫生服务资源配置的重叠或遗漏，有利于充分合理地利用有限的医疗卫生资源，建立适应我国国情和具有中国特色的与医院和预防保健机构分工合理、协作密切的新型社区卫生服务体系。做到资源共享、结构优化、布局合理，既能为居民公平地提供社区卫生服务，达到广覆盖、高效益，方便群众，使居民能够享受到与经济社会发展水平相适应的卫生服务，提高人民健康水平，又能比较有效地控制医疗成本。

社区卫生服务机构设置规划由设区的市政府卫生行政部门负责制订，并纳入当地区域卫生规划、医疗机构设置规划。社区卫生服务机构设置规划须经同级政府批准，报当地省级政府卫生行政部门备案。

二、社区卫生服务机构设置规划的原则

社区卫生服务机构设置规划应符合事业单位改革和医疗卫生体制改革的方向以及区域卫生规划的要求，立足于调整现有卫生资源，辅之以改扩建和新建，避免重复建设，要以社区居

民健康需求为导向，依据服务人口、服务半径、行政区划等综合因素制订设置规划。要统筹考虑地区之间的经济发展差异，保障居民享受到最基本的社区卫生服务。政府举办的社区卫生服务机构为公益性事业单位，按其公益性质核定的社区卫生服务机构编制为财政补助事业编制。机构设置要有利于方便群众就医。人员的核定要符合精干、高效的要求，保证社区卫生服务机构最基本的工作需要。要坚持以下原则：

1. 公平性原则　要以社区居民的卫生保健需求为导向，把维护人民健康权益放在第一位，以保障人民健康为中心，以人人享有基本医疗卫生服务为出发点和落脚点，从当地的医疗供需实际出发，面向全部人群，保证全体居民尤其是广大农民以及贫困人口公平地享有基本医疗及公共卫生服务。

2. 可及性原则　要做到服务半径适宜，交通便利，全局合理，易于为群众服务。社区卫生服务机构包括社区卫生服务中心和社区卫生服务站。我国社区卫生服务中心原则上按街道办事处范围设置，在人口较多、服务半径较大、社区卫生服务中心难以覆盖的社区，可适当设置社区卫生服务站或增设社区卫生服务中心。人口规模大于10万人的街道办事处，应增设社区卫生服务中心，辖区人口较少的多个街道可合设社区卫生服务中心。

3. 以区域卫生规划为指导的原则　要统筹规划，充分发挥医疗系统的整体功能，提高医疗预防保健网的整体效益，局部要服从全局，提高整体效益，充分利用现有卫生资源，优化存量，合理配置，控制增量，避免重复建设，通过重组、改建、转型或功能转换等途径，对现有基层医疗机构改造成为符合要求的社区卫生服务机构。

4. 与社区建设同步发展的原则　各地要将社区卫生服务纳入城市社区建设中去，要坚持社区参与的原则，以社区建设带动社区卫生服务机构的建设，保证社区卫生服务的可持续发展。要与城镇医药卫生体制改革、城镇职工基本医疗保险制度改革紧密结合，并充分利用中医和西医卫生资源。在城市新建和改建居民区中，社区卫生服务设施要与居民住宅同步规划、同步建设、同步投入使用。

5. 整体规划分步实施的原则　社区卫生服务机构的设置规划必须具有科学性、前瞻性和可行性，要与当地社会经济发展相一致，并与卫生事业发展规划相衔接。

6. 公有制主导原则　应强化基层政府在制度、规划、筹资、服务、监管等方面的职责，坚持国家和集体举办为主，个人和其他社会团体举办为补充的原则。

三、社区卫生服务机构服务功能

社区卫生服务机构服务对象为辖区内的常住居民、暂住居民及其他有关人员。主要提供公共卫生和基本医疗服务，具有公益性质，不以营利为目的。以社区、家庭和居民为服务对象，以妇女、儿童、老年人、慢性患者、残疾人、贫困居民等为服务重点，使用适宜技术、适宜设备和基本药物，以维护社区居民健康为中心，提供疾病预防控制等公共卫生服务、一般常见病及多发病的初级诊疗和康复服务以及慢性病的健康管理服务等，逐步承担起居民健康"守门人"的职责，随着我国医疗卫生体制以及基本医疗保障体制改革的深化，还将成为医保费用和社会医药卫生总费用控制的"守门人"。

（一）提供基本公共卫生服务

1. 卫生信息管理　根据国家相关规定收集、报告辖区卫生信息，开展社区卫生诊断，建立和管理居民健康档案,向辖区街道办事处及有关单位和部门提出改进社区公共卫生状况的建议。

2. 健康教育　普及卫生保健常识,实施重点人群及重点场所健康教育,开展个体化健康教育,帮助居民逐步形成有利于维护和增进健康的行为方式,不断提高居民的健康素养。

3. 传染病、地方病、寄生虫病预防控制　负责疫情报告和监测,协助开展结核病、性病(艾滋病)、其他常见传染病以及地方病、寄生虫病的预防控制,实施预防接种以及疑似预防接种异常反应处理,配合开展爱国卫生工作等。

4. 慢性病预防控制与健康管理　开展高血压、糖尿病等慢性病高危人群的筛查、随访评估和分类干预,实施高危人群和重点慢性病的健康管理。

5. 精神卫生服务　实施精神病尤其是重性精神疾病患者的信息管理、随访评估和分类干预等社区管理,为社区居民提供心理健康指导。

6. 妇女保健与孕产妇健康管理　提供婚前、孕前、孕产期以及更年期保健与健康管理,开展妇女常见病预防和筛查等。

7. 儿童健康管理　开展新生儿保健、婴幼儿及学龄前儿童保健与健康管理,协助对辖区内托幼机构进行卫生保健指导。

8. 老年人健康管理　指导老年人进行疾病预防和自我保健,进行家庭访视,提供针对性的健康指导与健康管理等。

9. 残疾康复指导和康复训练。

10. 计划生育技术咨询、指导与服务,发放避孕药具等。

11. 传染病和突发公共卫生事件报告和处理　对辖区内服务人口开展传染病疫情和突发公共卫生事件的早期发现、登记、相关信息报告以及风险管理等,协助处置辖区内的突发公共卫生事件。

12. 中医药健康管理　对辖区内老年人开展中医体质辨识,对儿童开展中医调养等。

13. 卫生监督协管　协助开展食品安全信息报告、职业卫生咨询指导、饮用水卫生安全巡查、学校卫生服务以及非法行医和非法采供血信息报告等。

14. 政府卫生行政部门规定的其他公共卫生服务。

(二)提供基本医疗服务

主要包括:①一般常见病、多发病诊疗、护理和诊断明确的慢性病治疗;②社区现场应急救护;③家庭出诊、家庭护理、家庭病床等家庭医疗服务;④会诊与转诊服务;⑤康复医疗服务;⑥政府卫生行政部门批准的其他适宜医疗服务。

(三)提供中医药服务

社区卫生服务机构应根据中医药的特色和优势,提供与上述公共卫生和基本医疗服务内容相关的中医药服务以及健康管理服务等。

四、社区卫生服务机构的诊疗科目

社区卫生服务中心登记的诊疗科目应为预防保健科、全科医疗科、中医科(含民族医学)、康复医学科、医学检验科、医学影像科,有条件的可登记口腔医学科、临终关怀科,原则上不登记其他诊疗科目,确需登记的,须经区(市、县)级政府卫生行政部门审核批准,同时报上一级政府卫生行政部门备案。社区卫生服务站登记的诊疗科目应为预防保健科、全科医疗科，有条件的可登记中医科（含民族医学），不登记其他诊疗科目。

社区卫生服务中心原则上不设住院病床，现有住院病床应转为以护理康复为主要功能的病床或予以撤销。社区卫生服务站不设住院病床。

五、社区卫生服务机构的运行机制

政府举办的社区卫生服务机构属于事业单位，根据事业单位改革原则，按照服务工作需要和精干、效能的要求，实行定编定岗、绩效考核办法。对工作绩效优异的人员予以奖励，对经培训仍达不到要求的人员按国家有关规定解除聘用关系。改革收入分配管理制度，实行以岗位工资和绩效工资为主要内容的收入分配办法，加强和改善工资总额管理。社区卫生服务从业人员的收入不与服务收入直接挂钩。

政府按照购买服务的方式，根据社区服务人口、社区卫生服务机构提供的公共卫生服务项目数量、质量和相关成本核定财政补助，尚不具备条件的按人员基本工资和开展公共卫生服务所需经费核定政府举办的社区卫生服务机构财政补助。鼓励药品生产经营企业生产、供应质优价廉的社区卫生服务常用药品，开展政府集中采购、统一配送，医疗机构实行零差率销售药品和医药分开。

六、社区卫生服务机构的业务管理

社区卫生服务机构执业，须严格遵守国家有关法律、法规、规章和技术规范，加强对医务人员的教育，实施全面质量管理，预防服务差错和事故，确保服务安全。应建立健全以下规章制度：①人员职业道德规范与行为准则；②人员岗位责任制度；③人员聘用、培训、管理、考核与奖惩制度；④技术服务规范与工作制度；⑤服务差错及事故防范制度；⑥服务质量管理制度；⑦财务、药品、固定资产、档案、信息管理制度；⑧医疗废物管理制度；⑨社区协作与民主监督制度；⑩其他有关制度。

社区卫生服务机构应根据政府卫生行政部门规定，履行提供社区公共卫生服务和基本医疗服务的职能，严格掌握家庭诊疗、护理和家庭病床服务的适应证，切实规范家庭医疗服务行为；应提供中医药（含民族医药）服务，应配备相应的设备、设施、药品，遵守相应的中医诊疗原则、医疗技术标准和技术操作规范；配备与其服务功能和执业范围相适应的基本药品；使用的药品须严格执行药品管理法律、法规的规定，从具有合法经营资质的单位购入，严禁使用过期、失效及违禁的药品。

第四节 社区卫生服务机构用房建设管理

社区卫生服务中心是提供公共卫生服务和基本医疗服务的基层医疗卫生机构，其业务科室的设置、规模的大小及服务内容等，既关系满足居民健康需求和医疗卫生服务的有效利用，又关系社区卫生服务机构建设的项目构成、建筑设计和绩效。

一、社区卫生服务机构的科室设置

社区卫生服务中心的科室设置主要有临床科、预防保健科、医技及后勤管理科等。

（一）临床科室

包括全科诊室、中医诊室、康复治疗室、抢救室、预检分诊室。

（二）预防保健科室

包括预防接种室、预防接种观察室、儿童保健室、妇女保健与计划生育指导室、健康教育室等。

（三）医技及其他科室

包括检验室、B超室、心电图室、药房、治疗室、处置室、观察室、健康信息管理室、消毒供应室。

二、社区卫生服务机构业务用房的建设

社区卫生服务机构业务用房的建设与布局是否科学合理，直接影响社区卫生服务的质和量，直接影响社区卫生服务机构的可持续发展。因此，应既满足居民的健康需求，又有效利用卫生资源，最大限度地达到规模适宜、布局合理、功能适用、设施配套和安全卫生的要求。

（一）建设选址

社区卫生服务中心宜为相对独立的建筑，如设在其他建筑内，宜选择相对独立区域的底层或带有底层的连续楼层。新建独立式社区卫生服务中心宜为单层、多层建筑，建筑造型宜规整。尽量满足如下条件：①方便社区居民，位居社区的政治、经济、文化中心区，位置醒目，交通方便；②地势较高，基地稳固，地形规整，工程、水文地质条件较好，有防洪排涝设施；③便于利用水、电、路等设施；④环境安静幽雅，远离污染源；⑤远离易燃、易爆物品的生产和贮存场所，远离高压线路及其设施。

（二）整体平面布局

应根据建设、使用、管理、卫生等方面的要求，对建筑平面、道路、管线、绿化和环境等进行综合设计，生活区与工作区要分开。功能分区合理，洁污路线清楚，避免交叉感染；布局紧凑，交通便利，管理方便；康复、手术、功能检查等用房应有安静的环境；主要诊疗用房应是当地的最佳朝向；有利于夏季获得良好的自然通风；应考虑改、扩建和分期建设的要求；应按有关规定对废弃物的处置作出妥善安排。

（三）建筑设计原则

由于社区卫生服务中心与传统的卫生服务相比有其自身特点，社区卫生服务中心不仅是诊治机构，有着医疗机构建设方面的要求，同时还是健康人群预防保健、提高健康水平的场所，应成为当地居民的健康活动中心、健康教育交流中心。因此，在建设方面也就有不同的要求。

1. 体现人性化　社区卫生服务中心不仅是在人们的机体、精神发生异常或产生障碍时必须去治疗的地方，还是社区居民康复、咨询、预防保健愿意前往的地方，到社区卫生服务中心就诊的人们非常需要给予他们关爱，给予他们理解，给予他们帮助。患者到了社区卫生服务中心可以享受关爱、感受温馨,在社区卫生服务人员无微不至的照顾下掌握卫生知识,忘却病痛的折磨,战胜疾病,早日康复。因此,社区卫生服务中心的建筑设计已从过去对功能的满足进一步上升到对人的精神关怀(包括人的行为习惯、隐私、情感),尤其是对特殊人群的关怀,如老年人、残疾人等。应注意到:①除考虑对普通患者群体的关注,还应对残疾人、老年人等特殊群体予以关怀,如一切活动优先,目标易到达,避免标志误读或歧解等;②建筑功能和工艺流程设计应具有高度的可识别性、易达性,力求"能够迅速找到"(有秩序、导向性强)和"容易到达"(路线非常简捷);③注重对人的精神层面上的关怀和尊重,包括人的情感、隐私、归属感、渴望被承认等,"人性化设计"的理念要在细节设计中得到实现。

2. 坚持需求导向、因地制宜　社区人群的实际健康需求是确定社区卫生服务中心规模的依据,同时要综合考虑社区卫生服务中心现有设施条件、业务现状及可筹集建设资金等,适应所在社区社会、经济发展状况,因地制宜,正确处理需要与可能、现状与发展的关系,按照"适用、够用、管用"和"缺什么,补什么"的原则,着重于改善社区卫生综合服务的条件与能力,做到规模适宜、功能适用、装备适度、经济合理。

3. 坚持厉行节约、合理利用　应从整体效益原则出发,充分利用现有卫生资源和基础设施,现有社区卫生服务机构的改建、扩建,应合理利用原有设施,坚持以旧(危)房维修改造为主的原则,厉行节约,避免浪费。

4. 体现预防感染　社区卫生服务中心是患者、健康人和社区卫生服务中心人员集中活动的区域,各类人员接触频繁,社区卫生服务中心建筑本身和相关因素也是重要的传播媒介之一。如果就诊路线不合理、建筑隔离不到位、通风系统不科学、卫生设施不完善等,都会大大增加感染传播的机会。预防院内感染是医院建筑规划的基本原则之一,必须在设计阶段从预防医院感染角度进行仔细论证,对感染控制和患者的安全管理贯穿于每个环节。

(1)建筑必须分区明确,洁污分开:应根据患者获得感染的危险性来对建筑功能进行分区。科室设置规范、服务流程方便患者。医疗、保健分区合理,保证患者、健康人群分开,进行适当的空间隔离。

(2)应有良好的流程规划:流程应减少高危人群的暴露,利于快速运送患者,内部所有流程都应体现洁污分开的原则,使与感染密切相关的人员流向、物品流向、气体流向等尽量科学合理。在整体布局中,可以通过建筑中通路的导向和隔离门的设置,体现流程的方向,保证实现洁污分开。

(3)建筑材料的选择应有利于预防感染:对建筑材料,特别是内部表面建筑材料的选择,如地面、墙面材料必须易于清洁和耐消毒处理。

(4)细节设计与施工体现预防感染原则:如室内的墙面与地面的阴阳角设计成圆角,配备合适的洗手设施,隔离房间具有合适的通风和消毒设备等。

(5)社区卫生服务中心建筑在使用过程中必须加强监督与管理:明确的指引标识、明确的流程管理规定和动态检查督导,是使社区卫生服务中心建筑发挥其预防控制交叉感染功能必要的手段。

(6)手术室、输液注射室、监护室、发热门诊、消毒供应室等,重点布局与流程设计必须强调预防、控制医院感染的原则。

(7)临床科室用房、预防保健科室用房应分别独立成区,分设出入口。计划免疫和儿童保健用房宜设置在首层。

5. 体现无障碍环境理念 无障碍在社区卫生服务中心是保障患者及到社区卫生服务中心接受卫生服务的人群人身安全的必要设施。建造一个无障碍环境是社区卫生服务中心一个不可或缺的环节。无障碍环境包括物质环境、信息和交流的无障碍。物质环境无障碍要求建筑物的规划、设计、建设应方便残疾人通行和使用。包括：①在一切公共建筑入口处设置取代台阶的坡道，其坡度应不大于 1/12；②室外通道、建筑入口及庭园的地面有高低差和有台阶时，必须设符合轮椅通行的坡道；③病房走廊设靠墙扶手，方便康复中的患者使用，儿童区则使用防摔、软质地面并且在墙上也设立颜色比较鲜艳的扶手；④通道、候诊厅及提供医疗卫生服务的区域地面应平整、不光滑和没有高低差，在走道、楼梯的两侧应设扶手；⑤男女洗手间应设有带扶手的坐式便器，入口、通道、隔间厕位及安全抓杆，应符合乘轮椅进入、回旋和使用要求，男洗手间小便器应设安全抓杆；⑥服务台、洗手盆、观察病床高度应符合乘轮椅者的使用要求；⑦在无障碍设施醒目的地方悬挂轮椅标志，告知残疾人可以通行和使用。

（四）建设规模

根据《社区卫生服务中心建设指导意见》规定，不设置护理康复床的社区卫生服务中心，根据服务人口（指户籍人口）确定建设规模。按人口规模可分为三档，具体为 $1400m^2/3$ 万～5万人、$1700m^2/5$ 万～7 万人、$2000m^2/7$ 万～10 万人。设置护理康复床的，在上述标准基础上按每床不超过 $25m^2$ 增加建筑面积。配置 X 线机的，按每台不超过 $60m^2$ 增加建筑面积。设置季节性传染病门诊的，相应增加建筑面积。

（五）建设项目构成及各类用房比例

1. 社区卫生服务机构的建设项目构成 包括房屋建筑、场地和附属设施。房屋建筑包括临床科室用房、预防保健科室用房、医技科室用房和管理保障用房等。临床科室用房主要包括全科诊室、中医诊室、康复治疗室、抢救室、预检分诊室、治疗室、处置室、观察室等；预防保健科室用房主要包括预防接种室、儿童保健室、妇女保健与计划生育指导室、健康教育室等；医技科室用房主要包括检验室、B 超室、心电图室、药房、消毒间；管理保障用房主要包括健康信息管理室、办公用房等。场地包括道路、绿地和停车场等。附属设施包括供电、污水处理、垃圾收集等。

2. 各类用房比例 社区卫生服务中心临床科室用房、预防保健科室用房、医技科室用房、管理保障用房所占比例宜按表 9-1 确定。

表 9-1 各类用房占总建筑面积的比例

用房分类	比例（%）	用房分类	比例（%）
临床科室用房	53	医技科室用房	13
预防保健科室用房	28	管理保障用房	6

门诊用房的布局应从患者的诊治流程和各部分功能需要出发，做到紧凑、合理、便捷，有利于室内外人流的聚散。注射室应与观察治疗用房相邻布置。急诊室位置应醒目，要尽量利用门诊及医技科室的房屋及设施。化验室位置应兼顾门诊、住院和公共卫生共用，并方便患者。中、西药房取药窗的宽度不小于 1.50m，窗台高度不高于 1.10m。诊室体检设置要注意其私密性。

相关科室名称标注要规范、醒目，必要时用箭头指示方向。

（六）建筑标准

1. 室内净面积　社区卫生服务机构公共卫生服务和基本医疗服务用房应满足使用功能的要求，室内净面积不宜低于下列标准：①全科诊室 10m²、中医诊室 10m²、康复治疗室 40m²、抢救室 13m²；②预防接种室 65m²、儿童保健室 10m²、妇女与计划生育指导室 18m²、健康教育室 40m²；③检验室 28m²、B 超和心电图室 12m²、西药房 16m²、中药房 16m²、治疗室 8m²、处置室 8m²、健康信息管理室 16m²、消毒间 20m²。

2. 室内净高　一般医疗用房室内净高宜为 2.7～3.3m。医技科室用房应根据需要确定。

3. 走廊　利用走廊单侧候诊，走廊净宽应不小于 2.4m，两侧候诊，净宽应不小于 2.7m；不设候诊的走廊净宽应不小于 2.1m。宜设集中候诊区。

4. 建筑物装修　建筑物内外装修，应符合简朴、适用、经济、美观的原则，有利于患者生理、心理健康，体现卫生行业特点和当地人文特点。宜选用经济、耐久、功能性好并符合卫生学要求的材料：①墙面、顶棚应易于清扫、不起尘、易维修，踢脚板、墙裙应与墙面平，推车（床）通过的门和墙面应采取防撞措施；②地面用材应采用防滑、易清洗的材料；检验用房的地面材料还应耐腐蚀，便于清洁、消毒；部分医疗设备用房应按其设备要求防尘、防静电；③化验台、操作台等台面均应采用洁净、耐腐蚀、易冲洗、耐燃烧的面层，相关的洗涤池和排水管应采用耐腐蚀的材料；④药房等应有防虫、蝇、鸟、鼠及其他动物侵入的设施以及防潮设施；⑤消毒间、卫生间、污物（洗）间等有蒸汽逸出和结露的房间，应采用牢固、耐用、易清洁的材料装修到顶，并应采取有效措施，使蒸汽排放顺利、楼地面排水通畅不出现渗漏；⑥卫生洁具、洗涤池，应采用耐腐蚀、易清洁的建筑配件。卫生间的洗手池和便器应采用非手动开关。

5. 电梯　医疗用房层数为二层时宜设步梯，三层及三层以上时应设电梯。

6. 污物处理系统　应满足《医疗废物管理条例》有关规定，废物和生活垃圾的分类、归集、存放与处置应遵守国家有关环境保护的规定。

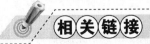

有关社区卫生服务中心建设的文献可参阅下面网站：

国家卫生计生委基层卫生司 http://www.moh.gov.cn/jws/

第五节　社区全科医疗质量管理

一、概　　念

1. 质量　是指产品或服务能够满足规定要求或人们需要的特征和特性的总和，是对工作或某种产品、服务的优劣程度评价，质量也是评价某种事物信誉程度的指标。质量具有可以分析和鉴定的特有内容。对于服务质量特性来说，通常包括功能、经济性、安全性、时间性、舒适性等指标，并要有过程或活动来保证。

2. 全科医疗服务质量　是指社区卫生服务机构向社区居民提供的全科医疗服务效果的

优劣。这种优劣反映在全科医疗服务是否及时、有效、全面、安全、舒适,如疾病诊断是否准确无误,治病方法或方案是否规范、合理、有效、适宜,对患者和家庭的护理是否周密、细致、贴切,全科医疗服务是否快捷、方便和连续,是否有不必要或过度的医疗,提供各种服务的安全性是否严密、稳妥、可靠,服务效率是否快捷、高速、省时,服务成本是否低廉、节约和经济。

3. 全面质量管理(total quality management,TQM) 是指通过专门的组织制订质量管理计划,在社区卫生服务机构内开展连续的医疗卫生服务改善活动,使服务的质量满足患者的期望。

全面质量管理的思想强调质量第一、患者第一,一切以预防为主,用数据说话,按 PDCA 循环办事。PDCA 循环是指计划(plan)、执行(do)、检查(check)和总结(action)循环上升的过程。它体现质量管理的基本思路,也反映管理理论的精髓。

4. 全科医疗质量管理 是指社区卫生服务机构在确定全科医疗服务质量目标和职责以及在全科医疗质量体系中进行的全科医疗质量策划、质量控制、质量保证和质量改进等措施,使提供的全科医疗服务质量达到规范要求和患者满意的全部管理职能活动。

二、全科医疗服务质量管理内容

全科医疗服务质量管理是社区卫生服务机构管理的重要组成部分,必须明确质量管理目标,制订全科医疗服务质量管理方案,应以书面方式加以体现,内容应该简洁和精确,目标要符合患者的期望和要求,方案要让全体员工都理解和支持。全科医疗服务质量管理主要包括以下内容:

(一)确定全科医疗服务质量管理目标

制订全科医疗服务质量管理目标应符合以下原则:①可行性原则;②可达到原则;③可测量原则;④以患者为中心原则;⑤预防为主原则;⑥质量第一,费用合理的原则;⑦系统管理的原则;⑧规范化、标准化与数据化原则;⑨连续性、动态性原则;⑩系统性、综合性原则。

(二)建立全科医疗服务质量管理机构及管理制度

全科医疗服务质量管理范围广,涉及医疗、护理、医技、后勤保障、信息、优质服务、医德医风等。因此,社区卫生服务机构必须建立全科医疗服务质量管理机构,由领导直接分管,并明确全科医疗服务质量管理职责、权限和相关科室及人员的相互关系,制订全科医疗服务质量管理工作计划,编制业务工作技术操作规范和服务流程以及各科室、全科医疗服务各环节的考核细则及评价标准。

(三)实施全科医疗服务全过程质量管理

全科医疗服务质量管理机构要围绕全科医疗服务活动全过程进行统一策划、协调,包括对实现服务质量全过程的管理,对参与质量活动的全员管理,以及对业务、技术、服务、行政等全部卫生服务工作与活动的管理、评价、监控,跟踪质量计划目标实施情况,及时发现实际工作与评价标准的偏差,分析发生偏差的原因,并采取措施进行纠正。

1. 疾病诊断和治疗管理 如诊断是否正确无误,治疗是否有效、及时,有无因医护措施不当而给患者带来不必要的痛苦、损害和感染,护理是否细致、体贴、满意。要求每位全科医师详细采集病史、分析导致疾病的原因、进行必要的检查、作出准确的诊断,并根据患者的家庭背景和社会环境状况提供有效的治疗方案。保证治疗方案的实施,对诊疗的效果进行评估。在诊疗过程的有关环节设立监控点,包括病历监控、检查监控、处方监控,用有关的指标来衡量诊疗的过程和效果,如合格病历的比例、治愈率或好转率等。

2. 双向转诊质量管理　双向转诊是社区卫生服务的重要环节,也是提高社区卫生服务质量的重要措施。管理要点是:①建立严格的双向转诊标准,把常见病、病情轻的患者限定在社区卫生服务解决的范围,把符合转诊条件的患者及时、有针对性地转到上级医疗机构;②建立转诊管理制度,明确全科医师在转诊过程的职责,规范双向转诊的程序和要求,制订连续性服务得到保证的措施,以使患者及时得到合理治疗;③与上级医疗机构之间签订双向转诊协议,确保上级医疗机构把适合在社区治疗和康复的患者转向社区。

3. 家庭病床质量管理　家庭病床是针对需要长期医疗照顾又适合在家庭治疗和康复的患者,在家庭设立类似于医院病床的一种服务方式。要建立设立家庭病床的标准,规范全科医师的家庭病床服务职责,制订家庭病床随访制度和病历档案书写标准;建立家庭病床服务的程序,完善服务质量监测制度和服务效果考核制度,并采取有效措施保证制度得到落实。

4. 健康档案质量管理　对居民健康档案质量管理,要注意:①考虑重点人群健康档案覆盖率;②规范健康档案的内容和记录方式,保证健康档案质量;③要有效利用,及时更新;④对健康档案的质量进行定期的考评。

5. 资源质量管理　对全科医疗服务必须使用的各种仪器设备要按照质量要求配置,并合理使用,要保证服务场所布局合理,服务流程优化,就医环境安全卫生、温馨舒适。

三、社区全科医疗风险管理

由于受到社区卫生服务机构条件的限制,加上社区居民健康和疾病问题的复杂性,社区全科医疗服务存在着较大的风险。因此,在社区全科医疗的质量管理中要加强风险管理。第一,社区卫生服务机构的每个人员都要树立风险意识,要学习医疗事故的法律知识,明确各自岗位上可能存在的风险有哪些,会产生何后果。第二,要严格执行双向转诊标准。全科医疗主要解决常见病问题,其风险相对较小,但病情变化是具有风险的,加之社区卫生服务机构条件有限,只有通过建立科学的转向上级医疗机构的标准并得到严格执行来化解这种风险。第三,建立、健全和严格遵循卫生服务机构全科医疗服务的各种规章制度,如社区卫生服务机构工作制度、岗位工作制度、服务差错和事故防范制度、医疗废弃物无害化处理制度以及药品、设备管理制度等。第四,严格按照有关的技术规范来提供服务,如遵循疾病诊断治疗的技术要求、护理操作规范、预防接种程序、家庭病床诊疗规范、社区康复操作规范等。第五,运用科学管理方法管理社区全科医疗服务,如全面质量管理、标准化管理等。

第六节　社区卫生服务机构绩效评价

一、绩效评价概述

(一)概念

1. 绩效(performance)　目前关于绩效的定义主要有下面两种观点:一种认为绩效是结果。绩效工作所达到的结果就是组织或个人的工作成绩的记录。表示绩效结果的相关概念有：职责、关键结果领域、结果、责任、任务及事务、目的、目标、生产量、关键成功因素等。另一种认为绩效是行为。是人们实际的行为表现并能通过观察得到的。它包括与组织目标有关的行动或行为，能够用个人的熟练程度（即贡献水平）来定等级（测量），绩效是行为本身，而不是行为的后果或结果。

绩效也称为业绩、效绩、成效等。绩效是组织期望的结果，是组织为实现其目标在各层面上的有效输出，包括个人绩效与组织绩效。个人绩效是指个人在某一时期内的工作行为、工作结果和工作态度的总和；组织绩效是指在某一时期内组织任务完成的数量、质量、效率以及组织文化、社会地位等方面的总和。

2. 绩效评价　绩效评价是评价主体依据绩效评价标准，采用科学的评价方法及特定的指标体系，按照一定的程序，对一定经营时期内的组织行为活动的效能进行科学测量与评定所作出的客观、公正和准确的综合评判。它既包括对整个组织行为活动成果的测量与评价，又包括对组织内各个群体和组织成员个体的考评。

（二）绩效评价的常用方法

绩效评价的常用方法分为定性方法和定量方法。定性方法主要采用社会学定性研究方法，主要以访谈形式进行，在绩效评价中占有非常重要的地位。定量方法包括许多数理统计方法，如层次分析法、TOPSIS（Technique for Order Preference by Similarity to Solution）法、网络分析法、模糊评价法等。使用数理评价方法对于拓展绩效评价的适用范围、保证评价结果的科学性和准确性具有重要意义。

在选择和应用绩效评价方法时需要注意评价的精确性，绩效评价的精确性代表绩效评价结果的可信性和评价内容的有效性，常通过信度（reliability）和效度（validity）来衡量。绩效评价的信度是指使用相同技术重复测量同一个对象时得到相同结果的可能性，衡量信度有两种指标，即考评者内部信度和再测信度。绩效评价的效度是指测试绩效与实际工作绩效之间的相关程度，衡量效度的重要指标是绩效内容效度，即用来说明在绩效评价中所设置的测试项目和设计的测试问题，在多大程度上能真实地反映出被测试者实际工作中所存在的问题。

二、社区卫生服务绩效评价

WHO 在 2000 年的《世界卫生报告》提出卫生系统的绩效目标主要有三个：促进健康、增强反应性以及确保卫生筹资的公平性。其目标可以分解为质量、公平和效率三个方面。社区卫生服务系统作为卫生系统的一部分，其目标是提高社区居民的健康水平。2006 年国务院《关于发展城市社区卫生服务的指导意见》中指出发展社区卫生服务基本原则是：坚持社区卫生服务的公益性质，注重卫生服务的公平、效率和可及性。

社区卫生服务机构作为社区卫生服务网络的主体，承载着基本医疗卫生服务任务，目前在我国正在迅速的发展，对该系统的绩效进行科学化的评价将有助于发现其中存在的问题并促进其健康发展。强化内涵建设，全面发挥社区卫生服务"六位一体"功能，充分实现社区卫生服务质量、公平、效率、可及性的最优化，最大限度地发挥社区卫生资源的功能效益，提高运行效率，改善社区人群健康，是落实医改"保基本、强基层、建机制"的重要保障措施。因此，社区卫生服务绩效评价要体现社区卫生服务机构的公益性，体现公益性的核心是运行效率，引导机构之间形成比较优势，在改善运行管理的同时，为居民群众创造最佳的价值，形成良性循环，实现社区卫生服务系统在卫生系统中功能发挥的最大化。

近几年来，在社区卫生服务绩效评价方面，我国学者分别从政策支持、资金投入、机构建设、服务过程及效益、效果等方面进行指标体系的建立；也有的从资源配置、费用控制、患者流向、服务提供、需方利用等方面对社区卫生服务机构进行评价。

三、社区卫生服务绩效评价的意义

由于社区卫生服务是一项综合、系统的复杂工程，它的服务范围广，服务项目多，服务环境复杂，在管理上有其特殊性，需要对其进行标准化、规范化和科学化管理。而建立科学的绩效评估体系，设计一套基于现实、具有一定导向性的绩效评价指标体系和测量工具，利用科学的绩效评价方法，对社区卫生服务机构进行综合绩效评价，真实、系统反映社区卫生服务中心的运行状况和整体表现，分析研究社区卫生服务工作中服务质量、工作效率、效益和效果的状况，发现问题和缺陷，分析原因，并及时作出科学判断，一方面可以起到监督管理的作用，采取针对措施促进其不断的自我完善，提高服务能力和服务水平，另一方面为社区卫生服务的开展起到指导的作用，有利于完善社区卫生服务的有关政策和措施，对社区卫生服务的持续改进和健康发展具有重要意义。

四、社区卫生服务绩效评价原则

社区卫生服务绩效评价要把握公平（equity）、效率（efficiency）和可行性（feasibility）原则。应当突出公益性，强调公益目标和社会效益，重点评价社区卫生服务开展后改善社区卫生状况以及提高人们健康水平状况，防止单纯追求经济利益的倾向，保证单位和工作人员全面履行职责；应当坚持客观公正，确保考核工作公开透明，提高考核结果的公信度；应当体现激励导向，通过考核结果引导多劳多得、优绩优酬，调动单位和工作人员的积极性；应当注重实效，科学合理，简便易行。

1. 公平原则　公平是指无论其收入水平的高低和支付能力的大小，社区居民对社区卫生服务拥有的数量和质量是均等的。

2. 客观原则　明确绩效评价程序、内容、标准，绩效评价结果要客观、真实地反映社区卫生服务项目任务实施质量和进展情况，评价办法和评价结果要以适当方式向社会公开。

3. 效率原则　如何在有限的社区卫生服务资源条件下，有效地合理利用资源，是绩效评价的内容。效率是单位卫生资源所取得的社区卫生服务的产出。效率可以分为三种，即分配效率、技术效率和管理效率。分配效率是指在资金分配的过程中，等量的资金追加到不同领域的不同项目上，所获得的产出和效益是不同的。这就要求社区卫生服务工作者，在资金分配方面要考虑资金带来的边际效益。技术效率也称生产效率，是指具体的社区卫生服务系统的最佳组合，如将等量的资金和人力分别投入到两个不同的社区卫生服务的方案，产出社会经济效益好的方案就好，效率就高。管理效率是指社区卫生服务组织结构、各要素所处的环境及各要素间的关系的最佳状态。

4. 可行性原则　评价任何社区卫生服务实施方案都要进行可行性评价。可行性包括两方面,一是社区卫生服务实施方案的可行性,即制订的方案是否可行;二是评价指标的可行性,即要进行评价的指标是否能对社区卫生服务的质量进行有效的评价。

5. 科学性原则　绩效评价应当采用定量和定性相结合、全面与重点考核相结合、日常与定期考核相结合、单项与综合考核相结合、机构与个人考核相结合的考核办法,准确、合理地评价社区卫生服务项目的绩效情况。

五、社区卫生服务绩效评价内容

社区卫生服务的绩效评价主要根据国家社区卫生服务相关法律法规,各级政府社区卫生服务相关政策文件以及卫生部、财政部制定的社区卫生服务相关规范、绩效考核和资金管理办法等有关要求,并结合本地区实际情况,制定本地区绩效评价办法和考核指标体系,作为本地区开展社区卫生服务绩效评价的依据。

社区卫生服务绩效评价分为组织绩效评价和人员绩效评价。

1. 组织绩效评价内容　社区卫生服务组织绩效评价应当体现履行基本公共卫生服务与基本医疗服务职能、综合管理和服务对象满意度等方面情况。内容主要包括下面五项:

(1) 机构管理:包括机构环境、人力资源管理、财务资产管理、药品管理、文化建设、信息管理和服务模式等。

(2) 公共卫生服务:包括居民健康档案管理、健康教育、预防接种,妇女、儿童和老年人健康管理,高血压、2型糖尿病和重性精神疾病患者管理,传染病和突发公共卫生事件报告和处理、卫生监督协管,计划生育技术指导等。

(3) 基本医疗服务:包括医疗工作效率、医疗质量、合理用药、医疗费用、康复服务等。

(4) 中医药服务:包括中医治未病、中医医疗服务。

(5) 满意度:包括服务对象和卫生技术人员满意度。

2. 人员绩效评价内容　对工作人员的绩效评价要根据各类、各等级岗位的不同特点和要求,依据岗位职责,评价其工作数量、工作质量、工作效率、职业道德、服务对象满意度等岗位业绩和成效情况。对单位主要领导的绩效评价还应当增加其单位目标管理责任的落实与内部运行管理的改善等方面内容。

六、社区卫生服务机构绩效评价指标体系

社区卫生服务机构绩效评价指标体系遵循科学性、重要性和可获得性原则制订。社区卫生服务机构绩效评价指标体系中的考核指标分为一级指标(包括机构管理、公共卫生服务、基本医疗服务、中医药服务、满意度)、二级指标和三级指标。

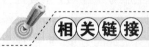 相关链接

社区卫生服务机构绩效评价指标体系可参阅下面网站

http://www.gov.cn/gzdt/2011-06/30/content_1896720.htm

第七节 社区卫生服务组织文化建设与团队服务

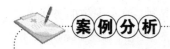

某社区卫生服务中心 L 医师总是得到患者好评,当向患者调查时,许多患者都提到"是一种感觉""说不出的感觉"。请患者举具体例子时,众多的患者、众多的事例中有一项共同的感受,就是 L 医师在与病床上的患者说话、诊治时,"总是态度和蔼,脸带微笑,弯下腰来,前倾着身子,不厌其烦,让人感到亲切、体贴"。

问题:社区卫生服务组织文化的结构分为哪些层次?该社区卫生服务中心 L 医师的这种行为方式属于组织文化结构的哪个层次?

分析:社区卫生服务组织文化的结构可划分为精神层、行为层、制度层和物质层四个层次。本案例中,L 医师的身体姿势就是社区卫生服务组织文化的体现,通过服务让患者感受到医者的关爱和体贴,是社区卫生服务机构员工的精神风貌和人际关系的动态体现,也是社区卫生服务机构精神和价值观的折射,它属于组织文化结构的行为层。

社区卫生服务是以人为本、以健康为中心的基本医疗卫生服务,是以社区为基础、为社区居民解决健康问题和卫生问题的卫生服务。社区卫生服务的组织文化是社区卫生服务实践活动和管理活动中创造的无形精神,包括社区卫生服务机构医务人员的共同理想、信念追求、思想情操、价值观念、行为取向、技术水平、管理风格、生活方式等方面,为员工普遍认可和遵守的具有社区卫生服务特色的价值观念,反映社区卫生机构群体意识和精神面貌,有导向作用、激励作用和凝聚作用,是社区卫生服务机构生存发展的精神支柱和力量源泉。

一、基本概念

1. 文化 文化有广义和狭义两种理解。广义的文化是指人类在社会历史实践过程中所创造的物质财富和精神财富的总和。狭义的文化是指社会的意识形态,以及与之相适应的礼仪制度、组织机构、行为方式等物化的精神。

文化包括知识、信仰、艺术、道德、法律、习俗和一个人生活在某一组织内所必须具备的能力,以及区别于其他组织的特性等在内的整体。文化实际上也是指人类行为的一种准则,包括对什么是真、善、美的表现。

2. 组织文化 组织文化(organizational culture)是指组织在长期的创业和发展过程中培育所形成的,并且为组织成员普遍认可和遵循的具有本组织特色的价值观念、信仰、团体意识、行为规范和思维模式的总和,是组织理念形态文化、物质形态文化和制度形态文化的复合本,也是组织中决定个体和群体行为的重要影响因素。

组织文化看不见、摸不着,但却是存在的,而且无所不在,表现为院容、院风、企业精神、组织风格等,环绕并影响着组织的行为,影响着组织中发生的一切事物,但同时也受组织中所发生的一切事物的影响。

3. 社区卫生服务组织文化　社区卫生服务组织文化（community health service organizational culture）是社区卫生服务实践活动和管理活动中被员工普遍认可和遵守的具有社区卫生服务特色的价值观念，反映社区卫生服务机构群体意识和精神面貌，包括医务人员的共同理想、信念追求、思想情操、价值观念、行为取向、管理风格等，它具有振奋精神、改善卫生服务理念、端正价值取向、规范行为准则、营造文化氛围、提高员工素质、塑造社区卫生服务机构形象和凝聚群体意志的重要作用，是社区卫生服务机构生存发展的精神支柱和力量源泉，是社区卫生服务机构在新形势下与时俱进，改革、发展、壮大的重要保证。

二、组织文化结构

（一）深层精神文化

深层精神文化属于思想意识形态，主要是指组织的领导和成员共同信守的基本信念、价值标准、伦理道德和精神风貌。精神层是组织文化的核心和灵魂，包括下面内容：

1. 组织价值观　价值观是人们关于什么才是有意义的、什么才是有价值的、价值是大还是小的判断标准，是人们所持有的价值取向的根本见解。

2. 组织哲学　是组织领导者为实现组织目标而在整个管理活动中的基本信念，是组织领导者对组织长远发展目标、发展战略和策略的哲学思考，包括职责、合作、磋商、竞争、沟通、信心、团队精神几个方面。

3. 组织精神　是指组织员工在组织活动过程中逐步形成的对组织生活和活动过程的固定看法，通常通过口号、院训、厂歌等形式明白表达出来。组织精神的内容主要包括主人翁精神（参与意识）、敬业精神（奉献意识）、团队精神（协作意识）、竞争精神（文明竞争意识）、创新精神（永不满足意识）、服务精神（让受服务对象满意意识）等。

4. 组织伦理　是指组织员工认同并在处理人与人、单位与单位、个人与单位或社会、单位与社会之间关系时体现出来的善恶标准、道德原则和行为规范。组织伦理有两个层次：个人道德和组织道德。

（二）中层制度文化

中层制度文化又称方式文化，制度是在社区卫生服务活动中制订的带有强制性、起规范与约束作用的各种规定、办法、规程、合约、经济责任制等，具有一种来自员工自身以外的带有强制性的约束，规范着社区卫生服务机构每一个人的行为，是社区卫生服务组织精神与价值理念的折射和反映，是承载社区卫生服务组织文化的一种存在形式。制度文化集中体现了组织文化的物质层和精神层对成员和组织行为的要求。

社区卫生服务机构组织制度是一个由多方面制度构成的制度体系，主要包括工作制度、责任制度和特殊制度。

（三）浅层行为文化

行为文化是组织文化的浅层部分。从内容看，行为文化既包括组织的服务行为、分配行为、交换行为和消费行为所反映的文化内涵与意义，同时也包括组织形象、风尚和礼仪等行为文化因素。社区卫生服务行为文化的建设是组织文化建设的最重要最基础的建设。在全科医疗服务中产生的行为文化，主要包括服务态度、服务技术、服务风尚及社区卫生服务机构宣传、群体活动、文体活动中产生的文化现象,它是社区卫生服务机构员工的精神风貌、机构形象和人际关系的动态体现,也是社区卫生服务机构精神和价值观的折射。

社区卫生服务机构员工行为的内容包括:仪容仪表、风度气质、岗位纪律、工作程序、待人接物、卫生习惯、健康行为、素质和修养。

(四)表层物质文化

表层物质文化又称显形文化,是组织文化的表层部分,它是以社区卫生服务机构的实体物质形式表现出来。如社区卫生服务机构外貌、自然环境、标志、建筑风格、门诊、康复室、病房及各种辅助用房的设计和布局,机构内道路花草等绿化美化环境、医疗仪器设备、医疗和生活设施、运输救护车辆、文化体育设施,机构内部与外界相连的交通道路,能够物化的各种科技资料,各种文件档案资料,文化传播网络,如自办的报刊、网站、宣传栏(宣传册)、广告牌等。病案与图书情报资料、财务资料等,它们之间构成的有机联结的网络,成为社区卫生服务机构工作的物质基础。

组织文化的四个层次是紧密联系的,四个层次由表及里,由浅入深,由里到外,由深达表,形成一个严密的、系统的、有机的、互相联系和相辅相成的结构。

三、社区卫生服务组织文化建设的原则

(一)先进性与广泛性的统一

1. 先进性　先进性是社区卫生服务组织文化建设的首要原则。维护社区居民健康,不断提高人群健康水平永远是社区卫生服务机构的目标,也是社区卫生服务机构生存发展的原则。社区卫生服务机构作为社会的一个"窗口",其中的文化状况如何,对社会文化的形成、发展和社会文明程度的提高也有着重要的影响。因此,要培育社区卫生服务组织文化,大力倡导先进文化,倡导集体主义,倡导民族、科学、人文精神,以正确的舆论引导人,以高尚的精神塑造人,不断提高员工的思想道德素质、科学文化素质,促进人的全面发展,推动社会全面进步。

2. 广泛性　社区卫生服务机构文化建设又是一项群众性实践活动,必须坚持广泛性的原则,发动社区卫生服务机构员工,全员参与,尊重员工的劳动和创造。发扬民主,发动员工献计献策,广泛听取员工对社区卫生服务组织文化建设的建议和对策,注意发现文化建设过程中的群众创意,加以保护和拓展。

(二)社会效益与经济效益的统一

作为政府实行一定福利政策的公益事业机构,社区卫生服务机构在维护社会稳定、提供居民基本医疗卫生、疾病预防、康复、健康教育等方面承担着义不容辞的社会责任。但是,社区卫生服务机构为了自身的生存和发展,又必须关注自身的经济效益。因此,在进行社区卫生服务机构发展战略决策时,必须将着眼点放在社会和谐、经济发展、人民健康水平的提高上,而不能局限于单纯的业务收入增长。要始终坚持"为人民健康服务"的宗旨,坚持"以人为本、诚信敬业、文明行医"的服务理念,制订"以患者为关注焦点,以满意为追求目标,以质量为立院之本,以科技为发展之路"的社区卫生服务机构经营方针,坚持社会效益与经济效益的统一,把人民群众的健康放在首位。

（三）组织发展与个人发展的统一

在社区卫生服务组织文化建设中，人的因素是最重要的，因此，既应促进社区卫生服务机构发展，又要满足员工个人精神文化生活需要。只有坚持用科学的理论武装人、用远大的理想激励人、用高尚的情操培育人，培养出一大批有理想、有道德、有文化、有纪律的社区卫生服务人员，才能为社区卫生服务机构改革发展奠定坚实的基础。要以信任、尊重、关心、培养，注意发挥人的潜能为着眼点，以追求人和技术以及设备相结合为中心环节，以实现医学、教学、科研的共同发展为目的。尊重员工在社区卫生服务组织文化建设中的主体地位，发挥员工的首创精神，在培育和形成社区卫生服务组织文化的过程中，保证员工的充分参与，使社区卫生服务组织文化的内容得以丰富。

（四）组织文化与社会文化的统一

社区卫生服务组织文化既是社会文化的组成部分，又是影响社会文化的重要阵地，社区卫生服务组织文化不仅对社区卫生服务机构内部产生影响，而且通过医疗服务产生社会影响。良好的医德医风对社会风气的影响和效应十分显著，社区卫生服务组织文化建设必须坚持社区卫生服务组织文化与社会文化的统一。

四、社区卫生服务机构文化建设的步骤

社区卫生服务机构文化建设是一个系统工程，要经历一个由浅入深、循序渐进的过程。社区卫生服务机构文化建设可以采取以下几个步骤：①建立实施机构，社区卫生服务机构负责人要作为社区卫生服务机构文化建设的领导者和推行者；②审视社区卫生服务机构内外部环境因素，结合员工的建议，仔细分析研究，制订切实可行的社区卫生服务机构文化体系；③发布并宣传社区卫生服务机构文化的内容，采取培训教育的方式，发动社区卫生服务机构全体员工学习了解；④组织社区卫生服务机构员工进行讨论，集思广益，在讨论中实现不同价值观和文化的碰撞，筛选出更加适合社区卫生服务机构发展的文化，确立并完善社区卫生服务机构文化的内涵；⑤导入社区卫生服务机构文化系统，编写社区卫生服务机构文化手册，进行社区卫生服务机构形象策划等；⑥对照社区卫生服务机构过去的规章制度、风气及形象等，将其中与现定社区卫生服务机构文化主旨不符的加以修改，完善或重新制订社区卫生服务机构管理制度，将社区卫生服务机构文化以制度的形式确定下来；⑦组织全体员工进行社区卫生服务组织文化的再培训；⑧在实践过程中，要根据社区卫生服务机构内外环境的变化，适当调整，以适应改革发展的需要。

五、社区卫生服务机构文化建设内容的设计

（一）选择价值标准

选择价值标准时要注意：①要立足于本组织的具体特点，要明确当前的文化应适应社区卫生服务机构发展需要；②要把握住社区卫生服务机构价值观与社区卫生服务机构文化各要素之间的相互协调；③因为社区卫生服务机构文化中所包含的价值观、精神、目标、信念等均是社区卫生服务机构有意识、有目的、主动自觉地加以倡导推行的，其表达的含义应该是清晰、科学、明确、具体的，便于员工理解、记忆，尽可能言简意赅；④要注意内容与表达的统一，

避免只注意词句漂亮而内容空洞,使员工缺乏热情;⑤要体现社区卫生服务机构的宗旨、管理战略和发展方向;⑥选择组织价值观要坚持群众路线,充分发挥群众的创造精神,认真听取群众的各种意见,审慎地筛选出既符合本社区卫生服务机构特点又反映员工心态的价值观和文化模式;⑦既应考虑现实性、可行性,又应有一定的发展性和超前性;⑧既应吸取自己文化中的积极部分,也应借鉴国内外社区卫生服务机构的长处,既要有个性又要有创新。

(二)强化员工认同

选择和确立了社区卫生服务机构价值观和文化模式之后,应把基本认可的方案通过一定的强化灌输使其深入人心。

1. 广泛宣传 充分利用一切宣传工具和手段,大张旗鼓地宣传社区卫生服务机构文化的内容和要求,使之人人皆知,以创造浓厚的环境氛围。

2. 选好载体 好的文字表达应具有这么一种魅力,即每当员工想起或读起时,从心底产生一种神圣的使命感及自豪感,从而产生努力工作、积极向上的强烈愿望。

3. 树立榜样人物 典型榜样是组织精神和组织文化的人格化身与形象缩影,能够以其特有的感染力、影响力和号召力为组织成员提供可以仿效的具体榜样,而组织成员也正是从英雄人物和典型榜样的精神风貌、价值追求、工作态度和言行表现之中深刻理解到组织文化的实质和意义。

4. 培训教育 社区卫生服务机构文化设计好后,要全员推广,有目的地培训与教育,使社区卫生服务机构成员系统接受和强化认同社区卫生服务机构所倡导的组织精神和组织文化。

(三)提炼定格

1. 精心分析 由于社区卫生服务机构文化涉及范围广,影响时间也长,所以确定社区卫生服务机构文化的目标时,还要分解目标以及设计出具体的措施,慎重考虑,反复推敲讨论,必要时重复调查修改。

2. 全面归纳 在系统分析的基础上,进行综合整理、归纳、总结和反思,去粗取精、去伪存真、由此及彼、由表及里,删除那些落后的、不为社区卫生服务机构员工所认可的内容与形式,保留那些进步的、卓有成效的、为广大员工所接受的内容与形式。

3. 精炼定格 把经过科学论证的和实践检验的组织精神、组织价值观、组织文化,予以条理化、完善化、格式化,加以必要的理论加工和文字处理,用精炼的语言表述出来。

建构完善的组织文化需要经过一定的时间过程。充分的时间、广泛的发动、认真的提炼、严肃的定格是创建优秀的社区卫生服务组织文化所不可缺少的。

(四)巩固落实

文化建设工作的巩固落实需要建立必要的制度,更需要领导率先垂范。

(五)丰富发展

社区卫生服务机构文化的培育是一项系统工程,是涉及社区卫生服务机构建设和发展的全局性、战略性的长期任务,要分段实施、分段考评、分段总结,把社区卫生服务机构文化建设纳入科学化、规范化的轨道。当组织的内外条件发生变化时,要不失时机地调整、创新、丰富和发展组织文化的内容和形式,使得组织文化经过循环往复达到更高的层次。

六、全科医师团队服务

> **理论与实践**
>
> 全科团队服务是由全科医师、公卫医师、社区护士等组成的医疗队伍，面向社区人群提供医疗卫生服务，是具有探索意义的新型的社区卫生服务模式。许多地方的实践表明：通过科学合理组建全科服务团队，能够实现优势互补、防治结合、整合增效，提高社区卫生服务质量和效益，更好地为居民提供"六位一体"的基本医疗服务和公共卫生服务，提高社区慢性病健康管理水平。

（一）团队的内涵

团队是指一种为了实现某一目标而由相互协作的个体所组成的正式群体。它具有以下特征：①团队是根据工作流相似性原则组成的群体；②团队成员有着共同清晰的目标，每个团队成员从事的工作是工作流上不可或缺的环节；③团队成员各自所拥有的知识、技术、信息不同，能够优势互补，整合增效；④团队成员之间的关系应该是一种相互信任、相互支持，工作中互相合作、技能互补的关系。

（二）全科医师团队服务特点

1. **团队责任制**　社区卫生服务要提供综合性、持续性和协调性的健康照顾，仅靠全科医师孤军奋战不可能实现，国内外社区卫生服务经验表明，建立社区卫生团队服务责任制，能够更好地利用社区资源为居民提供"六位一体"的基本医疗服务和公共卫生服务。全科医师服务团队是由全科医师、公共卫生医师和护士组成，全科医师在团队中是管理和学术核心，承担着团队建设和业务发展与管理的任务，与团队成员一起围绕全面改善个体与群体健康状况和生命质量的目标共同工作。

2. **伙伴式协作**　全科医师服务团队具有不同的知识背景、技术、技能和卫生信息，专长不同，他（她）们的组合可以增进彼此之间伙伴式的协作、支持和信赖，可以汇集解决实际问题所需的各种智慧、经验和创造力，可以快速解决具有复杂性特征的各种实际问题。

3. **工作模式转变**　全科医师服务团队的建立，能够改变传统的坐堂式工作模式，真正把社区卫生服务融入社区，贴近居民，为居民提供近距离的、高质量的服务，提高社区卫生服务的工作效率和效果。

（三）全科医师团队服务的设置原则

高效的全科医师服务团队，团队成员之间能够优势互补，有着良好的合作沟通品质。在良好的外部环境支持下和优秀领导的引导下，高效率地朝着社区卫生服务目标推进。根据先进单位的经验，建立高效率的全科医师团队服务应坚持下列原则：

1. **一个核心**　应围绕更有利于开展各项工作、更有利于提升全科团队的服务质量和服务水平、更有利于实现社区卫生服务的目标这个核心来合理配置全科团队成员，使全科团队真正成为社区公共卫生平台的"表演人"，社区居民健康的"守护人"，医保工作的"守门人"。

2. **突出防治结合，以防为主**　所设置的团队要更有利于实现公共卫生目标，如要实现预防保健工作下沉,首先是预防保健人员的下沉,转变中心医务人员的传统观念。

3. 明确功能职责　必须对全科团队、管理平台、辅助科室的功能进行定位,对每个人都明确职责,形成具有一定的职责分工又能和谐协作的关系。

4. 动态考核,评估监督　必须制订相应的评估、考核制度,实行相应的考核、评估,以保证各项工作任务能科学、规范、高效地开展。

(四)提高全科团队服务效果的对策

以全科团队服务为核心的新型社区卫生服务模式,主要通过全科团队服务下沉社区,改变传统单一的坐堂问诊服务方式,深入社区、走进家庭,为居民提供基本的医疗保健服务,医护人员充当的是社区居民"保健医师"角色。要建立高效的全科医师团队服务,必须从以下几点着手:

1. 加强业务培训　通过各种培训形式,使团队成员能够接受持续的全科医学继续教育,整体适应全科医学服务工作的要求,适应人口老龄化和疾病谱转变的要求,具备处理常见病、多发病的临床医疗能力,具有开展预防保健工作和社区卫生工作的能力,增强大卫生观念,能够对解决社区卫生保健问题提出建议、措施。

2. 选好团队长　全科团队长的人选必须既懂业务又懂管理,有责任心、乐于奉献,同时要对团队长明责授权。

3. 开展社区诊断　了解居民的卫生服务需求,结合实际,制订团队的工作职责和工作范围,明确服务规范和标准,确定团队成员的配置比例和数量,人事相宜,保证服务质量。

4. 完善规章制度　优化运行方式、管理流程,为团队营造和谐的工作氛围,提供开展工作的设施设备,搭建开放的信息交流和沟通平台,建立质控管理和以服务质量及居民满意度为目标的考核机制,对全科医师团队服务的工作提供宏观管理支持和有效的监督。

5. 加大宣传力度　使社区居民对全科医疗保健有一个正确性的认识和理解,全科医师团队服务也应在实际的工作中切实做到以人为本,使社区居民感受到社区卫生服务的优越性,形成对团队的认同感,促进工作的开展。

6. 探索服务模式　社区卫生服务机构应结合自身情况不断地探索全科团队服务新模式,改变服务观念。将以疾病为中心转为以健康为中心;将服务患者个体转变为服务居民群体;将间断式服务转变为连续性服务;将单纯的医疗服务转变为预防为主、防治结合的综合性服务;将被动式服务转变为上门主动服务;重视预防保健工作;主动下社区、进家庭,为社区居民提供"未病先防、既病防变、病后防复"的健康管理服务;建立起社区内横向到边、纵向到底、条块结合、以块为主、块管条包的属地化管理模式,发挥社区卫生服务中心"六位一体"综合服务功能,真正充当起社区居民"保健医师"角色,发挥社区"守门人"作用。

学习小结

1. 管理的职能包括计划、组织、领导、控制及创新;全科医疗服务管理者要履行管理职能和扮演管理者的角色,应具备技术、人际和概念这三种基本技能。

2. 社区卫生服务机构设置规划应遵循公平性、可及性、以区域卫生规划为指导、与社区建设同步发展、整体规划分步实施以及公有制主导的原则。全科医疗服务质量管理机构要围绕全科医疗服务活动全过程进行统一策划、协调,包括对实现服务质量全过程的管理,对参与质量活动的全员管理,以及对业务、技术、服务、行政等全部卫生服务工作与活动的管理、评价、监控,跟踪质量计划目标实施情况,及时发现实际工作与评价标准的偏差,分析发生偏差的原因,并采取措施进行纠正。

3.社区全科医疗质量管理的主要内容是确定全科医疗服务质量管理目标,建立全科医疗服务质量管理机构及管理制度,实施全科医疗服务全过程质量管理。而实施全科医疗服务全过程质量管理主要包括疾病诊断和治疗管理、双向转诊质量管理、家庭病床质量管理和健康档案质量管理。

4.社区卫生服务绩效评价应坚持公平、效率和可行性原则。社区卫生服务组织绩效评价内容应体现履行基本公共卫生服务与基本医疗服务职能、综合管理和服务对象满意度等方面情况。

5.社区卫生服务组织文化是社区卫生服务实践活动和管理活动中被员工普遍认可和遵守的具有社区卫生服务特色的价值观念,反映社区卫生服务机构群体意识和精神面貌。社区卫生服务组织文化建设应遵循先进性与广泛性的统一、社会效益与经济效益的统一、组织发展与个人发展的统一,以及组织文化与社会文化的统一的原则。

(方小衡　刘梦然)

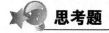 **思考题**

1.简述管理、基本药物、社区全科医疗服务质量、绩效、绩效评价的概念。

2.全科医疗服务管理者必须具备哪些基本的技能?

3.全科医疗服务质量管理的主要内容是什么?

4.简述基本药物的配备原则。

5.社区卫生服务组织绩效评价包括哪些内容,应遵循的基本原则是什么?

6.如何设计社区卫生服务机构文化建设的内容?

第 十 章

全科医疗中的健康管理服务

学习目标

1. 掌握 健康管理的概念、特点、步骤、常用服务流程；健康管理在中国的需求；慢性病的概念、特征、分类及其危险因素；慢性病健康管理的概念与工作流程；社区慢性病管理的内容。

2. 熟悉 政府在健康管理发展中的作用；慢性病健康管理与社区卫生服务整合模式分析。

3. 了解 健康管理在国内外的发展与现状以及我国健康管理存在的主要问题和健康管理的应用前景；社区健康管理的意义及社区健康管理的可持续发展战略。

健康是人类社会生存的基础，也是人类发展的基本前提。有人说健康是一种状态，一种资源；也有人说健康是一种美德，一种生产力。健康又像空气和水，在失去时才深知其珍贵。21世纪的中国处于经济快速发展的时期，竞争激烈、环境恶化、公民的精神压力不断增大，从而使得看似健康的人其实已经处于疾病的初期或亚健康状态。高血压、冠心病、糖尿病、超重和肥胖等慢性非传染性疾病已经对人类健康造成了主要威胁。人类的健康状况对全球的经济和文化的发展尤为重要，与健康管理相关学科也因此被提上日程、纳入国策，成为21世纪各国发展的一个重要战略目标。健康管理作为现代新型的卫生服务模式，它通过凭借较少的投入获得较大的健康效果，增加了医疗卫生服务的效益，提高了医疗保险的承受力，具有重大的理论意义和实践价值。健康管理不仅仅是一个概念，更是一种方法，不仅仅是一套周密的服务程序，更是人类认识自我的哲学思考。

第一节 健康管理概述

一、健康管理产生的背景

（一）健康管理的产生

人类对健康的认识和理解经历了一个漫长的历史发展过程。起初，人们主要从医学角度来研究和定义健康，认为健康就是没有疾病。后来，不同领域的学者对健康相关问题的研究推动了现代多领域的健康观的形成。社会学家们认为：健康不仅仅要以生理功能的失调为依据，还应该纳入社会角色和能力的失调视角，以测量个体的社会常态为主。经济学家们认为：健康首先是一种经济物品，给人们带来效用和收益，它更是一种资源。政治学家们认为：健康是人的一种基本的权利，是人类社会普遍认同和追求的价值和目标取向之一。健康概念的内涵和外延的不断拓展和深化，无疑将在很大程度上影响人类健康管理活动的领域和边界。

现代健康观及其内涵经历了从个体到群体，从单维到多维、从疾病到健康、从个人到家庭、组织、社区、社会等多方面的拓展。更加重视群体健康管理，关注生命周期不同阶段的健康保护，将单纯的疾病管理，拓展到对亚临床、亚健康、健康等不同生命状态的健康管理。人们从只重视个体健康，转向重视群体及其生活的社会环境系统的健康，并提出了家庭、组织、社区、城市健康、社会和生态健康等新的健康概念，从而形成了个人 - 家庭 - 组织 - 社区 - 城市 - 国家 - 地区 - 全球健康系统。每一个子系统都是更大环境健康系统的一个组成部分，它们之间相互依存、互为因果、相互影响，如图 10-1。

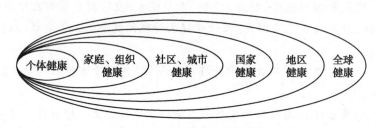

图 10-1　现代健康观的新特征

人类的健康除了受生物的遗传因素影响外，很大程度也受到社会生活环境因素的影响。社会因素决定论进一步提示，单纯的依赖医学手段难以有效根治由健康问题所导致的社会的根源，更加需要卫生服务系统内外、政府内外、多部门之间的协调行动，共同推动健康管理理论和实践的全面开展。

现代健康观内涵和外延的不断拓展以及多层次健康社会决定因素理论的提出，使得人类健康管理活动从个体健康管理拓展到其工作、生活场所、社区、城市乃至国家或更大范围的健康管理行动，如图 10-2。

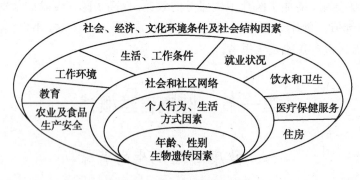

图 10-2　多层次健康影响因素

（二）国外健康管理现状

西方发达国家对健康管理的研究与实践已有几十年的历史，寻求控制医疗费用并保证个人健康利益的需求，推动了健康管理的迅速发展。健康管理最早是由美国密西根大学在 1978 年提出。1996 年，世界卫生组织在《迎接 21 世纪的挑战》报告中指出："21 世纪的医学，不应继续以疾病为主要研究对象，而应以人类健康作为医学研究的主要方向"。目前，越来越多的发达国家倡导"医检分离"，由此产生世界三大健康检查中心——英国的 BUPA 健检中心、日本 PL 东京健康管理中心和中国台湾美兆 MJ 诊所。部分发达国家的健康管理模式及现状，如表 10-1。

表 10-1　国外的健康管理模式及现状

健康管理模式	健康管理现状
美国模式	1. 健康管理人人参与，覆盖面广 2. 全国健康计划为健康管理提供了宏观政策上的支持 3. 医疗保险机构与医疗集团的合作，确保了健康管理的财政来源 4. 全方位的健康管理策略：包括生活方式管理、需求管理、疾病管理、灾难性伤病管理、残疾管理、综合的人群健康管理
德国模式	1. 健康医疗保险与预防医疗的结合为德国健康管理的主要实施手段 2. 德国医疗保险式健康管理带来的缺陷：如医疗服务机构、法律监管部门，以及医疗保险的健康基金等相关部门由于自身利益之间的冲突，缺乏紧密合作，医疗保险系统难以有效维持
日本模式	1. 健康手册开启了日本的健康管理：健康手册已经普及到日本全国国民，通过健康管理，日本的健康观念得以转变，更加追求一种身体的、社会的、精神的、心理的良好状态 2. 健全的法律制度是日本健康管理的保障：日本居民在享受健康管理权利的同时，也主动履行健康管理的义务，日本许多健康管理的受益者，同时也是日本健康管理的志愿者 3. 日本健康管理的成果显著：日本的健康管理不仅在疾病预防和国民健康促进方面取得了显著的成就，且日本的人均寿命已达 83 岁，位居世界第一
芬兰模式	1. 芬兰健康管理源于慢性病的防治 2. 有效与社区合作是芬兰模式成功的关键 3. 芬兰模式的成果：芬兰的健康管理是一种通过改变人群生活习惯、发挥基层社区卫生服务组织的预防功能、从源头上降低疾病危险因素的新型健康管理模式

（三）国内健康管理现状

我国健康管理基础性研究不足，健康管理研究工作主要集中在慢性病患者群（如脑卒中、高血压、糖尿病等）的认知、态度和行为调查，以及健康教育及其效果评价。对我国民众健康水平监测等基础的数据库尚未建立，有关健康评估、健康需求、健康管理模式和系统的理论框架等研究也相对较少。随着我国慢性疾病患病率的迅速上升，科研机构与学者正在加快对防治慢性病的健康管理理论研究步伐，研究方法也逐步趋向规范化。

2001 年健康管理作为专有名词引入我国，并成立了首家健康管理公司。2003 年 8 月，华南地区首家健康管理中心——广州军区广州总医院健康管理中心开始营业。2003 年 12 月 25 日，卫生部、劳动社会保障部和中国保监会在北京召开了《健康管理与医疗保障（险）高层论坛会》，使健康管理受到广泛重视、取得共识，被推广应用并产生显著效果，同时在实践中有了进一步的认识。2005 年国家设立健康管理师职业并于 2006 年成立健康管理师专家委员会，以规范健康管理师队伍的建设机构。在 2008 年初召开的全国卫生工作会议上，原卫生部提出"健康中国 2020"战略，并于同年 8 月出台了《"治未病"健康工程实施方案（2008—2010 年）》，提出并确保治未病保健服务体系框架形成。到 2008 年上半年,全国健康管理机构已经达到 5744 家。2009 年 4 月出台的《中共中央国务院关于深化医药卫生体制改革的意见》明确提出了医疗信息化的改革方向,而对现代信息通讯技术高度依赖正是健康管理服务与其他服务的区别。2010 年 3 月,广州白云山和记黄埔中药有限公司主办的"中医药文化中国行,白云山和黄中药六位一体"首次为社区提供立体式升级服务,将"健康管理"理念引入并服务于社区居民。目前以健康为主题的各类会议、培训逐渐增多,各省分会都在纷纷成立健康管理学分会,先进的理念得到了社会的认可,但国内在健康管理的实践和理论研究方面与国外仍然存在着很大的差距。

(四)国内健康管理的需求

1. **人口老龄化速度快** 我国的人口特征与世界上大多数国家一样,逐渐步入老龄化社会,2010 年人口普查排在前五位的省份和直辖市为重庆 11.56%、四川 10.95%、江苏 10.89%、辽宁 10.31%、安徽 10.18%。我国于 2000 年进入老年型国家的行列,虽然晚于发达国家 50~100 年,但我国人口老龄化速度惊人。2010 年 11 月 1 日,我国 65 岁及以上老年人口占总人口的比重为 8.87%,比 2000 年人口普查的 6.96% 上升了 1.91 个百分点,而从 1990 年到 2000 年,这一比重仅上升了 1.39 个百分点,说明我国人口老龄化速度加快并超过我国经济发展的速度。人口老龄化速度惊人,经济发展较难承受,西方发达国家人口老龄化出现在经济发达、国民生产总值较高的阶段,而我国在 20 世纪末成为老年型国家时,人均国民生产总值只相当于西方国家的 1/5,人口老龄化速度快,经济不发达,从而造成我国社会发展承受巨大压力。

2. **慢性病患病率上升** 近年来,我国慢性病死亡占总死亡的比例不断上升,给个人、家庭及社会带来难以承担的沉重的医疗和经济负担。例如,我国在癌症治疗方面投入高额的治疗费用,却没有达到令人满意的治疗效果。慢性病更导致很多国民"因病致贫"。慢性病患病率的不断上升造成我国居民医疗经济负担较重。

3. **医疗负担较重** 医疗费用急剧上涨,不断加重个人及政府的经济负担,随着我国人口数量的持续增长,城镇化进程的加快以及人口老龄化速度的加快,卫生服务的需求量不断增加。医疗水平的发展及医疗技术的提高也是造成医疗费用不断上涨的重要原因。研究表明,人口老龄化、疾病结构的变化与医疗费用增加关系密切。普通家庭及老年人的医疗费用已经远远超过一个普通家庭或老年人能够承受的负担,同时医疗费用过高也会带来一系列无法避免的社会问题。

4. **健康保障模式改变** 劳保医疗制度改革造成我国社会医疗保险覆盖率较低,约 23% 的城镇人口失掉了社会医疗保险。健康保障制度改变的结果导致卫生费用的增加主要来源于居民个人,个人卫生支出占全国卫生总费用的比例不断增加。虽然我国居民生活质量较从前有较大幅度改善,但仍不能改变亚健康人群增多、新病种出现及老年性疾病发生年龄不断提前的现状。大量事实证明,现代医学对许多疾病无法根治,仅仅能做到有所缓解和控制。因此,世界卫生组织指出:21 世纪,医学的重心将从治疗为主转向对亚健康控制。健康管理是要把在我国国民观念中根深蒂固的"不治未病治已病"的就医模式,转变为"未病先预防"的模式。我国中医倡导"治未病"的理念,而西方健康管理目则是有效地控制亚健康,中西方理论不谋而合。因此,健康管理事业在我国势在必行。

现代社会在经济、就业等多重压力的作用下,很多人都处在疾病的威胁之下。因此,不仅仅要关注患者群,更应该加强健康危险因素的控制,只有如此才能从根本上降低医疗带来的经济负担。

（五）我国健康管理存在的主要问题

1．健康管理的主流理论框架有待完善　我国目前在临床医疗方面有较大力度的投入，相比而言，健康管理的投入和重视则明显不足。当前，健康管理尚缺乏系统、权威的理论支持，主流理论框架尚未形成。虽然健康管理理论已经出现并不断发展但系统的理论仍不完善，因此健康管理行业也存在管理混乱的现象。

2．健康管理理论研究发展滞后　我国健康管理的发展过程是漫长而艰难的，尽管如此，但健康管理经过其艰难的发展，以其先进的理念已获得我国社会一定的认同，经过不断的努力，健康管理在国内得到了较快的发展，健康管理服务质量也在不断地提高。但必须承认，目前国内的健康管理服务水平及内容都与国际水平存在一定差距，我国在健康管理学术理论和技术研究方面还有许多工作要做。

3．健康管理专业人才素质欠缺　健康管理工作的专业性较强，从业人员需要具备较强的专业健康知识，丰富的实际工作经验才能将健康管理工作做到较好的水平。健康管理是一门综合性学科，涉及预防医学、临床医学、社会科学等领域，但国内至今尚无学校培养健康管理专业人才，各级医院全科医学专业的医务人员不足，现有专科医务人员的知识结构又不够合理，因此促进健康管理行业的健康有序发展及培养人数众多的高质量健康管理人才是我国健康管理发展的当务之急。

4．急需建立适应我国社会现状的健康管理体系　由于健康管理发展在西方先于我国，因此我国的健康管理行业发展一直模仿西方发展模式，尚未形成独特的属于我国的健康管理发展模式。目前，随着健康管理不断地被大众接受，众多的组织和机构都称自己从事的是健康管理，导致健康服务市场管理及竞争混乱。在我国健康管理行业仍处于发展初期的特殊时期，建立具有中国特色、适应我国社会现状的健康管理体系至关重要。

二、健康管理的定义和特点

（一）健康管理的定义

健康管理（health management）是健康管理循环、不断运行的内容过程，即对健康危险因素的检查监测（发现健康问题）—评价（认识健康问题）—干预（解决健康问题）—再监测—再评价—再干预，周而复始的过程，如图10-3。其中健康危险因素干预（即解决问题）是关键所在。

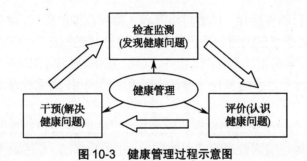

图 10-3　健康管理过程示意图

（二）健康管理的特点

1．健康管理呈现多层次化，形成了多水平的健康管理系统　健康管理不再局限于微观管理，而是由微观、中观、宏观等多个层次的健康管理活动通过有机组合而形成的健康管理系统。其核心是对个体、群体的不良行为和生活方式的干预与管理；其基础是对家庭、单位、社区等人们生活和工作场所健康问题及影响因素的综合管理；其支撑是对国家及全球范围内影响全体民众健康的宏观社会条件和结构因素的干预和管理。此外，不同层次的健康管理活动互为依托，相互影响和制约。个体的健康依赖其家庭和组织的健康，而家庭和组织的健康又在很大程度上依赖其生存的社区和城市，甚至国家和全球的健康，反之亦然。因此，它是多重水平健康管理行动有机整合而构成的系统。

2. 健康管理的内容、对象和范围不断拓展　健康管理内容从患病后的被动治疗和管理，逐步发展到对各种健康危险因素的主动监测、干预和管理；从个体不良行为和生活方式的管理逐步拓展到对各种健康社会决定因素的管理。管理对象从患者拓展到全人群，并关注对不同健康状态、不同生命周期人群的健康维护以及长期动态管理。健康管理呈现从关注健康结果转向关注影响健康的自然、社会环境和条件的管理的特点，如图10-4。

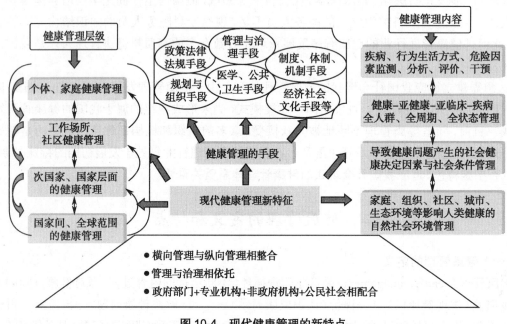

图 10-4　现代健康管理的新特点

3. 健康管理手段日趋多样化　随着健康管理人群和范围的扩大，健康管理的策略和手段也发生了很大变化，健康管理运用的手段从最初针对个体的临床医学和预防手段，到针对群体的公共卫生手段，后来又拓展到社会、经济、文化、政策、法律、制度等综合干预手段，健康管理越来越依赖专业技术之外的多种管理策略和手段的应用，更重视技术与管理手段的有机结合。

4. 强调横向和纵向健康管理和协调机制的建立　现代健康管理重视和依靠卫生行政部门和专业医疗卫生机构在实施健康管理中的作用，并在此基础上，注重不断探索将健康目标和健康管理纳入所有部门的有效路径，期望通过跨部门协调一致的政策和策略行动，推动健康管理的有效开展。为实现这一目标，它强调横向、纵向健康管理行动的有机结合，致力于通过多种协调机制的建立推动合作管理的实现。

5. 健康管理实现三级预防　即通过健康教育和健康促进来改善人群的健康状况,降低疾病的发生率;通过早期诊断、早期治疗来促进患者的痊愈,降低病死率;通过规范化的治疗和康复措施来预防各种并发症的发生,降低患者的残疾率。国家"九五"攻关课题研究结果表明,在疾病预防工作上每投 1 元钱,就可以减少支出 85 元钱的医疗费用和 100 元钱的抢救费用。如果再考虑由于投入增进健康而增加财富所得到的产出,这一减一增,将为我国全面建设小康社会增加数百亿元的资金保障。

6. 健康管理是预防医学与临床医学的结合　健康管理利用基础医学、临床医学、营养保健、中医养生、心理保健、康复医学、环境医学、运动医学以及安全用药等多方面的知识,在进行健康信息管理的基础上,针对不同人群的不同特点,开展健康教育与健康促进、健康咨询与指导,使人群或个体在健康方面达到最佳状况,最终达到延长寿命、提高生活质量的目的。

7. 健康管理是全民参与的战略行为　健康管理的宗旨是调动个体和群体及整个社会的积极性,有效地利用有限的资源达到预防疾病、维护健康的最佳效果。健康管理的具体做法就是为个体和群体(包括政府)提供有针对性的健康信息并创造条件采取行动来改善并增进健康。

三、健康管理的理论与实践溯源

(一)健康管理理论

1. 健康管理理论的背景

(1) 人们健康需求的主要方面是医疗需求,目前的医疗服务主要针对的是这部分需求。

(2) 要完成医疗服务供方高效率、需方低成本的总目标,不是单个医院或集团就可以实现的,而必须是医疗机构统一协调,密切合作,实行医疗一体化。

(3) 医疗保险并不能覆盖所有的健康人群,尤其是一些妇女、儿童和老人乃至广大的农村人口,实际上他们是健康脆弱人群,需要适当的优先医疗照顾。

(4) 人们健康需求中除了医疗需求以外,还有很多内容如保健、提高生存质量、心理和营养支持等方面的需求,而后者正是现有医疗市场的有效补充,也是传统健康管理理论希望扩大医疗需求的着眼点。

2. 健康管理理论的主要内容　健康管理是对服务对象存在的与健康有关的因素进行全面管理的过程。基本内容有三点:①收集服务对象的健康信息,随时发现健康问题,为评价和干预管理提供依据;②评价危害服务对象健康的有关因素,对服务对象目前的健康状况及发展趋势作出预测,起到对健康的警示作用;③实施健康规划,对不同的危险因素实施个性化的指导,改善健康状况。通过健康管理的全过程,改善健康状况,提高生活质量,节省医疗费用,有效降低医疗支出。

3. 健康管理的目的　通过健康管理能达到以下目的:一学,学会一套自我管理和日常保健的方法;二改,改变不合理的饮食习惯和不良的生活方式;三减,减少用药量、住院费、医疗费;四降,降血脂、降血糖、降血压、降体重,即降低慢性病风险因素。通过对检测结果的评估并结合临床体检报告,从整体和平衡观的角度,首先明确了解自身处于何种状况,确定具有针对性和个性化的调理方案。

健康管理是通过健康评估对人群进行分类,患病的进入就医通道,由医疗机构(医院、卫生站)服务;另外一类高风险、亚健康、慢性病患者群进行健康促进(健康管理师),对这类人群实施定期跟踪干预，这类人群也可以通过网上个人健康管理空间查看饮食、运动、心理保健等方案，并记录最新健康状况，让每个人都随时随地看得见自己的健康，个人与健康管理师实时互动，最终目的是让这部分人不患病，不患慢性病。

4. 健康管理的意义　健康管理能有效调动个人改善不良行为与生活方式的积极性和主动性，在个体层面的意义在于：①实现个体健康危险性的量化评估；②获得控制疾病危险因素的健康干预策略；③有利于管理个人的健康状况，早期发现疾病并及时治疗；④改善患者生活质量并延长健康寿命。在群体层面，健康管理可以改善人群健康水平，提高群体健康干预的工作效率，同时，也可以有效地降低医疗费用。

美国的健康管理研究成果表明，依靠有针对性的健康指导和干预，可更有效地保持或改变人群的健康状态，使人群维持低水平的健康消费。随着社会主义市场经济的深入发展和全面建设小康社会工作的推进，对社会健康保障体系的建设与发展提出了更高的要求。积极开展个体和人群的健康管理，全面监测和评价人群的生存环境、生活质量和健康状况，并对危险因素实施有针对性的干预措施，对于控制医疗费用，解决群众看病难、看病贵问题以及建设和谐社会等都具有重要的现实意义。

（二）健康管理实践

1. 健康管理的主题——慢性病生活方式的预防和控制　慢性疾病已成为 21 世纪危害人类健康的主要问题。中国慢性病发病率正在迅速上升，据中国政府估计，全国高血压患者数 1.6 亿多，人群高血压知晓率为 30.2%，治愈率为 24.7%，控制率为 6.1%；估计成人超重人数为 2 亿，而肥胖人数为 600 多万，血脂异常人数 1.6 亿。2002 年中国由超重和肥胖造成的高血压、糖尿病、冠心病和脑卒中等 4 种疾病的直接经济负担合计高达 211 亿人民币，占四病合计直接疾病负担的 25.5%。来自哈佛卫生学院的研究报告称，5% 的肿瘤是不健康的生活方式引起的，80% 的糖尿病和脑卒中的原因是人为引起的，70% 的冠心病也是人为不健康习惯造成的。这些疾病随着生活富裕、老龄化、城市化、文化程度的提高而持续升高。这些疾病又是心脑血管疾病、肿瘤和众多并发症的危险因素，严重危害人民健康和影响经济社会的发展。

2. 健康管理可以阻断慢性生活方式疾病发生的自然进程

（1）慢性生活方式疾病的自然进程是健康危险因素作用的长期积累、叠加、协同的过程（图 10-5）。可改变的健康危险因素有：①不良生活方式：多吃、少动、吸烟、饮酒、熬夜、心理障碍等；②代谢异常：高体重、血压、血糖、血脂等。不可变的健康危险因素有遗传、性别、年龄等。

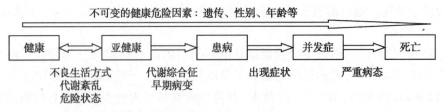

图 10-5　慢性生活方式疾病的自然发生进程图

（2）健康管理阻断慢性生活方式疾病自然进程的机会，阻断慢性生活方式疾病必须贯彻预防为主、预防干预和临床干预相结合，如图 10-6。

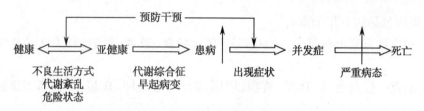

图 10-6 慢性病生活方式疾病的干预图

第二节 健康管理的基本步骤和常用服务流程

一、健康管理的基本步骤

健康管理是一种前瞻性的卫生服务模式,它以较少的投入获得较大的健康效果,从而增加了医疗服务的效益,提高了医疗保险的覆盖面和承受力。一般来说,健康管理有以下三个基本步骤,如图 10-7。

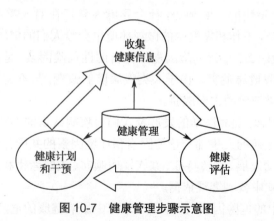

图 10-7 健康管理步骤示意图

(一)收集健康信息

通过调查、健康体检和周期性健康检查等方法,收集个人或人群的健康危险因素等有关健康信息。健康危险因素是在机体内外环境中存在的与慢性病发生、发展及死亡有关的诱发因素。这些危险因素很多,概括起来有环境危险因素、行为危险因素、生物遗传危险因素和医疗服务危险因素。环境危险因素包括自然环境危险因素(如生物、物理和化学危险因素)和社会环境危险因素。行为危险因素是由个体所选择的生活方式所带来的危险因素,这些因素与心脏病、脑血管病、肿瘤、糖尿病的患病和死亡密切相关。生活方式是个体的选择,但实际上是一种集体的行为,如吸烟、饮酒、缺乏体育锻炼、静坐生活方式、饮食不合理等,实际上是某个体所归属的社会群体所认可、所支持的行为。这些行为具有习惯的特征,一旦形成,难以改变。生物遗传危险因素是一些传统的危险因素。医疗卫生服务中的危险因素,是指医疗卫生服务系统中存在各种不利于保护与增进健康的因素,如医疗质量低、误诊漏诊、医院交叉感染等都是直接危害健康的因素。医疗卫生服务系统的布局、卫生保健网络的健全程度、人力的资格水平、卫生资源的配置合理程度等都是可能影响健康的因素。

资料收集应包括如下几个方面：

1. 疾病和生活方式　包括个人病史、家族史、膳食、吸烟、饮酒、体力活动及生活规律等情况。

2. 体格检查　包括身高、体重、臀围、腰围、血压、心电图、B 超、X 线检查等必要的物理检查项目。

3. 临床实验室检验　包括血糖、血脂、血清载脂蛋白、总蛋白、球蛋白、白蛋白、纤维蛋白原、血红蛋白、血黏度、血细胞计数、血小板计数和血小板功能、尿蛋白、尿肌酐等必要的检查项目。

4. 疾病治疗反应情况　包括药物有效性反应、药物副作用、非药物治疗效果、遵医行为等。

5. 环境危险因素情况　包括自然环境和社会环境等的危险因素。

（二）健康危险因素评价

健康危险因素（health risk）是指能使疾病或死亡发生的可能性增加的因素，或者是能使健康不良后果发生概率增加的因素，包括环境、生物、社会、经济、心理、行为诸因素。

1. 健康危险因素的分类

（1）环境危险因素：其中环境危险因素又包括自然环境和社会环境两种。随着人类社会现代化、网络化、信息化步伐的不断加快，社会环境因素正在对人类健康施加越来越大的影响。除了宏观社会环境外，工作和家庭中的微观环境也会给人们的健康带来重要的影响。

（2）心理、行为危险因素：行为危险因素又称自创性危险因素，是由于人类不良的生活行为方式而创造出来的自我健康危害。由于人类疾病谱的改变，与不良行为生活方式密切相关的慢性病越来越成为人类健康的主要威胁。

（3）生物遗传危险因素：随着医学的发展及人们对疾病认识的不断深入，人们发现很多疾病尤其是慢性非传染性疾病的发生都与遗传因素和环境因素的共同作用密切相关。随着分子生物学和遗传基因研究的发展，遗传特征、家族发病倾向、成熟老化和复合内因学说等都已经在分子生物学的最新成就中找到客观依据。

（4）医疗卫生服务中的危险因素：医疗卫生服务中影响健康的危险因素，是指医疗卫生服务系统中存在的各种不利于保护并增进健康的因素。广义而言，医疗资源的不合理布局，初级卫生保健网络的不健全，城乡卫生人力资源配置悬殊以及重治疗轻预防的倾向和医疗保健制度不完善等都是可能危害人群健康的因素，应该引起人们足够的重视。

2. 健康危险因素的特点

（1）潜伏期长：在危险因素暴露与疾病发生之间常存在较长的时间间隔，人们一般要经过多次、反复、长期的接触后才能发病，潜伏期因人、因地而异，并且受到很多因素的影响。

（2）特异性弱：由于许多危险因素的广泛分布及其他泛影响性的存在，在一定程度上削弱了危险因素的特异性作用。加上存在个体差异，容易引起人们对危险因素的忽视，因此，健康促进显得尤为必要。

（3）联合作用明显：随着大量危险因素越来越多地进入人类的生产、生活环境，导致了人类健康危险因素的多重叠加性。

（4）广泛存在：危险因素广泛存在于人们日常生活和工作环境之中，它与各种社会政治制度因素、经济、文化、人口、医疗服务因素，自然环境和社会环境因素，心理、行为等因素紧密伴随、相互交织。

3. 健康危险因素评价的应用及范围　健康危险因素评价（health risk factors appraisal，HRA）是研究危险因素与慢性病发病及死亡之间数量依存关系及其规律性的一种技术方法。健康危险因素评价按其应用的对象和范围，可以分为个体健康评价和群体健康评价；按照健康危险因素评价的应用目的又大体可分为用于健康促进和用于科学决策。

（1）个体评价：健康危险因素的个体评价，主要通过比较实际年龄、评价年龄和增长年龄三者之间的差别，以便了解危险因素对寿命可能影响的程度及降低危险因素后寿命可能延长的程度，有针对性地对个体进行健康教育，干预个体行为。根据实际年龄、评价年龄和增长年龄三者之间不同的量值，评价结果可以区分为四种类型：

1）健康型：被评价者的评价年龄小于实际年龄属于健康型。如实际年龄为47岁的被评价者，其评价年龄为43岁，说明个体危险因素低于平均水平，预期健康状况良好，亦即47岁的个体可能经历43岁年龄者的死亡历程。当然，进一步降低危险因素并非没有可能，但进展有限。

2）自创性危险因素型：这一类型的个体，评价年龄大于实际年龄，并且评价年龄与增长年龄的差值大，说明危险因素平均水平较高。

3）难以改变的危险因素型：这一类型的个体，评价年龄也大于实际年龄，但是评价年龄与增长年龄之差较小。表明个体的危险因素主要来自既往疾病史或生物遗传因素，个人不容易改变或降低这些因素，即使稍有改变，效果也不明显。

4）一般性危险型：评价年龄接近实际年龄，死亡水平相当于当地的平均水平，个体存在的危险因素类型和水平接近当地人群的平均水平。

（2）群体评价：群体评价是在个体评价的基础上进行的，一般可以从以下几个方面进行分析：

1）不同人群的危险程度：首先进行个体评价，根据实际年龄、评价年龄和增长年龄三者之间关系将被评价者划分为四种类型，即健康型、自创性危险因素型、难以改变的危险因素型和一般性危险型。进行不同人群的危险程度分析时，可以根据不同人群危险程度性质区分为健康组、危险组和一般组三种类型。然后，根据人群中上述三种类型人群所占比重大小，确定不同人群的危险程度，将危险水平最高的人群列为重点防治对象。一般而言，某人群处于危险组的人数越多，危险水平则越高。可以根据不同性别、年龄、职业、文化和经济水平等人群特征分别进行危险水平的分析。

2）危险因素的属性：大多数与慢性病有关的危险因素由行为生活方式所致，是自我行为选择造成的。这一类危险因素可以通过健康教育和行为干预发生转变和消除。计算危险型人群中，难以改变的危险因素与自创性危险因素的比例，可以说明有多大比重危险因素能够避免，以便有针对性地进行干预提高人群的健康水平。

3）分析单项危险因素对健康的影响：计算某一单项危险因素去除后，人群增长年龄与评价年龄之差的平均数，将其作为危险强度，以该项危险因素在评价人群中所占比例作为危险频度，以危险强度×危险频度反映危险程度指标，来表达危险因素对健康可能造成的影响。

健康危险因素评价结果可应用于以下领域：①全科医师在开展慢性病防治，尤其是进行危险度评估时，迫切需要一套符合我国实际情况的危险度评估软件；②帮助企业管理人员确定员工中最大的健康危险和最重要的健康问题，作为制订健康项目计划的基础；③确定人群有关健康生活方式的主要类型，以便有针对性地开展公共卫生和健康教育活动；④健康危险度评估在国际上已得到了逐步重视，并已在预防医学、职业卫生和临床医学等领域得到广泛应用。

（三）健康计划和干预

1. 制订健康管理计划　健康干预计划的制订要根据现实的社会状况、不同人群的需求和特点，制订出有针对性的计划方案。在具体的制订过程中，必须遵循以下几点原则：

（1）目标原则：干预计划制订时坚持以目标为导向，紧紧围绕目标开展工作，以保证计划的整体性和特殊性，确保效益最大化。

（2）整体性原则：一是要保证计划的完整性，在提高综合健康水平、提高目标人群生活质量的目标上制订计划；二是要将健康干预与我国当前卫生保健重点领域适当结合，进而服务于卫生事业发展。

（3）动态性原则：在制订计划时要充分考虑到计划在实施过程中可能发生的变故，并做好应对准备，确保计划的顺利实施；计划在实施过程中，根据目标人群/个体的变化情况，对计划作出相应调整。

（4）前瞻性原则：计划目标要体现一定的先进性，若目标过低，计划将失去激励功能，在制订健康干预计划时需考虑未来可能的发展趋势和要求。

（5）从实际出发原则：第一，借鉴以往的经验与教训；第二，做周密细致的调查研究，要掌握目标人群的健康问题、认识水平、经济状况、行为及生活方式等资料，因地制宜地提出计划要求。

（6）参与性原则：鼓励卫生工作者、目标人群及其他相关部门积极参与干预计划的制订及确定适宜的干预活动，不断地提高目标人群的参与度。

2. 实施健康干预　根据健康风险评价结果，提出健康改善策略与措施，制订个性化的健康促进计划及危险因素干预处方，充分调动个人、家庭和社会的积极性，帮助其实施健康计划，通过生活方式干预、膳食营养指导、心理健康干预、运动干预、健康教育与指导等个性化干预措施的综合运用来实现促进健康的目的。

3. 实施健康管理计划以及实施效果的评估与督导　通过面授教育、实操教学、电话指导、门诊咨询、互联网联系等多种手段来实施健康管理计划，并进行随访和督导检测。定期对健康管理的效果进行评估，及时调整健康管理计划，提高健康管理的效果。

二、健康管理服务流程

一般来说，健康管理的服务流程由以下三个部分组成。

1. 体格检查　健康管理服务流程中的体格检查是以个人或群体的健康需求为基础，按照早期发现、早期干预的原则来选定体格检查的项目。体格检查的结果对后期的健康干预活动具有明确的指导意义。健康管理中的体格检查项目可以根据个体年龄、性别、工作特点等方面的不同进行调整。目前一般的体格检查服务所提供的信息应该能够满足这方面的要求。

2. 健康评估　通过分析个人健康史、家族史、生活方式，根据个人问卷信息资料及体格检查资料为服务对象提供健康评估报告，其中包括用来反映各项检查指标状况的个人健康体格检查报告、个人总体健康评估报告以及精神压力评估报告等。

3. 个人健康管理咨询　在完成上述步骤后，个人可以得到不同层次的健康咨询服务。个人可以到健康管理服务中心接受咨询，也可以由健康管理工作者通过电话与个人进行沟通。内容可以包括以下几个方面：解释个人健康信息及健康评估结果及其对健康的影响，制订个人健康管理计划，提供健康指导，制订随访跟踪计划等。

第三节　慢性病健康管理

一、慢性病健康管理概述

健康管理作为全新的卫生服务理念,对慢性病防治和社区卫生服务都具有重要的意义。健康管理与社区卫生服务具有互相促进、互相补充的关系,共同服务于慢性病防治工作,为健康管理和社区卫生服务提供了整合的平台。

(一)慢性病概述

1. 慢性病　慢性病(chronic diseases)又称慢性非传染性疾病,它是一类病程较长、病因复杂且有些尚未被确认的疾病的总称。

2. 慢性病的分类　见图 10-8。

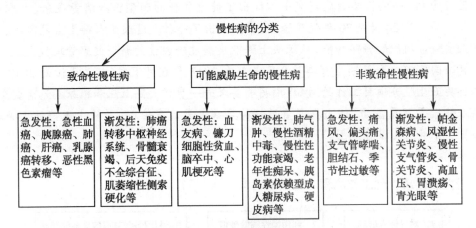

图 10-8　慢性病的分类

3. 慢性病的特征及危险因素　见图 10-9。

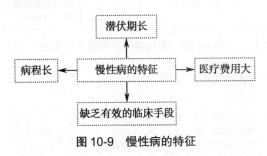

图 10-9　慢性病的特征

慢性病危险因素主要包括:①不良生活习惯:饮食因素、运动因素;②自然环境及社会环境;③个人的遗传、生物以及家庭因素:如高血压、糖尿病、乳腺癌、消化性溃疡、精神分裂症、动脉硬化性心脏病等都有家族倾向,许多慢性病可能与遗传因素或家庭共同的生活习惯有关;④精神心理因素:生活及工作压力会引起紧张、恐惧、失眠,甚至精神失常。处于精神压力下,可使血压升高、心率加快、血中胆固醇增加,还会降低机体的免疫功能。

（二）慢性病健康管理的概述

1. 慢性病健康管理的概念 慢性病健康管理（health management for the chronic disease）是指组织慢性病专业医师及护理人员，为慢性病患者提供全面、连续、主动的管理，以达到促进健康、延缓慢性病进程、减少并发症、降低伤残率、延长寿命、提高生活质量并降低医药费用的一种科学管理模式。该模式从生物 - 心理 - 社会医学模式出发，全方位、多角度为慢性病患者提供健康服务，注重对各种危险因素进行积极干预，传播医药卫生知识，为慢性病患者提供科学合理的健康促进、用药指导及人文关怀。

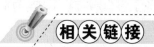

相关链接

　　健康管理的概念最早倡导于美国，如今有 7700 万的美国人在大约 650 个健康管理组织中享受医疗服务，这意味着每 10 个美国人中就有 7 个享有健康管理服务。美国 20 世纪 70～90 年代是慢性非传染性疾病发病的高峰期，为了保证其国民的身心健康、降低过快增长的医疗费用，一些医学健康研究中心提出了健康管理的新型医疗消费观念，并取得了显著成效。芬兰从 20 世纪 70 年代开始，逐步探索出了一种通过改变人群生活习惯，发挥基层社区卫生服务组织的预防功能，从源头上降低疾病危险因素的新型健康管理模式。

　　我国国家卫生和计划生育委员会等三部委 2013 年 6 月下发的《关于做好 2013 年国家基本公共卫生服务项目工作的通知》中明确要求进一步扩大高血压和糖尿病患者健康管理、老年人健康管理覆盖面；适当提高重性精神疾病患者健康管理；并将中医药健康管理服务纳入基本公共卫生服务范围。

2. 慢性病健康管理工作流程 见图 10-10。

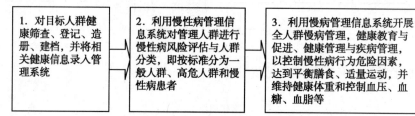

图 10-10 慢性病健康管理工作流程

3. 慢性病健康管理的管理规范 见图 10-11。

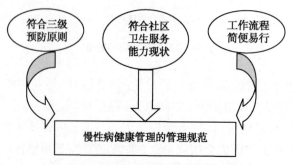

图 10-11 慢性病健康管理的管理规范

4. 合理安排慢性病健康管理经费预算需考虑的因素 ①本地当年公共卫生服务经费总额；②慢性病管理对象数量（包括慢性病筛查对象和病例管理对象）；③社区免费慢性病管理项目及项目执行标准。

5. 建立慢性病健康管理质量控制体系 见图10-12。

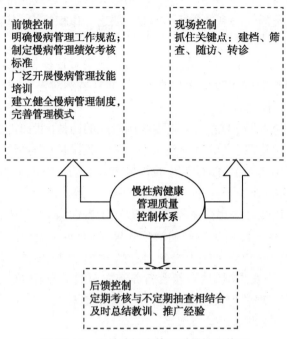

图10-12 慢性病健康管理质量控制体系

6. 慢性病健康管理效果的影响因素 研究表明，慢性病的发生发展程度受到较多方面因素的影响：①受教育程度低的患者卫生资源利用率较低，患者所处的社会地位、收入情况、婚姻状况、受教育程度均对慢性病健康管理的效果产生较为重要的影响；②慢性病的治疗需要根据慢性病的疾病种类及严重程度，对慢性病实施不同水平的治疗手段；③我国目前从事慢性病管理的服务人员的技术水平差异较大，对慢性病的健康管理的效果也存在较为严重的影响。目前我国开展慢性病健康管理的场所主要在社区，但社区卫生服务人员的技术水平相对较差，医疗服务设施较为落后，社区卫生服务的功能水平无法满足居民的需求，种种因素导致居民更信赖城市的大医院。因此，对慢性病进行系统的健康管理，不仅可以改善患者的健康状况，更可以节约卫生资源，达到较好的健康管理效果。

（三）慢性病防治中存在的问题及健康管理对慢性病防治的意义

1. 当前慢性病防治工作中存在的问题 社区卫生服务是控制慢性病最有效的举措之一。但在我国对居民健康状况的影响并不理想，究其原因，不仅与我国传统的医疗模式及居民的观念有关，还与以下问题存在着紧密的联系。

（1）社区卫生服务方式传统，缺乏竞争力：我国社区卫生服务模式较传统，无法良好地适应市场机制，发展水平滞后，对于慢性病的预防和治疗效果较差。慢性病的病程较长，需不间断地进行治疗，而目前我国仍然只重视药物治疗，忽略了综合防治，这样就导致治疗费用较高的情况下却无法达到预期的控制效果。此外，社区卫生服务的服务内容既与大型医院的服务内容相似又无法达到大型医院的治疗效果,即使服务价格差别较大的情况下,人们仍对医院具有信任感,更倾向于选择大医院就诊。

(2)专业技术人员及投入严重不足:我国的社区服务机构的资金来源大多依靠政府,但往往资金无法及时到位,导致我国社区卫生服务事业发展较为缓慢,服务设施较大型医院的服务设施相比较为简陋,在同等条件下,患者更相信大医院,导致经济效益无法达到预期的效果。因此,社区医护人员的经济利益得不到保障,缺乏工作积极性,从而导致社区卫生服务发展缓慢。

(3)我国社区卫生服务体系尚不完善:我国慢性病患者往往相信大城市大医院,而不相信社区医疗体系,导致慢性病的治疗费用居高不下,并且虽然对慢性病的治疗达到了一定的效果,但是对慢性病发展的控制效果较差。

2. 健康管理对慢性病防治的意义　根据我国特殊的国情,我国的医疗养老等方面都需要与时俱进,作出及时的调整,提高健康管理水平。适应我国目前的国情,对慢性病防治工作具有重要的意义:①自实施计划生育政策后,我国城市家庭结构出现了明显的变化,这种传统养老方式已经无法满足多数独生子女家庭的特殊情况,导致家庭护理不足,护理负担应更多地由家庭转向社会;②我国慢性病患病率不断提高,由于慢性病需要较长时间的治疗及恢复,如果仅仅依靠住院治疗不仅无法达到较好的治疗效果,同时也会造成医疗资源不必要的浪费及医疗负担的加重。因此,建立适合居民长期、便捷、费用合理的医疗服务模式是非常必要的。同时,由于生活、工作压力及生活习惯、摄食营养等方面的不合理导致我国慢性病患病群体正在不断加大。建立较为合理的健康管理系统,可以更好地对人们的生活方式等方面进行干预,降低患慢性病风险,从而提高居民健康水平。

二、社区慢性病健康管理的工作内容及意义

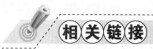
相关链接

1997 年,中共中央、国务院《关于卫生改革与发展的决定》作出了决定,要"改革城市卫生服务体系,积极发展社区卫生服务,逐步形成功能合理、方便群众的卫生服务网络"。这是中国社区健康管理的开始。

(一)社区慢性病健康管理的工作内容

1. 社区慢性病管理措施

(1)建立健康档案册:对辖区内 60 岁及以上老年人基本情况,建立健康档案册,一年一次定期检查,筛选重点人群另册管理。

(2)开展咨询服务,指导如何合理用药,及时排除心理障碍。

(3)建立慢性病管理手册,定期进行家庭访视。

(4)开展居家护理。

(5)转诊服务。

(6)开展健康教育,提高自我保健能力。

（7）社区慢性病网络化管理。

2．社区慢性病管理方法

（1）制度建设与政策支持：有资源和资金保证。

（2）建立社区首诊制。

（3）确定社区慢性病防治目标与规划。

（4）建立发展全科医师队伍的有关制度。

（5）开发慢性病社区防治、管理指南和规范。

（6）绩效管理。

（7）科学管理：信息系统、健康档案、诊疗辅助系统的支持。

3．社区慢性病综合防治工作内容　见图10-13。

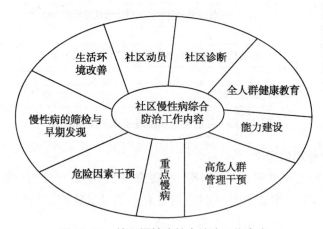

图10-13　社区慢性病综合防治工作内容

（二）社区慢性病健康管理的服务模式分析

1．社区慢性病健康管理的协调体系及运作程序

（1）社区慢性病管理的协调体系：社区慢性病健康管理主要由具有专业资质的健康管理师、社区全科医师、护士以及具有社会学和心理学教育背景的专业人员，形成知识结构合理的多学科团队；社区卫生服务和其他医疗机构是相互补充及相互完善关系，社区慢性病健康管理应以社区综合和专科医院为基础，形成适宜的转诊机制；加强社区管理部门的沟通协调，将社区的文化、卫生及体育活动的社会资源有效整合，构成社区慢性病管理的协调体系。

（2）社区慢性病健康管理的运作程序：见图10-14。

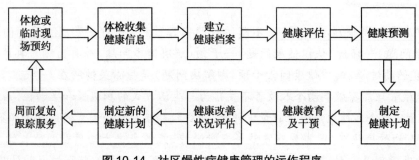

图10-14　社区慢性病健康管理的运作程序

2.社区慢性病健康管理的服务方式与内容　社区慢性病健康管理要求社区卫生服务机构根据不同患者开展有针对性的患者照顾及康复活动,最终提高患者自我照护的能力。社区慢性病健康管理的服务对象如图10-15。针对慢性病患者及健康人群提供不同的健康干预及健康促进措施,社区慢性病健康管理的服务方式包括电话咨询、网络咨询及健康管理工作人员到社区随访、干预及评估,开展家庭病床关照护理,利用社区卫生资源进行基本医疗、护理、康复、咨询服务工作,利用现有资源开展有利于健康的特色活动等。

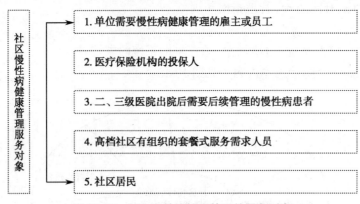

图10-15　社区慢性病健康管理的服务对象

(三)社区健康管理的意义

1.社区健康管理是解决民众"看病贵、看病难"问题的最有效的举措　慢性病史是导致我国当前医疗负担加重的重要原因,因此,进行有效的健康管理,从健康危险因素入手,对健康危险因素进行有效的控制,并且逐步将卫生防治工作的重点由医院转向社区、家庭,是解决"看病难、看病贵"的有效举措。

2.社区健康管理的大力发展是群众的迫切需要　目前,所有就诊患者中,需要专科医师治疗的患者占极少数,而大多数就诊患者的健康问题不需要专科医师进行诊治,这无疑造成医疗资源的浪费及医疗负担的加重。因此,培养高素质的全科医师及健康管理师作为社区卫生服务人员对于居民的健康及减少医疗资源的浪费具有至关重要的意义。

3.社区健康管理对适应疾病模式改变有着重要意义　由于居民的生活方式的转变导致我国疾病谱发生了较大的变化,而生活方式不当导致的疾病可以通过健康管理进行有效的预防控制。因此,健康管理的有效推广可以更好地控制我国居民的健康水平。

学习小结

1.健康管理是健康管理循环、不断运行的内容过程,即对健康危险因素的检查监测(发现健康问题)—评价(认识健康问题)—干预(解决健康问题)—再监测—再评价—再干预,周而复始的过程,其中健康因素干预(即解决问题)是核心关键所在。

2.健康管理能有效调动个人改善不良行为与生活方式的积极性和主动性,在个体层面的意义在于实现个体健康危险性的量化评估,获得控制疾病危险因素的健康干预策略,有利于管理个人的健康状况,早期发现疾病并及时治疗,改善患者生活质量并延长健康寿命。

3.健康管理是一种前瞻性的卫生服务模式,它以较少的投入获得较大的健康效果,从而增加了医疗服务的效益,提高了医疗保险的覆盖面和承受力。一般来说,健康管理有三个基本步骤:收集健康信息、健康评估、健康计划和干预。

4. 健康管理的服务流程包括体格检查、健康评估和个人健康管理咨询。

5. 受我国人口老龄化速度不断加快、慢性病患病率上升、医疗负担较重及医疗保障模式改变等因素影响,我国健康管理需求也在不断增加。

6. 我国健康管理存在的主要问题包括:健康管理的主流理论框架有待完善、健康管理理论研究发展滞后、健康管理权威性学术组织及人才缺失,需建立适应我国社会现状的健康管理体系。

7. 慢性病健康管理包括慢性病健康管理工作流程、管理规范、合理安排慢性病健康管理经费预算需考虑的因素、建立慢性病健康管理质量控制体系及慢性病健康管理效果的评估。

8. 社区慢性病健康管理的工作内容包括社区慢性病管理措施、管理方法以及社区慢性病综合防治工作内容。

（孙　宏）

 思考题

1. 什么是健康管理? 健康管理的特点有哪些?

2. 健康管理理论的内容、目的与意义是什么?

3. 健康管理的基本步骤有哪些? 健康管理的服务流程是什么?

4. 针对我国特殊的国情,如何才能使我国健康管理产业发展更加完善?

5. 如何将慢性病健康管理与社区卫生服务更加有效地整合?

6. 慢性病健康管理健康有序发展的意义何在?

第十一章

全科医疗中的康复服务

学习目标 ▮▮▮

1. 掌握 康复、康复医学的定义；康复医学的主要内容与核心；康复预防、社区康复、康复护理的基本概念以及常用的康复治疗技术。

2. 熟悉 康复的研究领域，康复预防的基本措施；社区康复工作的主要内容与护理要点；康复护理基本技术；老年人护理的要点。

3. 了解 全面康复的概念；社区康复的目标和工作任务。

世界卫生组织提出康复服务的方式有三种：康复机构康复、社区康复和上门康复服务。在我国，社区康复是实现国家"十二五"的计划，在2015年实现残疾人"人人享有康复服务"战略目标，完善康复服务网络的根本保障。

第一节 基本概念

一、康 复

康复一词是在20世纪初被引入康复医学领域的。康复（rehabilitation）原意是"复原"、"恢复原来的良好状态"，"重新获得能力"，"恢复原来的权益、资格、地位、尊严"等。世界卫生组织将康复定义为"采取一切措施以减轻残疾带来的影响并使残疾人重返社会"。因此，康复是综合、协调地应用各种措施，以减少病、伤、残者的躯体、心理和社会的功能障碍，发挥病、伤、残者的最高潜能，使其能重返社会，提高生存质量。

人体在出现功能障碍时主要表现在身体的功能障碍、精神的功能障碍、职业的功能障碍和社会的参与能力障碍四个方面。康复不仅是针对疾病而且着眼于整个的人，是从生理、心理、社会及经济能力上进行全面康复，它包括利用医学手段促进康复的医学康复、通过特殊教育和培训促进康复的教育康复、恢复就业能力取得就业机会的职业康复，以及在社会层次上采取与社会生活有关的措施，促使残疾人能重返社会的社会康复。其最终目标是提高生活质量，最终融入社会。

康复也是一种理念。其指导思想必须渗透到整个医疗环境，包括预防、早期识别、门诊、住

220

院和出院后的患者的医疗计划中。医务人员必须具有三维的思维方式,即不仅治病和救命,还要特别注重其实际功能。此外,康复还应该从残疾发生和发展的社会模式出发,对残疾人的康复要求有社会行动,通过社会集体的努力,改造环境以使残疾人能充分参与社会生活的各个方面。

二、康复医学

1. 定义　康复医学(rehabilitation medicine)是具有独立的理论基础、功能测评方法、治疗技能和规范的医学应用学科,旨在加速人体伤病后的恢复进程,预防和(或)减轻其后遗症功能障碍程度,帮助病伤残者回归社会,提高其生存质量。

2. 基本原则　康复医学的基本原则是在疾病早期进行康复评定和训练,要与临床诊治同步进行,鼓励患者主动参与康复训练而不是被动的接受治疗,对于功能缺失无法或较难恢复的患者要进行功能重建,将患者进行整体全面的评估和训练,以康复医学特有的团队方式对患者进行多学科、多方面的综合评定和处理,以实现康复的最终目的,即提高所有患者的生活质量并使其重返社会。

3. 服务形式　康复医学服务的形式是采用多学科和多专业合作的团队方式,包括:①学科间团队:指与康复医学密切相关的学科,如神经内科和神经外科、骨科、风湿科、心血管内科和心血管外科、内分泌科、老年医学科等;②学科内团队:指康复医学机构内部的多种专业,包括物理治疗师、作业治疗师、言语治疗师、假肢/矫形器师、康复护士、康复医师、康复心理医师等。团队会议模式是传统的康复医疗工作方式。团队会议一般由康复医师召集,各专业和学科分别针对患者的功能障碍性质、部位、严重程度、发展趋势、预后、转归等提出近、中、远期的康复治疗对策和措施。

4. 核心和基础　康复医学的核心是残疾的功能恢复以及预防。康复医学的基础依赖于临床医学的基础,如生理学、解剖学、病理学、人体发育与运动学等,并且在此基础上强调功能恢复的机制。康复医学的手段除应用药物等临床治疗外,还包括物理治疗、作业治疗、言语治疗、心理治疗和康复工程等。

相关链接

康复医学和临床医学的主要区别在于:康复医学的对象主要是由于损伤以及急慢性疾病和老龄带来的功能障碍者和先天发育障碍者。康复医学着眼于整体康复,因而具有多学科性、广泛性和社会性,充分体现生物-心理-社会医学模式。临床医学是以疾病为主导,而康复医学是以功能障碍为主导,是卫生保健不可缺少的部分,缺少康复意味着卫生保健模式的缺陷。

第二节　康复医学的主要内容

康复医学既是一门跨学科的应用科学,又是一门具有专科理论和专门技术的医学科学。其主要内容包括康复预防、康复功能评定和康复治疗技术。

一、康复预防

康复预防（rehabilitation prevention）即残疾预防，是指在不同层次的病伤残的发生前、后采取相应的预防措施，防止残疾的发生或功能障碍的发生、发展或减轻其程度。按照世界卫生组织关于功能和残疾的描述，康复预防分为一级预防、二级预防、三级预防三个层次。随着医学模式的转变、康复新概念的出现及全面康复理念的应用，康复预防在康复医学中占有重要地位。

二、康复功能评定

康复功能评定又称为功能评定。是指在临床检查的基础上，对病伤残者的功能状态及其水平进行客观、定性和（或）定量的描述，并对结果作出合理解释的过程，为制订康复目标及康复治疗措施提供依据。康复功能评定是康复治疗的基础，没有评定就无法规范治疗、评价治疗，它不同于临床诊断，远比诊断细致而详尽。

康复医学的研究对象是残疾人及其功能障碍，目的是最大限度地复原其功能，改善其生活质量。因此，康复功能评定主要不是寻找基本的病因和诊断，而是客观地、准确地评定功能障碍的性质、部位、范围、严重程度、发展趋势、预后和转归，为康复治疗计划的制订奠定坚实的基础。

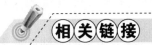

相关链接

康复的全过程往往需要多次进行康复功能评定，至少应在治疗的前、中、后进行一次，以便准确、动态地了解患者的功能状态，评价康复效果。根据评定结果，制订、修改治疗计划和对康复治疗效果作出客观的评价，以寻找更有效的治疗方法。因此，可以说康复治疗始于评定，止于评定，是一个"评定-康复-再评定-再康复-再评定"的循环过程。

三、康复治疗技术

康复治疗是康复医学的主要内容之一，是促进病伤残者身心功能康复的重要措施，是康复医学治疗手段的特征之一。康复治疗是一个主动的、动态的过程，帮助病伤残者获得知识和技能，最大限度获得躯体、精神和社会功能。康复治疗采取的主要方法包括三个基本方面：①减轻残疾的方法；②设计获得新的技能和决策能力，从而减少残疾影响的方法；③帮助改变环境，使残疾人适应环境，将导致残障的可能降到最低的方法。

根据康复功能评定所明确的障碍和程度，从而制订和设计康复治疗方案。完整康复治疗方案应综合协调地运用各种康复治疗技术。常用的康复治疗技术主要有物理治疗、作业治疗、言语治疗、心理治疗、康复工程、中国传统康复治疗等。

1. 物理治疗　物理治疗（physical therapy 或 physiotherapy，PT）是指利用声、光、电、磁、

水、热，以及冷、力、蜡等各种物理因子，通过各种类型的功能训练，徒手治疗或借助器械的方法，提高人体健康，预防和治疗病伤残恢复，改善或重建躯体功能的一种专门学科。它不仅是康复治疗的基本构成和康复医学的重要内容，也是康复治疗师特别是目前国内物理治疗师和作业治疗师必须掌握的技能之一。物理治疗包括物理因子疗法和运动疗法。

2. 作业治疗　作业治疗（occupational therapy，OT）是为使患者的功能恢复，有目的并有针对性地通过日常生活活动、职业劳动、文娱活动和认知活动等，选择一些作业进行训练，从而使患者缓解症状、改善功能的治疗方法。具体的作业治疗训练项目应根据患者的性别、年龄、兴趣、原来的职业和障碍的情况等进行选择。

作业治疗的主要目的是改善躯体功能，改善心理状态，学习和获得新的技能，提高日常生活活动能力，利用环境改造以达到减轻残疾、增强职业能力、提高生活质量的目的。从事作用治疗的康复治疗技术人员称为作业治疗师（士）。

3. 言语治疗　言语治疗（speech therapy，ST）是对有语言障碍的患者实施的一种治疗，又称为言语训练。言语治疗是指通过各种手段对有言语障碍的患者进行针对性治疗。言语治疗的目的是改善言语功能，手段是言语训练，或借助于交流替代设备，如交流板、交流手册、手势语等。从事言语治疗的康复治疗技术人员称为言语治疗师（士）。

4. 心理治疗　心理治疗（psychological therapy，PT）又称为精神治疗，是指应用心理学的原则和方法，通过治疗者和被治疗者的相互作用，对患者的心理异常进行诊断和矫正的方法。多数身有残疾的患者常因心理创伤而存在异常的心理状态，心理治疗是通过观察、谈话、实验和心理测验（如性格、智力、意欲、人格、神经心理和应变能力等）对患者进行诊断，再进行心理咨询和心理治疗。常用的心理治疗方法有精神支持疗法、暗示疗法、行为疗法、松弛疗法、催眠疗法和音乐疗法等。心理治疗的作用是通过语言、表情动作、行为来向患者施加心理上的影响，解决心理上的矛盾以达到治疗疾病的目的。从事心理治疗的康复治疗技术人员称为心理治疗师（士）。

5. 康复工程学　康复工程学（rehabilitation engineering，RE）是工程学在康复医学领域的应用，是指应用现代工程学的原理和方法，研制康复器械以减轻、代偿或适应患者残疾、弥补功能缺陷，与各个康复领域的康复工作者及残疾人、残疾人家属密切合作，以各种工艺技术为手段，帮助残疾人能最大限度地实现生活自理和回归社会的科学。其内容包括康复评定设备、功能恢复训练器械、假肢、矫形器等功能代偿用品、功能重建用品、康复工程材料、装饰性假器官和无障碍建筑的设计等。从事康复工程工作的技术人员称为康复工程师、假肢师、矫形师及假肢矫形师。

6. 中国传统康复治疗　中国传统康复治疗也称中医康复疗法，发挥中国传统医学的优势，以中医的理论为依据，将中药、针灸、推拿按摩、气功、武术、五禽戏、八段锦等治疗手段合理地应用于治疗中，以促进功能康复。中国传统康复治疗在调整机体功能，疼痛处理与控制，身体平衡和协调功能改善以及运动养生等方面具有独特的作用。从事中国传统康复治疗的技术人员称为中医康复医师。

四、康复的对象与研究领域

康复的对象是"残疾"和"残疾人"，即各种先天或后天的原因所造成的暂时或永久的各种功能缺失和障碍者，包括残疾人、各种慢性病患者、老年人、急性病恢复期的人群及亚健康人群。

康复的目标是以提高康复对象功能水平为中心，发挥其机体的最高潜能，如身体、心理、社会生活、职业、业余消遣和教育方面的潜能得到最充分的发挥，使其最终重返社会，提高生活质量。由此可知，康复的手段和内容具有多学科性、复杂性、多维性、协调性和综合性的特点。康复领域包括医学康复、工程康复、教育康复、职业康复和社会康复五个方面。

1. 医学康复 医学康复（medical rehabilitation）是指运用医学的手段和方法帮助康复对象减轻功能障碍，最大限度地改善和补偿其功能，使残存的功能和潜在的能力得以最充分地发挥，从而实现康复目标，是医学的一个重要分支。其内容包括功能障碍的预防、功能评定和康复治疗方法，如物理疗法、作业疗法、言语疗法、心理疗法、传统康复疗法等。医学康复在康复中占有十分重要的地位，是康复的基础和出发点，是实现康复目标的根本保证。医学康复进行得越早越好，尽可能抓住早期康复的时机，以阻止功能障碍的进一步发展及减少各种继发性功能障碍的发生。

2. 工程康复 工程康复是指研究残疾人的能力障碍和不利的社会条件，通过各种工程器具和仪器，或改造环境等途径，最大限度地恢复、代偿或重建残疾人躯体功能的治疗手段与措施，以实现康复目标。

3. 教育康复 教育康复（educational rehabilitation）主要是指通过教育与训练，提高残疾人相应的素质与能力，如针对聋哑人的手语教育，针对盲人的盲文教育，以及针对智力、职业技能和适应社会的心理能力等的教育。教育康复作为对残疾人的特殊教育，是按照教育对象的实际需要，制订教育方案，组织教学，实施个别训练、强化辅导，以实现重返社会的康复目标。

4. 职业康复 职业康复（vocational rehabilitation）是指通过各种手段帮助残疾人获得与其相适应的职业能力，为实现重新就业的目标所做的相关工作。其内容包括：职业评定与就业咨询、职业教育与训练、就业和就业后的随访。职业康复的目标是帮助残疾人切实适应和胜任一项工作，尽其所能，并取得独立的经济能力，实现其自立于社会、服务于社会、重塑自我价值的目标。

5. 社会康复 社会康复（social rehabilitation）是指从社会的角度，借助社会力量减少或消除不利于残疾人重返社会的各种社会问题，以维护他们的尊严和平等的权益，并使其履行社会职责。社会康复可推进医学康复、教育康复和职业康复。社会康复与社会制度、经济发展水平及地域文化等密切相关。维护残疾人的权利和尊严，改善其生活和福利条件，使其充分参与社会生活、实现自身价值是社会康复的中心工作。社会康复涉及面广，关键的问题是从法律上保证残疾人的权益，其次是建立无障碍环境，以增加就业机会，改善经济条件及社会精神环境。

以上不同的康复工作在康复过程中的作用不同，对于不同的康复者所采取的康复手段、方法和康复的时间也不同。同时康复者的个体条件，如年龄、性别、体格等也会影响康复的效果。因此，在康复过程中应根据各种康复手段的特点及作用，结合不同康复对象的个性化特点，制订个体化康复方案。

第三节　康复预防

一、基本概念

康复预防是康复医学工作内容之一。康复医学同临床医学一样，以预防为主，其目的是保护患者，早期采取康复预防措施，防止残疾及功能障碍的发生和发展。

康复预防即残疾预防，是指在不同层次的病伤残状况的发生前后采取相应的预防措施，防止残疾的发生或功能障碍的发生、发展或减轻其程度。康复预防是康复医学工作者从康复的角度出发进行残疾的流行病学研究，对残疾的原因、发生率、种类，残疾人的年龄、性别、职业、地区的分布等进行统计分析，提出预防计划，从医疗卫生、安全防护、社会管理、宣传教育等方面提出综合性预防措施。

"预防为主"是康复医学工作的重要方针。对继发性残疾的预防是指在预计出现功能障碍之前开始进行康复治疗。一般临床医学治疗越合理越有利于康复进程，同理，康复预防与康复治疗越早介入越好，这是继发性残疾康复预防的关键。另外，随着残疾流行病学研究的进展，造成原发性残疾的各种原因逐步被揭示出来，许多原发性残疾可以避免，如果社会和个人采取积极而有效的预防措施，原发性残疾的发生率可以大大降低。

二、康复预防的基本措施

按世界卫生组织有关康复预防的意见，鉴于发达国家和发展中国家的情况有很大的差异，因而对康复预防的基本措施应分别予以考虑。

（一）发展中国家的康复预防

1. 一级预防　发展中国家引起致残性疾病、损伤的主要原因是营养不良、传染病、围生期护理不善及各种事故（包括暴力）等。据统计，这些因素占全部残疾病例的70%左右。由于这些原因造成的病损很大一部分发生在婴幼儿和儿童，故也是造成这些婴幼儿和儿童终身残疾的主要原因。因此，儿童最能显示出预防措施的效果。此外，由于残疾婴幼儿的死亡率比正常儿童高，因而可用婴幼儿死亡率的变化来判别残疾预防措施的效果。

2. 二级预防　损伤一旦发生，就要防止长期残疾的发生。这需要提高早期发现率，从而进行早期有效的治疗。下述三个方面的卫生措施是非常重要的：①提供适当的药物（如治疗麻风病、结核、耳部感染、癫痫、精神病、高血压、糖尿病和沙眼的药物）；②提供最基本的外科治疗（如治疗创伤、骨折、肢体损伤和白内障等）；③在有可能造成残疾情况的阶段尽快提供康复治疗。但必须强调指出，治疗不当也有可能造成残疾。

3. 三级预防　包括以防止病损转变为失能或残障或以减少残疾影响为目的的所有措施。这些措施包含在所有康复治疗中。需要说明的是，全面实行一级预防和二级预防并不降低康复治疗的重要性。如前所述，尽管在残疾人的年龄组以及导致残疾的各种因素的重要性方面可能会有所变化，但残疾人在目前世界人口中的比例（约占10%）近期内不会发生重大变化。因此，需要康复治疗的人数仍然很多。

（二）发达国家的康复预防

在发达国家，营养不良、传染病以及落后的围生期保健已不再是引起残疾的重要原因，而且绝大部分限于城市贫民区和一些少数民族地区，但因意外事故和艾滋病等造成的残疾人数量却在不断增加，尤其是年轻人。许多国家已在公共教育、安全措施和立法方面采取了相应的措施，以减少特别是与儿童有关的家庭、交通和职业事故。目前，发达国家的残疾除了上述原因外，多数是由慢性躯体疾病（如风湿病、心血管病、肺病等）、精神病、遗传性疾病及慢性疼痛、劳损等造成的。功能性精神失调和精神病以及长期嗜酒、吸毒造成的病症也在增加。应当指出，有些为了延长生命的现代医疗保健和治疗措施，有时也会增加致残率（如过去会死于严重事故而现经抢救存活的患者，接受外科手术和化疗的癌症患者，脑卒中、严重心血管疾病患者以及产科并发症的幸存者等）。为此，针对发达国家残疾主要原因的预防应给予更多的注意，并增加这方面研究的人力、物力和财力。

三、全面康复

全面康复是指为实现残疾人享有平等机会和重返社会的目标而采取医疗康复、教育康复、职业康复、社会康复等多种康复手段，以达到在身体功能、心理、社会、职业和经济能力等各方面都获得最大限度恢复的目的。

全面康复包括医学康复（利用医学手段促进康复）、教育康复（通过特殊教育和培训促进康复）、职业康复（恢复就业能力取得就业机会）及社会康复（在社会层次上采取与社会生活有关的措施，促使残疾人重返社会）。其最终目标是提高残疾人的生活质量，恢复其独立生活、学习和工作的能力，使残疾人能在家庭和社会中过着有意义的生活。全面康复可涉及医学科学技术，以及社会学、心理学、工程学等方面的技术和方法。康复治疗本身是对残疾的二级、三级预防，以保存功能、挽救功能、恢复和发展功能为目标的康复医学，将充分体现其预防性的内涵，发挥残疾预防的作用。

第四节　常见疾病康复

各临床学科的系统疾病在所有阶段中，都应有康复的介入。康复介入得越早，结局越好。目前形成了多个临床康复亚专业，康复医学重点涉及的疾病主要分为神经系统等基本五类。

一、神经系统疾病的康复

神经系统是人体的重要组成部分，许多疾病和损伤导致的结构或功能损害常有相应的神经功能缺陷症状或（和）精神障碍症状，如脑卒中、脑外伤后的偏瘫、脊髓损伤的截瘫、小儿脑瘫的运动失调等，也包括痴呆和帕金森综合征的运动障碍，都会影响患者的躯体活动、日常生活能力、智力、工作及社会活动能力。神经系统疾病的康复是根据各种神经系统疾病功能障碍的特点，采用物理、作业及语言治疗等康复方法，进行有针对性的综合治疗。以发病率最高的脑卒中后偏瘫患者为例，如社区中医疗卫生条件具备，一般可按如下计划康复治疗，如表11-1。

表 11-1　脑卒中后偏瘫患者的康复治疗计划

病程阶段	康复措施	训练目的
软瘫期 （弛缓期）	正确的体位和肢体摆放	预防肢体抗重力肌的痉挛
	被动和自主的肢体活动	预防"失用"和保持关节活动度
	主动的躯干肌训练	尽快恢复躯干肌和肢体的控制能力
	床上的生活自理活动	保持和增加生活自理能力
硬瘫期 （痉挛期）	患侧下肢的持重训练	使患侧下肢持重逐步增大到体重
	坐位和站立位的平衡训练	促进坐位和站立位平衡
	患侧伸髋屈膝背屈踝训练	建立正常的步行运动模式
	上肢的被动 - 自主 - 主动训练	恢复患侧上肢的运动控制能力
	痉挛肌的抗痉挛处理	解除痉挛，确保正常运动模式
	生活自理训练	达到基本生活自理
恢复期	肢体活动随意性训练	使肢体的运动模式趋于正常
	生活自理和社会参与训练	回归正常的家庭和社会生活

二、骨关节及运动系统疾病的康复

骨关节及运动系统疾病包括关节炎和结缔组织病、骨折、骨质疏松症、外周血管病、糖尿病、烧伤、运动损伤、关节置换术后、截肢后、脊柱疾病（如腰椎间盘突出、颈椎病等）和手外伤的康复。以发病率最高的骨折患者为例，如社区中医疗卫生条件具备，康复治疗可分为早期和后期两个阶段。

（一）早期——骨折固定期

肿胀和疼痛是骨折复位固定后最主要的症状和体征，持续性肿胀是骨折后致残的最主要原因。因此，早期康复治疗的目的是消除肿胀，缓解疼痛。

1. 主动运动　是消除水肿的最有效、最可行和最经济的方法。包括：①伤肢近端和远端未被固定关节的各个轴位上的主动运动；②骨折固定部位进行该部位肌肉有节奏的等长收缩练习，以防止失用性肌萎缩，并使骨折端挤压以有利于骨折愈合；③关节内骨折，常遗留严重的关节功能障碍，为减轻障碍程度，在固定 2～3 周后，如有可能应每日短时取下外固定装置，在保护下进行受损关节不负重的主动运动，并逐步增加关节活动范围，运动后继续维持固定，这样可以促进关节软骨的修复，利用相应关节面的研磨塑性并减少关节内的粘连；④对健侧肢体与躯干应尽可能维持其正常活动。

2. 患肢抬高　有助于肿胀消退，肢体的远端必须高于近端，近端要高于心脏平面。

3. 其他物理治疗　改善肢体血液循环、消炎消肿、减轻疼痛粘连、防止肌肉萎缩以及促进骨折愈合。包括：①温热疗法：传导热疗（蜡疗、中药热敷）、辐射热疗（如红外线、光浴）均可应用；②超短波疗法或低频磁疗，可使成骨再生区代谢过程加强，纤维细胞和成骨细胞提早出现；对软组织较薄的部位的骨折更适合用低频磁场治疗，而深部骨折适用于超短波治疗；此法可在石膏外进行，但有金属内固定时禁用；③音频电疗法声波治疗，可减少瘢痕与粘连。

（二）后期——骨折愈合期

康复目标是消除残存肿胀，软化和牵伸挛缩的纤维组织，增加关节活动范围和肌力，重新训练肌肉的协调性和灵活性。

1. 恢复关节活动度　包括：①主动运动：受累关节进行各轴方向的主动运动，轻柔牵伸挛缩、粘连组织，运动时应遵循循序渐进的原则，运动幅度逐渐增大，每个动作重复多遍，每日数次；②助力运动和被动运动：刚去除外固定的患者可先采用助力运动，以后随着关节活动范围的增加而相应减少助力，动作应平稳、和缓、有节奏，以不引起明显疼痛为宜；③关节松动术：对僵硬的关节，可配合热疗进行手法松动。治疗师一手固定关节近端，一手握住关节远端，在轻度牵引下，按其远端需要的方向松动。

2. 恢复肌力　逐步增加肌肉训练强度，引起肌肉的适度疲劳。

3. 其他物理治疗　局部紫外线照射，可促进钙质沉积与镇痛；红外线、蜡疗可作为手法治疗前的辅助治疗，可促进血液循环，软化纤维瘢痕组织。

三、慢性疼痛的康复

常见疼痛有慢性疼痛综合征、癌性疼痛等。疼痛是一种主观感觉，由多因素造成，如躯体的、精神的、环境的、认知的和行为的等。康复治疗的方法有：

1. 物理治疗　①电刺激镇痛疗法，包括经皮神经电刺激疗法、经皮脊髓电刺激疗法、脊髓刺激疗法和深部脑刺激疗法等；②热疗和冷疗；③运动疗法；④松动术。

2. 认知行为疗法　50%～70%慢性疼痛患者均伴有认知行为和精神心理的改变，从而进一步重疼痛，不进行干预，易形成恶性循环。认知行为疗法是慢性疼痛患者的综合性、多方面的治疗。

3. 身体支持和支具的应用

4. 针灸、推拿和按摩

5. 药物治疗

6. 神经阻滞疗法

四、心肺及内脏疾病康复

冠状动脉粥样硬化性心脏病（冠心病）是最常见的心血管疾病之一。冠心病康复作为临床治疗的重要组成部分，是指综合采用主动积极的身体、心理、行为和社会活动的训练与再训练，帮助患者缓解症状，改善心血管功能，在生理、心理、社会、职业和娱乐等方面达到理想状态，提高生活质量。同时强调积极的干预冠心病危险因素，阻止和延缓疾病的发展过程，减轻残疾和减少再次发作的危险。

慢性阻塞性肺疾病康复治疗目标在于改善顽固和持续的功能障碍（气道功能和体力活动能力），以期在肺障碍程度和其生活地位允许的条件下恢复至最佳功能状态。康复治疗包括呼吸训练、排痰训练、运动训练、中国传统康复方法、自然因子治疗和日常生活指导。

五、其他疾病的康复

其他常见疾病如肿瘤、艾滋病、职业疾病、精神疾病，以及视觉、听觉和平衡觉等问题都适宜康复的介入治疗。

第五节　社　区　康　复

一、社区康复基本概念

社区康复（community-based rehabilitation）是指由社区领导，主要依靠社区本身的人力资源，由卫生、民政、社团（如残疾人组织及康复医学学术团队）、教育、劳动就业等部门人员，以及志愿人员、残疾人员及家属参加的社区康复系统，在社区内进行残疾的筛查、预防、医疗康复、教育康复、职业康复和社会康复的工作，使分散在社区的残疾人得到全面的基本的康复服务。

社区康复是社区发展计划中的一项康复策略，其目的是使所有残疾人享有康复服务，实现机会均等、充分参与的目标。社区康复的实施要依靠残疾人、残疾人亲友、残疾人所在的社区以及卫生、教育、劳动就业、社会保障等相关部门的共同努力（WHO、联合国教科文组织、国际劳工组织，1994年）。我国自1986年起进行社区康复试点，1991年通过《中华人民共和国残疾人保障法》。1997年全国卫生工作会议提出要为社区居民提供高质量的、防治保康一体化的基本医疗服务，更为社区康复的发展开辟了广阔的前景。目前，我国的社区康复得到了全面的发展。

二、社区康复目标

1. 使残疾人身心得到康复　依靠社区的力量，以基层康复站和家庭为基地，通过简便易行的康复训练和给予辅助用具使残疾人能够最大限度地恢复生活自理能力，并能步行或利用轮椅等代步工具在家中和社区周围活动以及能与周围的人相互沟通和交流。

2. 使残疾人享受到均等的机会　均等的机会主要是指平等地享受入学和就业的机会，如为学龄残疾儿童安排学校适时上学，为青壮年残疾人提供就业机会，使之在力所能及的范围内就业。

3. 使残疾人成为社会平等的一员　社区康复的成功需要全社会的关心和支持，这就必须在社区营造一个帮残助残的良好社会氛围，构建一个和谐的社区，使伤残者融入这个大家庭，受到应有的尊重和帮助，不被歧视，不受孤立和隔离，支持其参加社会活动，成为社会平等的一员。

总之，通过社区康复，最终实现残疾人"人人享有康复服务"的目标，重新享有他们全部的权利。

三、社区康复工作任务

1. 社区残疾预防　依靠社区的力量，落实各项有关残疾预防的措施，如给儿童服食预防小儿麻痹症的糖丸，进行其他预防接种，搞好优生优育和妇幼卫生工作，开展环境卫生、营养卫生、精神卫生、保健咨询、安全防护、卫生宣传教育等工作。以上工作一般都要与卫生院、社区医院的初级卫生保健工作结合进行。

2．社区残疾普查　依靠社区力量，在本社区范围内逐户进行调查，查出确定本社区的残疾人员和他们的分布，并做好登记，进行残疾人数、残疾种类、残疾原因、残疾人分布等的统计分析，为制订残疾预防和康复计划以及科学地管理康复服务提供资料。

3．社区康复训练　依靠社区力量，在家庭和社区康复站对需要进行功能训练的残疾人，开展必要的、可行的功能训练，改善其生活自理能力和劳动能力，使其能逐渐适应家庭生活及社会生活。对疑难的、复杂的病例则需要转诊送到较高层次的医院、康复中心等有关专科医疗机构进行康复诊断和治疗。

4．社区教育康复　依靠社区力量，帮助残疾儿童解决上学问题或组织社区内残疾儿童到特殊教育学校学习。

5．社区职业康复　依靠社区力量，对社区内还有一定劳动能力的，有就业潜力的青壮年残疾人，提供就业咨询和辅导，进行就业前的评估和训练，对个别残疾人指导其自谋生计的本领和方法，帮助他们解决就业问题。

6．社会康复　依靠社区力量，组织残疾人与非残疾人在一起的文娱、体育和社会活动，以及残疾人自己的文体活动，帮助残疾人解决医疗、住房、婚姻、交通、社会生活等方面的困难和问题。对社区的群众、残疾人及其家属进行宣传教育，使他们能正确地对待残疾和残疾人，为残疾人重返社会创造条件。

四、社区康复工作内容

1．康复医疗服务　根据所辖社区内残疾人的功能状况、康复需求及经济条件，康复医疗机构或基层康复站采取家庭病床、上门服务等形式，为残疾人提供廉价或无偿的诊断、功能评定、康复治疗、康复护理、家庭康复病床和转诊服务等。

2．训练指导服务　根据残疾人的功能障碍状况、康复需求和家庭条件等情况，康复人员在康复医疗机构、基层康复站或残疾人家庭对残疾人进行功能评定之后，制订训练计划，指导并开展康复训练，评估训练效果，同时指导残疾人正确使用矫形器，根据需要制作简易训练器具等。

3．心理疏导服务　康复人员通过谈心、开导等方法，解除或减少残疾人的焦虑、抑郁、恐惧、自卑等心理障碍，使其能够正确面对自身残疾，树立自信、自强的信念和生活的勇气；鼓励残疾人走出家庭，积极参加社区组织的文艺、体育和其他各种社会活动；帮助残疾人解决家庭面临的各种困难，融洽家庭关系，使残疾人的亲属理解、关心残疾人，并积极配合社区康复服务的工作。

4．知识普及服务　将残疾和康复的有关知识纳入社区健康教育内容中，以增强社区居民自我保健和防病、防残的意识，并使其掌握简单易懂的训练方法。采取多种形式向残疾人及其亲属普及康复知识，如举办康复知识讲座，开展康复咨询服务、义诊活动等。

5．辅助用品与用具服务　根据残疾人对辅助用品和用具的需求，因人而异地提供辅助用具选购、租赁、维修和信息咨询以及简易训练器具的制作等服务。

6．转介服务　根据残疾人在康复医疗、康复训练、心理疏导及辅助用品等方面的需求，提供有针对性的转介服务，并做好登记，进行跟踪。做好转介服务，需要掌握当地现有的康复资源，包括隶属于各部门和社会兴办的医院、康复机构、特教学校、幼儿园、心理咨询部门、福利院,以及辅助用品、用具单位的数量、分布、业务范围、设备设施及技术人员等情况,以便于更有效地满足康复需求。

第六节　康复护理

一、康复护理的概念

康复护理(rehabilitation nursing)是根据总的康复医疗计划要求,与其他康复专业人员共同协作,对残疾者、急慢性伤病而伴有功能障碍者进行全面的护理,使之康复或减轻残疾,提高生活质量,早日回归社会。它是护理学的一个重要分支,也是康复医学不可分割的重要组成部分。

康复护理源于一般护理,但又不仅仅是一般护理,而是在一般护理基础上的升华。康复对象所需要的护理,不只是一般的生活照顾和治疗方案的实施,应当是能够与康复医学理论一致的,与康复治疗相适应的特殊护理技能和过程。康复护理的定义可以描述为,在康复医学理论指导下,围绕全面康复的目标,护理人员密切配合康复医师及其他康复专业人员,从护理角度帮助康复对象,将其被动接受他人护理转变为自我护理的动态过程。

二、康复护理基本技术

(一)康复护理环境

理想的环境是有利于实现康复目标的重要措施之一,康复护士应重视康复环境的创造和选择。就全面康复而言,康复环境可分为设施环境、心理环境和社会环境,其中前两项与康复护理工作关系密切,康复护士应当予以重视和掌握。

相关链接

设施环境的要求主要有:①无障碍设施:即以坡道设施或电梯替代阶梯,从而解决使用轮椅者或其他代步器(如使用拐杖、助行器等)行动困难者的行走障碍;②病室、厕所的房门应当以轨道推拉式门为宜;③门把手、电灯开关、水龙头、洗面池等的高度均应低于一般常规高度,房间的窗户和窗台的高度也应略低于一般病房的高度。这样的设施环境,主要便于肢体残疾或久病不能站立者在轮椅上进行日常生活活动。另外,低的窗口,不影响轮椅乘坐者的视线,可直接观望到户外的景色,减轻心理障碍因素。在厕所、楼道中应设有扶手,以便于康复对象的行走和起立。对高位截瘫者还可以使用"电子环境控制系统"装置,通过用口吹气的气控方式来协助解决开关灯、电视、窗帘等日常生活动作。

心理康复环境的要求:心理康复的环境是无形的,也是物质条件和设施条件所不能达到的,但对康复效果尤为重要。特别是突发事件造成的伤残者(如脊髓损伤、截肢等)和疾病造成的后遗症者(如偏瘫、失语等)最容易出现较为严重的心理问题。心理环境上的要求主要针对情绪、意志、信心、理念等问题,采取各种措施形成一种有利的心理环境。一方面需要有专业心理医师针对康复对象的心理问题实施心理治疗,另一方面更需要康复护士在日常环境中,为他们营造良好的氛围,并采取一系列护理措施来配合心理治疗。康复护士自身也要具备良好的心理品质。

(二)康复对象的心理护理

1. 以心理康复促进功能康复 心理护理是以心理学基本理论知识为指导的心理康复工作。心理学指出,人的心理现象包括心理过程和个性心理特征。心理过程即指人的意志过程、情感过程和认识过程;个性即指人的性格、气质、能力和兴趣等。康复中的心理护理应从这些方面认识和分析康复对象的心理现象,把握其心理过程和个性心理特征,因人而异地实施康复中的心理护理。

人的心理状态影响着人的情绪,情绪的好坏在很大程度上又直接影响着康复的效果。临床实践证明,在积极的情绪下进行训练,能产生良好的康复效果;相反,在消极的情绪中进行训练,就不能获得满意的康复效果。因此,在康复护理中实施全面、细致的心理护理是十分必要的。应当充分发挥心理护理在康复护理中的主导作用,以心理康复促进功能康复,将心理康复作为全面康复的枢纽。

2. 认识和分析康复对象的心理状态 一般患者在疾病期间也会产生情绪反应和身体某方面的能力限制,但随着疾病的减轻或治愈,其不良的情绪影响和身体某方面的能力限制大都会逐步减少或消失。然而,康复对象却不仅仅如此,因为康复对象多数可能因伤残而遗留不同程度的身体功能障碍,无论先天性残疾还是后天致残,都容易出现以下不同于一般患者的几种特殊心理反应情况。

(1)"心理不能受容":这种心理反应发生在因突发事件(如意外的车祸、工伤事故或体育事故等)所造成伤、残的急性期,伤残者对突然降临的现实,一时在心理上不能接受和容纳,这就是"心理不能受容"的心理反应。其表现有不安、悔恨、悲痛甚至有绝望的念头。康复护理中要抓住这个时期的心理反应,密切注视心理动态变化,及时给予心理安慰,以免造成不必要的损失或意外的发生。

(2)"心理欲求不满":随着伤、残的救治成功和病情的缓解,由医疗救治逐步转向康复治疗的功能训练阶段,但因为客观存在的伤、残所致的行动限制,不仅不能完成日常生活活动,而且训练也不能如意完成。此时,就产生了"心理欲求不满"的心理反应。其表现有急躁而常发脾气或者表现为心灰意冷,不愿意参加训练等消极情绪。康复护士要及时发现并给予耐心的指导和热情的鼓励,以各种积极方式改变"心理欲求不满"的心理阴影。

(3)焦虑和自卑感:焦虑和自卑感在康复对象中也是最容易出现的心理问题,有其生物因素(病理改变)、社会因素(社会偏见),更有心理因素的影响。由于伤、残、病、遗留的功能障碍,如偏瘫、截肢身体的异常形态等,生活不能自理,更难以工作和学习,从而产生自卑感,自我评估过低,出现抑郁的表现,对康复没有信心,严重地影响康复效果。康复护士应当给予足够的重视,并配合心理医师对其进行心理康复。

(4)"理想破灭":当经过艰苦的康复训练仍不能恢复到原有功能状态时,例如,不能如同常人进行正常生活活动,不能恢复到原来的工作、学习、社交等,就产生了"理想破灭"的心理反应,即表现出又一次情绪低落甚至有绝望的念头。在康复护理中不可放松警惕,要特别注意这个阶段的情绪变化。同时,按照康复医疗并配合心理医师、康复医师为其重新树立力所能及的生活目标,实施适当的康复训练,以渡过"理想破灭"的心理反应阶段,顺利达到全面康复的目标。

3. 对康复护士心理素质的要求　康复护士本身的心理素质如何,直接影响着实施心理护理的效果。要求康复护士在心理上,要保持稳定和振作的工作情绪;在态度上,要积极、热情,以饱满的精神去影响康复对象的心理状态;在能力上,要有较强的观察力、记忆力和丰富的想象力与思维能力。如果康复护士本身的心理素质不合格,那么对康复对象的康复心理变化,则不能做到及时发现和准确观察,康复对象的心理问题将难以得到应有的康复。

4. 心理护理的工作程序及方法　心理护理是康复护理工作的一个重要组成部分,首先要在总的康复医疗计划下,在心理医师的指导下进行。康复护士要按照:①采集心理状态资料;②对心理现象进行评估;③制订心理护理计划;④实施计划以及心理康复评估等程序进行。心理护理应有很强的针对性,切忌千篇一律,需要细致、耐心的工作,不能简单从事。

三、老年健康护理

（一）老年康复护理的意义

随着医学技术的发展和人们生活水准的提高,人的健康水平得到了明显改善,人类的寿命延长,老龄人口逐渐增加,预计到 2015 年全国的 60 岁以上老年人口将达到 2 亿。随着老龄人口的增加,以及老年人身体特点的需要,老年人群必然是康复领域中的主要对象之一。

面对康复对象中的老年人的护理,特别要认识到他们的特点。老年人伴随年龄的增长,机体各系统的生理功能都会有不同程度的降低而容易发生疾病。因此,无论从疾病的治疗、疾病的预防、健康的维护、心理的支持,以及为了老年人自理能力的获得等,都离不开康复与康复护理,而老年人和儿童一样比成年人更需要呵护。所以,康复护理在老年康复中具有十分重要的意义。

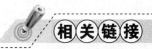

相关链接

　　老年人的身体特点表现为:心血管系统功能低下容易出现动脉硬化、高血压、心功能不全等疾病;肺功能低下容易出现慢性支气管肺炎、肺不张等疾病;神经系统功能低下所致的感觉迟钝而对疾病的自觉症状不能及时反应;骨骼系统由于钙的摄取或吸收障碍,容易出现骨质疏松甚至骨折。其次是疾病的病程长、并发症多、健康恢复慢的特点。另外,老年人在心理上的影响和变化表现为因身体功能低下,如思维能力、判断能力、生活能力以及各种刺激的承受能力都可能下降,或者退休(离休)离开工作环境,带来了自己在社会、家庭中角色和价值的变化而产生失落感,精神支持能力降低,甚至产生精神神经系统疾病等。

（二）护理目标

1. 健康条件的维护,预防疾病和意外伤残的发生。

2. 给予心理支持,减少或避免精神和心理上的伤害。

3. 配合治疗实施护理措施,促进疾病的痊愈。

4. 预防并发症,缩短病程,减少痛苦。

5. 提高日常生活活动的自理能力。

6. 健康管理指导,回归家庭和社会,提高老年人生活质量。

（三）护理要点

1. 密切观察病情　应密切观察原发疾病的病情。由于老年人反应迟钝,自觉症状不明显,不能仅仅依靠主诉来发现身体变化,护士必须通过认真、仔细、严密的观察,主动发现病情变化,报告医师否则容易延误病情。

2. 遵医嘱治疗　有效的治疗方案需要护理手段去实施。如静脉输液给药,因老年人的血管细又脆,且自己控制能力差,而常常静脉输液中途失败,护理上不可拖延时间,以免影响治疗。

3. 预防并发症　呼吸系统感染、泌尿系感染、骨与关节的挛缩、骨质疏松或骨折、压疮、便秘等并发症,以及坠床、跌伤、走失等意外都是极其容易发生的问题,而且也是严重影响疾病痊愈和健康恢复的障碍之一。因此,在护理上应当采取措施予以防止。

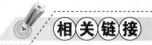

　　预防并发症的主要措施有:①病情允许情况下,早期离床活动,采取动静结合的休养方式,促进血液循环和提高机体抗病能力,是预防各种并发症的积极措施;②良肢体位的摆放和关节活动度的训练是预防骨与关节挛缩的重要护理措施;③加强基础护理的质量(如口腔护理、皮肤护理、尿管的管理等)是预防呼吸系统感染、泌尿系感染的关键;④及时采取安全防护措施,如床档、拐杖、轮椅等辅助器具的正确使用,防止坠床、跌伤等意外问题的发生;为有心血管疾患的老年患者或无常人守护的老年人配备呼叫装置,是保证急救的必要护理手段。

4. 日常生活活动自理的训练　它是提高自理生活能力的基本条件。

5. 心理上的支持　不论老年人有无地位、是否富有或者身体有何种疾病或残障,都应当尊重其人格,不应当使其心理受到伤害。

6. 对有生活自理能力的老年人指导自我健康管理方法　发挥社会力量和社区作用,为老年人创造社会交往的环境;开展有益的社区文体活动,丰富生活内容,从而提高生活质量,使老年人健康长寿。

四、社区康复护理

（一）社区中康复护理的意义

"社区"一般是指特定的区域或人群所在范围,是社会的一个构成部分。社区康复不仅是社区工作中不可缺少的内容,而且对人的社会生活具有重要的意义。人在社会生活中由于某方面因素,如遗传、疾病、中毒、意外伤害、年老体衰等,可能造成残疾或身体某部位功能障碍,从而带来生活、婚姻、家庭、教育、就业、经济等各方面的社会问题。这些问题只依靠医院中的康复是不可能完全得到解决的,更主要的是需要大量而持续性的社区康复才能得到全面解决。在社区康复中,康复护理与康复治疗具有同样重要的作用。因为全面的康复护理也不仅仅是住在医院里所能完成的，住院只不过是为其日后的生活所作的短暂准备和训练阶段，只有回归到原有所在的社区环境中，依靠和利用社区条件，动员社区的人力资源、物力资源，调动康复对象本身的潜能以及自助、互助的机制，重构因身体功能障碍或残疾所破坏的生活，达到预期的生活自理性，从而再次发挥社会作用才能实现真正的全面康复。

（二）护理目标

1．做到以人群为焦点的康复护理。

2．建立以个案为基点的康复护理。

3．立足于人群保健的康复护理。

4．注重残疾或意外伤害预防的康复护理。

5．实施管理与组织的康复护理。

6．建立生活自理性的康复护理。

7．实现提高生活质量为目标的康复护理。

（三）护理要点

1．健康人群的保健 健康人群是社区康复的对象之一，对其保健是指在社区中对健康人群的保健知识的宣传和教育，定期的健康体格检查，预防接种或投药等。护理工作者应结合地区多发病的特点、年龄阶段的不同需要、流行病学的易感人群等，分别实施相应的护理措施，以达到预防疾病发生和提高健康素质的目的。

2．预防伤残与意外伤害 如对适龄儿童投服预防小儿麻痹症糖丸，可有效预防脊髓灰质炎所造成的小儿肢体残疾；在缺碘地区指导补碘方法及其注意事项，可避免缺碘或无效补碘所造成的智力低下、儿童克汀病或痴呆等智力残疾；大力宣传避免近亲结婚、孕期的合理用药以及优生、优育知识，可减少先天性残疾的发生；广泛的安全教育可减少交通事故和体育运动所致的后天性残疾；开展心理咨询，能积极预防长期心理障碍导致的精神残疾等，最终达到对社区人群的伤残和意外伤害的预防目的。

3．预防并发症与二次损伤 患者回归到社区后，对并发症和二次损伤的减少或杜绝更重于疾病恢复阶段的一系列护理。指导患者及其家属根据不同病情和体质，采取必要的安全护理措施，对常见的压疮及呼吸系统、泌尿系统、骨与关节系统的并发症进行相应的护理，对坠床、摔伤、骨折、脱臼等意外伤害要防患于未然，最大限度地减少和避免患者痛苦。

4．指导改善社区条件 对社区设施条件提出指导性的要求和建议，以便康复对象的康复训练和实现日常生活活动的自理。根据康复对象的康复程度和康复目标，在社区相关机构的支持下，充分利用和发挥社区条件，为其创造康复所需的无障碍设施，如残疾人出入常用的阶梯改建为坡道，取消门槛，电灯开关、门把手高度的调整等设施改建和利用社区条件，制造康复训练用具等，从而促进康复对象继续发挥潜能，实现日常生活的自理能力。否则，因社区条件的障碍而不能巩固已有的康复成果，将是康复对象最大的损失和失败。

5．康复对象个案管理 相同的康复对象也因其伤残或功能障碍性质、程度、个体差异情况不同而可能导致其康复目标的不同。因此，在社区康复中，其康复护理的实施，应当以其残疾或身体功能障碍、心理状态、家庭、婚姻以及经济状况等各方面情况为基础，进行个案分析和管理，不能常规处理和一律对待。在社区机构的支持下，动员和组织社区力量，发扬互助的社会风气，调动一切可以调动的社区资源，共同协力解决不同个案的问题。

6．残疾人合法权益的宣传和贯彻 《残疾人保障法》是旨在保障残疾人合法权益的法律，它是代表残疾人利益的法律依据。无论从康复、教育、就业等各方面都有明确的法律规定。《残疾人保障法》的实施，必须通过社会行为才能得到具体体现。社区是社会的基础，因此，向社区机构及其相关部门大力宣传和贯彻《残疾人保障法》，也是康复护理工作者不可忽视的工作要点，更是社区康复护理工作者比一般护理工作者所特别具有的职责。在社区中贯彻和执行《残疾人保障法》，是使残疾人享有如同健全人一样的权利和地位，实现全面康复回归社会最终目标的重要保障。

学习小结

1. 康复医学的核心是残疾的功能恢复以及预防；主要内容包括康复预防、康复功能评定和康复治疗技术；常用的康复治疗技术主要有物理治疗、作业治疗、言语治疗、心理治疗、工程康复和中国传统康复治疗等。

2. 康复预防是指在不同层次的病伤残状况的发生前后采取相应的预防措施，防止残疾的发生或功能障碍的发生、发展或减轻其程度。发展中国家的康复预防分为三级预防。而全面康复是指为实现残疾人享有平等机会和重返社会的目标而采取医疗康复、教育康复、职业康复、社会康复等多种康复手段，以达到在身体功能、心理、社会、职业和经济能力等各方面都获得最大限度恢复的目的。

3. 社区康复工作的内容有康复医疗服务、训练指导服务、心理疏导服务、知识普及服务、辅助用品与用具服务和转介服务。其目标是使残疾人身心得到康复、享受到均等的机会并成为社会平等的一员。

4. 社区康复护理的目标是做到以人群为焦点的康复护理；建立以个案为基点的康复护理；立足于人群保健的康复护理；注重残疾或意外伤害预防的康复护理；实施管理与组织的康复护理；建立生活自理性的康复护理；实现以提高生活质量为目标的康复护理。

5. 老年健康护理的目标是健康条件的维护，预防疾病和意外伤残的发生；给予心理支持，减少或避免精神和心理上的伤害；配合治疗实施护理措施，促进疾病的痊愈；预防并发症，缩短病程，减少痛苦；提高日常生活活动的自理能力；健康管理指导，回归家庭和社会，提高老年人生活质量。

6. 康复医学和临床医学的主要区别在于：康复医学着眼于整体康复，因而具有多学科性、广泛性和社会性，充分体现生物 - 心理 - 社会医学模式。临床医学是以疾病为主导，而康复医学是以功能障碍为主导，是卫生保健不可缺少的部分，缺少康复意味着卫生保健模式的缺陷。

（金昌洙）

思考题

1. 康复医学与临床医学的区别是什么？

2. 康复医学的主要内容包括哪些？

3. 常用的康复治疗技术有哪些？

4. 康复预防和全面康复的基本内涵是什么？

5. 康复护理的基本技术有哪些？

6. 老年健康护理的目标与护理要点是什么？

第十二章

全科医疗中的基本实践技能操作

第一节　全科医师的接诊方式与技巧

接诊是一种技巧，更是一门艺术，是医患之间直接沟通的一座信誉桥梁。但是，大量高科技的引入造成了"高科技离临床医学愈来愈近，医务人员在感情上离患者愈来愈远"的现象。医师的工作对象是人，医学也就不再是一种单纯的科学技术，而是科技与人文科学的高度结合体。

在大医院，个别技术水平低或服务态度较差的医师，也可能依仗医院的整体声誉或高、精、尖的医疗设备而照常工作。然而，在规模不大、人员不多、面向基层的社区卫生服务机构，每个医务人员的表现都将对整个机构的形象产生影响。因此，如何做好接诊工作是全科医师丝毫不可忽视的问题。

一、全科医师接诊方式

随着社会的发展，居民的健康意识越来越高，对健康的追求也越来越高。人们已经不再满足于生病就医，对疾病预防、身体保健的需求日益增长。以居民健康为中心的全科服务理念要求全科医师在日常工作中不仅要对患者的病情作出尽可能准确的诊断，也要了解居民自身及其家庭存在的可能影响健康的问题，如既往史、诊疗史、家庭生活史、行为习惯史等，并对这些健康问题进行评估及干预。这些特征决定了全科医师的服务对象不仅包括患者，更包括健康人群；服务内容不仅包括对社区常见病、多发病的诊治，更包括对健康人群开展的健康促进。为满足不同人群的健康需求，全科医师的接诊方式也应具有多样化。

1. 诊室内接诊　诊室内接诊是指全科医师在社区医疗机构的全科诊室内为社区居民提供健康服务。诊室内接诊为个体化服务方式，是目前全科医师最主要的接诊方式。

　　诊室内接诊在社区医疗机构内进行，全科医师能对居民进行较全面、细致的体格检查及相关化验，能及时处理一些急诊、过敏反应、输液反应等紧急事件。此接诊方式为被动式接诊，无法体现全科医师主动性服务。主要适用于为社区居民提供社区常见病、多发病的诊治服务，提供针对性强、个体化的健康促进服务。

　　2.家庭接诊　全科医师提供的服务是以家庭为单位的综合性服务，家庭是全科医师的服务对象，也是其诊疗工作的重要场所。家庭接诊是以上门的方式为居民提供健康服务，是一种以个人及家庭为服务对象的服务方式。

　　家庭接诊方式能最大限度动员家庭资源为患者提供服务，且有利于全科医师了解及评价居民的家庭结构与功能，发现存在的可能对家庭成员健康产生危害的因素。其缺点在于需要大量的人力资源，因此不适合大范围开展。主要适用于为行动不便、独居且生活缺乏自理的老人、晚期康复的癌症患者等特殊人群提供健康护理及指导服务，以及为有需要的家庭提供家庭评估及干预服务。

　　3.电话接诊　电话接诊主要指全科医师通过热线电话为居民提供健康相关问题的咨询，具有方便、快捷、完全隐私等特点，是一种个体性的接诊服务。

　　电话接诊能让居民随时随地咨询到自己关心的健康问题，不用专门到医疗机构进行排队；能避免"白大衣效应"的出现；能有效消除患者对个人隐私泄露的担心。但是，全科医师无法现场察看到服务对象的具体情况，因此，电话接诊方式不适合病情复杂的居民。其适用范围主要为社区常见病的预防、慢性病患者健康管理、健康生活方式指导、老年人保健等提供保健咨询服务。

　　4.借助媒体接诊　全科医师通过电视节目、网络、报纸专栏等大众媒体向居民提供健康咨询，传播健康知识等健康服务的过程为借助媒体接诊，如"健康论坛""健康之路"等。此接诊形式的典型特征就是接诊过程的完全公开化，是一种具有群体性效果的服务方式。

　　借助媒体的接诊能充分将大众媒体速度快、范围广、影响大等特点与全科医师的专业性相结合，将某些特定的健康促进理念及技能快速地向广大居民进行传播，具有很强的群体性宣传效果。其缺点在于互动性相对较低，患者隐私保护相对较差，受众范围易受当期媒体活动主题的影响。主要适用于为社区居民普遍存在、共同关心等大众性的健康问题提供咨询与宣传服务。

　　5.其他接诊　全科医师常用的其他服务形式有：参与各种俱乐部或自我管理小组、社区内活动的保健医师、社区义诊等。这些形式与借助媒体的接诊服务一样，具有群体性、大众性，并且具有比借助媒体接诊更好的互动性及参与性，但是其影响范围相对较小。

二、全科医师接诊流程

　　全科医师与专科医师的理念区别在于，全科医师是对居民的健康进行管理，专科医师则是对患者的疾病进行处理。如：一名9月龄儿童看病，专科医师仅仅会将儿童的病治好，全科医师则还会对儿童的生长发育情况作出评价，同时对其家长的喂养方法与技巧进行指导。因此，全科医师接诊流程要体现出对不同服务对象的健康进行全面的管理（图12-1）。

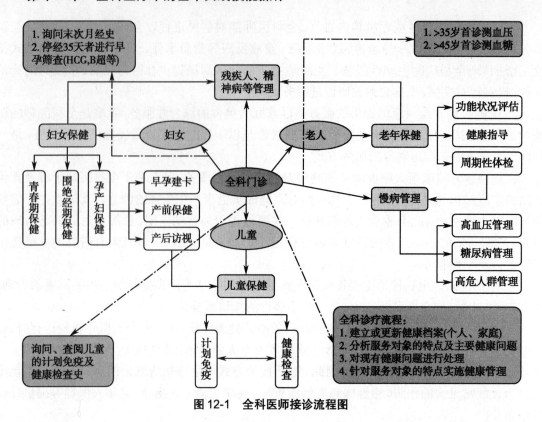

图 12-1 全科医师接诊流程图

三、全科医师接诊技巧

对全科医师而言，做好接诊工作不仅需要掌握大量的医学知识，更要重视医学的人文精神，贯彻"以人为本，以健康为中心"的理念。接诊是全科医师与居民之间的直接沟通，医师能否快速取得居民的信任关系到全科医师的服务能否顺利进行，也关系到居民能否产生遵医行为及能否改变不健康的行为习惯。

（一）仪表及风度

居民希望全科医师不仅有学问、有技术，也要有很好的人品及职业道德。但是，居民往往很难在短时期内完全了解全科医师的能力，更难了解全科医师的人品及职业道德。从这个角度看，全科医师留给居民的"首次印象"具有一定的意义。同时，良好的仪表风度也是全科医师专业、认真、负责等优秀素质的良好体现，当全科医师出现在居民面前时，应能使居民对其产生强烈的信心。

全科医师也应该讲究美，女医师可化淡妆，但应该体现庄重，给人一种值得信赖的感觉。仪表风度是一个人的文化素养和道德情操等内涵因素的外在体现，全科医师的仪表风度不应该是装出来的，而是需要通过长期的医德修养和专业知识积累，才能逐渐形成的，只有在实践工作中不断充实自己，其外在形象才能从根本上逐渐改观。因此，全科医师形象态度、谈吐举止、仪表风度等应追求内涵和外在的统一。

（二）耐心倾听

倾听是全科医师的基本功之一，有效的倾听能拉近医患之间的心理距离，是构建和谐医患关系的基础。医师的积极倾听不仅是一种诊疗手段，也是医师人性化服务的表现。积极而有效的倾听应包括以下几个部分：

1. 专心耐心 以专注、关心的态度倾听，聚精会神，尽量多用眼睛看着对方。除患者对某些重要的疾病表现描述不清外，尽量不要打断患者的诉说，将患者的说话内容听清听全。

倾听过程一心二用，或倾听的同时做其他的事情，这些都是不尊重对方的表现，容易让居民觉得医师冷漠且服务态度欠佳，从而对医师的人品及职业道德产生否定，不利于和谐医患关系的建立。

2. 积极反馈 全科医师在倾听时不能始终保持沉默，要适当地给予反馈。在适当的时候，全科医师应使用简单的语言、恰当的面部表情、积极的目光接触等方法表示响应，向患者表明你在认真聆听，如"嗯""啊""哦"等。对一些进行健康咨询的居民，还可以用如"您说得对，……"，"是这样的"，"我理解您的心情"等语句表达对患者的态度及鼓励。

3. 适时提问 全科医师接诊的目的是解决居民的健康问题，因此仅仅单纯的倾听及反馈是不够的。医师还应该在患者诉说病情的关键地方进行复述与提问，如"您的意思是……"，"您是说……"，"是这个位置吗？"，"当时的感觉是怎么样的？"。这样不仅能提高全科医师对患者诉说信息的利用度，而且有利于全面挖掘患者潜在的健康问题，同时也能让患者感受到医师的用心及专业，有助于提高患者对医师的信任度及满意度。

4. 复述与总结 全科医师在听完患者的全部诉说内容后，应根据患者所说情况将患者的主要表现症状进行总结，并用简洁明了的语句表达出来，在一些特别重要的地方，尽量用患者的原话进行复述。这样既可以让患者感受到医师的认真倾听，也可以检验医师自己的理解是否正确。在经过总结复述达到与患者所表达的意思相一致以后，患者会觉得医师已经完全掌握了自己的健康问题，从而对医师的能力产生信心，也会对自己的身体恢复产生积极的心理效应。

（三）开放式提问

问诊是全科医师接诊中的另一个非常重要的内容。患者因为对医学缺乏了解，因此在病情的诉说过程中往往出现思维不清、杂乱无章的情况，这时就需要全科医师以"问"的方式将患者主要的健康问题挖掘出来。

1. 问诊方式 传统的封闭式问诊方法往往有明确的对象和目的，患者的回答也只能是选择式的，如有或没有、舒服或不舒服等，容易对患者产生诱导。开放式问诊则注重将患者引导到一个询问的领域，而非关注内容，如"您胃痛会在什么情况下出现加重或减轻"等。

开放式问诊鼓励患者讲述更完整的经历或感受，避免了给患者出选择题而带来的诱导影响，有利于医师收集到更准确有效的信息，也能给全科医师留有倾听和思考的时间，有利于建立互动式医患模型，进而建立和谐的医患关系。

2. 问诊语言 与其他服务行业不同，全科医师在与患者进行沟通交流时，不能仅仅使用鼓励性、安慰性的语言，对一些病情较重但又不在意自己健康的患者，医师应使用严肃的语言对其进行提醒与告诫。另外，医师的肢体语言也应与其他的服务行业有所不同，如对一般的患者，全科医师需要笑脸相迎，但是对癌症晚期的康复患者呢？笑脸相迎是否合适？

因此，全科医师使用何种性质的语言，应根据患者及家属当时的情况来决定，不能简单套用其他服务行业的语言使用标准。

3. 问诊态度 全科医师在接诊时的态度必须是诚恳的、有礼貌的。医师是高素质人才，是有文化、有知识的人，礼貌的服务态度不仅能体现医师的高素质，更能让患者感觉到轻松与亲切，增加患者对医师的信任感。

居民一般都是在有健康需求的时候才会来找医师,这时候的居民往往都是需要帮助的,都是情绪急躁又不稳定的,如果医师的态度缺乏礼貌及诚恳,则极易造成医患关系的紧张。

(四)仔细观察

全科医师要想为社区居民提供有效的健康服务,首先需要准确掌握服务对象的健康问题。受服务对象的知识水平、表达能力等影响,仅仅靠服务对象的诉说及医师的问诊,经常会漏掉一些重要信息。因此,全科医师在接诊过程中需要进行仔细的"察",全科医师的"察"应包括普通观察及体格检查。

根据服务对象具体情况,全科医师应对其面色、皮肤颜色、精神状况等表观特征进行观察。另外,如有需要,全科医师还须认真地观察患者或家属收集到的样品(如呕吐物、粪便、尿液、阴道分泌物等),必要时应去触摸和闻气味。

准确的生命体征测定、细致的体格检查,也是全科医师"察"的重要内容。医师须运用自己的感官和借助体温表、血压计、叩诊锤、听诊器等简便的工具,客观了解和评估服务对象的健康状况。体格检查时需注意:①保持室内环境舒适,气候温暖、环境安静、光线充足等;②要严肃认真、尊重隐私,不要长时间暴露患者隐私部位,特别是给异性患者做检查时,态度应十分稳重,要心态端正,表情严肃,按正规程序和手法进行;③按一定顺序进行,避免重复和遗漏;④做好消毒,避免交叉感染。

(五)沟通模式的选择

和谐医患关系的建立不仅需要全科医师具有良好的沟通技巧,也需要全科医师根据居民的特点选择合适的沟通模式(communication model)。

1. 家长式作风　即主动 - 被动模式。全科医师具有绝对的权威,处于主动位置;患者无法参与医师的决策,处于被动位置。此种模式适合于昏迷、无行为能力等患者。

2. 用户至上主义　此模式与家长式作风相反,全科医师完全接受患者的要求,患者处于主动地位,医师处于被动地位。这种模式下医师的专业技术会被降低,容易导致医患之间的信任度下降。此种模式主要适合于单纯取药、健康调查等情形。如在疾病诊疗过程中出现患者强烈要求,全科医师须做好相关解释、告知及签字同意工作。

3. 医患互动　即共同参与模式。患者参与全科医师的诊疗过程,医患双方对患者的健康状态开展开放式讨论,对患者的诊疗一般会兼顾医师和患者的观点,有利于提高医师及患者的满意度,也有利于提高患者遵医嘱的程度。此种模式适合绝大部分的社区常见病及多发病的诊疗,尤其是适合慢性病患者等特殊人群的健康管理。

📖 **学习小结**

1. 接诊是医患之间直接沟通的一座信誉桥梁,全科医师的接诊主要包括诊室内接诊、家庭接诊、电话接诊、借助媒体接诊和其他接诊等五种方式。

2. 全科医师的接诊技巧主要体现在仪表及风度、耐心积极的倾听、开放式的提问和仔细的观察。

(吴　江　张升超)

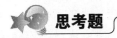

思考题

1. 简述全科医师接诊方式及适用对象。
2. 全科医师接诊时应掌握哪些技巧?

第二节　以家庭为单位的健康照顾相关技能

学习目标

1. 掌握　家庭结构和家庭功能评估的基本方法,家庭访视的适应证,家庭病床的服务对象,建床要求,建床程序。
2. 熟悉　家族谱的绘制、家庭关怀度指数(APGAR 问卷)和家庭圈的使用和结果分析,家庭基本资料的分析,家庭访视的流程和注意事项,撤床标准,撤床程序。
3. 了解　我国家庭为单位的健康照顾的进展。

一、家庭评估技能

(一)家庭基本资料

1. 家庭的环境

(1)家庭的地理位置:在居住区的位置,离学校、商店、车站、公路、医院、派出所、邮电局等社区机构的距离。

(2)周围环境:工厂、空气、绿化、用水、土壤、噪声、震动、辐射等。

(3)居家条件:居住面积、空间分配、居住设施、卫生条件、安全程度、舒适程度、潜在的危害、饮用水、厕所、食物来源、厨房设施和烹调方法等。

(4)邻里关系。

(5)社区服务状况。

2. 家庭成员基本情况　可列表填写,项目包括姓名、性别、年龄、家庭角色、职业、文化程度、婚姻状况、主要的健康问题等。

3. 家庭的经济状况　家庭的主要经济来源、年总收入、人均收入、年总开支、年积累数额、消费观念、经济目标。

4. 家庭生活史　主要的家庭生活事件、家庭生活周期、家庭问题、家庭成员的健康问题等。

5. 家庭的健康信念和行为　①生活方式、健康维护和健康促进,如吸烟、酗酒、食物和营养、体育锻炼等;②疾病预防,如免疫接种、疾病筛检、预防性的口腔保健、儿童保健、妇女保健、老年保健、计划生育等;③是否有能力提供主要疾患的自我保健;④如何选择卫生保健的类型以及得到这种保健的经济能力;⑤对健康的关心程度、是否能及时作出求医决定、家庭是否能对个人的疾患作出适当的反应、家庭照顾患者的能力如何;⑥医疗保健服务的可用性、可及性、熟悉程度和利用程度。

（二）家族谱

家族谱（a genealogical table）又称家系图，是反映家庭结构、家庭健康史、家庭成员的疾病间有无遗传联系及社会资料的家族树状图谱。

家族谱一般由三代人组成，从上到下辈分降低，从左到右年龄降低，夫妻关系的一般男左女右。在符号旁注上年龄、婚姻状况、出生或死亡日期、遗传病或慢性病等资料，还可以根据需要，在家族谱上标明家庭成员的职业、文化程度、家庭的决策者、养家糊口的人、照顾患者的人、家庭中的重要事件及成员的主要健康问题等资料。

一般可从家族谱中获得以下几个方面的资料：家庭人数；家庭的结构类型；家庭生活周期；家庭关系；居住情况；遗传病的发病情况；家庭成员的基本资料。家族谱由于变化较小，是了解家庭客观资料的最佳工具，是家庭档案的重要组成部分，一般可在 5～15 分钟内完成，其内容可不断积累、修改，在全科医疗中有较高的实用价值。家系图所使用统一符号见图 12-2。某家庭的家系图举例见图 12-3。

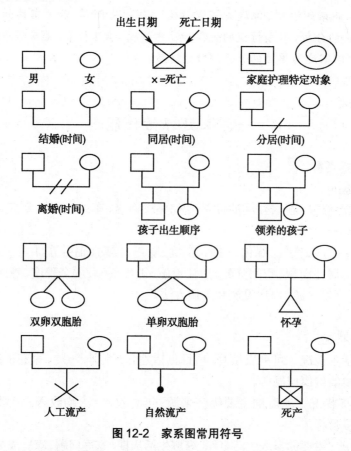

图 12-2 家系图常用符号

（三）家庭关怀度指数（APGAR 问卷）

Smilkstain（1978 年）根据家庭功能的特征，设计了"家庭关怀度指数"量表，问卷分两个部分：

第一部分：测量个人对家庭功能的整体满意度，共 5 个题目，每个题目代表一项家庭功能，简称 APGAR 问卷（表 12-1）。

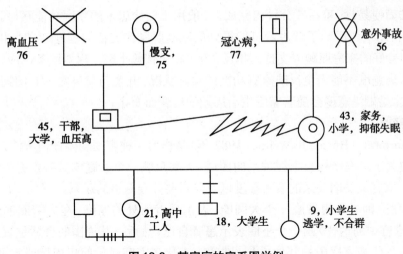

图 12-3 某家庭的家系图举例

1. 适应度（adaptation） 主要反映家庭遭遇危机时，个人和家庭利用家庭内外资源的情况如何。问题：当我遇到问题时，可以从家人得到满意的帮助。

2. 合作度（partnership） 主要反映家庭成员间互相分担责任和作出决定的方式如何。问题：我很满意家人与我讨论各种事情以及分担问题的方式。

3. 成长度（growth） 主要反映家庭成员在心身发展与自我实现方面如何获得家庭其他成员的支持和指导。问题：当我希望从事新的活动或发展时，家人都能接受且给予支持。

4. 情感度（affection） 主要反映家庭成员间相爱的程度。问题：我很满意家人对我表达感情的方式以及对我情绪（如愤怒、悲伤、爱）的反应。

5. 亲密度（resolve） 主要反映家庭成员间共享相聚时光、金钱和空间的情况。问题：我很满意家人与我共度时光的方式。

表 12-1 家庭关怀度指数问卷

项目	问题	经常这样	有时这样	几乎很少
适应度	1. 当我遭遇困难时，可以从家人处得到满意的帮助	☐	☐	☐
合作度	2. 我很满意家人与我讨论各种事情以及分担问题的方式	☐	☐	☐
成长度	3. 当我希望从事新的活动或发展时，家人都能接受且给予支持	☐	☐	☐
情感度	4. 我很满意家人对我表达情感的方式以及对我的情绪（如愤怒、悲伤、爱）的反应	☐	☐	☐
亲密度	5. 我很满意家人与我共度时光的方式	☐	☐	☐

结果判定：以上 5 个问题若答"经常这样"得 2 分，"有时这样"得 1 分，"几乎很少"得 0 分。将 5 个问题得分相加，总分 7～10 分表示家庭功能良好，4～6 分表示家庭功能中度障碍，0～3 分表示家庭功能严重障碍。另外，通过分析每个问题的得分情况，可以粗略了解家庭功能障碍的基本原因，即哪一方面的家庭功能出了问题。

第二部分：了解受测者与家庭其他成员间的个别关系，分良好、较差、恶劣 3 种程度。

以上方法属于患者自我评价的一种类型，主要反映个别家庭成员对家庭功能的主观满意度。这种方法简便易行，可在 5 分钟内完成，一般用于门诊患者的家庭功能筛检。"家庭关怀度指数"可以帮助全科医师了解患者可能得到的家庭照顾或支持的程度，"关怀指数"较高表明患者能得到良好的家庭照顾或支持。相反，患者将更依赖于医疗保健服务。应该注意的是，个人对家庭的满意度不能完全反映家庭功能的实际状况；儿童与父母对家庭的期望和满意程度明显不一致；婚姻满意度会随着家庭生活周期的转变而变化。

（四）家庭圈

家庭圈（thrower）（Brucet 和 Walton，1982 年）是作为一种家庭功能评估方法，由某一家庭成员自己画的关于家庭结构与家庭关系的图谱，主要反映一个家庭成员对家庭关系的感性认识、情感倾向、家庭成员间关系的亲密程度以及与重要社会网络的联系。

用法：全科医师先让患者画一个大圆圈，表示患者所处的家庭，在大圆圈的适当位置上（代表患者在家庭中的地位）画一个小圈表示患者自己，然后在其周围的合适位置上画几个小圆圈或其他标志代表家庭中的其他成员，圈的大小代表家庭成员的权威性或重要性的大小，圈与圈之间的距离代表相互之间关系的亲疏程度。全科医师必须向患者作出保证，家庭圈无所谓对或错。在患者画圈的时候，医师可离开房间，一般只需要 10～15 分钟，画完后，要求患者解释家庭圈的含义，同时，全科医师可询问一些与家庭关系有关的特殊问题，如距离与亲密度的关系、决定权、角色关系、交往方式、个人界限以及家庭生活史的变化情况等。

如图 12-4 反映，这个家庭中父亲是最重要的人物，其次是母亲，患者与母亲的关系较为紧密，与父亲的关系较疏远。图 12-4A 显示患者（P）家庭中，父亲（F）主宰全家，家庭的地位其次是母亲（M），患者较自卑，比起其姐妹（S）地位还低，个人平时很少交往，显示这个家庭功能有障碍；而图 12-4B 显示患者（P）家庭中，父亲（F）主宰全家，家庭的地位其次是母亲（M），患者与其姐妹（S）地位相同，家庭成员联系密切，显示这个家庭功能良好。

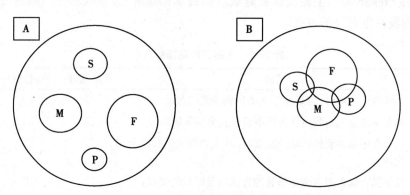

图 12-4　家庭圈示意图

二、家庭照顾技能

（一）家庭访视

1. 家庭访视的适应证

（1）急性疾患的评价和处理：如一过性的严重疾患，如重感冒；搬动会加重疼痛的疾患，如坐骨神经痛；年龄太大、生活不能自理的患者；活动有加剧病情的危险；转诊到医院之前需要进行一些治疗的患者,如减轻疼痛、复苏、心源性哮喘的处理;传染病患者:有些疾患在家访时就可以作出诊断,而且在家庭中使用抗生素效果会更好。

(2)出院患者的评价和继续治疗:大多数住院患者在恢复期的早期阶段就出院了,这些患者仍需要在家庭中接受继续治疗,并在家庭的照顾下逐渐康复。通过家访,全科医师可以正确评价患者的适应或恢复情况以及所遇到的问题、对医嘱的顺从性、对药物的反应情况等,以便及时调整治疗方案。

(3)慢性病患者的处理:许多慢性病患者的活动范围常常局限于家庭之中,如类风湿性关节炎、充血性心力衰竭、多发性硬化症、脑卒中偏瘫等。医师的定期家访不仅有利于慢性病患者的治疗和康复,也减轻了家庭的负担。

(4)为临终患者及其家庭提供服务:临终患者在自己熟悉的家庭环境中面对死亡会显得更平静。全科医师可以在家访时为临终患者提供必要的医疗服务和临终关怀服务,还可以为处于悲伤、混乱中的家庭成员和处于危机中的整个家庭提供必要的指导、援助和保健。

(5)家庭结构和功能的评价:在诊所中评价家庭的功能常常不如在家庭中评价那样准确和全面。患者在家庭中能更轻松地表达他们的感情,会揭示出一些深层的感情矛盾和家庭危机。只有通过家访,全科医师才能发现另一个人的存在和患者尚未注意到的问题。

(6)实施家庭咨询和治疗:系统的家庭治疗常涉及家庭的每一个成员,只有在全体成员共同参与的情况下才能取得理想的效果。家庭治疗在家庭原有的环境中进行最理想。因此,家访是实施家庭治疗的最有效手段。

(7)有新生儿的家庭:新生儿的母婴访视是全科医师和社区护士开展家庭访视的常见内容之一,也是目前我国基本公共卫生服务项目的内容。新生儿家庭的母婴访视能较好地体现全科医学连续性和综合性服务的特点。

2.家庭访视的准备　①制订本次家访的计划;②根据本次访视计划,准备本次家庭访视的记录文书、出诊包、访视所需的药品和检查器械;③认真查阅患者/受访者的病历资料及曾接受的治疗与护理;核对地址、联系电话等;填写探访卡,致电患者/受访者或家属约定访视时间。

3.家庭访视的流程　见图12-5。

4.家庭访视的注意事项　①很有必要时才进行家庭访视,要有明确的家访目的;②要有周全的家访计划;③选择合适的时间,尽量避免家庭就餐和休息的时间进行家访;④开门见山,说明来意和家访需要多长时间,请求家庭给予配合;⑤严格控制家访的时间,一般在30分钟左右,不超过1小时;⑥不能表现出对某一成员特别亲热,以免被误会;⑦结束前进行简短的总结,告知本次家访的结果,必要时预约下次家访的时间;⑧如果是出于调查研究的目的进行的家访,应注意宣传、教育,并尽量与医疗服务相结合;⑨家庭访视途中及家访过程中遵守家庭访视安全守则,防止家庭访视意外发生。

(二)家庭病床服务

1.家庭病床的服务对象

(1)诊断明确,需要在家庭进行治疗和护理的患者。

(2)出院恢复期仍需继续康复,需要在家庭进行后续康复的患者。

(3)自然衰老,主要脏器衰竭,生活不能自理,需要在家庭进行维持治疗者。

(4)疾病晚期,需进行支持疗法的患者。

(5)需要姑息治疗和减轻痛苦的中晚期癌症患者。

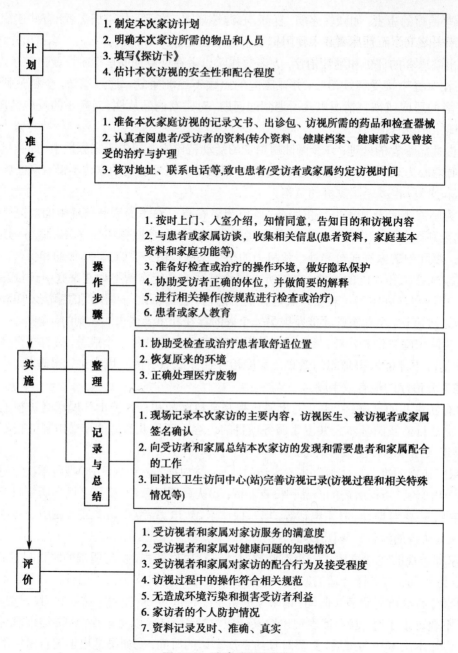

图 12-5　家庭访视流程图

2. 家庭病床的建床要求

（1）申请建立家庭病床的实施对象是本社区卫生服务中心／站服务辖区内居住的居民。

（2）建立家庭病床须由患者或家属向社区卫生服务中心／站提出建床要求，并填写家庭病床申请表。

（3）建立家庭病床，双方签订家庭病床服务协议书，协议内容包括：建床原因、服务模式、医务人员责任、患者及家属的责任、查床及诊疗基本方案、收费、可能发生的意外情况等。

（4）责任医师、护士必须完整填写相关信息，认真书写家庭病床病历和护理病历。

3．建床程序

（1）需要建立家庭病床者由其家属或本人到所在的社区卫生服务中心／站提出建床要求，领取家庭病床申请表，并如实填写病员基本信息。

（2）全科医师在申请表上如实填写建床指征及意见等相关信息后，报社区卫生服务中心／站负责人审核同意。

（3）申请表一式两份，中心审核同意建床后，申请人、社区卫生服务中心／站各留一份。

（4）申请建床者或家属交纳家庭病床预付金，由中心统一编号登记。

4．撤床标准　①经治疗及康复后病情平稳，可停止或间歇治疗；②肿瘤术后或放、化疗后暂不再需要支持疗法；③骨折术后及外伤已拆线，无须治疗；④长期卧床患者压疮已愈合，无须治疗；⑤因病情变化需住院治疗者，或因社区健康服务机构技术力量所限无法提供继续服务；⑥病情恶化死亡者；⑦完全放弃治疗或迁出本社区者；⑧因政策原因，不能继续开展家庭病床服务。

5．撤床程序　①经治疗患者病情稳定，责任医师开具家庭病床撤床证明，办理撤床手续；②责任医师、护士应书写撤床小结并向患者或家属交代注意事项、进行健康指导；③建床患者及家属要求提前撤床，经患者或家属签字后办理撤床手续，并记录在撤床小结中；④撤床后的家庭病床病历，归入健康档案一并保存（图 12-6）。

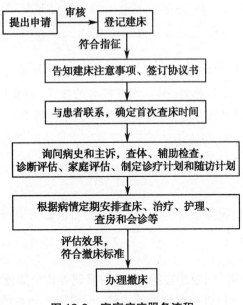

图 12-6　家庭病床服务流程

学习小结

1．家庭基本资料的评价包括对家庭的环境、家庭成员基本情况、家庭的经济状况、家庭生活史、家庭的健康信念和行为等的评估。

2．家族谱是反映家庭结构、家庭健康史、家庭成员的疾病间有无遗传联系及社会资料的家族树状图谱，通过使用图形和线条可以了解家庭的状况和分析家庭相关问题。

3．家庭关怀度指数（APGAR 问卷）和家庭圈的常用家庭功能评估方法，前者是定量评估方法，后者是定性评估方法。

4．家庭访视和家庭病床是目前最常用的家庭照顾技能，社区卫生人员通过规范的家庭访视流程和家庭病床照顾，为需要在家庭开展照顾的社区患者提供家庭为单位的照顾。

（周志衡）

 思考题

1．简述家庭关怀度指数（APGAR 问卷）的评分标准。

2．简述家访的适应证。

3．简述家庭病床的服务对象和建床程序。

第三节　社区诊断技术

学习目标 ▮▮▮

1．掌握　调查问卷设计的原则；社区诊断报告的原则以及入户调查的技巧。

2．熟悉　调查对象确定的原则；社区诊断报告的格式；调查中一些特殊情况的处理。

3．了解　社区诊断的目的与意义，学会撰写社区诊断报告。

一、调查问卷设计

问卷是由一组问题和相应答案所构成的表格，因而也称为调查表。它是问卷调查中用于收集资料的一种测量工具。

（一）问卷的结构

一般包括封面信、指导语、问题和答案、资料的登记等几个部分。

1．封面信　封面信是一封给被调查者的短信，一般印在问卷的封面。它的作用是向被调查者介绍、说明调查者的身份、调查的目的及意义等，说明回答人填答问卷的重要性，以消除被调查者的顾虑，取得他们的配合和支持。

2．指导语　指导语是用来指导研究对象填写问卷的一组说明。它常放在问卷之首，并标有"填表说明"字样，其作用是对填表的方法、要求、注意事项等作出总的说明。

3．问题和答案　这是问卷的主体。按问题测量的内容，可以将问题分为特征问题、行为问题和态度问题，但一个问卷中不一定必须同时具备三种类型的问题。研究者应根据具体的研究内容设计调查问题的形式。

4．资料的登记　如被调查者的姓名、住址、调查日期、调查员的姓名、问题和答案的编码等,而较重要的是计算机编码,便于用计算机进行统计处理和分析,提高统计效率。

(二)问题与答案的设计

根据问题回答的方式可分为开放式和封闭式两种类型。开放式问卷是只向被调查者提问,而不提供预先给出的答案,在每一问题的下面留有足够的空白即可。开放式问题可让回答者自由发挥,能够收集到许多较生动的资料,可补充问卷设计者知识的不足,甚至能得到意料之外的新发现,但是适用范围有限,且拒答率较高。而封闭式问卷正好相反,是对提出的问题规定了答案,被调查者从给出的答案中进行选择即可。封闭式问卷可以节省答卷时间,拒答率低,便于整理分析。

对于封闭式问卷因为要提供答案,回答格式的设计就要复杂得多。进行封闭式问卷答案格式设计时,必须给出一切可能的答案,问题的回答方法应明确清晰。其基本格式主要有以下几种:①填空式,即在问题后面画一条线,让回答者填写;②是否式,即问题的答案只有是与否两种,回答者根据自己的情况只需选择其一作答,并在适当的方格内画"√";③多项选择式,即给出至少两个以上的答案,回答者根据自己的情况选择其一,并在合适的号码上画"√";④矩阵式,即将同一类型的若干问题集中在一起,构成一个问题的表达方式,并在每一行适当的方格内画"√";⑤图表式,即用尺度图表示答案,供回答者在图表上将自己的意见表达出来。

(三)问卷设计的原则

问卷设计要遵循以下原则:①目的性原则:问卷要有一定的目的性,必须按研究者的目的来设计;②反向性思维原则:问卷中的问题应是在考虑了最终想要得到的结果的基础上反推出来的,可确保问卷中的每个问题都不偏离研究者的目的;③实用性原则:问卷的提问用词必须得当,简单清楚,具体而不抽象,尽量避免使用专业术语,使问题容易被理解;④适度性原则:题量要适度,完成一份问卷的时间不宜超过30分钟,最好在20分钟以内。

二、调查对象的确定

(一)调查对象及其数量的确定

如何选取以及选取多少研究对象应依据研究目的来确定,一般有抽样调查和普查两种方法。抽样调查是指从社区全体人群中抽取一定数量且具有代表性的人群进行调查。常用的概率抽样方法有单纯随机抽样、系统抽样、分层抽样和整群抽样四种。在实际工作中,常常是将几种方法综合使用,尤以分层抽样和单纯随机抽样结合使用较多。以10万以上人口的社区为例,考虑到人力、物力,建议至少抽取5%~10%的人群样本,而小于10万人口的社区,建议至少抽取10%的人群样本。如果是进行居民卫生状况调查,以家庭为调查基本单位,一般情况下,社区规模在5万人口以下的需要抽取800户,5万人口以上的需要抽取1000户,对被抽取的样本家庭实际居住的全部成员进行调查。如果是进行服务对象满意度调查,则一般不分性别,调查人数为100人即可。普查是对社区的全体人群进行调查,这种调查方法可以获得比较全面的、可靠的信息,但比较费时费力,因此,常用于范围较小、所辖人口较少的社区。

(二)调查中一些特殊情况的处理

1. 住户迁移　在抽中的住户中,如果旧的住户已发生迁移,则应对新迁入的住户进行调查。

2. 出租房屋　如果被抽中住户的房屋已经出租,实际房主未住在此房中,原则上是调查实际居住在该房子的人;如果是由多个家庭同住,则应按与入户门距离先近后远、先左后右的原则确定一个家庭进行调查。

3. 置换样本户　如果调查时遇到被调查者不在家,不能完成调查,调查员需要重访,直到三次非同日访问(至少有一次是周末)都找不到被调查者,可以放弃并予以置换。但需要强调的是,调查员应尽力寻找被调查者的下落,安排好重访时间。置换方法可以按原调查对象居住位置,先左后右、先上后下、先里后外的顺序选择合适的居民住户进行置换。

4. 代答问题　调查过程中如果遇到被调查者不能回答,如语言障碍或者是在整个调查期间外出,可由知情者代答。如果代答者对被调查者情况不熟悉则不可代答。

5. 首次调查未能完成情况的处理　如果因意外情况而中断了调查,或是因调查者漏填、错填一些问题而使第一次调查未能完成,就应尽快安排重访补漏,并应在不重复整个调查的情况下完成。

三、入户调查技巧

入户调查要注意择时。调查员要根据不同的调查对象,确定入户时间。一般来说,要避开被调查者的工作繁忙期进行入户调查。

1. 调查员的态度与举止　①要树立良好的第一印象,调查员需要进行自我介绍,并说明本次调查的目的和意义,强调这是政府部门开展的调查,以取得被调查者的信任和配合;②调查员应向被调查者保证调查是匿名的,结果是保密的;③在问第一个问题时不能有停顿,也不能一味地求快,而应强调全面和准确;④调查员应保持客观中立的立场,使被调查者感到真实而全面地回答问题是很自然的事情,尽可能不要影响被调查者的意见,诱导答案;⑤调查员的言语和举止不能流露出吃惊、赞成或反对等态度。

2. 调查员询问的语气与顺序　询问问题时,要讲究方式方法。具体要求有:①态度友善、表述清楚,调查员应面带微笑,用一种友好、自然的方式,和蔼亲切的语气,尽可能使用低调提问问题,吐字要清晰,切勿太快或太慢,确保被调查者清楚听到所提问的内容;②原则上应严格按照调查表上的问题及其顺序提问,不增添语言,不改变句子的结构,但如果访问中途遇到拒答的问题,调查员应先记录下来,在访问结束前进行核查,确保完成所有调查内容;③调查员必须询问被调查者所有符合条件的问题,不能随意跳过问题。

3. 语气巩固　语气巩固有助于建立信任感。如"我知道了","谢谢","这个信息对我们很有帮助",这样的话就是很好的巩固语气。但是,语气巩固只能适时使用,否则会显得做作和虚伪。要防止被调查者因此而迎合调查员不真实的回答问题。

4. 探查　探查是通过一些语言和技巧来获得更多的信息,当被调查者的答案不是很充分,或者被调查者对答案感到不肯定时,需要调查员寻找更多的信息,此时需要使用探查技术。探查有时候不一定要说话,如稍作停顿或迟疑就可以传递这样的信息——你需要更多和更好的回答信息。被调查者通常用说"不知道"来逃避问题,所以当最初回答"不知道"时,调查员要使用探查语句。如果被调查者出于某种原因不愿意回答时,调查员的耐心往往能获得答案;如果被调查者真的不知道时,则应选择相应的答案和代码。

5. 说服被调查者配合调查　被调查者不愿意配合调查,多数情况是因为其自身对调查不感兴趣或是有疑虑。因此,耐心解释和有效的技巧能使这种情况减少到最低。包括:①调查员应充满信心,态度友好,向被调查者适当解释,并强调参与的重要性;②如果被调查者仍表现得有些犹豫,可以进一步解释诸如调查的信息是保密的,调查的负责单位是某某单位,同时出示证据等;③个别被调查者经以上解释后,依然不满足,实际上这类人属于不好合作,或者是难以应对、爱挑刺的人,或者是瞧不起这类调查或调查员的人。他们可能提出若干特殊的问题,或者干脆拒绝回答。此时,调查员应迅速作出判断,应予以哪些解释以及采取什么方式进行解释,才能使被调查者合作。通常情况下调查员应依据自己对该问题的理解和现场工作的经验,用自己的语言,因势利导地进行说服,被调查者不可能提出很多拒绝调查的理由。

例1:

被调查者问:"这个调查需要花多长时间?"

调查者回答:"一般来说需要花20～30分钟,当然这还取决于您的配合。"

问:"我没有时间。"

这时,首先要判断被调查者是否真的没有时间,是现在没有时间,还是以后也没有时间,从而作出相应的处理。

例2:

问:"我不想告诉你我自己和我家的事。"

答:"这主要是与健康有关的知识、态度和行为,一般不涉及个人或家庭的隐私,而且所有的调查信息都不记名,最后的统计报告形式是用总的百分比和率。况且假如有调查员私下散布谁家的隐私,将受到法律的惩罚,并赔偿经济损失。每一个家庭的合作,对这个调查的成功都是很关键的。"

例3:

问:"为什么你只调查我家,而不调查隔壁家?"

答:"这次调查是不需要每家都调查的,只需要随机抽取一些家庭就可以说明总体的情况,这样做既省力又省钱。抽中您和您的家庭是随机抽样的结果,而不是故意所为。正因为如此,调查哪一家是不能随意替换的,否则将影响总体调查的结果。"

例4:

问:"我认为这种调查毫无意义,纯属浪费钱。"

答:"这种调查是为了了解居民生活方式和疾病之间关系的,为政府制定决策所需要。国际上的经验已证明调查是有用的,也许以往的调查仅仅是止于调查,但这个项目是由卫生部(或局)监督,用于制订和评价干预措施而进行的调查。"

例5:

问:"调查既然是保密的,那你们又如何发表结果?"

答:"可以告诉被调查者结果的发表方式,调查表是无姓名记录的。"

总之,调查员针对这类问题进行解释时,适宜于采用这样的语气:"是的,您说的有一定道理,但是……",避免针锋相对,造成抵触。当个别家庭和被调查者完全拒绝接受调查时,则寻求由当地居委会工作人员安排下次调查时间,更换调查员再次入户调查。

四、撰写社区诊断报告

1. 社区诊断报告撰写原则　社区诊断报告要全面总结分析本社区卫生现状和存在的问题,依此制订社区卫生工作规划。因此,报告的撰写应真实可靠、实事求是,要有针对性和适宜性,同时对其发布应具有说服力、动员力和吸引力。具体原则是:①报告要科学严谨,其资料收集方法、数据统计分析与讨论的建议要有说服力;②报告主要结果与结论要利用多种形式向政府相关部门、社区、居民等广泛传播,要有动员力;③报告要全面、具体,对不同对象可采用不同的报告方法,使其具有吸引力;④报告应具有本社区特色,针对性强,所提出的干预措施和政策建议,以及制订的社区卫生服务规划符合本社区总体发展建设要求,规划执行对本社区有适宜性和可操作性。

2. 社区诊断报告格式　报告内容应随报告对象不同有所调整,因此,格式与内容也应随对象不同而有所变化。一般来说,社区诊断报告的框架应包括首页、目录、摘要、正文、参考文献等部分。正文内容可分为背景、资料来源与方法、结果、讨论与结论五个部分。现将正文部分的报告版式介绍如下,以便为广大社区卫生工作者提供参考。

××街道社区卫生服务中心(站)社区诊断报告

为掌握××社区居民健康状况,发现主要卫生问题及其健康危险因素,确定社区优先解决健康问题的顺序与干预的重点人群,制订社区综合防治计划以及健康促进策略与措施,提高社区居民健康水平,对该社区进行了社区诊断。

【相关资料来源】

1. 社区基本资料由社区街道办事处居民委员会提供。

2. 社会、经济、环境与人口资料来源于统计局。

3. 患病资料来源于社区各医疗卫生机构的统计资料以及对居民的健康调查。

4. 居民出生与死亡资料来源于社区生命统计资料。

5. 居民健康危险因素和不良习惯来源于对社区居民的调查和健康档案资料。

【研究方法】

1. 确定目标人群的方法　根据研究目的,采用_____调查方法,将_____人作为此次调查对象。

2. 资料收集方法

(1) 定性资料收集方法:采用_____方法,收集定性资料。

(2) 定量资料收集方法:用调查问卷在小范围_____人中进行预调查,得出此次问卷调查的效度为_____。然后,对所有目标人群中的人员进行入户调查。

3. 统计分析方法　所有数据均输入_____软件包进行数据处理,定性资料用百分数来表示,定量资料用均数±标准差来表示。

【社区基本情况】

1. 社区类型与特点　社区位于_____,辖区面积约_____平方公里,为_____地貌,_____主要污染源(有/无)等。属_____产业结构类型,居民人均年收入_____元,人均年支出_____元。有居委会_____个,国家机关、社会团体、企事业单位_____个;中、小学_____所;幼儿园_____所;工厂_____家;医疗机构_____个,其中,三级医疗机构_____个,二级医疗机构_____个,门诊部_____个,社区卫生服务站_____个。

(可根据地区的特点,适当添加相应内容)

2. 人口学特征　社区内共有_____人,住户_____户,平均每户_____人。其中,非农业人口_____人,农业人口_____人,流动人口_____人;男性人口_____人,女性人口_____人;35 岁以上人口_____人,60 岁及以上人口_____人,占_____%。本次共调查_____人,其中,男性占_____%,女性占_____%。

(1)年龄性别构成:见表1。

表1 社区人口年龄性别及其构成表

年龄(岁)	人数			占人口百分比(%)		
	男	女	合计	男	女	合计
0~						
1~						
5~						
10~						
15~						
20~						
25~						
30~						
35~						
40~						
50~						
60~						
65~						
70~						
≥80						
合计						

(2)人口负担构成:见表2。

表2 社区人口负担构成表

年龄(岁)	人数	构成比(%)
0~14		
15~64		
≥65		

(3)文化教育程度构成:见表3。

表3 社区居民文化教育程度构成表

文化程度	男		女		合计	
	人数	%	人数	%	人数	%
文盲						
小学						
初中						
高中						
大专以上						
合计						

（4）婚姻结构：见表4。

表4　社区居民婚姻构成表

婚姻状况	男		女		合计	
	人数	%	人数	%	人数	%
未婚						
有配偶						
丧偶						
离婚						
合计						

（5）家庭类型结构：见表5。

表5　社区居民家庭类型构成表

家庭类型	户数	构成比(%)
核心家庭		
主干家庭		
联合家庭		
单亲家庭		
合计		

（6）居民月人均收入：见表6。

表6　社区居民月人均收入构成表

收入(元)	户数	构成比(%)
<500		
500～		
1500～		
2500～		
4000～		
合计		

（7）支付医疗费用方式结构：见表7。

表7　社区居民支付医疗费用方式构成表

费用种类	户数	构成比(%)
公费		
医疗保险		
新农合		
自费		
其他		
合计		

【居民健康状况】

1. 社区慢性病患病率顺位(前十位)　见表8。

为便于后面社区主要健康问题的确定,现假设该社区的慢性病疾病谱顺位如下:

表8　　年社区疾病谱构成表

疾病顺位	人数	患病率(‰)	构成(%)
高血压			
冠心病			
糖尿病			
脑卒中			
高血脂			
慢性胃肠炎			
类风湿性关节炎			
慢性咽喉炎			
泌尿系结石			
消化性疾病			

2. 影响居民健康的危险因素及不良行为情况　见表9。

表9　15岁以上居民主要致病的危险因素及不良行为

危险因素及不良行为	男		女		合计
	人数	%	人数	%	
吸烟					
饮酒					
口味偏咸					
缺少运动					
高脂饮食					
超重					
肥胖					

3. 居民体育锻炼情况　见表10。

表10　15岁以上居民体育锻炼情况

类型	走步、慢跑、太极拳	健美操、舞蹈类	器械运动	球类运动	其他
人数					
锻炼率(%)					

4. 人口出生率_____‰,死亡率_____‰,人口自然增长率_____‰。

5. 社区居民死因顺位(前十位)　见表11。

表11　　年社区死因顺位表

死因顺位	人数	死亡率（‰）	构成（%）
1			
2			
3			
4			
5			
6			
7			
8			
9			
10			

【社区存在的主要健康问题】

通过对以上资料和数据的分析表明，该社区主要健康问题是：

1．疾病谱排序以高血压、冠心病、糖尿病、脑卒中和高血脂等慢性病为主。

2．健康危险因素以不良行为与生活方式为主，本社区慢性病高发的健康危险因素主要是吸烟、饮酒、口味偏咸、缺少运动和高脂饮食。

依据社区现有资源，确定需要优先解决的健康问题是：高血压、冠心病、糖尿病及其致病危险因素控制。

【制订干预计划】

以高血压为例，干预目标是：提高健康知识的知晓率，以及高血压的系统管理率和有效控制率，减少高血压并发症的发生。

【干预措施】

采取全人群策略，具体措施包括：

1．对健康人群进行健康教育：形式有黑板报、免费发放宣传材料等，每月一次免费健康教育专题讲座，以提高全人群的健康意识和能力。

2．对高危人群如肥胖者通过居委会进行生活方式的干预。

3．对15岁以上人群免费测血压，及时查出早期高血压患者。

4．对高血压患者，建立专项健康档案，并进行规范化管理（至少每月一次到社区卫生服务中心就诊）。

【干预效果评价】

对于干预效果的评价，主要考虑以下几个方面：

1．干预前后健康知识的比较。

2．干预前后不健康行为的比较。

3．干预前后慢性病管理率与控制率的比较。

4．干预前后慢性病的患病率、发病率或死亡率的比较。

学习小结

1. 问卷又称调查表，是问卷调查中用于收集资料的一种测量工具。一般由封面信、指导语、问题和答案、资料的登记等几个部分构成。问卷设计要遵循目的性、反向性、实用性和适度性的原则。

2. 如何选取调查对象以及选取的数量应依据研究目的来确定。在实际工作中，10万以上人口的社区，至少抽取5%～10%的人群样本，而小于10万人口的社区，至少抽取10%的人群样本。如果是进行居民卫生状况调查，以家庭为调查基本单位，社区规模在5万人口以下的需要抽取800户，5万人口以上的需要抽取1000户，对被抽取的样本家庭实际居住的全部成员进行调查。如果是进行服务对象满意度调查，则一般调查人数为100人即可。

3. 入户调查的技巧：①调查员在态度与举止上，要树立良好的第一印象；应向被调查者保证调查是匿名和保密的，并保持客观中立的立场，且不能流露出吃惊、赞成或反对等态度；②调查员询问的语气与顺序：要态度友善，表述清楚，原则上应严格按照调查表上的问题及其顺序提问，确保完成所有调查内容；③注意使用语气巩固和探查技术，说服被调查者配合调查。

4. 社区诊断报告的原则：报告的撰写应真实可靠、实事求是，要有针对性和适宜性，同时对其发布应具有说服力、动员力和吸引力。所提出的干预措施和政策建议以及制订的社区卫生服务规划应符合本社区总体发展建设要求，规划执行对本社区具有可操作性。

5. 社区诊断报告的格式与内容应随调查对象的不同而有所变化。一般来说，社区诊断报告的框架应包括首页、目录、摘要、正文、参考文献等部分。正文又可分为背景、资料来源与方法、结果、讨论与结论五个部分。

（初　炜）

第四节　慢性病健康管理

学习目标

掌握健康状况测量的概念、常用指标及生命质量评价的概念和主要内容；健康危险因素的概念、计算方法及具体的计算过程；健康干预计划的制订过程和实施干预计划的主要步骤；以糖尿病为例的慢性病的健康管理过程。

掌握健康状况测量指标体系及测量指标的选取原则；个人危险因素涵盖的内容；常用的健康干预策略；2型糖尿病患者健康管理随访流程。

掌握韦氏智力等级分类；生存质量、生活质量和生命质量之间的联系；对社区糖尿病患者的主要健康管理措施。

一、健康状况测量常用操作技术

（一）健康状况测量

1. 健康测量　健康测量（health measurement）是将健康概念及与健康有关的事物或现象进行量化的过程。即依据一定的规则，根据被测对象的性质或特征，用数字来反映健康概念及与健康有关的事物或现象。

2. 范围　健康政策和组织措施、健康知识、健康生活方式和条件、社会行动、社会经济、健康社会、社会心理、健康服务、能力建设、社会结果等。

3. 过程　通过科学、有效的方法，采用特异、敏感的指标，以了解人群健康状况的分布和趋势，讨论和分析影响人们健康的因素，促进社会制定有益的经济和卫生政策等。

4. 健康状况测量指标的分类　健康状况测量指标按照健康测量的对象分为个体指标和群体指标；按照健康测量的内容分为生理学、心理学、社会学指标；按指标和健康状态的关系分为直接指标和间接指标；按健康测量方式分为客观指标、主观指标；按健康测量指标本身的性质分为指标、指数。

5. 健康测量指标的选择原则　健康测量指标的选择原则有目的性原则，对应要求范围、对应内容和对应时间；可行性原则；公认性原则；系统性原则，生物心理社会；发展性原则，新指标应用；科学性原则，客观、特异与灵敏、合理、稳定与重现、精密准确。

6. 健康状况测量指标的体系

（1）健康状态的个体和群体指标体系

1）个体指标：①定性指标：老人活动项目测量，儿童发育测量等；②定量指标：身高、体重、活动幅度等。

2）群体指标：①定性指标：群体生命活动类型及实际情况，如交往、婚姻、生育等；②定质指标：群体素质；③定量指标。

（2）健康状态的生物（理）、心理和社会学指标体系：生物（理）学指标：生物学方面特性的指标，是医学研究最早的一面。心理学指标是心理学特点的指标。社会学指标包括社会经历、人际关系、社会经济地位、生活方式、环境、物质精神生活满意程度等以及社会发展群体构成等指标。

（3）健康状况的直接、间接指标体系

1）直接指标：直接度量个人或群体的健康状况。

2）间接指标：①度量社会发展的指标：国民生产总值（GNP）、人均GNP、人均住房面积、每千人口医师数、安全饮水普及率、文盲率等；②度量自然生态环境：如人均绿化面积、食谱、土壤中元素缺乏或过多等、天然资源占有量。

（4）健康状况的综合性指标体系：包括生活方式和行为：消费类、业余活动和职业方面指标；环境：自然环境、社会环境指标；生物学：生长发育、生理和心理指标；保健服务：医疗服务、预防服务等；生活质量：生活质量指数、社会健康指标、生活质量量表等。

（二）健康促进测量常用指标

1. 生理健康测量指标

（1）营养摄入指标：平均需要量（EAR）、推荐摄入量（RNI）、适宜摄入量（AI）、可耐受最高摄入量（tolerable upper intake level，UL）是平均每日摄入营养素的最高限量生长发育指标。

（2）生长发育指标：身高、体重、新生儿低体重发生率；生长发育指标主要评价少年儿童群体健康状况

$$
\text{生长发育指标}
\begin{cases}
\text{体格发育}
\begin{cases}
\text{形态：身高、体重、坐高、胸围}\\
\text{功能：肺活量、肌力}
\end{cases}\\
\text{心理发育}\quad\text{因操作烦琐，结果不够准确，仅用于个体评价，}\\
\qquad\qquad\text{而不作为群体健康状况的评价指标}
\end{cases}
$$

由于功能发育与形态发育密切相关，常用身高、体重两项代表生长发育水平。

1）身高：指人体直立时（小儿仰卧时）的净高度。

2）体重：指人体的净重量。

标准体重（kg）：男性＝身高（cm）－105

女性＝身高（cm）－100

理想体重（kg）：男性＝身高（cm）－105－（身高－152）×2/5

女性＝身高（cm）－100－（身高－152）×2/5

3）新生儿低体重发生率：新生儿低体重是出生体重＜2500g。低出生体重发生率为每100名活产数中体重不足2500g的婴儿数所占的百分比。计算公式如下：

$$
\frac{\text{某年出生的体重小于2500g婴儿数}}{\text{同年活产数}} \times 100\%
$$

2. 行为发展指标

（1）动作发展指标：包括受视听刺激后有眨眼、皱眉的反应，并会左右转动头寻找声源；眼睛能随鲜艳的物体转动；直立怀抱时或俯卧时能抬头瞬间；能空手攥拳；脚会无意识地蹬踹。

（2）语言发展指标：包括开始发出"咿呀"声；和孩子说话时，偶尔能出声应答。

（3）社会性发展指标：包括从满月后，孩子经常会笑；母亲怀抱时少哭，比较安静；会用哭声表示需要。

（4）认知指标：包括能较长时间注视父母的面孔；能通过嗅觉、听觉、视觉逐渐认识母亲；喜欢注视颜色鲜艳的东西。

3. 营养摄入指标

（1）平均需要量（EAR）：根据某些指标判断可以满足某一特定性别、年龄及生理状况群体中50%个体需要量的摄入水平。EAR是制订RDA的基础，RDA是为了保障居民既不患营养缺乏病又不患营养过剩病所提出的食物营养素供应标准。

（2）推荐摄入量（RNI）：满足某一特定性别、年龄及生理状况中绝大多数（97%～98%）个体需要量摄入水平。

（3）适宜摄入量（AI）：通过观察或实验获得的健康人群某种营养素的摄入量。

（4）可耐受最高摄入量（UL）：平均每日摄入营养素的最高限量。

4. 心理健康测量指标

（1）人格：主要通过明尼苏达多相人格问卷（Minnesota multiphasic personality inventory，MMPI）、艾森克人格问卷（Eysenck personality questionnaire，EPQ）和卡特尔（Cattell）人格测验（16 personality factor，16PF）进行测量。

（2）智力：进行智商检验，评价结果通常用智商（intelligence quotient，IQ）表示：IQ＝智力年龄（MA）/实足年龄（CA），见表 12-2。

表 12-2 韦氏智力等级分类

智商	等级类别	理论分布（%）
>130	极优（very superior）	2.2
120～	优异（superior）	6.7
110～	中上（high average）	16.1
90～	中等（average）	50.1
80～	中下（low average）	16.1
70～	临界（broader line）	6.7
<70	智力迟钝（mental retarded）	2.2

（3）神经心理测验、总体心理健康评价、情绪和情感测量：神经心理学是研究脑和行为的关系的学科。神经心理测验是测量患者在脑病损时所引起心理变化的特点。了解不同性质、不同部位的病损以及不同病程时的心理变化以及仍保留的心理功能的情况。常用的有 Halstead-Reitan 神经心理成套测验（H-R）。

总体心理健康评价可以通过总体心理健康问卷来进行评价。

情绪和情感的测量主要是通过测量量表进行测量，涉及的量表主要有情感平衡量表、流调用抑郁量表、焦虑自评量表、汉密尔顿抑郁量表、汉密尔顿焦虑量表。

5. 健康结果指标

（1）发病率：表示在一定时期内，某一特定人群中新发生某病病例的频率。

$$发病率 = \frac{某年（期）内新发某病病例数}{同年（期）暴露人口数} \times 比例基数$$

（2）罹患率：是特殊情况下发病率的一种计算方式，通常用来表示有明确暴露史的人口中急性感染的发病率。

$$罹患率 = \frac{观察期间新发病例数}{同期暴露人口数} \times K$$

（3）患病率：指在某规定时间内某一人群中某病的新、旧病例数所占的比例，包括时点患病率和期间患病率。

1）时点患病率：又称患病率或现患率，指在调查时点（检查时点）上，一定人群中某病现患病例的频率。

$$时点患病率 = \frac{观察时点内某病的新、旧病例数}{同期平均人口数} \times K$$

2）期间患病率：指在观察期间，一定人群中存在或流行某病的频度，包括观察期间的新病例数和"现患病例"数，"现患病例"指在观察期间以前就已经得出诊断，但未愈而转入观察期间的病例。

$$期间患病率 = \frac{观察期间新旧病例数}{同期平均人口数} \times K$$

患病率与发病率的关系：患病率（P）＝发病率（I）×病程（D）

(4) 死亡率：反映人群死亡水平，指的是在一定期间内总死亡人数与该人群同期平均人口数之比。

$$死亡率 = \frac{某人群某年总死亡人数}{该人群同年平均人口总数} \times K$$

1) 围生期死亡率（PMR）：妊娠 28 周至出生后 7 天内死亡的新生儿比例。

$$围生期死亡率 = \frac{妊娠 28 周或以上胎儿死亡数 + 7 天内新生儿死亡数}{同年活产数 + 妊娠 28 周或以上胎儿死亡数} \times K$$

2) 新生儿死亡率（NMR）：出生后 4 周死亡称为新生儿死亡。

$$新生儿死亡率 = \frac{出生后 4 周内新生儿死亡数}{同年活产婴儿数} \times K$$

3) 婴儿死亡率（IMR）：某年每千名 1 岁内活产婴儿的死亡数。

$$婴儿死亡率 = \frac{某年某地区 1 岁以下婴儿死亡数}{同年该地区活产婴儿数} \times K$$

4) 5 岁以下儿童死亡率（U5MR）：

$$5 岁以下儿童死亡率 = \frac{某年 5 岁以下儿童死亡数}{同年 5 岁以下儿童人数} \times K$$

5) 孕产妇死亡率（MMR）：指怀孕至分娩后 42 天的孕产妇的死亡率。它不包括与怀孕分娩无关的意外原因死亡。

$$孕产妇死亡率 = \frac{年内孕产妇死亡总人数}{年内活产数} \times 100\,000/10 \text{万}$$

(5) 病死率：表示一定时间内，患某病的患者中因该病而死亡的比例。

$$病死率 = \frac{一定时间内因该病死亡人数}{同期确诊的该病患者总数} \times 100\%$$

(6) 期望寿命：又称平均期望寿命，指 0 岁时的预期寿命。一般用"岁"表示。即在某一死亡水平下，已经活到 X 岁年龄的人们平均还有可能继续存活的年岁数。

6. 社会健康测量指标

(1) 行为模式（behavior pattern）：是指个人为满足各种生理、社会的需求和达到特定的目的等所形成的特定的模式，人类的行为都必须得到社会的允许与承认，都必须符合社会准则。常用的是：A 型、B 型行为测量。

(2) 生活方式：①生活丰度：指生活丰富程度，在一定时间（天、月、季、年等）内参加活动的项目多少来表达（业余活动丰度、体力活动丰度等）；②生活频度：指每项活动的频繁程度（主观评定法、客观判定法）；③个人活动谱：各种活动在人的生活中所占比例，反映一个人生活的结构；④主导生活内容：物质享受、精神消费；创造积累、单纯消费等；⑤不利于健康的活动：吸烟、酗酒等；⑥生活满意程度和对待生活的态度：物质、精神生活两个方面。

(3) 人际关系：良好的人际关系是健康的标准，同时又促进人的健康，表现亲密、疏远或敌对等。在当代社会中，这种影响对于人类健康的作用，已经变得越来越重要了。

7. 生活质量评价指标

(1) 主观评估指标：包括生活适应度和生活满意度。

(2) 生存质量指标：①失能（伤残）调整生命年（disability adjusted life years，DALY）：是

死亡导致的生命时间损失和失能状态下的生存时间相结合的综合指标；②无残疾期望寿命（disability-free life expectancy，DFLE）：指从寿命表中的平均寿命中减去因失能而耗损的寿命后所得的平均寿命，DFLE 是以无失能作为观察的重点；③质量调整生存年（quality adjusted life years，QALY）：通过生命质量把疾病状态下或健康低下的生存年数换算成健康人的生存年数；④活动期望寿命（active life expectancy，ALE）：能够维持良好的日常生活活动功能的年限，比 DFLE 前进一步。

8. 卫生政策指标

（1）制定卫生政策的目的：确保提供必要的健康先决条件，促进发展健康的生活方式；保护社区、家庭和个人远离危险因素和条件，使他们尽早作出最有利于健康的选择。

（2）卫生政策的内容：卫生资源的公平分配、就业保障、足够的住房、普遍获得高质量的教育、获得有利于健康的食品、获得健康的相关知识、有安全的交通、有娱乐和体育锻炼的场所、有发展生活技能的机会、与社会支持性网络连接。

常用卫生政策测量指标有国家和地方政府部门对卫生事业的重视程度：是否纳入政府卫生事业发展规划、制定地区健康促进规划等；卫生资源分配的情况，足够公平；社区参与改善卫生状况的程度；卫生组织机构和管理体制的完善程度。

9. 卫生服务测量指标

（1）医疗卫生服务需要量指标

1）2 周患病率：

$$2\ 周患病率 = \frac{2\ 周患病次数}{被调查人数} \times 100\%$$

2）2 周患病疾病构成：

$$2\ 周患病疾病构成比 = \frac{某类疾病\ 2\ 周患病次数}{2\ 周患病总次数} \times 100\%$$

3）慢性病患病率：

$$慢性病患病率 = \frac{慢性病患病例数}{被调查人数} \times 100\%$$

4）慢性病疾病构成：

$$慢性病疾病构成比 = \frac{某类慢性病患病例数}{慢性病患病总例数} \times 100\%$$

（2）医疗卫生服务利用指标

1）2 周就诊率：

$$2\ 周就诊率 = \frac{2\ 周就诊次数}{被调查人数} \times 100\%$$

2）2 周就诊疾病构成：

$$2\ 周就诊疾病构成比 = \frac{因某类疾病\ 2\ 周就诊次数}{2\ 周就诊总次数} \times 100\%$$

3）住院率：

$$住院率 = \frac{住院例数}{被调查人数} \times 100\%$$

4）住院疾病构成：

$$住院疾病构成比 = \frac{因某类疾病或损伤等原因住院例数}{住院总例数} \times 100\%$$

10．健康行为测量指标

（1）吸烟率：

$$吸烟率 = \frac{吸烟人数}{调查人数} \times 100\%$$

（2）人均烟草消耗量：

$$人均烟草消耗量 = \frac{烟草消耗总量}{总人口数}$$

（3）饮酒率：

$$饮酒率 = \frac{饮酒人数}{调查人数} \times 100\%$$

（4）人均酒精消耗量：

$$人均酒精消耗量 = \frac{酒精消耗总量}{总人口数} \times 100\%$$

（5）未婚少女怀孕率：

$$未婚少女怀孕率 = \frac{少女怀孕率}{18岁以下少女数} \times 100\%$$

（三）生命质量评价

1．生命质量的定义　生命质量（quality of life）是指在疾病、意外伤害及医疗干预的条件下，与个人生活状况相联系的健康状态和主观满意度。

2．生命质量评价的内容

（1）生理状态：反映个人体能和活力的状态。①活动受限：躯体活动受现、迁移受现和自我照顾能力下降；②社会角色功能受限：反映生理、心理、社会生活状态的综合指标；③体力适度性：疲劳感、无力感和虚弱感。

（2）心理状态：①情绪反应：是生命质量测定中最敏感的部分；②认知功能：不是敏感指标，包括思维、注意力和记忆力等。

（3）社会功能状态：包括社会整合、社会接触、亲密关系。

（4）主观判断与满意度：满意度用于测量患者需求的满足程度，合意程度；幸福感用来测量患者整个生命质量水平，综合感觉。

3．生存质量、生活质量和生命质量之间联系　见表12-3。

表 12-3　生存质量、生活质量和生命质量之间联系

联系	基层	中层	高层
参考译名	生存质量	生活质量	（狭义）生命质量
医学模式	生物模式	生物 - 心理社会模式	生物 - 心理 - 社会模式
需求层次	生理（食、睡、性）维持生存	生理、安全、爱与隶属、尊重	生理、安全、爱与隶属尊重、自我实现
主要应用领域	医学	社会学	医学与社会学综合领域

4. 生命健康评价量表　生命质量概念的引入，首先应用于临床试验的代表性问卷为美国的医疗结果调查表（medical outcomes survey，MOS），由于MOS长而复杂，不适于人群调查。为此，人们着力于研制相对简单的问卷调查。

健康调查量表（the MOS 36 item short form health survey，SF-36）是在MOS基础上，由美国波士顿健康研究所研制的简明健康调查问卷，它适用于普通人群的生命质量测量、临床试验及研究、卫生政策评价，见图12-7。

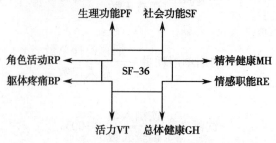

图 12-7　SF-36 评价健康相关生命质量的 8 个维度

SF-36 评价健康相关生命质量的 8 个维度，分别属于"生理健康"和"精神健康"两大类。这 8 个维度是：①生理功能（physical functioning，PF）：因为健康原因生理活动受限；②社会功能（social functioning，SF）：因为生理或情感原因社会活动受限；③角色活动（role physical，RP）：因为生理健康原因通常角色活动受限；④躯体疼痛（bodily pain，BP）：疼痛程度及其对日常活动的影响；⑤精神健康（mental health，MH）：心理压抑和良好适应；⑥情感职能（role emotional，RE）：因为情感原因通常角色活动受限；⑦活力（vitality，VT）：测量个体对自身精力和疲劳程度的主观感受；⑧总体健康（general health，GH）：测量个体对自身健康状况及其发展趋势的评价。除以上 8 个健康概念之外，SF-36 还包括另一项健康指标即健康变化（reported health transition，HT），用于评价过去一年内健康变化。目前，SF-36 在欧美是一个被普遍认可的生命质量测评量表。1991 年，由国际生命质量评价项目（international quality of life assessment，IQOLA）发起，组织制订了标准翻译程序，并资助 SF-36 在 14 个国家的翻译、测试及正常值制订。目的是想利用 SF-36 制定世界各国普通人群健康状况的正常值，以利于国际比较与交流，同时使 SF-36 在各国的运用达到统一的程序化管理。

二、健康危险因素评价的计算方法

（一）健康危险因素评价的概念

健康危险因素评价（health risk factors appraisal，HRA）是研究危险因素与慢性病发病及死亡之间数量依存关系及其规律性的一种技术方法。它研究人们在生产环境、生活方式和医疗卫生服务中存在的各种危险因素对疾病发生和发展的影响程度，通过改变生产和生活环境，改变人们不良的行为生活方式，降低危险因素的作用，可能延长寿命的程度。健康危险因素评价的目的是促进人们改变不良的行为生活方式，降低危险因素，提高生活质量和改善人群健康水平。

（二）健康危险因素评价的计算方法

这种以行为危险因素为主要评价对象的健康危险因素评价方法是根据流行病学资料、人群死亡率资料,运用数理统计方法,对个人的行为和生活方式等进行评价,它可以估计个人在一定时期内患病或死亡的危险性,估计个人降低危险因素的潜在可能性,并根据降低危险因素可能性,向个人进行反馈。其目的是通过健康咨询,促使人们改变不良的行为和生活方式,降低危险因素,以减少疾病,提高生命质量。

1. 健康危险因素评价所需的资料

(1) 当地性别年龄别的疾病死亡率:这些资料可以通过死因登记报告、疾病检测等途径获得,也可通过回顾性调查获得人群患病率和死亡率资料。

健康危险因素评价要阐述疾病的危险因素与发病率及死亡率之间的数量联系,选择哪一些疾病及有关的危险因素作为研究对象,对取得结论及合理解释非常重要。通常应选择主要疾病、选择一种疾病而不是一类疾病作为调查对象,因为前者的危险因素比较明确,易于评价;而一类疾病常由几种疾病组成,不易于确定相应的危险因素进行评价,如选择冠心病,而不选心血管系统疾病;有的疾病目前还不能找到具有明确因果关系的危险因素,也不宜列入评价的疾病之列。一般是选择当地该年龄组最重要的具有确定危险因素的10～15种疾病列为评价对象。

(2) 个人健康危险因素:需要收集有关个人的危险因素,可以分成下列5类:①行为生活方式:如吸烟、饮酒、体力活动和使用安全带等;②环境因素:如经济收入、居住条件、家庭关系、生产环境、心理刺激和工作紧张程度等;③生物遗传因素:如年龄、性别、种族、疾病遗传史和身高、体重等;④医疗卫生服务:如是否定期体格检查、X线检查、直肠镜检查、乳房检查和阴道涂片检查等;⑤疾病史:应详细了解个人的患病史、症状、体征及相应检查结果。如自身患病情况;婚姻与生育状况:初婚年龄、妊娠年龄、生育胎数等;家庭疾病史:家庭中是否有人患冠心病、糖尿病、乳腺癌、直肠癌、自杀和高血压等。

这些资料一般用自填式问卷调查法,辅以一般体格检查、实验室检查等手段获得。

(3) 计算危险分数的有关资料:见表12-4。

将危险因素转换成危险分数是评价危险因素的关键步骤,因为只有通过这种转换才能对危险因素进行定量分析。危险分数是根据人群的流行病学调查资料,如各危险因素的相对危险度(RR)和各种危险因素在人群中的发生率(P),经过一定数理统计模型,如Logistic回归模型、综合危险因素模型等计算得到。还可以采用经验评估方法,邀请不同专业的专家,参照目前病因学与流行病学研究的已有成就,对危险因素与死亡率之间联系的密切程度,提出将不同水平的疾病存在危险因素转换成各个危险分数的指标。总之,危险因素与死亡率之间的数量依存关系是通过危险分数转换这个中间环节来实现的。

到目前为止,中国还未能制订出一套适合国情的危险分数转换值方面的参考数据资料。建议在Geller-Gesner危险分数表的基础上结合我国的具体情况适当修改。表12-4列举了男性40～44岁冠心病危险因素的危险分数转换表。

2. 健康危险因素评价的步骤

(1) 收集死亡率资料:收集当地性别、年龄组前10～15位死因、疾病别发病率或死亡率资料。表12-5列举某地某41岁男性健康危险因素评价表,表中第(1)、(2)项是疾病别每10万人口的平均死亡概率,如冠心病死亡概率为1877,车祸为285,等等。

(2) 收集个人危险因素资料:一般采用问卷调查和自填方式收集个人危险因素资料。表12-5第(3)、(4)项列举各种疾病的相应危险因素及其指标值。

表 12-4 危险分数转换表（男性 40～44 岁组）

死亡原因	危险指标	测量值	危险分数
冠心病	收缩压 kPa（mmHg）	26.6（200）	3.2
		23.9（180）	2.2
		21.3（160）	1.4
		18.6（140）	0.8
		16.0（120）	0.4
	舒张压 kPa（mmHg）	14.1（106）	3.7
		13.3（100）	2.0
		12.5（94）	1.3
		11.7（88）	0.8
		10.9（82）	0.4
	胆固醇（mg/dl）*	280	1.5
		220	1.0
		180	0.5
	糖尿病史	有	3.0
		已控制	2.5
		无	1.0
	运动情况	坐着工作和娱乐	2.5
		有些活动的工作	1.0
		中度锻炼	0.6
		较强度锻炼	0.5
		坐着工作，有定期锻炼	1.0
		其他工作，有定期锻炼	0.5
	家庭史	父母二人60岁以前死于冠心病	1.4
		父母之一60岁以前死于冠心病	1.2
		父母健在（<60岁）	1.0
		父母健在（≥60岁）	0.9
	吸烟	≥10支/日	1.5
		<10支/日	1.1
		吸雪茄或烟斗	1.0
		戒烟（不足10年）	0.7
		不吸或戒烟10年以上	0.5
	体重	超重75%	2.5
		超重50%	1.5
		超重15%	1.0
		超重10%以下	0.8
		降到平均体重	1.0

注：*mg/dl × 0.0259 = mmol/L

表 12-5　某地某 41 岁男性健康危险因素评价表

(1) 死亡原因	(2) 死亡概率 (1/10万)	(3) 疾病诱发因素	(4) 指标值	(5) 危险分数	(6) 组合危险分数	(7) 存在死亡危险	(8) 根据医师建议改变危险因素	(9) 新危险因素	(10) 新组合危险分数	(11) 新存在死亡危险	(12) 降低量 (%)	(13) 危险程度降低百分比
冠心病	1877	血压 (kPa)	16.0/9.3	0.4			—	0.4				
		胆固醇 (mg/dl)	192	0.6			—	0.6				
		糖尿病史	无	1.0			—	1.0				
		体力活动	坐着工作	2.5	1.91	3585.07	定期锻炼	1.0	0.11	206.47	3378.6	47%
		家族史	无	0.9			—	0.9				
		吸烟	不吸	0.5			—	0.5				
		体重	超重 30%	1.3			降到平均体重	1.0				
车祸	285	饮酒	不饮	0.5			—	0.5				
		驾车里程	25 000 千米/年	2.5	1.9	541.5	—	2.5	1.9	541.5	0	0
		安全带使用	90%	0.8			100%	0.8				
自杀	264	抑郁	经常	2.5			治疗抑郁	1.5	1.5	369.0	264.0	4%
		家族史	无	1.0	2.5	660.0	—	1.0				
肝硬化	222	饮酒	不饮	0.1	0.1	22.2	—	0.1	0.1	22.2	0	0
脑血管病	222	血压 (kPa)	16.0/9.3	0.4			—	0.4				
		胆固醇 (mg/dl)	192	0.2	0.19	42.18	—	0.6	0.19	42.18	0	0
		糖尿病史	无	1.0			—	1.0				
		吸烟	不吸	0.8			—	0.8				
肺癌	202	吸烟	不吸	0.2	0.2	40.4	—	0.2	0.2	40.4	0	0

续表

死亡原因	死亡概率 (1/10万)	疾病诱发因素	指标值	危险分数	组合危险分数	存在死亡危险	根据医师建议改变危险因素	新危险因素	新组合危险分数	新存在死亡危险	降低量 (%)	危险程度降低百分比
(1)	(2)	(3)	(4)	(5)	(6)	(7)	(8)	(9)	(10)	(11)	(12)	(13)
慢性风湿性心脏病	167	心脏杂音	无	1.0				1.0				
		风湿热	无	1.0	0.1	16.7	—	1.0	0.1	16.7	0	0
		症状体征	无	0.1				0.1				
肺炎	111	饮酒	不饮	1.0				1.0				
		肺气肿	无	1.0	1.0	111.0	—	1.0	0.1	111.0	0.	0
		吸烟	不吸	1.0				1.0				
肠癌	111	肠息肉	无	1.0				1.0				
		肛门出血	无	1.0	1.0	111.0	—	1.0	0.3	33.3	77.7	1%
		肠炎	无	1.0				1.0				
		宜肠镜检查	无	1.0			每年检查一次	0.3				
高血压心脏病	56	血压 (kPa)	16.6/9.3	0.4	0.7	39.2		1.0				
		体重	超重30%	1.3			降到平均体重	1.0	0.4	22.4	16.8	0.2%
肺结核	56	X线检查	阴性	0.2			—	0.2				
		结核活动	无	1.0	0.2	11.2	—	1.0	0.2	11.2	0	0
		经济和社会地位	中等	1.0			—	1.0				
其他	1987			1.0		1987		1.0		1987	0	0
合计	5560					7167.45				3430.35	3737.1	52.2%

（3）将危险因素转换成危险分数：当被评价个体的危险因素相当于某地人群的平均水平时，其危险分数定为 1.0，平均危险分数为 1.0 时，即个体死于某病的概率相当于当地死亡率的平均水平。危险分数大于 1.0 时，则个体的疾病死亡概率大于当地的平均死亡率。危险分数越高，死亡概率越大；反之，如危险分数小于 1.0，则个体发生死亡的概率小于当地死亡率的平均水平。如果个人危险因素值在表上介于相邻两组之间，可以选用两个指标间相邻值或用内插法计算平均值。如胆固醇值为 192mg/dl，40～44 岁男性危险分数转换表中没有 192mg/dl 这一等级，根据规定 220mg/dl 与 180mg/dl 对应的危险分数为 1.0 与 0.5，用内插法计算得出 192mg/dl 的危险分数为 0.6。

（4）计算组合危险分数：许多流行病学调查结果证明，一种危险因素有可能对多种疾病产生作用；多种危险因素对同一种疾病产生联合作用，这种联合作用对疾病的影响程度更趋强烈。越来越多的研究表明：高血压与吸烟对冠心病发病具有明显的联合作用。将不吸烟无高血压史者冠心病发生的相对危险度定为 1.0；有吸烟史无高血压者冠心病发病的相对危险度为 3.3；无吸烟史有高血压者冠心病发病的相对危险度为 5.9；两种危险因素并存者冠心病发病相对危险度为 18.4。上述研究结果表明：在多种危险因素并存的情况下，计算组合危险分数可以较好地反映危险因素之间的联合作用。

计算组合危险分数时分两种情况：

1）与死亡原因有关的危险因素只有一项，组合危险分数等于该死因的危险分数；如 40～44 岁组男性每天吸烟 20 支时，肺癌的危险分数和组合危险分数都是 1.9。

2）与死亡原因有关的危险因素有多项时，要考虑到每一项危险因素的作用。计算组合危险分数时将危险分数大于 1.0 的各项分别减去 1.0 后的剩余数值作为相加项分别相加，1.0 作为相乘项；小于或等于 1.0 的各危险分数值作为相乘项分别相乘；将相乘项之积和相加项之和相加，就得到该疾病的组合危险分数。如表 12-5 中，冠心病的危险因素有 7 项，组合危险因素要考虑每一项危险因素对冠心病死亡率的综合作用。从第（5）项可以看到，冠心病相关的危险因素中，危险分数大于 1.0 的有体力活动，危险分数为 2.5；体重超过正常体重的 30%，危险分数为 1.3。其余危险分数小于 1.0。计算组合危险分数，2.5−1.0＝1.5，1.3−1.0＝0.3，1.5 和 0.3 就是相加项；相乘项则包括所有危险分数小于或等于 1.0 的危险分数值以及体力活动和超重被减去的 1.0 共有 7 项。

相加项之和为 1.5+0.3＝1.8。相乘项之积为 0.4×0.6×1.0×1.0×0.9×0.5×1.0＝0.108。冠心病组合危险分数值为相加项之和与相乘项之积的和，即 1.8+0.108＝1.91。见表 12-5 第（6）项。

（5）计算存在死亡危险：存在死亡危险表明在某一种组合危险分数下，因某种疾病死亡的可能危险性。存在死亡危险＝疾病别平均死亡率×该疾病危险分数。例如，40～44 岁男子冠心病平均死亡率为 1877/10 万人口，某 41 岁男子冠心病组合危险分数为 1.91，则该男子冠心病死亡存在危险值为 1877×1.91，即 3585/10 万人口，比当地平均水平高 1.91 倍。

除了进行评价的主要疾病有明确危险因素可以评价存在死亡危险外，其余的死亡原因都归入其他原因一组，因无明确危险因素可以评价，因此用平均死亡率表示其他这一组的存在死亡危险，即将其他死因的组合危险分数视为 1.0。

（6）计算评价年龄：评价年龄（appraisal age）是依据年龄和死亡率之间的函数关系，按个体所存在的危险因素计算的预期死亡率水平求出的年龄称评价年龄。具体的计算方法是将各种死亡原因的存在危险因素求和，得出总的死亡危险值。用合计存在死亡危险值查评价年龄表,可得出评价年龄值。表 12-6 为健康评价年龄表,可供参考。

评价年龄表左边一列是男性合计的存在死亡危险值;右边一列是女性合计的存在死亡危险值;中间部分的上面一行数值是个体实际年龄的末位数,主体部分是评价年龄值。如表 12-5 列举了 41 岁男子总的存在死亡危险为 7167.45/10 万人口。查评价年龄表,在表左边一列

表 12-6 健康评价年龄表

男性存在死亡危险	实际年龄最末一位数					女性存在死亡危险	男性存在死亡危险	实际年龄最末一位数					女性存在死亡危险
	0	1	2	3	4			0	1	2	3	4	
	5	6	7	8	9			5	6	7	8	9	
530	5	6	7	8	9	350	4510	38	39	40	41	42	2550
570	6	7	8	9	10	350	5010	39	40	41	42	43	2780
630	7	8	9	10	11	350	5560	40	41	42	43	44	3020
710	8	9	10	11	12	360	6160	41	42	43	44	45	3280
790	9	10	11	12	13	380	6830	42	43	44	45	46	3560
880	10	11	12	13	14	410	7570	43	44	45	46	47	3870
990	11	12	13	14	15	430	8380	44	45	46	47	48	4220
1110	12	13	14	15	16	460	9260	45	46	47	48	49	4600
1230	13	14	15	16	17	490	10190	46	47	48	49	50	5000
1350	14	15	16	17	18	520	11160	47	48	49	50	51	5420
1440	15	16	17	18	19	550	12170	48	49	50	51	52	5860
1500	16	17	18	19	20	570	13230	49	50	51	52	53	6330
1540	17	18	19	20	21	600	14340	50	51	52	53	54	6850
1560	18	19	20	21	22	620	15530	51	52	53	54	55	7440
1570	19	20	21	22	23	640	16830	52	53	54	55	56	8110
1580	20	21	22	23	24	660	18260	53	54	55	56	57	8870
1590	21	22	23	24	25	690	19820	54	55	56	57	58	9730
1590	22	23	24	25	26	720	21490	55	56	57	58	59	10680
1590	23	24	25	26	27	750	23260	56	57	58	59	60	11720
1600	24	25	26	27	28	790	25140	57	58	59	60	61	12860
1620	25	26	27	28	29	840	27120	58	59	60	61	62	14100
1660	26	27	28	29	30	900	29210	59	60	61	62	63	15450
1730	27	28	29	30	31	970	31420	60	61	62	63	64	16930
1830	28	29	30	31	32	1040	33760	61	62	63	64	65	18560
1960	29	30	31	32	33	1130	36220	62	63	64	65	66	20360
2120	30	31	32	33	34	1220	38810	63	64	65	66	67	22340
2310	31	32	33	34	35	1330	41540	64	65	66	67	68	24520
2520	32	33	34	35	36	1460	44410	65	66	67	68	69	26920
2760	33	34	35	36	37	1600	47440	66	67	68	69	70	29560
3030	34	35	36	37	38	1760	50650	67	68	69	70	71	32470
3330	35	36	37	38	39	1930	54070	68	69	70	71	72	35690
3670	36	37	38	39	40	2120	57720	69	70	71	72	73	39250
4060	37	38	39	40	41	2330	61640	70	71	72	73	74	43200

接近这一数值在 6830 和 7570 之间。6830 的评价年龄为 43 岁，7570 的评价年龄为 44 岁，因此得出该男子的评价年龄为 43.5 岁。

（7）计算增长年龄：增长年龄（achievable age）又称通过努力降低危险因素后可能达到的预期年龄，是根据已存在的危险因素，提出可能降低危险因素的措施后预计的死亡水平求出的评价年龄。表 12-5 第（8）～（11）项都用于计算增长年龄，计算方法与计算评价年龄相似。第（8）项是医师根据评价对象存在危险因素的性质和程度所建议的可能改变的危险因素。危险因素中有些是属于可降低的危险因素如吸烟、饮酒、体力活动等，有些是不可改变的因素如生化测定值及疾病史、家族史等。第（9）项、第（10）项是根据降低危险因素计算新的危险分数和新组合危险分数。第（11）项是第（2）项乘第（10）项得出的新存在死亡危险值。以表 12-5 为例，重新计算的合计死亡危险为 3430.3510/ 万人口，查表得增长年龄为 36 岁。

（8）计算危险因素降低程度：危险因素降低程度表示的是如果根据医师的建议改变现有的危险因素，危险能够降低的程度，用存在死亡危险降低百分比表示。表 12-5 第（12）项是危险降低的绝对数量，由第（7）项存在死亡危险减去第（11）项新存在死亡危险求得。第（13）项是危险降低的数量在总存在死亡危险中所占的百分比，由每种死因的危险降低量第（12）项除以总存在死亡危险得到。例如：冠心病的危险降低量 = 3585.07 − 206.47 = 3378.60，危险降低百分比 = 3378.60 ÷ 7167.45 × 100% = 47%。余类推。

（三）实习案例

【目的】

学习对个体健康危险因素的评价，即健康危险因素评价的方法。

【习题】

根据图 12-8、表 12-7～表 12-9，试作一位 45～49 岁男性的健康危险因素评价，将表 12-8 填写完整。

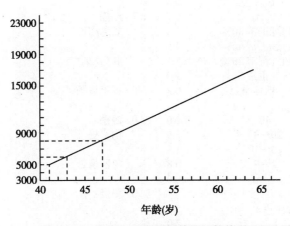

图 12-8 预期死亡率与年龄间函数关系

【方法和步骤】

1. 拟订调查表，收集个人危险因素的资料，如健康危险因素评价表（表 12-9）。

2. 收集当地年龄、性别、疾病死亡率资料，如表 12-8 第（2）项。

3. 危险因素评价的关键步骤是将危险因素转换成危险分数，本实习应用 Geller-Gesner 表将有关危险因素换成危险分数值（见表 12-7）。

表 12-7 45~49 岁男子危险分数转换表

测量项目	结果	危险分数	测量项目	结果	危险分数
1. 心脏病			**4. 自杀**		
收缩压（mmHg）	200	3.9	压抑	常有	2.5
		2.7		无	1.0
		1.6	家族史	有	2.5
		1.0		无	1.0
		0.7	**5. 车祸**		
舒张压（mmHg）	105	2.7	饮酒	1 周 12 杯	5.0
		1.4		1 周 6 杯	2.0
	95	1.2		少量	1.2
	90	1.0		不饮	1.0
	85	0.9	**6. 脑血管病**		
	80	0.8	收缩压（mmHg）	200	3.3
胆固醇（g/L）	2.80	1.5		180	2.2
	2.20	0.7		160	1.4
	1.80	0.5		140	0.9
糖尿病	有	5.4		120	0.6
	已控制	2.7	舒张压（mmHg）	105	2.0
	无	1.0		100	1.6
体育活动	静坐作业	1.3		95	1.3
	少活动	1.1		90	1.0
	适当活动	0.9		85	0.8
	经常活动	0.8		80	0.7
家族史	父母亲 70 岁前死于心脏病	1.6	胆固醇（g/L）	2.80	1.5
				2.20	1.0
	有 1 人死于心脏病	1.2		1.80	0.5
	无心脏病家族史	0.8	糖尿病	有	3.0
吸烟（每日）	40 支以上	2.0		有控制	2.5
	20~39 支	1.5		无	1.0
	10~19 支	1.1	吸烟	有	1.2
	1~9 支	0.8		无	1.0
	无	0.7	**7. 肠癌**		
体重	超过正常 60%	1.4	肠息肉	有	2.5
	超过正常 40%	1.2		无	1.0
	超过正常 20%	1.1	肛门出血	有	3.0
	正常	1.0		无	1.0
	低体重	0.8	每年直肠镜检	有	1.0
2. 肺癌				无	2.0
吸烟（每日）	40 支	2.0	**8. 凶杀**		
	20~39 支	1.9	拘留史	有	2.0
	10~19 支	1.3		无	1.0
	1~9 支	0.8	凶器携带	有	2.5
	无	0.6		无	1.0
3. 肝硬化			**9. 肺炎**		
饮酒	1 周 12 杯	5.0	饮酒	有	1.5
	1 周 6 杯	2.0		无	1.0
	少量	1.0	肺气肿	有	2.0
	不饮	0.2		无	1.0
肝炎史	有	2.0	既往肺炎史	有	1.5
	控制	1.5		无	0.8
	无	1.0	**10. 糖尿病**		
血吸虫病史	有	2.0	体重	超过正常体重	2.0
	已控制	1.5		正常	1.0
	无	1.0	家族史	有	2.5
				无	1.0

表 12-8　健康危险因素评价表

姓名　　　　　　　　学号
评价年龄　　　　　　增长年龄　　　　　　个体评价类型：

疾病名称	10万人口死亡数	危险指示	测量结果	危险分数		组合危险分数	存在危险	医师建议改变的危险指数	新危险分数		新组合危险分数	新存在危险
				×	+				×	+		
1	2	3	4	5	6	7	8	9	10	11	12	13
心脏病	2567											
肺癌	675											
肝硬化	398											
自杀	265											
车祸	242											
脑血管病	238											
肠癌	161											
肺炎	675											
糖尿病	675											
其他	675											
小计												

表 12-9 健康危险因素调查表

调查对象编号

1. 性别 (1)男 (2)女

2. 年龄(实足岁) _____岁

3. 身高(净高) _____cm

4. 体重(净重) _____kg

5. 吸烟 (1)吸烟者 (2)过去吸烟 (3)不吸烟

　　吸烟者、过去吸烟者填写最近5年内每日吸烟数_____　　每日吸烟数_____支

　　过去吸烟者填写戒烟前5年内每日吸烟数_____　　每日吸雪茄或烟斗数_____支

　　戒烟者填入已戒烟年数(不满1年填1年)_____年

6. 饮酒 (1)饮酒者 (2)过去饮酒者(已戒酒) (3)不饮酒或1周少于1次

　　饮酒者请填入每周饮酒量　　每周饮啤酒杯数_____杯

　　　　　　　　　　　　　　每周饮黄酒杯数_____杯

　　　　　　　　　　　　　　每周饮烈酒杯数_____杯

7. 服用药物(服用安眠药或镇静药)

　　(1)差不多每天服用 (2)有时服用 (3)偶然或不服用药物

8. 体育活动

　　(1)一级　很少或没有体育活动

　　(2)二级　偶然有体育活动

　　(3)三级　经常有体育活动,1周在3次以上

　　注:在工作中从事体力活动和上下班骑车、走路也应考虑在内

9. 你的双亲有在60岁以前死于心脏病的吗?

　　(1)是,有1人 (2)是,有2人 (3)无 (4)不详

10. 你的父母兄弟姐妹有糖尿病吗?

　　(1)有 (2)无 (3)不详

11. 你自己有糖尿病吗?

　　(1)有,未控制 (2)有,已控制 (3)无 (4)不详

12. 肛门　　　　　　息肉 (1)有 (2)无 (3)不详

　　　　　　　　肛门出血 (1)有 (2)无 (3)不详

　　　　　每年作肛门检查 (1)有 (2)无 (3)不详

13. 你的医师曾说过你有肺气肿和慢性支气管炎吗?

　　(1)有 (2)无 (3)不详

14. 血压　收缩压:_____mmHg(1mmHg=133.3Pa)

　　　　舒张压:_____mmHg

15. 胆固醇数(如不详可不填)_____g/L

16. 在过去的一年中是否遭受不幸,如离婚、亲人死亡、夫妻分离、与邻居吵架、未能晋级或加工资、刑事审讯等。

　　(1)4次以上 (2)2～3次 (3)1次以下 (4)不详

17. 是否患有血吸虫病?

　　(1)有 (2)已治疗 (3)无

18. 直系亲属中有无自杀家族史?

　　(1)有 (2)无 (3)不详

4．组合危险分数　将每一项危险因素对某病死亡率的影响进行综合。计算时将大于 1.0 的数值相加，如计算心脏病组合危险分数时，有几种危险因素同时存在，如收缩压为 24kPa（180mmHg），查 40～44 岁男子危险分数转换表得危险分数为 2.7，大于 1.0 的数值则为 1.7，同时将其他几种危险分数超过 1.0 的部分数值相加，两项合计即为心脏病的组合危险分数。将上列从危险分数转换表中查得的数值填入表 12-8，余类推。

5．存在死亡危险　即平均死亡率×组合危险分数＝存在死亡危险。

6．计算评价年龄　死亡率与年龄呈函数关系。由死亡危险总计查表 12-7 得出评价年龄。

7．计算增长年龄　根据本人存在的危险因素，医师针对性提出降低危险因素的建议。如被评价者采取这些建议如服降压药、参加体育锻炼、戒烟、减少饮酒等。危险因素将减少，危险分数将相应下降。表 12-9 第（8）项为医师建议，第（9）、（10）项为新的危险分数、新组合危险分数。按上述计算评价年龄的方法，同理可以计算存在死亡危险，得出增长年龄。

8．分析实际年龄、评价年龄和增长年龄之间的关系。

本方法适用于 25～60 岁年龄组，已有心脏病或其他器质性疾病患者不宜使用。

三、健康干预计划的制订与实施

如前所述，健康管理的实质是在确定健康状况的基础上，发现存在的健康问题，然后有针对性地解决存在问题，维护和促进健康。因此，健康干预是健康管理的重要环节。

（一）健康干预计划制订的基本程序

尽管健康干预计划（health intervention program）在内容上各不相同，但在设计程序上是基本相同的，一般需要遵循以下基本程序：

1．健康干预需求评估　首先要考虑目标人群的需求，明确哪些健康问题是亟需优先解决；哪些通过健康干预可以得到改善；是否已开展过健康干预，存在需要改进的问题有哪些。

（1）健康问题分析：确定目标人群的主要健康问题，并确定优先干预的健康问题。国外有学者提出"5D"指标，即死亡（death）率、发病（disease）率、伤残（disability）率、不适（discomfort）和不满意（dissatisfaction），以此明确各健康问题的相对重要性。

（2）健康问题的影响因素分析：进行健康影响因素分析，就是分析个体、群体健康问题的各类影响因素有哪些，进而确定优先干预的影响因素。

（3）确定优先干预的健康问题：对需要解决的健康问题进行分类、排序，把有限的健康干预资源用于群众最关切且干预效果最好的项目上。如社区重点的健康问题与卫生服务提供者所确定的重点健康问题是否一致。

2．确定干预目标　明确的目标是健康干预计划实施和进行效果评价的根据。

（1）总体目标：计划理想的、最终的结果，是宏观的，不可测量的。如"人人享有卫生保健"等。

（2）具体目标：为实现总体目标设计的，具体的、可量化的指标。健康干预计划的具体目标必须回答 4 个"W"和 1 个"H"：

Who——对谁？

What——实现什么变化（知识、行为、发病率等）？

When——在多长时间内实现这种变化？

Where——在什么范围内实现这种变化？

How much——变化程度多大？

3. 制订干预策略　常用的健康干预策略（health intervention strategies）包括：

（1）目标人群/个体能力建设：目标人群/个体能力建设目的是提高其健康意识、健康相关知识水平，增加自我保健、健康管理的能力。目前常用的干预方法包括随诊指导、举办专门的讲座、培训、小组讨论、发放印刷类健康干预材料、电子类材料等等。

（2）营造更加利于健康干预的环境

1）建立制度：在目标人群工作、生活场所或社区，建立健康制度，规范人们的行为，如制订不在办公场所吸烟的制度。

2）改善环境：在目标人群工作、生活的场所或社区，改善社会环境和物质环境，如建设居民区健身场所，组织健身活动。

3）提供服务：健康管理机构、社区卫生服务机构等向目标人群、社区居民提供健康服务及发布健康服务信息，提高人们对于健康服务的利用率，如开展免费健康体检服务等。

4. 制订计划评价方案　多数健康干预计划采用干预前后比较的方法，即在实施干预活动前及活动后分别进行一次测量，内容包括群体或个体的健康指标、行为生活方式、就医与用药情况、健康认知、个人基本信息等，其中的重点是健康干预计划能够影响到的内容。再比较两次测量结果，从而判断干预计划的效果。

5. 制订计划执行方案

（1）确定干预活动日程：遵循活动发生的先后顺序、节省时间等原则，将每一项活动列入日程表。例如，在控烟项目中，医师培训和宣传画的设计制作可以由不同部门（人员）负责同步进行。此外，每一项活动所需时间的设置要有一定弹性和缓冲空间，避免太过僵硬、难以落实。

（2）确定组织网络与执行人员：执行者为健康管理机构专业人员、社区卫生服务机构专业人员、基层 CDC 专业人员等，明确其任务分工，可以提高健康干预项目的执行力。

6. 编制健康干预项目预算　首先要将计划涉及的活动进行细分，确定活动中涉及哪些费用、费用标准以及活动要求达到的数量，进而计算出每一项活动的费用。然后，再将各项活动的费用累加在一起，形成项目总预算。

（二）健康干预计划的实施

健康干预计划的实施包括五个环节：制订实施时间表（schedule）、控制实施质量（control of quality）、建立实施的组织机构（organization）、配备和培训实施工作人员（person）、配备和购置所需设备物件（equipment），即实施工作的 SCOPE 模式（图 12-9）。

1. 制订实施时间表　①制订时间表是将各项活动进行合理安排，便于各项干预工作按照时间表的要求，有条不紊地进行，进而实现干预计划的阶段目标和总体目标；②以时间为顺序列出各项工作实施的时间、内容、地点、具体负责人员、经费预算和特殊需求等。

2. 实施质量控制　在健康干预计划的实施过程中，运用过程评估的方法和手段对实施过程进行监测和评估，了解实施进程和实施效果，发现和解决实施工作存在的问题，保证计划顺利实施和取得预期效果。

（1）质量控制的内容

1）对工作进程的监测：各项计划活动须按照实施时间表上安排进行，要求每个分项目的负责人按照实施工作的管理要求，按时汇报实施工作的进展情况。

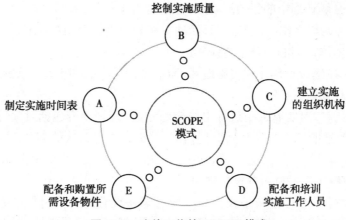

图 12-9　实施工作的 SCOPE 模式

2）对活动内容的监测：主要关注活动是否照计划进行，包括了解活动的组织准备工作，参与的部门和人员是否符合要求等。

3）对活动开展状况的监测：主要对实施人员的工作状况、目标人群参与状况和相关部门配合状况三个方面进行监测。

4）对人群知、信、行（KAP）及影响因素的监测：在计划执行过程中，检测人群 KAP 水平的变化和健康危险因素改变，所反馈信息既可了解计划进行的质量，也是在必要时作为调整干预方法的主要依据。

5）对经费开支的监测：主要包括两个方面：一是审计具体活动的实际开支与预算的符合程度；二是分析经费开支与预算之间出现差距的原因。

（2）质量控制的方法

1）记录与报告：记录可以反映项目实施的过程、内容、方法以及现场情况，同时也可以记录一些重要的信息，如活动发生的地点、时间，参加活动的人员，经费使用情况，参与人员对活动的意见等。

2）现场考察和参与：为了监测实施过程和控制实施质量，主管人员可以对实施活动现场进行考察，或者亲自参与实施活动，在考察和参与中了解项目实施情况，及时发现问题和解决问题。

3）审计：审计的目的是监测经费的管理和使用情况，审计的结果可以用来指导经费的管理和分配，调整预算，保证经费的使用质量。或者用来向出资方报告经费使用情况，还可在经费不足时争取补足经费。

4）调查：调查方法可以分为定量调查、半定量调查和定性调查。严格的定量调查一般只用于基线调查和效果评价，半定量调查和定性调查则常用于实施过程中的质量监测。

3．建立实施的组织机构　实施健康干预计划的首要任务是建立领导机构和执行机构，并确定协作单位。

（1）领导机构：领导机构应该包括与该项计划实施直接相关的部门领导和主持实施工作的业务负责人。领导机构的职责是审核实施计划和预算，听取项目进展报告，提供政策支持，协调各方关系，解决项目执行过程中的困难和问题。

（2）执行机构：执行机构往往设置在某一相关业务部门内，其成员大多由专业人员组成。

执行机构的职责是分解计划中的每项活动，将计划付诸实施，开展活动。

（3）组织间的协调与合作：在健康干预活动中充分应用社会动员功能，协调并建立起多个部门的联合是成功实施计划的一项重要保证。

（4）政策支持：在健康干预计划实施地区，政府部门出台有利于计划实施的政策对于实施工作具有重大的积极影响。

4. 实施人员培训　对实施人员进行上岗前的培训，培训内容包括对项目的认识、管理知识、专业知识与专业技能等。此外，培训评价作为培训中不可或缺的部分，主要包括对培训效果的评价、对教师和教材的评价、对组织和后勤工作的评价以及对培训远期效果的评价等。

5. 实施所需的健康干预材料及设备物件

（1）健康干预材料：制订健康干预计划时应考虑在现有的传播材料中寻找可以利用的、基本适合于该项目的材料，以节省时间和经费，保证传播材料的科学性、教育性、技术性与艺术性。

（2）实施所需的设备物件：包括交通工具类、印刷设备类、音像设备类、办公设备类、医疗仪器类、教学设备类及其他。设备物件来源有多种渠道，有些来源于执行机构，有些用经费购置，还有些可以借用或租用。总之，应尽量节约开支，避免设备闲置，充分发挥各种设备的作用。

（三）实习案例

【目的】

通过对案例的解读，了解该地区实际存在的健康问题，制订健康干预计划，并予以评价。

【要求】

复习某地区的卫生资料，通过对其卫生状况及健康危险因素的全面分析，确实优先干预的健康问题，试提出相应的近、远期健康干预工作目标，制订相应的健康干预计划并实施。

【案例】

某县为改善卫生面貌，提高该地区居民的健康水平，拟制订相应计划并采取措施。卫生行政管理干部首先着手进行调查收集有关信息资料，以便作出社区诊断。这里仅以某县 1982 年调查结果为例介绍如下。

某县位于某省东南部，为山区县之一，距省会 700km。该县以农业、林业为主，交通较为方便，全县仅有 9.8% 的居民（8879 户）住处不通火车或汽车。有汉、满、朝、蒙、回等 15 个民族定居在该县境内，汉族占总人口数的 88.5%，朝鲜族占 8.0%。该县盛产木材，农作物以玉米、大豆、水稻、小麦为主，副业以木耳、蜂蜜、蚕丝为主。

1. 人口资料　该县的 457 116 人中，男性占 51.44%，女性占 48.56%，农业人口为 405 720 人，农村青少年文盲占该年龄组人数的 32.5%，有 89 290 户居民。20 岁以下人口占总人口数的 47.6%，并且男女两性均在 10～20 岁之间呈现一高峰。该县人口年龄、性别构成资料见表 12-10，有关出生、死亡等主要人口指标见表 12-11。

2. 居民发病及死因构成情况　该县传染病的发病率与死亡率均很高，1982 年发病率为 565.25/10 万，死亡率为 2.17/10 万。主要以痢疾、肝炎、麻疹、流行性脑脊髓膜炎、出血热、伤寒等为主。该县也是甲状腺肿、氟中毒、大骨节病等地方病的重病区，其患病率分别为：996.3/10 万、842.51/10 万、544.61/10 万。该县 1982 年前十位死因、死亡率及死亡比见表 12-12。

3. 妇幼卫生情况　对 35 889 例有生育能力的妇女普查，患病情况如表 12-13。该县 1979

年普及新法接生,1981 年开始推广科学接生,至 1982 年已有 37.6% 的村屯实行了科学接生,人数占出生总数的 45.4%,其中住院分娩者占总出生人数的 27.3%。

4. 营养状况　居民主食一半以上为玉米,其余为面粉、大米、杂粮。副食以豆制品、白菜、土豆为主,鱼、肉、蛋食物较少。儿童贫血患病率较高为 42%,佝偻病患病率为 37%。

5. 居民区环境卫生情况　该县居民仅有 31.36% 的人饮用自来水,27.34% 的人饮用自家压机井水,1.66% 的人饮用过滤水,39.64% 的人饮用大口井水。自来水不消毒、不过滤,过滤水亦不消毒;尚有 3532 人饮用高氟水,37 293 人饮用超硬水。城乡缺少公共厕所,且厕所质量较差,多数无坑盖及棚盖。农户各户虽有猪圈,但均有放养习惯;多数厕所、猪圈、粪堆不合卫生要求,管理不当;道路泥泞;柴草堆放零乱;环境卫生情况不良。

表 12-10　某县 1982 年人口年龄、性别构成(%)

年龄	男	女	合计
0～	0.93	0.90	1.83
1～	3.94	4.09	8.03
5～	5.66	5.49	11.15
10～	6.75	6.49	13.24
15～	6.75	6.54	13.30
20～	4.70	4.57	9.27
25～	4.85	4.50	9.35
30～	3.62	3.26	6.88
35～	2.63	2.45	5.08
40～	2.39	2.54	4.93
45～	2.38	2.23	4.61
50～	2.12	1.68	3.80
55～	1.56	1.27	2.83
60～	1.18	0.94	2.12
65～	0.86	0.69	1.55
70～	0.61	0.48	1.09
75～	0.36	0.28	0.64
80～	0.15	0.15	0.30
合计	51.44	48.56	100.00

表 12-11　某县 1982 年出生、死亡等主要人口指标

指标	数值	指标	数值
出生率(‰)	22.39	婴儿死亡率(‰)	20.99
死亡率(‰)	5.28	幼儿死亡率(‰)	2.89
校正死亡率(‰)男	4.68	产妇死亡率(‰)	2.59
女	5.12	平均期望寿命(岁)	70.56
自然增长率(‰)	17.10	其中男	69.89
生育率(‰)	92.00	女	71.51
新生儿死亡率(‰)	18.90		

表 12-12　某县 1982 年前十位死因、死亡率、死亡比统计

死因	死亡率（1/10 万）	死亡比（%）	位次
心血管疾病	200.99	32.96	1
脑血管疾病	72.39	15.45	2
恶性肿瘤	55.50	11.84	3
外伤、中毒及意外死亡	37.64	8.03	4
呼吸系统疾病	30.64	6.54	5
消化系统疾病	22.20	4.74	6
其他疾病	18.34	3.91	7
传染病	17.13	3.66	8
新生儿疾病	7.72	1.65	9
泌尿系统疾病	6.99	1.49	10

表 12-13　某县 1982 年普查 35 869 例妇女患病情况

疾病	患者数	占普查总数的百分比（%）	患病率（%）	顺位
宫颈糜烂	18 551	51.72	35.00	1
附件炎	2256	6.29	4.26	2
阴道炎	1192	3.32	2.25	3
盆腔炎	701	1.95	1.32	4
外阴白色病变	138	0.38	0.26	5
子宫脱垂	123	0.34	0.23	6
念珠菌性阴道炎	105	0.29	0.20	7
滴虫性阴道炎	84	0.23	0.16	8
宫颈癌	5	0.01	0.01	9
卵巢肿瘤	2	0.006	0.004	10
尿漏	1	0.003	0.002	11
合计	23 158	64.56	—	

6. 卫生保健情况　该县三级保健网较为健全，但部分地区仍存在医疗技术力量较薄弱、医疗设备较差、工作质量较低、卫生技术人员城乡分配不合理现象。平均每千人有卫生技术人员农村人口中为 1.41 人，而城镇人口中则为 12.5 人。全县卫生经费紧缺，用于发展卫生事业的经费甚少，卫生事业只能维持现状。试对上述社区存在的问题进行评价并提出健康干预计划并实施。

【解题引导】

1. 制订健康干预计划

（1）对该地区健康干预需求的评估：经过对该地区卫生状况的全面分析，可知该地妇幼保健问题较为急迫；传染病和地方病的发病率与死亡率均很高；居民的饮水等公共服务设施不健全，生活环境较差；医疗卫生服务存在着设备差、资源分配不合理、人员短缺和经费不足等严重问题。

（2）确定干预目标：根据该地区存在的健康问题和健康危险因素，确立该地区的健康干预

目标为：制定相应的经济、政治、法规条例等为卫生事业的发展提供保障，完善居民基本生活服务设施建设工作，进一步完善三级保健网，提高人们的健康保健意识，降低传染病和地方病的危害，真正达到改善地区健康状况和提高人民健康水平的目的。

（3）制订干预策略及评价方案：针对该地区的卫生状况，制订干预策略，主要包括以下内容：建立更加完善的卫生相关制度，为人们的健康营造一个良好的发展环境；加大对该地区防治传染病和地方病以及基础服务设施建设的经济投入，降低传染病和地方病的发病率和死亡率，不断改善群众的生活配套设施和条件；定期开展全民健康知识宣传教育活动，提高居民的健康意识，引导人们改变饮食结构。并且针对这些措施制订相应的评价方案和标准，以便于对干预措施进行效果评价并及时调整策略，使本干预计划达到改善健康状况的目的。

（4）制订计划执行方案及项目预算：该地区相关部门根据已经确定的健康干预计划制订各项具体的执行方案并作出项目预算，将干预计划真正落到实处。

2. 实施健康干预计划　针对已经制定好的健康干预计划，在多方合作的原则下，组建该地区健康干预计划的组织机构，并通过制订时间表确定各项干预措施的实施顺序，在人财物等各项工作均准备充分的条件下全面开展该地区的健康干预计划，力争达到该计划的预期目标。

四、慢性病管理（以糖尿病为例）

下面以糖尿病为例，介绍慢性病的管理。

1. 对社区居民进行体检、收集健康信息　1997 年 WHO 和美国糖尿病协会提出的新的诊断标准：①有明显的糖尿病症状，如多饮、多食、多尿，无明显原因的体重下降、视物模糊等，任意时间查血糖≥11.1mmol/L；②空腹血糖（FPG）水平≥7.0mmol/L（空腹状态是指早餐前，且至少 8 小时内未进含能量的食物）；③进行葡萄糖耐量试验（OGTT）2 小时的血糖 >11.1mmol/L。满足以上三项中的任何一项，复查 1 次可满足任意一项者即可以诊断为糖尿病。

通常在临床上应用胰岛素释放试验来区别糖尿病类型，这个试验也可以作为治疗方案的参考。进行试验时进食 100g 面粉做成的馒头或 75g 葡萄糖，空腹及进食后 30 分钟、1 小时、2 小时、3 小时各抽血 1 次测胰岛素及 C- 肽。若空腹胰岛素及 C- 肽低于正常值，且进食不增高者考虑为 1 型糖尿病患者；若空腹血胰岛素及 C- 肽正常、增高或稍低，进食后有增高但高峰值延迟，则考虑为 2 型糖尿病。而 C- 肽的测定更具有价值。

在社区中，通过居民健康体检、健康档案、社区卫生服务站的诊疗、社区免费测血糖等方式发现糖尿病患者，收集他们的健康信息，方便日后对社区内糖尿病患者进行管理和治疗。

2. 对社区内的糖尿病患者进行登记并建立健康档案　通过临床试验确定糖尿病患者以后，应该将患者所有的信息录入社区健康管理档案，方便社区医师对糖尿病患者做跟踪治疗。糖尿病患者登记表见表 12-14。

表 12-14　糖尿病患者登记表

序号	健康档案号	姓名	性别	出生年月	地址	联系电话	确诊日期	备注

全科医师面对登记的患者,将每个个体和家庭的完整背景和健康危险因素详细了解、深入研究,为患者提供个性化、规范化的管理和诊治方案;且全科医师的工作性质决定了其与辖区内人群形成朋友般的医患关系,使人感到安全和信赖。

3．通过对易患人群的鉴别进行糖尿病患者的健康评估 健康风险因素评估有效地降低了疾病的发病率及死亡率。进行这种评估,应该知道各种人群致死/残的首要原因;不同性别、不同年龄人群的主要死因数据在用于个体患者时,应根据个人及其家族的危险因素、社会经济状况、行为生活方式、医疗条件及职业等作适当调整。

对可能会有糖尿病前期的人群及早发现,进行预防是健康风险评估的重要策略之一,对下列人群应该进行常规血糖检测(包括空腹和餐后血糖),必要时还可以进行口服葡萄糖耐量试验、糖化血红蛋白测定等。

(1)糖尿病一级亲属家族史。

(2)肥胖、高血压、冠心病、高血脂、痛风患者。

(3)曾有妊娠糖尿病或有巨大胎儿生育史者。

(4)年龄大于40岁,体力活动较少,缺乏锻炼或有明显生活水平改善者。

4．对社区内的糖尿病患者进行健康教育及干预等慢性病管理方式 采取慢性病管理措施是防治糖尿病的有效方法之一。根据社区医院的优势和糖尿病的特点,对社区内糖尿病患者的管理应采取以下几方面措施。

(1)宣传糖尿病相关知识,进行规范化教育。充分利用宣传板、俱乐部等社区资源有计划地组织多种形式的糖尿病知识普及教育,如讲解糖尿病病因、糖尿病急、慢性并发症的预防和如何进行血糖的自我监测等知识,并随时解答患者提出的问题,培养起患者积极健康的心态和自主意识,与病魔作斗争。

(2)通过对社区糖尿病患者的调查和走访,根据他们的生活习惯、兴趣爱好及糖尿病的认知程度的不同,制订出患者能接受的治疗方案。

(3)监测血糖,合理用药,是糖尿病治疗的关键。患者的病情稳定后,社区医师对他们的血糖、血压每2周监测1次,糖化血红蛋白每3个月监测1次。糖尿病在社区的治疗要强调个体化治疗,在饮食、运动基础上的药物治疗。

血糖的自我监测对糖尿病患者来说是非常重要的,全科医师一定要指导患者使用正确的血糖监测方法。血糖监测分为:①早餐前血糖(早餐前6～7点的血糖);②午餐前、晚餐前、睡觉前血糖;③早餐后2小时、午餐后2小时、晚餐后2小时血糖;④夜间血糖;⑤随机血糖;⑥餐后1/2～1小时血糖。关于餐前、餐后的血糖控制标准见表12-15。

表 12-15 血糖控制评定标准

代谢指标	理想		一般		较差	
	血浆	全血	血浆	全血	血浆	全血
餐前血糖(mmol/L)	4.4～6.1	4.4～6.1	≤7.0	≤8.0	>7.0	>8.0
餐后血糖(mmol/L)	4.4～8.0	4.4～8.0	≤10.0	≤11.0	>10.0	>11.0

(摘自:杜雪平,王家骥,席彪. 全科医师基层实践. 北京:人民卫生出版社,2012:114)

(4)医患之间应建立一种长期的连续的互动过程,指导患者养成良好的生活习惯,保持良好的心态,加强体育锻炼,坚持合适的有氧运动。鼓励患者尽量多选择升糖指数较低、品种多样化的食物,争取做到合理配餐、少食多餐、主动减肥。

（5）重视其他危险因素的治疗。社区医师应该督促患者积极控制血压、血脂、尿酸,无禁忌证者长期服用肠溶阿司匹林抗血小板聚集。

（6）全科医师作为糖尿病管理过程中的具体实施者,在日常工作中更应不断积累临床经验,提高自我业务水平,及时了解国内外糖尿病新规范、新进展,以便对社区内的患者给以更好的指导和治疗。

5. 糖尿病患者转诊、制订新的健康管理计划　对社区内的糖尿病患者进行适时的转诊并不是推卸责任,而是一个对患者负责的做法。当患者出现符合转诊情况的病情时,及时转诊到上级综合医院,待病情稳定后再转回社区卫生服务机构继续治疗和随访。全科医师负责患者的维持治疗和复查,还应主动与专科医师协调和患者之间建立沟通桥梁,主动与专科医师交流患者在治疗过程中的状况,帮助糖尿病患者制订新的健康管理计划,对糖尿病患者进行自我管理支持。

双向转诊的指标包括:①合并急性并发症(糖尿病酮症酸中毒、高血糖高渗状态、糖尿病乳酸性酸中毒、低血糖昏迷);②新诊断糖尿病患者;③血糖控制差;④新诊断的或血糖控制差的妊娠期糖尿病,需用胰岛素治疗者;⑤需用胰岛素泵或其他强化治疗方案,密切监测血糖者;⑥慢性并发症进行性发展,需积极治疗者;⑦合并重症感染者,急性心肌梗死,脑血管意外,糖尿病足、严重外伤或需行手术者。

6. 对糖尿病患者进行周而复始的随访和复查跟踪服务　糖尿病患者均要进行体检和血糖测定,社区医师应对患者进行定期随访复查。1 型糖尿病每 3 个月 1 次;2 型糖尿病伴有 1 个或 2 个并发症者应定期复查脏器功能受损程度和血糖控制情况,如果患者病情稳定和血糖控制良好,每 6 个月随访 1 次。

糖尿病患者随访复查必须做到:①评价血糖控制情况;②检查眼底、心脏、肾脏、神经和周围血管等终末器官损害是否存在;③检查有无其他的自身免疫疾病,如甲状腺疾病或继发于其他原因引起的糖尿病。

随访和复查内容应包括空腹和餐后血糖、肝肾功能、血脂、电解质、尿常规、尿微量白蛋白(microalbunminuria, MAU)、胸片、心电图等。HbAlc(糖化血红蛋白)推荐每 3 个月测定 1 次。MAU 作为检测早期糖尿病肾病的筛查指标,1 型糖尿病在诊断后 5 年开始监测,每年 1 次;2型糖尿病诊断后即应开始监测,每年 1 次。

儿童糖尿病患者多为 1 型糖尿病,血糖控制不良将产生严重并发症。为了提高患病儿童的生活质量,使其尽可能和正常儿童一样生长发育,社区医师应对其进行系统管理、定期复查。随访的内容包括血糖、HbAlc,同时了解患病儿童对胰岛素治疗、饮食治疗和运动治疗的掌握程度和执行情况,并指导患病儿童自我血糖监测并做好记录。病情稳定时 2～3 个月随访1 次,除全面的体格检查外,同时测身高、体重、血压及青春期性征发育情况。每半年至 1 年查一次眼底、肾功能、血脂等,以便早期发现并发症,早期干预治疗。

糖尿病妇女怀孕后或患妊娠期糖尿病的妇女应更加严密监测,全科医师应指导患者定期随访产科医师,大约每周或每 2 周一次,直至分娩(图 12-10)。为达到血糖控制目标,可能需要每天测 7 次血糖。产科随访内容应包括监测胎儿生长发育状况及有无畸形等。

7. 社区医师对糖尿病患者在生活方面的指导　在糖尿病患者治疗和调养自己的病情和身体的过程中,全科医师在生活方面对他们的指导也是至关重要的,主要包括以下几个方面:

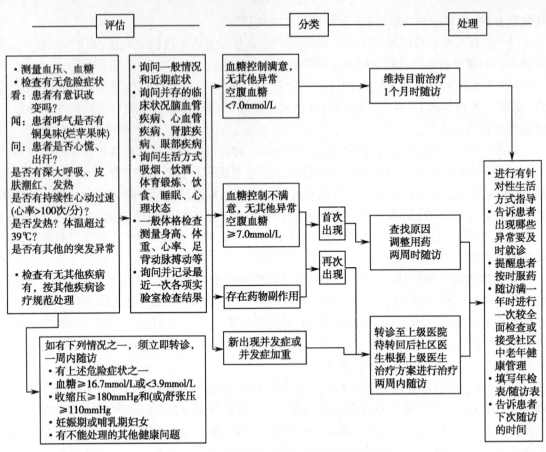

图 12-10 2 型糖尿病患者健康管理随访流程图

（1）饮食方面：俗话说得好，病从口入，对于糖尿病患者也不例外。不论糖尿病患者的病情轻重或有无并发症，在接受治疗的过程中，饮食治疗是最重要的一项治疗措施，另外还需要指出的是，不论有没有应用降糖药物，都要进行饮食方面的控制。为了有效地控制糖尿病患者的饮食，全科医师应该检查他们的执行效果，还要随患者的病情作出适当而合理的调整。首先要使者摄取合理的总热量，使他们维持理想的体重。糖尿病患者摄取的总热量应根据理想体重及劳动强度来制订，热量摄取量可参考表 12-16。

表 12-16 2 型糖尿病患者日摄取热量（kcal/7kg 体重）

劳动强度	消瘦	正常	肥胖
轻体力劳动	35	30	20～25
中等体力劳动	40	35	30
重体力劳动	45～50	40	35

*1cal=4.1868J

（摘自：杨秉辉. 全科医学概论. 第 3 版. 北京：人民卫生出版社，2008）

其次是在饮食的结构上，人体 50%～60% 的热量由碳水化合物提供，蛋白质 <15%，脂肪 <30%，脂肪以不饱和脂肪酸为宜。膳食中多富含果胶类纤维有助于降低餐后高血糖及降低血胆固醇，推荐患者多食用膳食纤维食品，如豆类、荞麦麦片及苹果皮等食物，患者每日饮

食纤维含量不少于 40g 为宜。此外，食盐应限制少于每天 10g，合并高血压者限制在每天 6g
以内。糖尿病患者在饮食方面最后要注意饮食的安排，计算各餐应提供的三大营养素及热量
并合理搭配比例。因此，患者应掌握"食品交换份数"即在确定食物总热量的前提下，各种食
物可以互相交换，只是制定份数不变即可。

碳水化合物为主的食物：

$$1 份 = \begin{cases} 生粮食 & 25g \\ 土豆、白薯、山药、藕 & 100g \\ 鲜玉米棒 & 350g \end{cases}$$

$$= \begin{cases} 绿叶菜、西红柿、黄瓜、茄子 & 500g \\ 南瓜、菜花、青椒、萝卜 & 350g \\ 胡萝卜、蒜苗、扁豆、豇豆 & 200g \\ 毛豆 & 70g \end{cases} = \begin{cases} 柿子 & 150g \\ 梨、苹果、橙子、桃、葡萄 & 200g \\ 草莓 & 300g \\ 西瓜 & 500g \end{cases}$$

蛋白质为主的食物：

$$1 份 = 蛋 50g = 奶 125ml = \begin{cases} 生瘦肉 & 50g \\ 熟酱肉 & 40g \\ 香肠 & 20g \end{cases} = \begin{cases} 北豆腐 & 100g \\ 南豆腐 & 150g \\ 豆制品 & 30g \end{cases} = \begin{cases} 带鱼 & 65g \\ 草鱼 & 80g \\ 虾 & 100g \\ 鲢鱼、海参 & 130g \end{cases}$$

油脂为主的食物：

$$1 份 = \begin{cases} 植物油 & 10g \\ 动物油 & 10g \\ 奶油 & 18g \end{cases} \begin{cases} 芝麻酱、花生米 & 15g \\ 葵花子（带壳） & 25g \\ 西瓜子（带壳） & 40g \end{cases}$$

糖尿病患者只有长期坚持饮食疗法，才能有效控制血糖，但是全科医师应该提醒患者不
要进入糖尿病饮食控制的四个误区：①控制主食的摄入就等于饮食控制，饭吃得越少对病情
越有利；②咸的食品或含甜味剂的糖尿病专用食品不用控制摄入；③多吃了食物只要加大口
服降糖药剂量就可以消化掉；④饮食控制已非常严格，吃点零食充饥没有关系。

（2）运动方面：体力活动减少及体重增加是发生 2 型糖尿病的重要致病因素。对于超重和
肥胖的患者，尤其需要进行适当的运动，以控制体重。但是，糖尿病患者运动前最好进行一下
血糖的自我监测，血糖过高（>16mmol/L）或血糖过低（<3.6mmol/L）都不宜进行运动。运动量
应根据患者的体力、心功能状况、血压及并发症的程度制订不同的方案。对大多数患者而言
宜采用有氧运动，运动负荷由轻量循序渐进可以从散步开始，还可以进行快走、慢跑、跳绳、跑
步、游泳、骑自行车、跳健美操等，这些都是比较安全和有效的运动。值得注意的是，为了防止
低血糖意外的发生，出门或运动时间较长的患者，应随身携带糖果、饼干等甜食，一旦有心慌、
出汗等症状出现就要马上补充甜食，以避免低血糖的更进一步发展。

全科医师建议每周至少进行中等强度有氧活动或每周至少 90 分钟有氧健身运动，体力活
动每周不少于 3 天，不宜连续两天不活动，这样才有助于控制糖尿病的发展和恶化。

（3）嗜好方面：糖尿病患者有吸烟嗜好者，全科医师应劝导并监督其戒烟；酒类尤其是啤

酒,烟、浓茶、咖啡等都应严格控制。男性每天乙醇摄入量应≤20～30g,女性≤10～20g。糖尿病患者可以以水代酒,最好是养成爱喝水的好习惯,患者的每日饮水量至少为3000ml,保证24小时尿量在2000ml以上,这样可以促进尿酸排泄降低血糖。

(4)出差和旅行方面:病情控制良好的糖尿病患者,可以出差或旅行。外出时应注意安排好旅程表、作息时间,尽量使旅游生活、用餐、用药及运动量等接近平时生活规律,还要备足治疗药物及相关用具,包括胰岛素、口服降糖药及其他必需的药品。胰岛素注射的患者要带好注射器和消毒用具,胰岛素要放在隔热旅行袋中保存,并及时存放于4～8℃冰箱中;为了预防低血糖的发生,还需要备有糖果或巧克力;外出旅游的糖尿病患者宜结伴而行,并且带好写有自己病情、要求急救及联系人等的患者卡片,以备急用。

(5)婚姻和生育方面 无论是哪种类型的糖尿病患者均可以结婚。但是,糖尿病具有遗传倾向,如男女双方都患糖尿病,则其子代易患糖尿病。如果夫妻双方都患有糖尿病,对于血糖控制理想,并且无心、脑、肾、眼及其他严重并发症的患者,可以怀孕,但是在怀孕、妊娠、母乳喂养的整个过程中都应该仔细询问全科医师和营养师的建议;对于血糖控制效果不佳的患者,必须选择有效的避孕措施。

(6)性生活方面:像常人一样,糖尿病患者也是需要性生活的。但在疾病发展过程中,由于糖尿病髋内动脉血流量减少、血糖控制不良、抑郁焦虑、自主神经病变等因素可能会出现性功能障碍,所以全科医师可建议患者向妇科、男性科或泌尿科专家咨询。应用胰岛素治疗的患者,全科医师必须要提醒患者警惕性交后的低血糖反应。

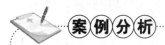

案例分析

患者李某,女性,58岁。

1. 病历摘要

(1)2型糖尿病病史7年。7年前体检发现血糖升高,在某三甲医院诊断为"2型糖尿病",一直口服"格列齐特80～160mg,每日2次",定期于某社区卫生服务站取药。患者无明显口干、多饮、多尿、多食、体重减轻等不适,餐后2小时血糖维持在10～15mmol/L,从不接受医师调整治疗方案及饮食控制的建议。2008年2月无明显诱因突然出现发热,体温39℃,伴咳嗽、胸痛,双下肢针刺样、烧灼样疼痛,就诊于某二级医院,诊为"右下肺炎、2型糖尿病、糖尿病周围神经病变",住院治疗予以抗炎、降糖、镇痛、营养神经治疗。病情好转后回到社区康复,但双下肢疼痛难忍,每晚需服用"曲马多100mg"才能入睡2～3小时,深感恐惧、悲观。

(2)否认冠心病、血脂异常、高血压等疾病。

(3)直系亲属中无糖尿病患者,爱人诊断为"糖耐量异常"。母亲患有高血压,5年前因"脑出血"去世,父亲体健。

(4)每日主食300g左右,饮食嗜咸、油腻。已退休,社交活动频繁,经常和同学、朋友聚会、聚餐,每天下午打4小时麻将,较少体育锻炼。家庭和睦,经济条件好,育有一女已成家。

2. 检查资料 体格检查:BP 120/70mmHg,BMI=27kg/m²,患者面色微灰、情绪低落,眼睑周围有黑晕、微肿,双肺呼吸音清,未闻及干、湿性啰音,心界不大,心率76次/分,律齐，心音有力，各瓣膜区未闻及杂音，腹软，肝脾未及，双下肢肌力和肌张力正常，腱反射略亢进，双侧足背动脉搏动减弱。此次住院查静脉空腹血糖 12mmol/L、餐后 2 小时指血血糖 16mmol/L、HbAlc 8.4%，尿微量白蛋白正常，肌电图、电生理检查显示感觉神经和运动神经传导速度减慢，报告为糖尿病性周围神经病变。

3．处理计划

（1）患者家庭经济条件良好，建议其自备血糖仪，自测 7 点（三餐前及餐后 2 小时加临睡前）血糖并记录，供医师了解病情和调整用药。

（2）给予联合用药治疗。预混胰岛素加二甲双胍治疗。1 周后持血糖记录单复诊，并根据其血糖记录调整剂量。加用营养神经、改善微循环治疗。双下肢疼痛时服用短效镇痛药。

（3）建议每天中药熏洗浸泡双足及双下肢推拿。选择适当的理疗和对症治疗。

（4）根据体重指数制订严格的饮食和活动计划（通过食品模具教授如何计算和交换食物量）。

（5）发放糖尿病防治的健康教育手册，进行心理疏导调整其心态，建议参加社区卫生服务中心的糖尿病俱乐部，参与糖尿病自我管理、提高相关知识及治疗依从性。

（6）因其爱人也是糖尿病高危人群，建议夫妻共同接受饮食、运动治疗，互相关心、督促。

（7）定期监测血糖、HbAlc、尿微量白蛋白、血脂、肝肾功能、检查眼底、心电图。

（摘自：杜雪平，王家骥，席彪．全科医师实践．北京：人民卫生出版社，2012）

学习小结

1．健康测量通过科学、有效的方法，采用特异、敏感的指标，以理解人群健康状况的分布趋势，讨论和分析影响人们健康的因素，促进社会制定有益的经济和卫生政策，主要范围包括健康政策、组织措施、健康知识、健康生活方式和条件、社会行动、社会心理、健康服务和社会心理等。

2．健康状况测量指标按照健康状况测量的对象分为个体和群体指标；按照健康测量的内容分为生理学、心理学、社会学指标；按指标和健康状态的关系分为直接指标和间接指标；按健康测量指标本身的性质分为指标、指数。在实际操作中，可以根据需要采用不同分类标准的测量指标。

3．健康危险因素评价研究人们在生产环境、生活方式和医疗卫生服务中存在的各种危险因素对疾病发生和发展的影响程度，通过改变生产和生活环境，改变人们不良的行为方式，降低危险因素的作用，提高人们的生活质量和改善人群的健康水平。

4．健康危险因素评价要阐述疾病的危险因素与发病率及死亡率之间的数量关系，选择哪一种疾病及有关的危险因素作为研究对象，对取得结论及合理解释非常重要。

5．许多流行病学调查结果证明，一种危险因素有可能对多种疾病产生作用；多种危险因素对同一疾病产生联合作用，这种联合作用对疾病的影响程度更趋强烈。

6．健康危险因素评价的步骤主要有：收集死亡资料—收集个人危险因素资料—将危险因素转换成危险分数—计算组合危险分数—计算存在死亡危险—计算评价年龄—计算增长年龄—计算危险因素降低程度。

7. 制订健康干预计划时，对需要解决的健康问题进行分类、排序，把有限的健康干预资源用于群众最关切的干预效果最好的项目上。

8. 在健康干预计划的实施过程中，运用过程评估的方法和手段对过程进行检测和评估，了解实施进程和效果，发现和解决实施工作存在的问题，保证计划顺利实施并取得预期效果。

9. 在社区中，通过居民健康体检、健康档案、社区卫生服务的诊疗、社区免费测量血糖等方式发现糖尿病患者，收集他们的档案信息，方便日后对社区糖尿病患者进行管理和治疗。

（孙　宏）

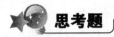

思考题

1. 健康状况测量指标的分类及其原则是什么？
2. 健康危险因素评价的具体步骤是哪些？
3. 针对某地区的健康状况，如何制订和实施健康干预计划？
4. 在目前专业化诊治不断发展的今天，为什么强调全科医师在社区医疗中对糖尿病防治的重要作用？
5. 如何为糖尿病患者提供全面的、个体化和人性化的医疗服务？
6. 糖尿病的危险因素有哪些以及糖尿病诊断的标准是什么？

第五节　双向转诊原则及其操作方式

学习目标

1. 掌握　双向转诊原则、指征和程序。
2. 熟悉　双向转诊机构职责和效果评价。
3. 了解　双向转诊的保障措施。

双向转诊（dual referral）是社区卫生服务机构与医院之间密切配合、分工协作、合理利用医疗资源的科学方法，也是体现两级医疗功能互补、保证医疗安全、提高服务质量的重要举措。双向转诊是根据病情和人群健康的需要而进行的上下级医院间、专科医院间或综合医院与专科医院间的转院诊治过程，分为纵向转诊和横向转诊两种形式。纵向转诊，即下级医院对于超出本院诊治范围的患者或在本院确诊、治疗有困难的患者转至上级医院就医；反之，上级医院对病情得到控制,情况相对稳定的患者亦可视情况转至下级医院继续治疗。横向转诊,即综合医院可将患者转至同级专科医院治疗,专科医院亦可将出现其他症状的患者转至同级综合医院处置。

社区卫生服务双向转诊是双向转诊制度中的纵向转诊形式,社区卫生服务机构与区域大中型医院、专科医院签订协议,实现一般常见病、多发病在社区卫生服务机构诊治,大病等疑难杂症在大中型医院诊治,从而促进患者的合理分流,实现"小病在社区,大病进医院,康复回社区"的合理格局。

一、转 诊 原 则

1. 患者自愿原则　从维护患者利益出发,充分尊重患者及家属的选择权,切实当好患者的参谋,真正使患者享受到双向转诊的方便、快捷、经济、有效。

2. 分级管理原则　除按国家法律法规对传染病等特殊疾病转诊救治有特别规定外,一般轻度常见病、多发病及各种康复期患者在社区卫生服务机构诊治,危急重症、传染病等上转至二级及以上医疗机构诊治。

3. 合理诊疗原则　合理检查、合理用药、合理治疗,降低医疗成本和患者费用支出,促进卫生资源共建共享和合理利用,为群众提供优质价廉的医疗卫生服务。

4. 连续服务原则　充分发挥双向转诊信息系统、远程诊疗咨询系统和远程会诊系统的作用,建立起科学、合理、有效、便捷、畅顺的上下转诊渠道,为患者提供整体性、连续性的医疗卫生服务。

5. 科学引导原则　根据综合医院、专科医院差异化发展和学科优势,科学合理引导患者转诊,提高诊治的有效性。

二、转 诊 指 征

(一)上转指征

根据患者病情,社区卫生服务机构应将下列情形的病例及时转至二级及以上医院及专业性预防保健机构。

1. 临床各科急危重症,社区卫生服务机构难以实施救治的病例。

2. 受诊疗条件限制不能诊治的疑难复杂病例。

3. 突发公共卫生和重大伤亡事件中,处理能力受限的病例。

4. 在社区卫生服务机构就诊3次以上(含3次)仍不能明确诊断,需要进一步诊治的患者。

5. 疾病诊治超出社区卫生服务机构核准登记的诊疗科目的病例。

6. 二级及以上医疗机构与社区卫生服务机构共同商定的其他转诊患者。

7. 依据有关法律法规,需转入专业性预防保健机构治疗的患者。

8. 地区卫生行政部门规定的其他情况。

(二)下转指征

有下列情形的患者在征得患者或家属的同意后,二级及以上医院及专业性预防保健机构可将其转回社区卫生服务机构治疗或管理。

1. 普通常见病、多发病,社区卫生服务机构有能力诊治的患者。
2. 急危重症治疗后病情稳定,适合社区卫生服务机构继续康复治疗的患者。
3. 诊断明确的患者,处理后病情稳定,已无须继续住院但需长期管理的患者。
4. 各类手术后病情稳定,仅需康复医疗或定期复诊的患者。
5. 各种疾病晚期仅需保守、支持、姑息治疗的患者。
6. 自愿要求转回社区卫生服务机构并适合社区卫生服务机构后续治疗或康复者。
7. 二级及以上医疗机构与社区卫生服务机构共同商定的其他转诊患者。
8. 地区卫生行政部门规定的其他情况。

三、转 诊 程 序

(一)上转程序

1. 全科医师应填写双向转诊登记簿和双向转诊上转单,向转诊医院提供有关患者详细的病史及诊治情况等转诊资料,说明转诊目的,并对患者病情进行评估,随患者转交医院(图 12-11)。

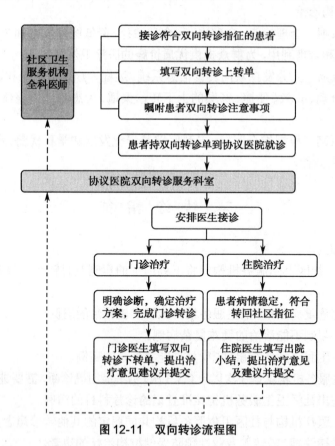

图 12-11 双向转诊流程图

2. 危急重症患者转诊须谨慎,必要时应就地实施抢救处理,并严格按照转诊程序转送患者,确保转院途中的安全和顺利。

3. 患者转诊治疗期间,全科医师须与患者保持联系,定期向上级医院接诊的专科医师了解患者治疗情况,协助专科医师为患者提供系统完整的医疗服务。

4. 接到双向转诊通知单后，医院负责双向转诊的服务科室应及时妥善安排患者进行相应的诊断治疗。患者转诊治疗期间，上级医院专科医师有义务接受社区卫生服务机构全科医师的咨询，将患者的治疗情况反馈给全科医师。

5. 专科医院未与社区卫生服务机构建立双向转诊关系的，如有专科患者需转诊到专科医院，在接到社区卫生服务机构转诊单后，也应当严格参照协议医院的转诊流程执行。

（二）下转程序

1. 上级医院的住院患者病情稳定进入康复期时，医院专科医师应填写双向转诊下转单，将包含患者治疗评估和诊断及预后、辅助检查、处理过程、转回社区后续的治疗及康复方案、后续治疗的注意事项、诊治医师签名、联系方式等内容的转诊资料，随患者返回社区卫生服务机构。

2. 社区卫生服务机构全科医师应就继续治疗和预后情况与专科医师保持密切联系，以取得帮助和指导，更有效地指导康复，必要时可再次转诊。

四、转诊机构职责

二级及以上医疗机构要和社区卫生服务机构建立相互协作关系，明确双方的职责和权利，及时解决工作中发现的问题，严格、规范开展双向转诊工作。

（一）二级及以上医疗机构职责

1. 确定一名领导负责此项工作，成立双向转诊服务科室，制订规章制度和具体措施，统一协调和规范管理双向转诊工作，加强与社区卫生服务机构的沟通和联系，定期召开协调会议，保证双向转诊工作的顺利开展。

2. 医院双向转诊服务科室负责协调落实社区卫生服务机构上转和联系下转患者工作。安排专科医师接诊社区卫生服务机构上转的患者。

3. 建立双向转诊绿色通道，对社区卫生服务机构上转患者实行优先就诊，减少就医环节，一般情况下，上转患者住院应优先考虑。

4. 实行资源共享，对社区卫生服务机构上转患者根据病情需要合理检查，不做不必要的重复检查。

5. 将本医院简况、特色、知名专家特长、医疗设备及优惠政策措施编印成册，发至社区卫生服务机构全科医师手中，并在转诊信息系统中公开，方便社区卫生服务机构全科医师转诊。

6. 需对社区卫生服务机构在业务技术、人才培养等方面进行支援和帮扶，要根据协议单位的功能和需求，实行技术协作，提供技术指导，定期安排高、中级卫技人员到社区开展病例会诊、病案讨论、业务讲座，帮助社区卫生服务机构提高医疗服务质量、技术水平和管理能力。

（二）社区卫生服务机构职责

1. 确定一名领导负责双向转诊工作，加强与协议医院沟通和联系，定期参与协调会议，要确定专人负责相关信息的汇集、上报、下转接收和落实随访工作任务。

2. 社区卫生服务机构全科医师要熟悉协议医院的基本情况、专家特长、常用检查项目等，协助或指导患者联系相关专家，及时将符合转诊指征的患者转往协议医疗机构。

3. 社区卫生服务机构责任医师对上转患者要做好跟踪服务工作，及时了解和掌握转诊患者的诊断治疗情况。

4. 社区卫生服务机构责任医师对下转患者一般应在 48 小时内进行随访,要按照下转的上级医疗机构的指导意见,做好康复治疗、护理和随访管理,保持医疗卫生服务的连续性和规范性,并及时建立或更新健康档案,纳入健康管理。

五、转诊保障措施

双向转诊是一个涉及多部门、多领域的复杂工程,其运行的通畅、高效,需要良好的制度设计、有效的体系监管、扎实的服务能力、明晰的责任分工、广泛的群众参与等因素的保障。

1. 组织管理机构保障　　地区卫生行政管理部门需成立双向转诊管理机构,负责对双向转诊制度的统筹规划、定点管理、协调组织和监督管理工作,制订双向转诊制度和考核办法,建立定期督导和考核机制。

各协议医院及社区卫生服务机构需共同成立双向转诊工作机构,设立或指定双方相应部门负责双向转诊工作,定期召开双向转诊工作联系会,协调处理双向转诊实施过程中存在的具体问题。

2. 社区卫生服务机构的服务能力和水平保障　　根据社区卫生服务机构的设置标准,加强房屋、人员、设备、科室标准化建设,不断优化诊疗服务环境和条件,加强全科基本理论学习和技能训练,强化综合服务、连续服务、上门服务和康复跟踪服务,不断提高社区卫生服务人员的业务素质、诊疗水平和服务质量,确保医疗安全和医疗质量。

各上级协议医院要根据社区卫生服务机构的功能和要求,实行定点技术协作,提供技术指导,安排中高级职称医务人员定期到社区坐诊,组织查房、开展病例讨论和学术讲座,有计划地接收社区卫生服务机构人员进修学习,帮助社区卫生服务机构提高医疗质量、技术水平和管理能力。

3. 医疗机构首诊和双向转诊的政策保障　　政府相关部门要制定适宜的医疗价格和医疗保险差异性政策,适当拉大社区卫生服务机构和各级医院间医疗服务价格的差距,医疗保险参保人在社区卫生服务机构和医院就诊时实行差异性自付比例,引导参保人员一般常见病、多发病和慢性病等首诊选择社区卫生服务机构,从而通过价格杠杆引导患者和参保人员在社区卫生服务机构和医院之间合理流动。

各社区卫生服务机构要结合实际,制订切实可行的优惠措施,并在醒目位置予以公示,让广大群众知情与监督。各协议医院对社区上转患者要开放双向转诊绿色通道,实行相应减免政策,优先就诊,减少就医环节,推行协议医院实验室检查和辅助检查报告互认制,避免重复检查,减轻居民负担,让居民真正受益。

4. 社区卫生服务机构与协议医院的利益协调保障　　双向转诊是社区卫生服务机构与二级及以上医疗机构双方的互动。当前,我国公立医院在现有的运行机制下存在逐利倾向,在经济上,社区卫生服务机构与医院是两个相互独立的利益体,存在着利益上的竞争关系。因而理顺两者之间在双向转诊中的经济关系非常关键。

合理调整上下级医疗机构间的经济利益,要树立合理的转诊观念,应建立医疗机构合理的补偿机制和相应的奖惩制度,使上级医疗机构与社区卫生服务机构结成利益共同体,进而消除它们之间的经济对立。

医院集团化的运作是一种国际趋势,积极依托医院集团开展双向转诊工作是一项有力手段。组建医院集团，能够优势互补，通过资源共享可以最大限度地促进患者在社区卫生服务机构和医院之间的流动，在降低患者医疗费用的同时也降低了医院的经营成本。

5. 宣传教育　各级卫生行政部门和医疗机构要通过各种媒介，采取群众易于接受的方式，如健康教育、咨询、讲座、健康检查、义诊、上门服务等形式，广泛宣传基层首诊、分级医疗、双向转诊和上下联动的医疗服务模式，引导社区居民树立科学合理的看病就医消费理念，形成"小病在社区、大病进医院、康复回社区"的就医习惯，引导患者合理流动，促进卫生资源合理利用。医疗机构也应当加强内部宣传教育，促进广大医务人员树立分级医疗、双向转诊的意识。

六、转诊效果评价

转诊效果评价应包括对双向转诊工作流程和效果的评估，根据双向转诊的资源投入、实施过程和转诊结果三个环节，可将双向转诊的效果评价分为投入评价、过程评价和结果评价。

（一）投入评价

1. 政策投入　评价的主要指标有社区首诊制度及考核、双向转诊工作机构的成立和有效运转、转诊协议作用的强度、社区卫生服务机构保险覆盖率、社区卫生服务机构报销比例、二级及以上医疗机构报销比例、绩效考核与分配等。

2. 人力与设备投入　评价的主要指标有每千人全科医师数、每千人专科医师数、全科医师与专科医师比例、医师素质互补程度、机构设备互补程度等。

（二）过程评价

1. 安全性　评价的主要指标有转诊标准执行。

2. 方便性　评价的主要指标有详细的转诊指导、转诊流程的便捷性、实际转诊的时间、等待就诊时间差异程度等。

3. 经济性　评价的主要指标有检查及检验资料共享程度、转诊过程中额外费用、转诊过程中节省费用等。

4. 信息平台共享　评价的主要指标有病情记录与说明的详细程度、健康档案建档率和利用等。

5. 转诊过程交流　评价的主要指标有全科医师与患者沟通、专科医师与全科医师交流、医院与社区卫生服务机构管理者的交流等。

（三）结果评价

1. 有效性　评价的主要指标有居民满意度、医务人员满意度、机构满意度、社区首诊率、辖区人均医疗费用降低程度等。

2. 转诊结果　评价的主要指标有患者上转率、患者下转率。

学习小结

1. 双向转诊是社区卫生服务机构与医院之间密切配合、分工协作、合理利用医疗资源的科学方法，分为纵向转诊和横向转诊两种形式；双向转诊应遵循自愿、分级管理、合理诊疗、连续服务和科学引导五大原则。

2. 双向转诊机构医师应严格掌握转诊指征进行有效转诊；双向转诊运行通畅及高效，需要良好的制度设计、有效的体系监管、扎实的服务能力、明晰的责任分工、广泛的群众参与等因素保障。

（吴　江　张升超）

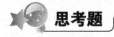 **思考题**

1. 简述双向转诊的原则和流程。
2. 双向转诊效果如何评价？

第六节　全科医疗中的常见症状的临床诊断与处理

学习目标

1. 掌握　以问题为导向的诊疗思维、从患者主诉和症状出发的诊断与鉴别诊断、Murtagh 的安全诊断策略、从常见症状入手的诊疗思维程序、全科医师的临床推理与判断程序、临床转诊的决策思路。

2. 熟悉　以问题为导向的健康档案记录方式、病情优先级处理的判断临床基本推理模式。

3. 了解　全科医师临床思维的基本要求、建立临床思维应具备的相关素质和能力、全科医疗中的疾病管理内涵、以问题为导向的临床处理原则等。

一、发　热

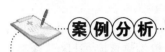 **案例分析**

65 岁男性患者，以反复发热 1 个月为主诉入院。既往身体健康。患者 1 个月前无明显诱因出现发热，体温最高达 39.5℃，发热前无明显寒战，无咳嗽、咳痰，无腹痛、腹泻，无尿频、尿急和尿痛，无皮疹及关节肿痛，于社区应用头孢菌素及阿奇霉素静脉点滴 10 天无好转后转三级医院住院治疗。入院时查体：T 38℃，P 96 次 / 分，R 22 次 / 分，BP 120/80mmHg。神志清楚，一般状态可，呼吸平稳。颈部未触及肿大淋巴结。双肺未闻及干湿性啰音。心脏听诊未闻及病理性杂音。腹部触软，无压痛、反跳痛及肌紧张。肝脾肋下未触及。双下肢无水肿。辅助检查：血常规：WBC 17.3×10^9，S 85%，HGB 105g/L，PLT 240×10^9；红细胞沉降率 75mm/h；肝肾功能正常；心肌酶谱正常；ANA 谱和 ENA 谱阴性；肿瘤标志物阴

性；ANCA 阴性；免疫球蛋白正常；血浆蛋白电泳未见单克隆带；肥达和外斐反应阴性；布鲁菌病抗体阴性；尿常规示蛋白 1+，余正常；便常规无异常，便潜血阴性；肺 CT 无异常；腹部肝胆脾胰双肾前列腺超声提示脾大、前列腺增生；心脏超声无异常。

　　该病例为什么需要补充上述辅助检查？可能的诊断是什么？为进一步诊断还需做哪些检查？

（一）概述

　　发热（fever）是指致热原或其他原因作用于体温调节中枢，使机体产热过程大于散热过程，出现体温升高的现象。引起发热的原因很多，包括生理性体温升高和病理性发热等。

　　1. 生理性体温升高　健康人在进食及运动后会出现体温升高的现象。但体温升高多不超过 1℃。女性在月经期和妊娠阶段也会出现体温轻度升高的现象。

　　2. 病理性发热　致热原、细菌毒素、细胞因子等作用于体温中枢可使体温明显高于正常。神经系统疾病也可直接累及体温中枢使患者出现中枢性发热。甲状腺功能亢进的患者由于甲状腺激素的作用，产热过程明显大于散热过程，也可出现体温升高的现象。

　　临床上很多疾病都可出现发热的临床表现。引起发热的疾病可分为感染性疾病和非感染性疾病。在感染性疾病中，病毒、细菌、真菌、支原体、立克次体、螺旋体及寄生虫等皆可引起发热。在非感染性疾病中，结缔组织病、肿瘤、变态反应及中暑等也可出现明显的体温升高的表现。

　　按发热的病程分类，发热在 2 周以内为短期发热，超过 3 周则为长期发热。短期发热的病因中，感染性疾病占主要地位。急性发热，无器官系统感染表现，血常规提示白细胞正常或偏低，高度提示病毒感染；血常规白细胞总数和粒细胞比例升高，则多提示细菌感染可能。而随着发热时间的延长，感染性疾病所占的比例逐渐下降。一般来说，发热时间越长，感染性疾病的可能性就越小。能引起长期发热的感染性疾病主要有结核病、感染性心内膜炎、脓肿及布鲁菌病等。

　　临床上将发热时间超过 3 周，体温多次超过 38.3℃，经过住院 1 周或 3 次门诊检查仍不能明确发热原因的称为不明原因发热（fever of undetermined origin, fever of unknown origin, FUO）。近年来随着免疫低下宿主的不断增加，发热的原因也越来越复杂。因此，又提出了 AIDS 相关 FUO、粒细胞缺乏相关 FUO 及住院 FUO。将最早的 FUO 定义称为经典 FUO。AIDS 相关 FUO 中，感染占主要地位，其中结核最为常见。粒细胞缺乏相关 FUO 和住院 FUO 中，感染仍最为常见，但以普通细菌感染为多。粒细胞缺乏相关 FUO 中，真菌感染也占一定比例。而在经典的不明原因发热中，感染性疾病所占比例虽为最高，但只略高于非感染性疾病，表明在经典 FUO 中，非感染性疾病拥有相当重要的地位。其中，结核病，尤其是肺外结核，是经典 FUO 中最常见的感染性疾病，而结缔组织病和肿瘤（包括实质脏器和血液系统）是非感染性发热的主要病因。在非感染性发热中，还可见到药物热、伪装热等。另外，在经典 FUO 中，有 15%～20% 的病例虽经过详细检查最终仍不能明确发热原因。

（二）热型及临床意义

　　不同的疾病引起发热的热型有时也不相同。典型的热型对判断病因具有一定的意义。但随着抗菌药物、退热药物的广泛使用，典型的热型已经很少见了。

1．稽留热　24小时内体温波动不超过1℃的发热，为稽留热。常见于大叶肺炎、伤寒等。

2．弛张热　24小时内体温波动超过2℃，但体温都高于正常，称为弛张热。常见于脓毒症、化脓性炎症等。

3．波状热　体温逐渐上升至39℃或以上，持续数天后又逐渐下降至正常，体温正常数天后又逐渐升高的热型。常见于布鲁菌感染。

4．间歇热　体温骤升到最高点后持续数小时，骤降至正常水平。无热期可持续1天或数天后再次出现体温骤升的热型。常见于疟疾、急性肾盂肾炎等。

5．回归热　体温骤升至最高峰后持续数天，体温又迅速下降至正常，如此反复交替发作的热型。常见于回归热及霍奇金病等。

6．不规则发热　发热的体温曲线无规律。常见于结核病、风湿热等。

（三）发热常见的伴随症状

发热时出现的伴随症状对于判断发热的可能原因具有一定的指导意义。

1．寒战　患者反复发生寒战，多见于血流感染、疟疾等感染性疾病。而于输液或输血中发生的仅一次的寒战，则多为输血及输液反应等。

2．淋巴结肿大　全身性淋巴结肿大多提示为全身性疾病，常见于传染性单核细胞增多症、组织坏死性淋巴结炎、淋巴瘤及转移癌等。疼痛明显的淋巴结多提示淋巴结炎；无痛性淋巴结肿大需注意淋巴瘤、转移癌可能。

3．肝脾肿大　多见于白血病、淋巴瘤、布鲁菌病、病毒性肝炎及疟疾等。

4．皮疹　常见于麻疹、风疹、猩红热、伤寒等法定传染病、皮肌炎、成人Still病等结缔组织病以及药物变态反应等。

5．出血　常见于流行性出血热和血液系统疾病等。

6．昏迷　多见于颅内感染，如流行性乙型脑炎。而斑疹伤寒及中毒性菌痢等也可引起昏迷发生。

（四）病例分析

本病例中，根据其发热的温度、病程及入院后的详细检查仍未能明确发热病因，可考虑为不明原因发热。患者在感染性疾病中，可排除伤寒、布鲁菌病、感染性心内膜炎及脓肿等疾病，结核病亦无证据支持，故暂不考虑感染性发热可能；在非感染性疾病中，无结缔组织病的临床表现，辅助检查结果亦不支持结缔组织病，故可除外结缔组织病可能。患者虽肿瘤标志物阴性，实质脏器检查亦无明显异常，但老年患者，有贫血存在，仍不能除外肿瘤性疾病可能。分析患者的辅助检查结果：患者主要的化验检查异常为血常规白细胞明显升高，余无特异性检查结果。血白细胞升高的原因很多，主要为感染性疾病。但在应激、出血、肿瘤及药物等多种情况下也可出现。患者发热长达1个月，无器官系统感染的证据，无应激、出血和药物等引起白细胞升高因素存在，故应首先除外肿瘤。患者经过肺CT和腹部超声检查未发现异常，可行胃肠镜检查除外空腔脏器恶性疾病，行骨髓穿刺除外血液系统恶性疾病。随后患者接受了胃镜和结肠镜检查，未见明显异常。骨髓穿刺提示为髓性白血病，转入血液科接受化疗，出院后又转回社区随访管理。

此案例全科医师在转诊后仍保持与患者和专科医师的联系，跟进患者病情。由于社区条件设备有限，患者病情诊断不清，治疗无好转，但全科医师能及时转诊到医院，为患者安排了进一步的专科治疗,没有延误病情。经过全科医师和专科医师合作,患者病情好转。患者从医院转回社区后,全科医师要及时随访,观察病情变化,提供持续性照顾。

(王　爽　周玉刚)

二、头　痛

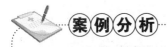 案例分析

　　48 岁男性,既往身体健康。本次以发热、头痛 1 周为主诉入院。患者 1 周前受凉后出现发热,体温达 38.5℃,发热前无寒战,头痛,为全头痛,持续性,为钝痛,有时不能耐受。头痛在体温升高时加重,体温正常时头痛可减轻。头痛时伴恶心,无呕吐。无咳嗽、咳痰,无腹痛、腹泻,无尿急、尿频和尿痛。无皮疹。于社区首诊首先考虑为病毒感染,应用炎琥宁等药物无好转后转诊到医院继续治疗。

　　查体:T 38℃,P 90 次/分,R 22 次/分,BP 120/80mmHg,神志清楚,一般状态可,呼吸平稳。颈部未触及肿大淋巴结。双肺未闻及干湿性啰音。心脏听诊未闻及病理性杂音。腹部触软,无压痛、反跳痛及肌紧张。神经科查体:神清语明,双侧瞳孔等大正圆,对光反射灵敏,无眼球震颤,颈强(±),Kernig 征(−),Brudzinski 征(−),四肢肌力、肌张力和腱反射正常。眼科检查:眼底检查无异常。

　　辅助检查:血常规:WBC $3.6×10^9$,S 50%,L 42%,HGB 130g/L,PLT $140×10^9$;红细胞沉降率 40mm/h;肝肾功能正常;心肌酶谱示 LDH 350U/L;尿常规示蛋白 1+,余正常;便常规及便潜血正常;胸部正侧位 X 线片无异常;头 CT 无异常;腹部肝胆脾胰双肾前列腺超声提示脂肪肝。

　　该患者可能的诊断是什么? 为进一步确诊还需做哪些处理?

(一)概述

　　头痛(headache)为临床上的常见症状,与很多因素相关。大多数人一生中都会出现频率不等的头痛发作,多无临床意义。少数情况下,头痛与一些疾病相关,包括神经系统疾病和非神经性疾病。引起头痛的常见原因有以下几种情况:

1. 颅内病变

(1)感染性疾病:如化脓性脑膜炎、病毒性脑膜炎、细菌性脑脓肿及病毒性脑炎等。

(2)血管、神经病变:如脑梗死、脑出血、蛛网膜下腔出血、偏头痛、丛集性头痛等。

(3)颅内占位病变:如颅内原发或转移瘤、颅内血肿、包虫病等。

(4)颅压改变:腰椎穿刺后的低颅压和各种原因导致的高颅压皆可引起头痛。

(5)颅骨病变:如颅骨肿瘤、颅外伤等。

(6)颌面部及眼部、耳、口、鼻等疾病:如青光眼、鼻窦炎等。

2. 颈部疾病　如颈椎病。

3. 其他疾病　如伤寒引起的虚性脑膜炎,系统性红斑狼疮、尿毒症等全身性疾病,呼吸衰

竭伴二氧化碳潴留和巨细胞动脉炎等。

4.其他　如紧张性头痛、咳嗽性头痛等。

（二）头痛常见的伴随症状

根据头痛时的伴随症状对判断头痛的病因有一定帮助。

1.发热　在神经系统疾病中可首先考虑颅内感染；在非神经系统疾病中，应注意是否存在全身性疾病可能，如伤寒等。

2.恶心、呕吐　多为颅内压增高的表现，常见于颅内感染和肿瘤等。

3.眩晕　多见于颅后窝疾病，如小脑肿瘤等。

4.视野或视力变化　可见于脑肿瘤，青光眼等疾病。

5.精神症状　可见于病毒性脑炎、结核性脑膜脑炎等颅内感染以及脑肿瘤等。

6.脑膜刺激征　如无发热多见于蛛网膜下腔出血，伴发热多见于颅内感染。

7.抽搐　可见于脑肿瘤及颅内感染等。

（三）诊断思路

处理头痛病例时，应注意询问起病时的情况，疼痛的部位、性质、持续时间以及疼痛的伴随症状、诱发和缓解方式等。

1.急性起病的头痛如伴发热，应注意颅内感染可能；无发热则应注意蛛网膜下腔出血等情况。

2.疼痛的部位有时与病变部位相关。颅外伤的损伤部位与头痛的部位可高度一致。颅内的深部病变，头痛的部位与病变部位可能不一致；颅内感染、颅内压改变及全身性疾病所致头痛多为全头痛。

3.头痛的性质及持续时间在一部分的头痛患者可能提示存在某种疾病，而头痛的程度多与疾病的严重程度无相关性。搏动性头痛多见于血管性头痛；电击样或针刺样疼痛则多见于神经痛。有些疾病引起的头痛有一定规律的发病时间，如鼻窦炎所致头痛多见于清晨；丛集性头痛则多于夜间发作。短时间内出现头痛且迅速缓解多为功能性疾病；慢性持续性头痛则高度提示存在器质性病变。

4.诱发和缓解方式也有一定的提示意义。用力性头痛多见于颅内感染、颅内压增高和血管性头痛；直立位头痛加重可见于低颅压头痛；头痛与颈部活动相关则高度提示颈部疾病。

（四）病例分析

针对案例，患者急性起病，以头痛伴发热为主要表现，颈强（±），无其他器官系统受累表现，故应首先考虑是否为颅内感染可能。患者血常规提示白细胞总数降低、淋巴细胞比例升高，病毒感染可能性大。患者无精神症状，故该患颅内感染的诊断应考虑为病毒性脑膜炎可能性大。为进一步确定诊断需行腰椎穿刺检查。全科医师为患者联系转诊上级医院诊疗。该病例转诊后随访结果：该患经过腰椎穿刺脑脊液常规检查结果呈现无菌性脑膜炎特点，即蛋白和细胞数可轻度升高，葡萄糖和氯化物多在正常范围。最终，该病例确诊为病毒性脑膜炎。

全科医师在社区开展首诊，应具有范围宽广的医学知识和自信，合理运用简单、适宜的诊疗手段和技术，采取规范的诊疗流程，建立新的诊疗思路，对疑难病例或因医疗设备缺乏应及时转诊，这对培养全科医疗诊疗思维十分重要。

（王　爽　周玉刚）

三、抑　郁

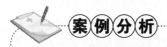

案例分析

　　47 岁刘女士，已婚，育有一女，护士，既往健康。因近 7 个月间断出现咽部不适、食欲减退、乏力、头昏等症状，并伴有体重明显下降来全科医疗诊室找李医师帮忙。刘女士和李医师是同事，相互熟悉是朋友关系。李医师了解刘女士最近家里有一些烦心事，对刘女士影响最大的是其女儿玲玲即将大学毕业，学习成绩优异。玲玲 2 个月前答应她的一位老师替老师的侄子考英语六级，刘女士知道后到学校找老师取消了玲玲曾经的许诺，但玲玲从此与刘女士很少沟通。另外，学校已经推荐玲玲为保送研究生，但玲玲放弃了这个资格，也不接受父母让她考公务员或到事业单位工作的建议，坚持自己到企业找工作。刘女士与丈夫结婚已经 25 年，夫妻关系不再像 10 年前那样亲密，已经有 3 年多没有性生活了。刘女士的丈夫是高级工程师，博士毕业，某事业单位研究室主任。2 年前，刘女士发现其丈夫与其单位某女同事关系暧昧，但一直也没有和丈夫谈及此事。夫妻两人均很爱他们的女儿。刘女士还要照顾其 86 岁的母亲，其父亲 10 年前死于肝癌。

　　刘女士因上述症状曾多次就诊呼吸内科、消化内科、神经内科等专科，担心自己患有恶性肿瘤，但经系统、全面的医学检查无异常所见。当她诉说这些事的时候不禁抽泣，继而放声大哭，她觉得生活无意义，经常头痛并感觉疲劳，休息后不缓解，自己教育女儿也很失败，丈夫也不常与她沟通，她自己也不再抱有希望。目前，刘女士最担心的是女儿未来的工作和生活，乃至未来的家庭。否认吸烟史、酗酒史。坚持练习瑜伽和打羽毛球多年，但近半年对此没有兴趣，也不进行其他体育锻炼。

　　李医师初步考虑刘女士可能患有抑郁障碍，为进一步诊断还需补充哪些病史？

（一）概述

　　抑郁由英文 depression 翻译而来，又译为情感低落或抑郁症。抑郁障碍（depression）是一种常见的心境[情感]障碍，可由各种原因引起，以显著而持久的情感低落为主要临床表现，常伴有相应的认知和行为改变。暂时的情感低落应该被认为是一种抑郁状态，多数情况下是正常的。如果患者抑郁的状态影响了其从事活动的精力、性欲、睡眠、食欲或生活适应能力，那么就应该考虑是否存在抑郁障碍或抑郁症。

　　1. 抑郁的临床表现　抑郁患者一般表现为心境苦闷、表情忧愁，愉快感减退或消失，对以前喜欢的事情没有兴趣，大部分时间感到不开心，沮丧、生活枯燥，思维迟缓，动作减少，意志活动减退，甚至感到痛苦、度日如年、生不如死，有些人严重时感到悲观绝望，出现自杀的想法、企图或行为。抑郁障碍的伴随症状常有：焦虑、自责自罪、食欲减退、体重下降（或少部分人体重增加）、便秘、闭经、睡眠障碍、疲乏、躯体疼痛、自主神经功能失调症状以及幻觉、妄想等精神病性症状。

　　抑郁障碍轻重程度不一，具有反复发作的倾向。轻症一般不伴有精神病性症状，对生活功能和社会功能影响较小；重症一般有明显的精神病性症状，对生活和社会功能影响较大。并不是所有的抑郁障碍都符合精神疾病的诊断标准。

2. 抑郁的原因

（1）生物因素：生物因素主要包括遗传和躯体疾病。研究显示：家族史阳性是抑郁障碍的重要危险因素，同卵双生子情感障碍的发病率（67%～76%）明显高于异卵双生子（19%）。一些躯体疾病和药物与抑郁障碍有关，如脑卒中、Alzheimer 病、帕金森病、多发性硬化、癫痫、原发性头痛、癌症、甲状腺功能障碍、内分泌疾病、AIDS、β 受体阻滞剂、避孕药等。

（2）心理因素：在当今社会，许多人都会持续承受许多压力。如果一个人消极对待生活，就可能发生认知扭曲，包括不现实的期望，对不良事件多度泛化，困难或不良事件个性化，对应激性生活事件过度反应等，导致抑郁障碍。

（3）社会因素：导致抑郁障碍的社会因素主要包括负性生活压力事件和缺少社会支持，往往经济状况差和社会阶层低下者容易患情感障碍。负性生活压力事件一般包括丧偶、离婚、夫妻争吵、失业、伤残、离别、人际关系的紧张、儿童教育问题、经济困难、患病等。

（二）诊断思路

具有抑郁障碍或抑郁症的患者常常以疲乏、不适、疼痛、睡眠障碍、消化系统症状等躯体症状就诊，并不主动诉说情感障碍的症状，需要医师询问一些特定的问题以评估患者患抑郁障碍可能性的大小，有哪些抑郁障碍危险因素，抑郁状态的水平如何等。澳大利亚全科医学教授 John Murtagh 所著《全科医学》列出了以下问题用于评估患病的可能性，包括：①您认为您究竟怎么了；②您认为您的不适可能会与神经、焦虑或者抑郁有关吗；③您觉得情绪低落吗；④您觉得你还能像以前那样处理事情吗；⑤您有没有开心的时候；⑥生活中是否有些事情改变了；⑦睡眠怎么样，有没有很早就醒的时候；⑧一天之中您感觉什么时候最差；⑨如果您给自己做一个评价的话，从 0 到 100，您给自己多少分；⑩有没有觉得毫无希望的时候；⑪是否经常回忆以前的事情；⑫您觉得自己的精力如何；⑬您觉得自己的食欲如何；⑭对性还和以前一样感兴趣吗；⑮有没有对什么事情有一种负罪感；⑯您觉得生活有价值吗；⑰您有没有过产生自杀的念头；⑱没人的时候，您是否会哭（尤其对儿童）。

在实际诊疗工作中，一般不用问上述全部问题，根据患者的具体情况，询问其中 3～5 个问题，然后考虑使用抑郁量表进行筛查或诊断。也可采用 SIGECAPS 法询问以下问题进行抑郁筛查：①睡眠障碍；②兴趣丧失；③内疚感；④精力不足；⑤注意力集中困难；⑥食欲紊乱；⑦精神运动性障碍或焦虑；⑧自杀幻想。

常用的抑郁量表包括抑郁自评量表、汉密尔顿抑郁量表、Beck 抑郁量表、一般健康问卷和老年抑郁量表等。基层医疗中常用的抑郁筛查量表见表 12-17。抑郁自评量表（self-rating depression scale，SDS）由 William W.K.Zung 于 1965 年编制，为自评量表，用于衡量抑郁状态的轻重程度及其在治疗中的变化。使用者需要仔细阅读每一条内容，根据其最近一周的实际感觉，选择符合自己的状态。表中"没有或很少时间"指过去一周内，出现这类情况的时间不超过一天；"小部分时间"指过去一周内，有 1～2 天有过这类情况；"相当多时间"指过去一周内，3～4 天有过这类情况；"绝大部分或全部时间"指过去一周内，有 5～7 天有过这类情况。结果判定方法：将 20 个项目的各个得分相加，即得总粗分，总粗分的正常上限为 41 分。抑郁严重指数 = 总粗分 /80。指数越高，反映抑郁程度越重。根据中国常模，一般考虑抑郁严重指数 0.5～0.59 为轻微至轻度抑郁；0.6～0.69 为中至重度抑郁；0.7 以上为重度抑郁。该表只是一个初步的筛选，真正的诊断仍然需要专科医师来判断。

对抑郁障碍的诊断和其他疾病一样，临床医师应遵循常规的诊疗流程或路径。即使高度怀疑是抑郁障碍或抑郁症,也应为患者做详细的体格检查和辅助检查等,作出正确的诊断和鉴别诊断。

表 12-17 抑郁自评量表(SDS)

问题	状态			
	没有或很少时间	小部分时间	相当多时间	绝大部分或全部时间
1. 我觉得闷闷不乐,情绪低沉	1	2	3	4
2. 我觉得一天之中早晨最好	4	3	2	1
3. 我一阵阵地哭出来或是想哭	1	2	3	4
4. 我晚上睡眠不好	1	2	3	4
5. 我吃的和平时一样多	4	3	2	1
6. 我与异性接触时和以往一样感到愉快	4	3	2	1
7. 我感到我的体重在下降	1	2	3	4
8. 我有便秘的苦恼	1	2	3	4
9. 我的心跳比平时快	1	2	3	4
10. 我无缘无故感到疲劳	1	2	3	4
11. 我的头脑和平常一样清楚	4	3	2	1
12. 我觉得经常做的事情并没有困难	4	3	2	1
13. 我觉得不安而平静不下来	1	2	3	4
14. 我对未来抱有希望	4	3	2	1
15. 我比平时容易生气激动	1	2	3	4
16. 我觉得做出决定是容易的	4	3	2	1
17. 我觉得自己是个有用的人,有人需要我	4	3	2	1
18. 我的生活过得很有意思	4	3	2	1
19. 我认为如果我死了别人会过得更好	1	2	3	4
20. 平常感兴趣的事我仍然照样感兴趣	4	3	2	1

(三)抑郁的分类与诊断要点

根据不同的诊断标准,心境[情感]障碍的分类不同,抑郁的分类也不一样。根据 WHO 国际疾病分类 ICD-10,心境[情感]障碍包括躁狂发作、双相情感障碍、抑郁发作、复发性抑郁障碍、持续性心境[情感]障碍、其他心境[情感]障碍和未特定的心境[情感]障碍。根据美国精神障碍分类系统 DSM-IV,心境[情感]障碍包括抑郁症和双相性精神障碍,抑郁症分为重症抑郁、抑郁心境的适应障碍和恶劣心境。也有学者将抑郁症分为儿童抑郁症、老年抑郁症、产后抑郁症、经期前抑郁症、季节性抑郁、精神错乱型抑郁症。现仅介绍 ICD-10 关于轻、中、重度抑郁症的诊断要点,见表 12-18。

(四)病例分析

据调查,40%~50% 的抑郁症患者在综合医院被漏诊,而一名称职的全科医师应当能识别并鉴别抑郁症状。针对案例,患者"以食欲减退、乏力、消瘦、发愁"为主诉来诊,已在三级医院相关专科进行了系统详细的检查,并经相关专家会诊,没有明确的躯体疾病诊断,但患者一

表 12-18 抑郁发作诊断要点

ICD-10 代码及分类	诊断要点
F32 抑郁发作	在典型的轻度、中度或重度抑郁发作中，患者心境低落、精力下降且活动减少。欣赏娱乐的能力、兴趣和注意力降低，即使在从事常见的最轻的工作之后也感到明显的疲倦。睡眠常受影响，而且食欲下降。自尊心和自信心几乎总是降低。几乎天天如此的低落的心境，不受环境影响并可能伴有所谓的"躯体"症状，例如丧失兴趣和愉快感，早晨比平常时间早几个小时就醒来，抑郁在早晨最严重，有显著的精神运动性迟滞、激越、食欲下降、体重减轻以及性欲丧失。按照症状的数量和严重程度，可以把抑郁发作特指为轻度、中度或重度的 　　　　包括：单次发作：抑郁性反应、心因性抑郁、反应性抑郁 　　　　不包括：适应障碍（F43.2）、复发性抑郁障碍（F33.-）、当与 F91.- 的行为障碍有关时（F93.0）
F32.0 轻度抑郁发作	常常有上述症状中的两个或三个。患者常为这些症状所困扰，但或许还能继续进行大部分活动
F32.1 中度抑郁发作	常常有上述症状中的四个或更多个，患者在继续进行正常活动方面可能有很大的困难
F32.2 不伴有精神病性症状的重度抑郁发作	在这种抑郁发作中，上述症状中的若干个都是明显而使人痛苦的，有典型的自尊心丧失以及无用感或自罪感。常见自杀的念头和行动，而且还常有许多"躯体"症状。 不伴有精神病症状的单次发作：激越抑郁、重症抑郁、致命性抑郁
F32.3 伴有精神病性症状的重度抑郁发作	一种如 F32.2 中那样描述的抑郁发作，但出现的幻觉、妄想、精神运动性迟滞或木僵等症状已严重到不能进行正常社交活动的程度。由于自杀、脱水或绝食可能会对生命造成危险。幻觉和妄想可能与心境协调也可能不协调 　　　单次发作： 　　　● 伴有精神病性症状的重症抑郁 　　　● 心因性抑郁性精神病 　　　● 反应性抑郁性精神病
F32.8 其他抑郁发作	非典型性抑郁 "隐匿性"抑郁的单次发作（其他未特指）
F32.9 未特指的抑郁发作	抑郁（其他未特指） 抑郁性障碍（其他未特指）

（引自：疾病和有关健康问题的国际统计分类（第十次修订本）第一卷类目表. 第 2 版. 北京：世界卫生组织 / 人民卫生出版社，2008）

直怀疑自己患有恶性肿瘤。同时，患者存在 6 个月以上的情绪低落的临床表现，尽管经历了 2 个以上的专科就诊，并没有医师指导刘女士去精神心理科就诊。在生物医学模式指导下的专科诊疗思维通常具有一定的局限性，可以借用美国一句习语来比喻："When all you have is a hammer, everything looks like a nail"。全科医师运用以人为中心的全科医疗诊疗思维，综合分析后考虑刘女士可能患有抑郁障碍。因此，在接诊过程中补充询问了如下问题：①您认为您的不适可能会与神经、焦虑或者抑郁有关吗；②睡眠怎么样，有没有很早就醒的时候；③你有没有过产生自杀的念头。刘女士存在睡眠障碍，也有过自杀的念头，也想过自己是否有抑郁或焦虑，但始终不能下决心去精神心理科就诊。李医师补充询问病史后认为没有必要再在全科诊室进行相关躯体疾病检查和抑郁筛查，直接转诊精神心理科医师。最终，该病例确诊为抑郁症，采用药物治疗、心理治疗和体育锻炼联合治疗方法治疗 6 个月后症状消失。另外，该患者需要做定期的评估，预防复发。

（王　爽　周玉刚）

四、疲　劳

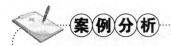

25 岁女性，因"间断疲劳乏力，伴腰背部疼痛一年，加重半年"来全科医疗门诊就诊。患者一年前"感冒"后反复出现咽喉痛、腰背部酸痛、疲劳乏力，休息后疼痛缓解，疲劳无明显改善。曾于某医学院校附属医院就诊，未明确诊断，对症治疗后自觉症状无好转。近半年因工作任务重，自觉疲劳感加重，注意力不集中，工作效率下降。为此，其请假 2 周，休息期间特别注意调整作息时间，生活规律，增加睡眠和休息时间以及加强营养和均衡膳食等，但自觉疲劳无明显缓解，经专科医师转诊到全科医疗门诊就诊。

查体：身高 165cm，体重 48kg，腰围 70cm，体温 37.5℃。神清语明，眼睑结膜无苍白，巩膜无黄染，耳、鼻及咽部检查未见明显异常。颈部未闻及血管杂音，未触及甲状腺肿大及淋巴结，未见颈静脉怒张。心律齐，未闻及杂音。双肺呼吸音清，未闻及干湿性啰音。腹平软，无压痛反跳痛及肌紧张，肝脾肋下未触及，未闻及血管杂音，肠鸣音正常，双肾区无叩痛。四肢活动自如，未见关节红肿，双下肢无水肿，生理反射存在，病理反射未引出。

辅助检查：血尿便常规、红细胞沉降率、甲状腺功能系列、风湿病三项、血清抗结核抗体等未见明显异常，ECG、腰椎正侧位 CR 亦未见异常。

该患者的初步诊断是什么？如何制订诊疗计划？

（一）概述

1. 疲劳的定义　疲劳（fatigue）是一种常见的身体不适的主观感受，通常等同于疲乏、疲倦、倦怠、能量缺乏、精疲力竭。疲劳一般是指长期或过度劳累（体力或脑力劳动）而引起的身体功能衰退、工作能力和工作效率下降的现象，是一种复杂的生理、心理乃至病理现象，具有非特异性和主观性。研究表明，疲劳在人群中是一种非常普遍的现象，几乎每个人都有过疲劳的感觉。然而，如果机体长期处于疲劳状态，可能会导致各种疾病，即所谓的积劳成疾。随着经济社会的高速发展，工作和生活节奏不断加快，竞争越来越激烈，精神心理压力不断增大，慢性疲劳的患者逐渐增多，国外研究表明，在一个全科诊所接诊的患者中，有 25% 患有慢性疲劳，是 21 世纪影响人类健康的重要问题之一。

疲劳可见于健康人，也可能是某种躯体疾病或精神心理疾病的一种临床表现，还可能仅是患者的一种不适感觉，经详细、系统的医学检查后，检查结果无异常或所发现的异常微小，找不到确切的器质性病变，无法解释或不足以解释疲劳的严重程度，可归类为医学无法解释症状（medical unexplained symptoms，MUS）。1988 年，美国疾病预防控制中心将其中一组以不能通过休息得到缓解的疲劳为主要特点，并伴有头痛、咽喉痛、肌肉关节痛、记忆力下降、注意力不集中等症状，不能用疾病解释或不足以用疾病解释的综合征称为慢性疲劳综合征（chronic fatigue symdrome，CFS）。

2. 疲劳的分类

（1）按照疲劳的病程分类：疲劳分为急性疲劳、迁延性疲劳和慢性疲劳。急性疲劳是指几小时或几天的超负荷工作所引起的生理或心理疲劳。迁延性疲劳是指自述疲劳持续 1 个月及以上。慢性疲劳是指长时间的负担过重所引起的生理或心理疲劳，一般指自述 6 个月及以上。大约有 5% 的慢性疲劳患者符合 CFS 的诊断标准，不能用诊断明确的疾病和 CFS 解释的慢性疲劳可诊断为特发性或原发性慢性疲劳。

（2）按照疲劳程度分类：疲劳可分为轻度、中度和重度，一般来讲，疲劳程度与疾病的严重程度无关。

（3）按照疲劳的发生原因分类：疲劳分为生理（体力）疲劳和心理（脑力）疲劳。生理疲劳是指身体骨骼肌和各脏器超负荷工作导致的功能减低甚至衰竭。生理疲劳主要因劳动强度过大，持续时间过长引起。心理疲劳是指精神过度负担、压力或应激所导致的心理反应功能减低或甚至衰竭。心理疲劳主要是在从事紧张的脑力劳动或是活动过程在非常简单重复、紧张程度较高的环境下引起。

另外，疲劳还可分为中枢性疲劳和外周性疲劳、局部疲劳和全身疲劳等。

（二）疲劳的原因

1. 生物因素　主要包括遗传、环境、躯体疾病和某些药物等。不明原因的先天性弱质和暴露于高温、接触刺激性物质等不良环境都可出现疲劳症状。引起疲劳的常见躯体疾病有：①感染性疾病：病毒感染（EB 病毒、人类疱疹病毒、细小病毒、乙型和丙型肝炎病毒、HIV 感染、XMRV 反转录病毒等）、慢性鼻窦炎、心内膜炎等；②恶性肿瘤（白血病、淋巴瘤、结肠癌等）；③循环系统疾病（冠心病、充血性心力衰竭、心肌病、风湿性心脏病等）；④呼吸系统疾病（睡眠呼吸暂停低通气综合征、慢性阻塞性肺疾病、哮喘等）；⑤内分泌、营养与代谢疾病（糖尿病、甲状腺功能亢进或减退、肥胖、营养缺乏、低钾血症等）；⑥其他（妊娠、贫血、过敏性鼻炎、肾功衰竭、自身免疫性疾病、神经肌肉性疾病、乙醇和毒品滥用等。还有，某些药物使用也可出现疲劳，如镇静药、第一代抗组胺药、β 受体阻滞剂、利尿剂、肾上腺皮质激素、抗抑郁和抗焦虑药物等。

2. 心理社会因素　任何原发性的精神疾病都可以出现疲劳症状，引起疲劳的常见精神心理和行为障碍包括：抑郁、焦虑、适应不良、睡眠障碍和应激反应等。另外，心理社会压力以及不良行为与生活方式也是引起疲劳的一种重要原因，如工作迷倾向、久坐生活方式、生活不规律、饮食不当、缺乏睡眠、有害使用乙醇和药物滥用等。

人体是一个有机的整体，疲劳的产生往往是多因素作用的结果，而不能归因于单一因素。疲劳可引起运动能力降低、懒惰、瞌睡、逃避和拖延工作、工作效率低下、工作积极性降低、思维迟钝、解决问题能力降低、差错事故增多、战斗力减退、兴趣下降、注意力不集中、记忆力下降、抑郁、焦虑、厌烦、易怒、缺乏同情心等。一般情况，疲劳被认为是生理现象，是神经系统的一种保护性抑制反应，可防止产生过度疲劳。如果不能及时恢复，长期积累，可能会发展为一种病理现象，导致疾病发生乃至猝死。

（三）诊断思路

1. 诊断策略　疲劳患者往往因其所患症状影响了工作和生活来就诊，或是因其他并存的症状就诊，由于在基层医疗机构条件有限，确定疲劳的原因对全科医师来说是一个很大的挑战。因此，建立一种系统化、规范化的诊断性程序是至关重要的。首先，以简短的问题开始，迅速获得完整的病史，包括职业史、心理社会史等。其次，进行系统、全面的体格检查和辅助检查。对于主诉疲劳的患者，倾听非常重要，根据患者的不同的临床情况，提出更有特异性的问题，寻找可能引起疲劳的生物、心理和社会原因，优先排除不可漏诊的疾病，如可能危及生命的疾病，必要时进行转诊。

慢性疲劳患者最常见的病因是抑郁和其他的心理社会问题，因此进行全面的心理社会评价非常重要。慢性疲劳患者一部分已经去过多家医院就诊，辅助检查比较完善，全科医师可以进行诊断评估，在尊重患者、充分考虑患者偏好、需求和价值观的基础上，提供指导，与患者及其家属共同作出临床决策。一部分患者需要在初步评估后立即转诊给包括精神心理科医师在内的专科医师，以进一步明确诊断。对于慢性病患者、CFS 和其他 MUS 患者适合全科医师进行连续性照顾。澳大利亚全科医学教授 John Murtagh 所著《全科医学》提供了一个适合全科医师的疲劳安全诊断策略模式，见表 12-19。

表 12-19 疲劳或慢性疲乏的诊断策略模式

问：	可能的诊断
答：	应激和焦虑、抑郁、病毒感染或病毒感染后、睡眠相关性疾病（如睡眠呼吸暂停低通气综合征）
问：	不能忽视的严重疾病
答：	恶性肿瘤、心律失常（如病窦综合征）、心肌病、贫血、血色病、HIV 感染、丙型肝炎
问：	常被遗漏的疾病
答：	"隐匿性"抑郁症、食物耐受不良、腹部疾病、慢性感染（如莱姆病）、充血性心力衰竭初期、纤维肌痛、适应不良、戒酒综合征、撤药综合征、更年期综合征、妊娠、神经障碍（颅脑损伤后/脑血管意外/帕金森病）、肾衰竭、代谢性疾病（如低钾血症/低镁血症）、接触化学物质（如职业性的）、罕见疾病、甲状旁腺功能亢进症、艾迪生病、库欣综合征、昏睡病、多发性硬化、自身免疫性疾病
问：	七种假象
答：	抑郁√、糖尿病√、药源性√、贫血√、甲状腺疾病√、脊柱异常√、泌尿道感染√
问：	患者是不是有什么话没有说
答：	非常可能

（引自：John Murtagh. 全科医学. 梁万年，译. 第 4 版. 北京：人民军医出版社，2010）

2. 应做的关键性辅助检查 尽管对于疲劳的诊断，应始终考虑患者有无精神心理疾病或睡眠障碍，但一样要重视必要的辅助检查，以判断是否存在躯体疾病，特别是要避免严重疾病的漏诊。关键性的检查有：血常规、红细胞沉降率测定、肝肾功能检查、血清离子检查（血钾、血钙等）、甲状腺功能检查、血糖、风湿病三项、血清抗结核抗体、慢性病毒感染筛查、尿常规、肿瘤标志物以及心电图、睡眠监测等检查。

3. CFS 的诊断 尽管 CFS 在临床上有一定的发病率，但确定为该病始终需要慎重，需要通过病史采集、体格检查和辅助检查谨慎排除器质性疾病、精神心理疾病等其他诊断后，结合典型的临床表现，根据诊断标准来确定诊断。1988 年美国疾病预防控制中心命名该综合征并提出诊断标准后，1994 年进行了修订。包括：①休息不能缓解的严重疲劳至少存在 6 个月；②至少存在下述 8 种症状中的 4 种：记忆力或注意力减退；颈部或腋窝淋巴结压痛；咽痛；肌痛；多关节痛（非关节炎性）；新发头痛；不能恢复体力的睡眠；劳累后不适；③经系统、全面的体格检查和辅助检查后,除外器质性疾病;④如果患者存在以下情况也不能诊断 CFS:机体具有可解释慢性疲劳的活动期疾病,如甲状腺功能低下、睡眠呼吸暂停低通气综合征;具有已经确诊且目前还未治愈的疾病,如恶性肿瘤、乙型或丙型肝炎;既往或目前有严重精神疾病,如重度抑郁、精神分裂症、妄想、痴呆、神经性食欲卜降或贪食;发生慢性疲劳综合征之前有酗酒或其他药物依赖史;严重肥胖;⑤如果患者慢性疲劳的原因不能用现患疾病或体格检查与辅助检查异常所解释,却不能除外 CFS 诊断。

此外,英国、澳大利亚、日本也制订了 CFS 诊断标准,我国目前多采用美国疾病预防控制中心的诊断标准。

(四)病例分析

针对病例,患者以疲劳乏力为主诉,伴随有咽喉痛、腰背部酸痛,且近 6 个月因工作任务重,自觉疲劳感加重,注意力不集中,休息后无明显缓解。经过一系列详细而系统的检查后并未发现患有明确的器质性或精神心理疾病,也没有乙醇或其他物质滥用等不良行为和生活方式,其临床表现符合 CFS 诊断标准,故考虑可初步诊断为 CFS。

CFS 在人群中有一定的发病率,为 0.007%～2.8%,发病年龄一般在 21～50 岁居多,女性多于男性,城市高于农村,以竞争激烈、工作压力大、生活不规律等职业特征人群多见,如公司中层管理人员、医务工作者、新闻工作者、计算机程序员等。病因和发病机制尚不清楚,可能与病毒感染、心理因素、神经内分泌紊乱、氧化应激、免疫功能异常、遗传易感性、营养素缺乏等有关。CFS 患者往往多种症状并存,其诊断主要依据临床症状,属于排除诊断。目前尚没有药物可以长期改善和缓解症状,认知行为治疗和渐进性运动疗法可能对缓解症状,减轻疾病负担有效。尽管 CFS 不是一种器质性疾病,但躯体和心理功能失衡同样会严重影响患者的生命质量,增加医疗费用,导致工作效率低下,造成经济和社会负担。在生物医学模式指导下的、以疾病为中心的专科医疗对 CFS 并没有特异的诊断和治疗方法,难以满足患者的需求,而且过度的专科化可能将该病归类成不同的疾病,并带来重复或过度的检查,浪费资源。CFS 的诊疗应以现代生理 - 心理 - 社会模式为指导,采用全人照顾的理念,以患者为中心,充分尊重患者的主观感受,综合分析导致病患(illness)的原因,并制订个性化的处理方案,缓解症状、减轻痛苦、消除疑虑、减少医疗花费、密切医患关系,提高诊疗效率。

(王　爽　朱亮亮)

学习小结

1. 随着社会的发展,居民的健康意识越来越高,对健康的追求也越来越高,全科医师的接诊方式也应具有多样化。包括:诊室内接诊、家庭接诊、电话接诊、借助媒体接诊以及社区义诊方式。全科医师接诊流程要体现出对不同服务对象的健康进行全面的管理。对全科医师而言,做好接诊工作不仅需要掌握大量的医学知识,更要重视医学的人文精神,贯彻"以人为本,以健康为中心"的理念。全科医师熟练运用耐心倾听、开放式提问、仔细观察等沟通技巧以及适当的沟通模式,是实现高效优质接诊的重要前提。

2. 目前,在我国社区常用的家庭照顾的方式有家庭访视和家庭病床服务。在家庭环境提供医疗卫生服务存在有别于医疗机构内服务的医疗风险,因此全科医师除了需要掌握服务技能以外，还应熟悉家庭访视和家庭病床服务的注意事项。以家庭为单位的健康照顾需要进行家庭评估，在了解家庭基本资料的基础上，可采用家系图方法评估家庭功能，家庭圈和家庭关怀度指数（APGAR问卷）方法评估家庭功能。

3. 建立长期、相对稳定、伙伴式的医患关系是全科医学区别于其他专科医学的特点之一。全科医师提供的医疗卫生服务兼具科学性和艺术性的特点，发展良好的医患关系对维护患者及其家庭健康以及发展全科医学学科均至关重要，其建立的主要途径是良好的交流和沟通，全科医师应熟悉与不同类型患者沟通的技巧，沟通中需注意以下几点：避免暗示、简要提问、不重复提问和降低诉讼。

4. 社区诊断技术包括调查问卷设计调查对象的确定入户调查技巧撰写社区诊断报告等技术。问卷是由一组问题和相应答案所构成的表格，也称为调查表。问卷的结构一般包括封面信、指导语、问题和答案、资料的登记等几个部分。调查对象及其数量的确定应依据研究目的来确定，一般有抽样调查和普查两种方法。每一名全科医师都应知道如何撰写社区诊断报告。社区诊断报告的具体原则是：①报告要科学严谨，其资料收集方法、数据统计分析与讨论的建议要有说服力；②报告主要结果与结论要利用多种形式向政府相关部门、社区、居民等广泛传播，要有动员力；③报告要全面、具体，对不同对象可采用不同的报告方法，使其具有吸引力；④报告应具有本社区特色，针对性强，所提出的干预措施和政策建议以及制订的社区卫生服务规划符合本社区总体发展建设要求，规划执行对本社区有适宜性和可操作性。社区诊断报告的框架一般包括首页、目录、摘要、正文、参考文献等部分。正文内容可分为背景、资料来源与方法、结果、讨论、结论五个部分。

5. 慢性病健康管理涉及健康状况测量、健康危险因素评价的计算方法、健康干预计划的制订与实施等内容。以糖尿病为例介绍了慢性病管理的内容与方法。健康测量是将健康概念及与健康有关的事物或现象进行量化的过程。健康状况测量指标按照健康测量的对象分为个体指标和群体指标；按照健康测量的内容分为生理学、心理学、社会学指标；按指标和健康状态的关系分为直接指标和间接指标；按健康测量方式分为客观指标、主观指标；按健康测量指标本身的性质分为指标、指数。健康干预是健康管理的重要环节。健康干预计划的制订遵循的主要程序是：健康干预需要评估、确定干预目标、制订干预策略、制订计划评价方案、制订计划执行方案和编制健康干预项目预算。健康干预计划实施包括五个环节：制订实施时间表、控制实施质量、建立实施的组织机构、配备和培训实施工作人员、配备和购置所需设备物件。在糖尿病患者治疗和调养自己的病情和身体的过程中，全科医师在社区进行糖尿病的慢性病管理的同时，还要在生活方面对患者进行指导，这至关重要。这些指导主要包括饮食方面、运动方面、嗜好方面、出差和旅行方面、婚姻和生育方面及性生活等方面。

6. 双向转诊是社区卫生服务机构与医院之间密切配合、分工协作、合理利用医疗资源的科学方法，也是体现两级医疗功能互补、保证医疗安全、提高服务质量的重要举措。双向转诊的基本原则是患者自愿原则；分级管理原则；合理诊疗原则；连续服务原则；科学引导原则。在基本原则的指导下，全科医师需要根据相应的转诊指征，按照一定的程序同上级医院实施双向转诊。

7. 介绍了发热、头痛、抑郁、疲劳四个全科医疗中的常见症状的临床诊断与处理，每一个症状均以临床案例和思考问题为引导，分别介绍四个症状的概况、病因、伴随症状、诊断思路等，并均对病例进行了临床分析，阐述了具体工作中的一些心得体会，提供读者借鉴。针对发热病例，重点强调全科医师临床思维的重要性，尽管社区条件设备有限，会有患者病情诊断不清，治疗无好转的情况，但具有良好临床思维的全科医师能及时转诊到医院，为患者安排了进一步的专科治疗，不延误病情，并取得患者的信任。针对头痛的病例，强调体格检查的重要性，对于急性起病，以头痛伴发热为主要表现，颈强（±）的患者，需要及时转诊行头 CT 和腰椎穿刺检查，以进一步明确诊断。针对抑郁的病例，重点是培养全科医师树立全人照顾的理念、运用以人为中心、全面系统的全科医疗诊疗思维以及开放式问诊的技巧，弥补传统生物医学模式的不足。针对疲劳的案例，重点是提示全科医师关注 CFS 等医学无法解释症状的患者，尽管医学无法解释症状不是一种器质性疾病，但躯体和心理功能失衡同样会严重影响患者的生命质量，增加医疗费用，导致工作效率低下，造成经济和社会负担，而且过度的专科化可能将该类疾病归类成不同的疾病，并带来重复或过度的检查，浪费资源。其诊疗应以现代生理 - 心理 - 社会模式为指导，采用全人照顾的理念，以患者为中心，充分尊重患者的主观感受，综合分析导致病患（illness）的原因，并制订个性化的处理方案，缓解症状、减轻痛苦、消除疑虑、减少医疗花费、密切医患关系，提高诊疗效率。

 思考题

1. 简述全科医师接诊方式及适用对象。

2. 全科医师接诊时应掌握哪些技巧？

3. 全科医师接诊与专科医师接诊有哪些不同点？

4. 家庭访视的注意事项有哪些？

5. 社区诊断报告的格式和原则是什么？

6. 与老年慢性病患者沟通应注意哪些问题？

7. 如何为糖尿病患者提供全面的、个体化和人性化的医疗服务？

8. 全科医师如何在社区中进行糖尿病患者的管理？

9. 双向转诊应遵循哪些原则？

10. 简述双向转诊流程和效果评价内容。

11. 请简述发热（或头痛、抑郁、疲劳）的诊断思路。

中英文名词对照

A

安排随访	arrange

B

避孕	contraception
病例发现	case finding
不明原因发热	fever of undetermined origin, fever of unknown origin, FUO

C

财力	finance
长期照护	long-term care
持续质量改进	continuous quality improvement, CQI
重组家庭	step families
创新	creating
促成因素	enabling factor

D

达成共识	agree
单亲家庭	single-parent families
定量研究	quantitative survey
定性研究	qualitative survey
多学科照顾	multidisciplinary care

E

儿童保健	children's health care
二级医疗	secondary care

F

发热	fever
反移情	unto transference

妇女保健   women's health care

G

概念技能	conceptual skills
干预	intervention
个体预防服务	individual preventive services
个性化照顾	personalized care
宫内节育器	intrauterine device
公平	equity
沟通模式	Communication Model
姑息照护	palliative care
观察	observation
管理	management
归纳法	inductive method
过程评价	process evaluation

H

核心家庭	nuclear families
宏观世界	magnificent world
化学预防	chemoprevention
患者角色	sick role
患者自我激励和自我管理	patient self-empowerment and self-management
会谈	interview

J

基本药物	essential drugs
基层医疗	primary care
基层医疗保健	primary care
计划	planning
机会性筛检	opportunistic screening
激励或鞭策	challenge
技术技能	technical skills
绩效	Performance
家庭病床	family sickbed
家庭访视	home visit
家庭缓冲三角	family buffer triangle
家庭结构	family structure
家庭评估	family assessment
家庭生活周期	family life cycle
家庭危机	family crisis

家庭医疗	family practice
家庭医生/医师	family doctor/ physician
家庭医学	family medicine
家庭照顾	holistic family care
家庭治疗	family therapy
家庭治疗三角	triangulation of family therapy
家庭咨询	family consultation
家庭资源	family resources
家族谱又称家系图	a genealogical table
健康测量	health measurement
健康促进	health promotion
健康干预策略	health intervention strategies
健康干预计划	health intervention program
健康管理	health management
健康教育	health education
健康素养	health literacy
健康危险因素评价	health risk factors appraisal
健康相关行为	health-related behavior
健康信念模型	health belief model
健康咨询	health counseling
教育	education
教育康复	educational rehabilitation
接诊	clinical reception
近期效果评价	impact evaluation
绝育	sterilization

K

康复	rehabilitation
康复护理	rehabilitation nursing
康复工程学	rehabilitation engineering
康复医学	rehabilitation medicine
康复预防	rehabilitation prevention
可及性照顾	accessible care
可行性	feasibility
控制	controlling

L

老年保健	elder health care
联合家庭	allied families
连续性照顾	continuity of care

临床推理	clinical reasoning
临床预防服务	clinical preventive services
临终关怀	hospice care
领导	leading
流程图	algorithm

M

慢性病	chronic diseases
慢性病管理	chronic disease management
慢性病健康管理	health management for the chronic disease
慢性疲劳综合征	chronic fatigue symdrome，CFS
美国家庭医疗委员会	America board of family practice，AAFP
模型识别	heuristic reasoning，or pattern recognition

N

年度健康体检	annual health examination

P

疲劳	fatigue
批判性思维	critical thinking
评估	ask/assess
评价	evaluation
评价年龄	appraisal age

Q

强化因素	reinforcing factor
倾向因素	predisposing factor
穷极推理法	exhaustive reasoning
全科医疗	general practice，GP
全科医生 / 医师	general practitioner，GP
全科医学	general practice
全面质量管理	total quality management，TQM
全人照顾	whole-person care
劝告	advise

R

人工流产术	induced abortion
人际沟通	interpersonal communication
人际技能	human skills
人力	manpower

S

三级医疗	tertiary care
筛检	screening
社会康复	social rehabilitation
社区	community
社区导向的基层医疗	community-oriented primary care，COPC
社区护士	community nurse
社区开发	community development
社区康复	community-based rehabilitation
社区卫生服务	community health service
社区卫生服务需求评价	community health needs assessment
社区卫生服务组织文化	community health service organizational culture
社区诊断	community diagnosis
时间	time
首诊服务	first contact
双向转诊	Dual Referral

T

糖尿病	diabetes mellitus
头痛	headache

W

物理治疗	physical therapy,physiotherapy
物力	material

X

系统性思维	systemic thinking
想法、担心、期望	idea、concern、expectation，ICE
效度	validity
效果评价	effectiveness evaluation
效率	efficiency
协调性照顾	coordinated care
协助	assist
心理治疗	psychological therapy
信度	reliability
信息	information
形成评价	formative evaluation
行为的沟通	behavior communication
需求层次理论	Maslow's hierarchy of needs

循证实践	evidence-based practice

Y

言语治疗	speech therapy
医学康复	medical rehabilitation
医学无法解释症状	medical unexplained symptoms，MUS
移情	transference
以疾病为中心的照顾模式	disease centered model
以人为中心的照顾	person centered care
以问题为导向	problem oriented
以预防为导向的服务	prevention-oriented care
抑郁	depression
语言的沟通	verbal communication
预防	prevention
预防接种	immunization
远期效果评价	outcome evaluation

Z

增长年龄	achievable age
整体医学	holistic medicine/integrative medicine
质量	quality
支持	support
职业康复	vocational rehabilitation
终末照顾	terminal care
中医"治未病"	preventive treatment of disease
周期性健康检查	periodic health examination
主干家庭	trunk families
总结评价	summative evaluation
组织	organizing
组织文化	organizational culture
作业治疗	occupational therapy

参考文献

1. Bruce G, Simons-Morton, Walter H, et al. Introduction to Health Education and Health Promotion.2nd edition. Waveland Press, 1995.

2. 鲍勇. 社区卫生服务绩效评价. 南京：东南大学出版社, 2009.

3. 陈君石, 李明. 个人健康管理在健康保险中的应用现状与发展趋势. 中华全科医师杂志, 2005, (1): 30.

4. 陈君石, 黄建始. 健康管理师. 北京：中国协和医科大学出版社, 2007.

5. 崔树起. 全科医学概论. 第2版. 北京：人民卫生出版社, 2007.

6. 常春. 健康教育与健康促进. 第2版. 北京：北京大学医学出版社, 2010.

7. 陈建勋, 马良才, 于文龙, 等. "健康管理"的理念和实践. 中国公共卫生管理, 2006, 22(1): 7-9.

8. 杜雪平, 王家骥, 席彪. 全科医生基层实践. 第1版. 北京：人民卫生出版社, 2012.

9. 董燕敏, 陈博文. 社区卫生诊断技术手册(试用). 第1版. 北京：北京大学医学出版社, 2008.

10. 方小衡, 李正直. 卫生事业管理学. 北京：科学出版社, 2008.

11. 顾湲. 全科医学概论. 北京：人民卫生出版社, 2002.

12. 龚婕宁, 宋为民. 新编未病学. 北京：人民卫生出版社, 2005.

13. John Murtagh AM. John Murtagh's General Practice. 4th edition. McGraw-Hill, 2007.

14. John Murtagh. Murtagh's General Practice. 北京：人民军医出版社, 2012.

15. James F, Mackenzie, Jan L, et al. Planning, Implementing, and Evaluating Health Promotion Program. Macmillan Publishing Company, 1993.

16. 梁万年, 李宁. 全科医学概论. 北京：人民卫生出版社, 2008.

17. 梁万年. 全科医学. 北京：人民军医出版社, 2010.

18. 梁万年. 全科医学概论. 第2版. 北京：人民卫生出版社, 2010.

19. 梁万年, 吕兆丰. 全科医学理论与实务. 北京：人民卫生出版社, 2012.

20. 梁万年. 卫生事业管理学. 第3版. 北京：人民卫生出版社, 2012.

21. 李鲁, 施榕. 社区预防医学. 北京：人民卫生出版社, 2008.

22. 李鲁, 吴群. 社会医学. 第4版. 北京：人民卫生出版社, 2008.

23. 李鲁. 社会医学. 第3版. 北京：人民卫生出版社, 2012.

24. 李惠娟, 刘昊, 季正明. 社区导向基层医疗模式在社区慢性病系统管理中实施效果观察. 上海预防医学杂志, 2002, 14(7): 317-319.

25. 吕兆丰, 郭爱民. 全科医学概论. 北京：高等教育出版社, 2010.

26. 吕姿之. 健康教育与健康促进. 第2版. 北京：北京大学医学出版社, 2002.

27. 廖利平. 让你不生病—健康·养生·治未病. 第3版. 深圳：海天出版社, 2013.

28. 蔺惠芳. 社区护理. 第2版. 北京: 科学出版社, 2009.

29. IAN R, McWHINNEY. A Texbook of Family Medicine. Oxford: Oxford University Press, 1989.

30. 马骁. 健康教育学. 北京: 人民卫生出版社, 2004.

31. 马其波, 李瑞杰, 王海燕. "4+1" 健康教育进社区实施效果评价. 中国健康教育, 2012, 28(1): 69-71.

32. Olesen F. General Practice—Time for a New Definition. BMJ, 2000, 320: 354-357.

33. Philip D, Sloane. Essentials of Family Medicine.6th edition.2012.

34. Robin C. Fraser. Clinical Method: A General Practice Approach. 3nd edn. Oxford: Butterworth-Heinemann, 2006.

35. Robert E, Rakel. Textbook of Family Medicine. 8th edition. Elsevier Saunders, 2011.

36. 孙爱萍. 健康管理使用技术. 北京: 中国医药科技出版社, 2009.

37. 孙学礼. 医学心理学. 成都: 四川大学出版社, 2003.

38. 施榕. 社区预防与保健. 第2版. 北京: 人民卫生出版社, 2000.

39. 谭成清, 吴波. 社区综合干预防治糖尿病的研究和实践. 中国社区医师, 2010: 12(243): 61.

40. 王家骥. 全科医学基础. 北京: 科学出版社, 2010.

41. 王培玉. 健康管理学. 北京: 北京大学医学出版社, 2012.

42. 王茂斌, 王红静. 社区保健与康复. 北京: 人民卫生出版社, 2008.

43. 王国玮. 上医治未病. 海口: 南海出版公司, 2008.

44. 王琦. 中医治未病解读. 北京: 中国中医药出版社, 2007.

45. 王宁华. 康复医学概论. 北京: 人民卫生出版社, 2008.

46. 吴春容. 社区慢病管理中国. 乡村医生杂志, 1999, 10(1): 8-10.

47. 吴春容, 林晓嵩. 全科医学概论. 北京: 中医古籍出版社, 2004.

48. Wilkin & Smith. Explaining Variation in GP Referrals to Hospital. Family Practice, 1987.

49. Wonca Europe. The European Definition of General Practice. Family Medicine, 2011.

50. 薛小燕, 李艳华, 汤仕忠. 中年高收入人群的慢病管理问题探讨. 医学理论与实践, 2003, 16(12): 1484-1486.

51. 杨辉. 澳大利亚的全科医生持续职业发展——以服务质量保证和患者安全为主题. 中国全科医学, 2008, 7A: 1125-1129.

52. 杨秉辉, 祝墡珠. 全科医学概论. 北京: 人民卫生出版社, 2012.

53. 杨秉辉, 祝墡珠. 全科医学导论. 上海: 复旦大学出版社, 2006.

54. 杨秉辉. 全科医学概论. 第3版. 北京: 人民卫生出版社, 2011.

55. 杨博胜. 美国家庭医生训练. 养生大世界, 2010, 7A: 8-9.

56. 杨春玲, 国内外慢性病健康管理进展. 齐鲁护理杂志, 2009, 15(15): 40-41.

57. 祝恒琛. 未病学. 北京: 中国医药科技出版社, 2000.

58. 张开金. 社区卫生服务管理信息系统. 中国全科医学, 2002, 5(3): 166-169.

59. 赵悌尊. 社区康复学. 北京: 华夏出版社, 2005.

60. 赵淑英. 全科医学概论. 北京大学医学出版社, 2012.

61. 中华人民共和国国家卫生和计划生育委员会. 2012年我国卫生和计划生育事业发展统计公报, 2012.

62. 中华人民共和国国务院. 国务院关于建立全科医生制度的指导意见, 2011.

63. 周坚瑜. 慢病管理对糖尿病治疗效果的评价. 中国当代医生, 2009, 16(25): 118.